普通高等教育"十一五"国家级规划教材

预防医学国家级教学团队教材

基础毒理学
Basic Toxicology
（第三版）

主　编　周志俊

副主编　常秀丽　张　婷

主　审　张天宝

编　委（按编写章节顺序）

周志俊	复旦大学公共卫生学院
王素华	包头医学院公共卫生学院
洪　峰	贵州医科大学公共卫生学院
常秀丽	复旦大学公共卫生学院
张　婷	东南大学公共卫生学院
朱勇飞	湖南师范大学医学院
韩光亮	新乡医学院公共卫生学院
杨惠芳	宁夏医科大学公共卫生学院
张　洁	苏州大学公共卫生学院
何越峰	昆明医科大学公共卫生学院
杨　瑾	山西医科大学公共卫生学院
范广勤	南昌大学公共卫生学院
张天宝	海军军医大学

秘　书　黄　敏　宁夏医科大学公共卫生学院

复旦大学出版社

内 容 提 要

《基础毒理学》（第三版）由理论和实验两部分组成。理论部分系统地介绍了毒理学的基本概念并结合近年来毒理学的理论与实践进展，介绍了毒理学的研究范畴、研究方法及应用，系统介绍了毒物在体内吸收、分布、转化、排泄的基本知识及毒物动力学参数，各种毒效应以及可能的作用机制，影响这些效应的机体和环境因素及毒物的联合作用；介绍了从整体动物到分子水平毒理学常用的实验设计、主要靶器官毒性及其检测和评价方法，详细介绍了安全性评价、危险度评定的概念和过程、危险度的管理和交流，以及毒理学实验室质量控制和GLP实验室等基本知识。实验部分列举了目前毒理学本科教学常用的实验方法。

本书是针对预防医学本科生教学编写的教材，药学专业、法医专业也可选用。同样，本书也可作为从事毒理学工作的教师以及科研人员的参考书。

本教材配有相关课件，欢迎教师完整填写学校信息来函免费获取：xdxtzfudan@163.com。

第三版前言

由复旦大学出版社出版的《基础毒理学》(第二版)已经出版了6年余。作为一本"简化版"的基础毒理学教材，使用学校及教师反响不错，当然也发现一些问题。因此，《基础毒理学》(第三版)做了进一步修订及完善。

第三版与第二版相比，我们的指导思想仍然没有变动——继续强调重点讲授基本理论、基本知识和基本技能。在章节安排上，按照上课逻辑将顺序做了调整；将靶器官(系统)毒作用调整为独立章节，减少了在教学中不讲授的部分器官(系统)毒理学内容；将特殊的研究对象(如纳米材料、内分泌干扰物和辐射)的毒理学独立成章；增加了科研实验室管理的相关内容，并与实际教学安排相对应。

《基础毒理学》(第三版)的出版得到了复旦大学公共卫生学院的大力支持。我们对公共卫生学院的支持以及各位编写老师的辛勤劳动，特别是第二版编委主动让贤，将自己编写的稿件传承给新一届编委，让更多年轻老师加入编写队伍的崇高行为，表示衷心的感谢！

教材编写对编者来说也是一个非常好的学习过程。参与编写的各位老师付出了大量心血，但新版教材可能会存在错误或不当之处，敬请各位老师、同学提出宝贵意见，以便我们改正。

编 者
2021年6月

第二版前言

由复旦大学出版社出版的《基础毒理学》第一版教材从 2008 年至今已经 5 年余。作为一本"简化版"的基础毒理学教材,在使用的学校反映都不错,当然也发现一些问题。《基础毒理学》第二版在此基础上进一步完善提高。

第二版与第一版相比,我们的指导思想没有变,继续强调基本理论、基本知识的讲授和基本技能的介绍。在章节安排上,听取了部分教师意见将原先的第四章非特异性靶器官毒作用折分成几章,并增加其内容的广度与深度,以与实际教学安排相对应。

如在第一版前言中所说,教材的编写过程就是一个学习的过程。参与编写的各位老师付出了大量心血,但也收获颇丰。限于我们水平和能力,新版教材肯定仍然会存在错误或不当之处,敬请老师、同学们提出宝贵意见,以便我们改正。

《基础毒理学》再版得到了复旦大学公共卫生学院的支持。对于学院的支持以及各位编写老师和学术秘书黄敏的辛勤劳动,在此一并表示感谢!

编　者
2014 年 7 月

第一版前言

《基础毒理学》教材是复旦大学出版社和复旦大学公共卫生学院在 2005 年根据教育部高等教育司《关于申报"普通高等教育'十一五'国家级教材规划"选题的通知》精神,申请获批准出版的教育部"十一五"国家级规划教材。从申请立项到正式出版经历了两年时间。可以说,没有教育部的文件精神,没有复旦大学教务处和复旦大学出版社的强力推动支持,这本书是不会问世的。

毒理学作为预防医学的基础学科,在我国教学已经有近 30 年的历史。人民卫生出版社从 1987 年出版第一版规划教材以来,至今已经有了第五版。北京大学公共卫生学院和四川大学华西公共卫生学院都出版过相关的教材。复旦大学(原上海医科大学)公共卫生学院从 20 世纪 80 年代末自编了《基础毒理学》内部教材,在预防医学、药学专业教学中使用。众所周知,教材是体现教学内容和教学要求的知识载体,是进行教学的基本工具,因此,不同学校,甚至不同教师在毒理学教学中根据自己的教学计划、教学重点选择不同教科书是正常现象。现在复旦大学出版社出版的"十一五"国家级规划教材《基础毒理学》为毒理学教学的教材选用又多了一份选择。这是我国高等教育中教材出版百家争鸣、百花齐放特色的具体体现。

毒理学发展至今,不再是简单地研究化学物所造成的生物体不良效应的一门学科。现代毒理学不仅以化学物为研究对象,阐明化学物与生物体之间的交互作用及造成的不良效应和剂量-反应(效应)关系,也是以化学物作为工具,研究机体内部的正常生理、生化及调节机制,从而认识自我。毒理学是一门涉及领域广泛的学科,它既是一门有明确服务对象的应用科学,又是化学工业、药理、法医、预防医学、环境保护、生态学等专业的基础科学。基于这样的认识,我们在编写过程中,认真学习、借鉴其他教材的成功经验,参考相关毒理学专著,注意教材与专著的异同,力求以本科生必须掌握的毒理学基础理论、基本知识和基本技能为重点,简明扼要地阐述毒理学的概念、原理和应用。力求用较少的文字将基本理论、基本知识讲清楚,对基本技能有介绍。在编写框架上,强调了"基础",以描述毒理学中的毒性(toxicity)、机制毒理学中的危害(hazard)和管理毒理学中的危险(risk)为主线,以剂量-反应(效应)关系为核心,系统介绍毒性发生、发展过程,以及毒性评价、控制和管理等。在内容上,增加了危险性交流的相关内容，减少了具体试验方法的介绍，只保留了目前本科教学中经常使用的实验方法。从而，使《基础毒理学》更为精练，便于学生学习。

在教材编写过程中，复旦大学教务处、复旦大学公共卫生学院和复旦大学出版社领导给予了大力支持，在此表示衷心的感谢。

对教师来讲，编写教材也是一个学习提高的过程，通过反复的交流讨论，我们对以前一些习以为常的现象有了进一步准确的、统一的认识。由于我们水平和能力有限，本教材肯定存在不少错误或不当之处，敬请各位老师、同学提出宝贵意见。

作　者

2007 年 12 月

目 录

第一篇 理论部分

第二篇　实验部分

第一篇　理论部分

第一章 毒理学概述

毒理学（toxicology）一词由希腊文 toxikon 和 logos 两词组合演变而来，原文含义是描述毒物的科学。毒理学是研究化学物对生物体的毒性和毒作用机制的一门学科，目的是了解化学物与生物体之间的相互作用关系，阐明化学物对生物体引起的有害作用的性质和剂量-反应（效应）关系，确定化学物对生物体引起有害效应的能力，为指导化学物的安全使用和中毒防治提供依据。毒理学发展至今，已成为一门综合性学科，具有多元与集成、学术研究与服务管理、基础与应用并重的特性，是公共卫生与预防医学学科下的一门重要的专业基础课程，对理解环境因素与健康的生物学关系及发生机制具有重要作用。

毒理学的迅速发展，源自人们对人类社会接触各种化学物是否会引起健康损害的担忧。随着人类社会生产的发展和生活条件的改善，人们在从事生产或日常生活中接触化学物的品种和数量越来越多。全世界登记的化学物已超过 800 万种，常用的也有 7 万～8 万种。在人的一生中，不可避免地会通过生产、使用或滥用（事故或自杀）短时接触化学物，也可通过各种环境介质（如大气、水、土壤、食品污染等）长期持久地接触化学物。对人体，这些化学物是从外界环境中摄入，而非机体内源产生的，它们进入机体后会产生生物活性，在一定条件下会直接或间接地损害机体健康，因此称为外源化学物（xenobiotics）。

基于对人类影响的考虑，毒理学一般以实验动物为研究对象，研究实验动物接触外源性化学物引起的毒作用，并用这些研究结果预测、外推至人类接触后的情形，以达到保护人类健康的目的。尽管实验动物多为哺乳动物，其解剖学、生理学、生物化学与人类有许多共性，但在生理、生殖、代谢等进化方面仍有本质区别，使得这些实验结果外推至人类时常与真实情况存在一定差异。由此，推动了以人类自身为研究对象的临床毒理学或人群毒理学的发展，即以事故接触或职业、环境接触的人群为研究对象，观察不同接触条件下对健康的早期影响。由于没有种属外推的问题，故对一些已经有广泛人群接触的化学物的毒理学研究特别重要。此外，随着人们环保意识的增强、对人类所在的生态环境的关注，生态毒理学的发展也非常迅速。生态毒理学是研究有毒有害因子对生态环境中各种生物的损害作用及其机制的科学。有的学者认为这里的生物应当包括人类，也有的学者认为不应当包括人类，且用生态环境中非人类生物来限定。总之，不论如何发展，毒理学始终用一些模式生物（离体或整体）来研究化学物对其的生物负效应，并将研究结果用于预测对人类可能的影响。随着学科发展，一些经典毒理学试验方法将被新试验方法所替代，形成毒理学替代方法研究的热潮。最近，基于化学物的结构及理化性质数据库和生物信息数据库的计算毒理学和预测毒理学的发展也非常迅速。

第一节　毒理学的基本概念

毒理学的研究对象是化学物,俗称"毒物"。事实上,化学物有毒或无毒是相对的,并不存在绝对的界线。任何一种化学物在一定条件下可能是有毒的,而在另一条件下则可能是安全无毒的。著名瑞士毒理学家 Paracelsus 曾说:"化学物只有在一定的剂量下才具有毒性""毒物与药物的区别仅在于剂量"。中国古代也有一句习俗语"万物皆毒唯量焉"。因此,化学物的有无毒性主要取决于剂量,只能以产生毒作用所需的剂量大小相对地加以区别。实际上,几乎所有的化学物,当它进入生物体内超过一定量时,都能产生不良作用,即使是安全的药物或食品中的某些主要成分,如果过量给予均可引起毒作用。例如,各种药物一旦超过安全剂量均可产生毒作用,严重者会引起中毒。食盐一次服用 15～60 g 即有害于健康,一次用量达 200 g 以上可因其吸水作用导致电解质严重紊乱,甚至引起死亡。

一、毒物与毒性

1. 毒物(poison, toxicant)　通常是指在一定条件下以较小的剂量作用于生物体,扰乱破坏生物体的正常功能,或引起组织结构的病理改变,甚至危及生命的一些外源化学物。由于剂量决定一切,通常会认为,凡是在日常可能接触的途径和剂量条件下,会对机体发生损害的外源化学物才称为毒物,像油、盐、醋等生活用品就不会归为毒物了。

目前,毒理学研究关注的常见外源化学物包括以下 9 类:①工业化学物,如原料、中间体、辅助剂、杂质、成品、副产品、废弃物等;②环境污染物,如工业生产中排放入环境的废气、废水和废渣,以及农田使用农药对环境的污染;③食品中的有害成分,如天然毒素、食品变质后产生的毒素、不合格的食品添加剂和防腐剂等;④农用化学物,如杀虫剂、杀菌剂、化肥、除草剂、植物生长激素等;⑤生活日用品中的有害成分,如烟酒嗜好品、化妆品、洗涤剂、染发剂、蚊香的某些组分;⑥生物毒素(toxin),如动物(蛇毒)、植物(蕈毒)和细菌毒素;⑦医用药物,包括兽医用药;⑧军用毒剂,主要指化学武器;⑨放射性核素。这些化学物多数是人类在生产和生活中不可缺少或无法避免的物质,它们可以通过不同途径进入人体,给人类带来潜在危害,在一定条件下会损害人的健康。

2. 毒性(toxicity)　通常是指某种化学物引起机体损害的能力。毒性的概念是抽象的,是化学物本身固有的特性。随着观察指标的不同,毒性的描述范围很广。在实验条件下,毒性是指化学物引起实验动物某种毒作用所需的剂量(浓度)。化学物毒性的大小与机体吸收该化学物的剂量、进入靶器官的剂量和引起机体损害的程度有关。因此,化学物毒性大小通常可用剂量-反应(效应)关系来表示。引起实验动物某种反应(效应)所需剂量越小,则毒性越大,反之亦然。不同化学物对生物体引起毒作用所需的剂量差别很大。有些化学物,只要接触几微克即可导致死亡,称为极毒化学物;另一些化学物,即使给予几克或更多,也不会引起有毒作用,常被认为是实际无毒的化学物。

二、接触与剂量

1. 接触(exposure,或称为暴露)　是指可以影响人类健康的一些因素或物质(exposure is a substance or factor affecting human health)。在公共卫生领域通常是指人体表(皮肤、口腔、呼吸道等)与环境介质(水、土壤、空气)有害物之间的连接(contact between a substance in environmental medium and the surface of human body)。一般将机体摄入化学物的量称为接触剂量。谈到人群接触时,常包括接触水平和持续时间2个方面。在动物实验或离体实验中,常用染毒或给药(administration)一词。常见的染毒方式有呼吸道吸入、消化道摄入、经皮肤吸收和注射等。

化学物只有与机体接触或进入体内,并且达到一定的量时,才能引起机体的不良反应。通常化学物进入机体最主要的途径是消化道(摄入)、呼吸道(吸入)以及皮肤(吸收)。能够迅速入血的毒物通常引起的毒作用最大。用于溶解化学物的溶剂和规格及给药途径不同等均会影响吸收速率。工业毒物接触主要以呼吸道和皮肤为主,而事故或自杀等原因则以口服为主。在暴露剂量相同的情况下,如果经不同的接触途径而引起相同的效应,则提示该化学物吸收得非常迅速与完全。

2. 剂量 在毒理学中有外剂量、内剂量和生物有效剂量等概念之分。

(1) 外剂量(external dose)或接触剂量(exposure dose):是指环境中机体接触毒物的总量。

(2) 内剂量(internal dose)或体内负荷(body burden):表示通过各种途径吸收进入体内血液循环的外源化学物及其代谢产物的含量。例如,血铅和血镉浓度可分别作为铅和镉的内剂量,尿中扁桃酸和三氯乙酸浓度可分别估测接触苯乙烯和三氯乙烯的内剂量。

(3) 生物有效剂量(biological effective dose)或靶剂量(target organ dose):是指到达体内特定效应部位(组织、细胞和分子)并与其相互作用的外源化学物的代谢产物的含量。虽然生物有效剂量能真正反映化学物对机体发生效应的剂量,但剂量的估测需要详细的毒物代谢动力学资料,在实际使用时较为复杂。目前,多用替代指标(surrogate)的浓度(或强度)来推测效应部位的浓度,如测定血中化学物与血红蛋白或白蛋白形成的加合物及白细胞DNA加合物等作为接触的生物标志,代替靶组织DNA与化学物的加合物,可间接估测和推算效应剂量。

(4) 剂量表示方法:在一次或少量次数给药时,可以通过特定方式描述实验动物接受化学物的量。此时的剂量单位多用实验动物单位体重(kg)接受多少化学物量(mg)表示。实际上这是指进入实验动物体内的剂量。在较长时间染毒或人群研究中,我们很难精确计算摄入的剂量,此时常用环境介质中存在化学物的量来表示剂量,如空气中某化学物浓度(mg/m^3)、饮水中某化学物浓度(mg/L)、饲料中某化学物浓度(mg/kg)。此时要估计实际摄入量,必须结合研究对象所消耗的空气、水和饲料量来进行。在表示剂量时,有学者提出,考虑到动物与人类的种属差异,建议用单位体表面积(m^2)消耗了多少化学物的量(mg)来表示。

(5) 累积剂量:在表示剂量时还有一个重要的指标是累积剂量,是指在一定的接触时间内实验动物或人共同给予或摄入的化学物量。简单情形包括短时间接触大剂量和长时间接触小剂量。两者接触的累计剂量相同,出现的不良效应是否相同并无完全定论。在一定剂量范围内,它们的效应是相同的,这通常取决于出现的不良效应性质和引起这一效应变化的化学物所需量的阈限值。

三、 效应与反应

1. 效应(effect) 是指外源性化学物对生物体作用所引起的生物学改变,这类生物效应的强度是连续增加或减少的变量,可以用计量数据表示其强度,称为量效应(graded effect),属于统计学中的计量资料,如化学物引起酶活性的改变、炎症程度的增加、心率的改变等。

2. 反应(response) 是某些效应只能以有或无、正常或异常、阴性或阳性表示,称为质效应(quantal effect),属于统计学中的计数资料,如是否死亡、是否发生肿瘤、是否出现畸胎等。

效应可以按照设定的标准界限转化为反应,如将白细胞计数按照设定的界值分为低下或正常。该界值的设定通常会根据不同研究目的及效应的分布状态来确定。这属于统计学中的计量资料与计数资料的转换。

四、生物效应与生物标志

生物体是一个复杂的"开放"系统,通过许多生理功能和生化反应与环境交换物质和能量,并保持动态平衡。生物体对外源化学物的作用具有一定的代偿能力,以维持体内环境的平衡稳定。但是机体的代偿能力是有限的,如果生物体所接触的化学物超过机体的代偿能力时,代偿功能会受到损害,机体将出现各种功能障碍、应激能力(stress)下降、维持体内稳态(homeostasis)能力降低,以及对其他环境有害因素的敏感性增高等。接触某种化学物后,每个机体出现的效应是有差异的,一般可分为 5 种情况:①所接触的化学物(或代谢物)在体内的负荷虽有所增加,但并不引起代谢、生理、生化或其他功能活动的改变;②体内负荷进一步增加,引起了代谢、生理功能或组织器官形态结构的轻微变化,但此种改变并没有病理生理学意义;③负荷水平足以导致病理生理学意义的改变,但尚未出现明显的临床症状;④个体因过量接触化学物,健康受到严重损伤,出现临床疾病;⑤严重中毒或死亡。

1. 化学物的有害效应(adverse effect)或毒作用(toxic effect) 进入体内化学物及其代谢物达到一定剂量,并与靶(器官、组织、细胞、分子)相互作用而引起的不良生物学改变。例如,有机磷酸酯类农药在生物体内抑制胆碱酯酶活性,临床上出现瞳孔缩小、肌肉颤动、大汗、肺水肿等毒作用。化学物引起毒作用的强度范围很宽,包括早期生物学效应、生理、生化正常功能的改变、器官组织的病理改变、临床征象、疾病甚至死亡。从预防医学的观点研究化学物对生物体的有害效应,应将这些有害的生物学改变看作化学物对生物体生产毒作用的连续过程。采用灵敏可靠的生物学指标作为观察终点(end point),以便早期识别轻微可逆的有害效应,这对预防化学物中毒具有十分重要的作用。

2. 毒物兴奋效应 近年来的研究发现,一些化学物在低剂量和高剂量时会出现不同的毒作用,从而出现了毒物兴奋效应(hormesis)概念。毒物兴奋效应现象的发现源于抗生素的研究。德国学者 Schulz 注意到高剂量抗生素会抑制细菌生长,而低剂量时反而会促进细菌生长。后来许多实验发现辐射、某些化学物都有类似作用。其含义是在一定剂量时化学物可引起一定的毒作用(激发/抑制),而在低于未可见的有害作用水平(NOAEL)的剂量水平以下时却表现为相反的作用(抑制/激发)。化学物低剂量时产生的毒物兴奋效应是由于机体做出了过度补偿(over compensation),是机体的过激反应(overshoot)或反弹(rebound)所致。一般认为,毒作用是化学物与机体交互作用的结果,不是所有化学物都有毒物兴奋作用;毒物兴奋作用多数是对生物体有益的,但并非所有化学物都如此。

3. 生物标志 随着分子生物学和分子毒理学的发展,以及化学物对机体免疫功能、神经行为、遗传及生殖过程毒性效应的研究,毒理学者正在使用更加敏感的方法,选择化学物引起毒作用的早期生物学指标作为观察终点,以发现外源化学物对健康的危害。凡是能检测化学物引起有害效应的生理、生化、免疫、细胞分子变化的生物学指标,可称为效应生物标志(biomarker of effect)。

生物标志(biomarker)是机体与环境因子(物理、化学或生物学的)相互作用所引起的任何可测定的改变,包括环境因子在体内的变化,以及机体在整体、器官、细胞、亚细胞和分子水平上的各种生理和生化改变,这些改变必须有明确的生物学意义。生物标志一般分为接触标志、效应标志和易感性标志3类。

五、 联合作用

1. 联合作用的定义　毒理学研究对象常限于某种化学物。虽然已经认识到现实生活中接触化学物的复杂性、多重性,但真正研究多个化学物之间的联合作用时没有更多的简单手段。理论上,目前对联合作用的类型已有一个共识。即联合作用(combined action)是指2种或2种以上的化学物同时或前后进入机体所产生的生物学作用。

2. 联合作用的类型

(1) 独立作用(independent effect):2种或2种以上的化学物同时或先后与机体接触,由于各自毒作用的受体、部位、靶器官等不同,其所引起的生物学效应也不互相干扰,从而表现为各化学物的各自毒作用,此种情况称为独立作用。

(2) 相加作用(additive effect):同时接触几种化学物后所产生的生物学作用(或毒作用)强度,表现为各单一化学物分别产生的效应强度的总和。

(3) 协同作用(synergistic effect):两种或两种以上化学物同时或前后进入机体,表现出的毒作用强度大于各自单独作用之和,该作用称为协同作用。

(4) 拮抗作用(antagonistic effect):两种化学物同时或先后给予机体,其中一种化学物可干扰另一种化学物原有的生物学作用,使其减弱,或两种化学物相互干扰,使混合物的生物学作用或毒作用的强度低于两种化学物中任何一种单独给予机体时的强度,这样的联合作用称为拮抗作用,亦称减毒作用。

虽然理论上能清楚地将联合作用划分为上述类型,但在实际研究中是非常困难的,需要有好的实验设计去说明和验证。目前有一些数据模型用于预测混合物的联合毒性,如浓度相加模型、独立作用模型、相互作用模型,但这些模型的使用都有一定的局限性。

六、 毒性的时程变化及反复低剂量接触后的耐受

1. 毒性的时程变化　有害效应或毒作用是进入体内的化学物及其代谢物达到一定剂量后与靶(器官、组织、细胞、分子)相互作用所引起的不良生物学改变,但还没有考虑时程(time course)的概念。事实上,给予不同化学物后,因吸收的快慢、是否代谢活化、特定病损的进展速度等因素不同,会在给药后不同时间出现不良效应。这是在不同观察时间点出现不同甚至相互矛盾的生物效应的一个重要原因。为什么在传统的急性毒性研究中,需要有足够长的实验观察时间,就是为了避免晚期出现不良效应。比较完整的毒理学研究应当包括给药后某效应随时程变化的规律,而不是简单地描述在某一特定观察时点的效应与剂量变化关系,除非有足够数据显示这一时点的观察已经完全有代表性。

时间毒理学(chronotoxicology)源于时间生物学,是研究化学物与机体内在生物节律相互作用的规律。简单地说,时间毒理学是研究实验对象在不同生物节律状态下(如一天内不同时间、一年内不同季节),给予化学物后不良效应出现的变化,即研究给予化学物后对实验对象生物节律变化的影响。为了消除这些因素的影响,实验动物均应安排在标准的实验动物用房之内,并要求恒温、恒湿及特定的光照周期等。

2. 耐受　反复接触低剂量的化学物后,机体出现的另外一个现象是耐受(tolerance),现在发现耐受是毒理学中一个较为普遍的现象。所谓耐受,是指实验动物或人在低剂量接触某一化学物一段时间后,再次接触较高剂量该化学物时没有出现明显的首次接触后引发的不良效应的现象。对耐受研究的经典案例是有机磷酸酯,实验动物反复接受小于致死剂量的有机磷酸酯时,会表现出典型的中毒症状及胆碱酯酶活性降低现象,但当继续接受一段时间后,原有的症状会减轻甚至消失。在职业卫生工作中也有许多发现,接触同样水平工业毒物的新老工人在效应方面有明显差别,新工人反映的症状与体征较多,尤其是汞、铅、镉等接触者这一现象较为明显。

耐受现象难以完全用工人的选择效应(selective effect)做解释,而可能与金属毒物的吸收、蓄积、排泄的动力学有关,也可能与金属硫蛋白诱导增生有关,还可能与机体的其他适应性调整有关。新近研究发现,耐受现象的机制非常复杂,用一种指标考量可能是耐受,但用另外一种指标考量时却仍发现有不良作用。一般认为耐受是机体对外界的适应,是一种保护作用,但可能掩盖了潜在的毒性作用,故在毒理学研究中须予以特别注意。

第二节　毒理学的研究范畴

毒理学发展至今,不再是简单地研究化学物所造成的生物体不良效应的一门学科。现代毒理学不仅以化学物为研究对象,阐明化学物与生物体之间的交互作用,以及造成的不良效应和剂量-反应(效应)关系;也以化学物作为工具,研究机体内部的正常生理、生化及调节机制,从而认识自我。现代毒理学的研究理论和研究方法已广泛用于寻找高效低毒的农药,选择更为安全的药物和食品添加剂,研制化学物的特效解毒剂,管理化学毒品,以及控制工业化学物、环境污染物等对人类健康引起的危害。毒理学是一门涉及广泛领域的学科,既是一门有明确服务对象的应用学科,也是化学工业、药理、法医、预防医学、环境保护、生态学等专业的基础学科。

毒理学研究基本可以分为描述毒理学、机制毒理学和管理毒理学研究3个方面,每1个方面都有其独特性,但又相互联系,危险度评价是三者关系的核心交叉之处(图1-1)。这种划分涵盖了毒理学发展各个分支的内容。

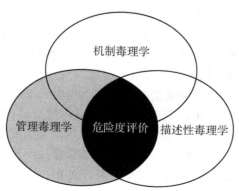

图1-1　毒理学研究范畴示意图

一、 描述性毒理学

毒理学的首要任务是对外源性化学物可能引起接触者的健康危险做出评价,通常称为毒理学安全评价。研究通常模拟人的接触途径、接触时间等条件,并关注效应出现的时间变化规律,选择合适的动物模型、给药方式和期限,在适当的观察期内,观察化学物对动物的一般毒性和特殊毒性,如致突变作用、致癌作用、致畸作用等,发现在什么剂量下会引起何种不良反应。这样的工作属于描述性毒理学(descriptive toxicology)范畴。描述性研究主要是通过应用公认的规范化的方法开展毒性测试,为安全性评价、危险度分析等化学品健康安全管理提供数据,也为机制研究提供合理线索。

为了保证毒理学数据的可比性,毒理学实验方法要保持一致,目前 OECD 公布的毒理学实验方法指南是国际接受度最好的。我国涉及化学品管理的不同政府部门颁布的毒理学试验方法指南或标准,都有 OECD 颁布的指南的“影子”或者直接引用了指南的部分内容,这些标准(指南)虽有文字表述上的差异,但其核心内容基本一致。当然,光靠指南(标准)还不够,要获得真实、可靠、可信的数据,实验室的质量管理是不可或缺的环节。只有这样,才能保证获得的数据在危险度评价应用时能合理推测人的情形。

通过描述性研究,可以掌握化学物引起某种毒作用的剂量-效应或反应关系,剂量-效应或反应关系的描述是毒理学的核心。由于外源化学物的剂量是决定毒性作用大小的主要因素,任何生物体都有个体易感性差异,接触群体中的不同个体不会对同一种化学物的同一剂量发生同样的效应。接触群体中的个体对某种毒作用的发生频率可能是正态分布、对数正态分布或其他分布。

如果以某种毒作用发生率为纵坐标,以剂量为横坐标,即可构成剂量-反应关系曲线。大多数毒理学的剂量-反应关系曲线呈对称的 S 形曲线或不对称的 S 形曲线。如将不对称的 S 形曲线的剂量用对数表示,那么也可成为对称的 S 形曲线。在低剂量范围内,随着剂量的增加,毒作用发生率的增加较为缓慢;而在主要的剂量-反应关系曲线部分,随着剂量的增加,毒作用发生率也急速上升。特别是在曲线的中点附近,斜率(slope)最大,即剂量略有变动,反应曲线就会有较大增减;而当剂量继续增加时,毒效率的发生率又趋向和缓(图 1-2)。因此,在毒理学资料中,常用引起 50% 动物反应率的剂量作为评价外源化学物毒性的主要参数,如半数效应剂量(ED_{50})、半数中毒剂量(TD_{50})和半数致死剂量(LD_{50})。为了计算可信限和斜率,比较不同外源化学物的毒性参数,可将对称 S 形剂量-反应关系曲线转化成直线,转换的方法是将纵坐标的反应率转换为概率单位(probit unit),见图 1-3。

随着对低剂量或极低剂量的效应研究的深入,人们发现剂量-反应关系的曲线非常复杂,还存在 U 形、J 形或指数型等形式。低剂量研究使人们注意到,在一定低剂量范围内,其化学物作用的方向完全与高剂量相反,出现了毒物兴奋效应现象。

根据剂量-反应关系资料,可以证实接触外源化学物引起某种毒作用之间的因果联系。通过对剂量-反应关系曲线的分析,可以确定引起毒作用的阈剂量(threshold dose)或无作用剂量(no-effect dose or level),计算 ED_{50}、可信限和斜率等参数。在剂量-反应关系的资料应用中,选择的观察指标不同,其关系曲线可完全不同。如果应用不当,往往会带来严重偏差,如将急性毒性的剂量-反应关系代表慢性毒性的剂量-反应关系。

二、 机制毒理学

外源化学物的毒作用机制是毒理学研究的重要内容之一,也是毒理学基础理论探讨的要

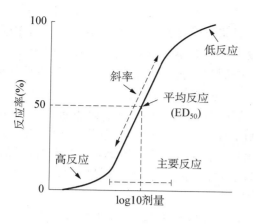

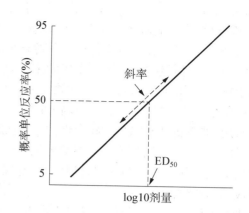

图 1-2 剂量-反应关系曲线(S 形)　　　　图 1-3 剂量-反应关系曲线(直线型)

点。通过生物整体、器官水平、细胞或亚细胞水平和分子水平的研究,不但能深入揭示化学物的毒作用部位、性质和过程等基本规律,阐明化学物对生物体有害作用的发生和发展,而且对探讨中毒的早期诊断指标和防治措施也有重要意义。研究外源性化学物如何进入体内及在体内分布与排泄、如何经各种生物膜进入靶部位、如何与靶分子发生反应引起不良效应等,这一系列过程都是机制毒理学(mechanistic toxicology)的研究范畴。机制毒理学研究化学物引起毒作用的细胞、生化、分子机制,其结果在实际应用中非常重要。

化学物对生物体的有害作用是在一定条件下它与机体交互作用的结果,与化学物本身、接触剂量和生物体特征都有明确关系。化学物的结构可决定其物理性质和化学性质,理化性质和化学活性又决定了化学物固有的生物活性。研究掌握化学结构与毒作用关系的规律,有助于预测新化学物的生物活性,推测毒作用机制。有关化学结构与毒作用关系的研究,近年已发展为应用化学物的某些理化参数,通过回归分析方法,定量地找出化学结构与毒作用之间的关系,称为量化构效关系(quantitative structure activity relationship, QSAR)。但是,QSAR 研究方法尚有许多问题有待解决,应用还有一定限制。尽管如此,掌握一些相对定性的化学结构和理化性质与毒作用关系的规律,将对化学物毒作用的认识有一定帮助。

有机化学物中的脂肪族烃类多数具有麻醉作用,一般随着碳原子数的增多而作用增强(甲烷、乙烷例外),但达到 9 个碳原子之后,随碳原子数增多而麻醉作用减弱。烃类的不饱和程度越高,化学活性越强,因而毒性也越大。例如,碳链长度相同时,其毒性强度:炔烃＞烯烃＞烷烃。卤代烷烃均较母体烃的毒性更大,卤烃化学物的毒性一般按氟、氯、溴、碘的顺序而增强,卤素原子数愈多,毒性愈大。通常认为,无机化学物的毒性与溶解度有关,如硫酸钡不溶于水,基本无毒,而氯化钡易溶于水,毒性很强;三氧化二砷(砒霜)易溶于水,为剧毒;三硫化二砷难溶于水,毒性非常小,两者毒性大小差 3 万倍左右;铅化合物在血中溶解度的大小顺序为氧化铅＞金属铅＞硫酸铅＞碳酸铅,其毒性大小与溶解度完全一致。化学物的挥发度与熔点、沸点、蒸汽压等有关,挥发度大的化学物在空气中形成蒸汽的浓度高,引起中毒的危险性大。例如,苯和苯乙烯的半数致死浓度(LC_{50})均为 45 mg/L,苯的挥发度为苯乙烯的 11 倍,其中毒危险性要比苯乙烯大得多。

外源性化学物从环境进入机体到产生有害效应,可分为 3 个阶段:①接触相(exposure phase),是指化学物的组成、理化性质、接触浓度或剂量以及进入体内的途径等;②毒物动力学相(toxicokinetics phase)，是指化学物进入体内的吸收、转运、分布、蓄积、生物转化和排出过程；③毒效动力学相(toxicodynamics phase)，是指化学物的活性形式到达靶组织，作用于受体，与其他分子结合并产生毒作用。外源化学物对哪些靶器官或组织产生有害作用决定于化学物的结构和理化性质，以及与受体的亲和力。外源化学物引起毒作用的性质和毒性强度，与该化学物在体内的生物转化及活性物质在靶组织的生物效应剂量有关。

机制性研究资料在证实实验动物观察到的效应，如肿瘤、出生缺陷，是否直接与人相关时非常有用，如有机磷酸酯化学物毒性的主要机制是抑制乙酰胆碱酯酶，它们对人、大鼠、昆虫都是一样的，唯一的区别是不同种属的生化学转化差异。又如糖精可致动物发生膀胱癌，但在正常使用情况下并不会致癌，因为机制研究发现动物致膀胱癌是在极大剂量下糖精沉积在尿液中形成结晶所致。

机制性研究资料在药物研发过程中也非常有益，如沙利度胺在20世纪60年代造成了巨大的人类悲剧，但一名以色列医生偶然发现沙利度胺对麻风病结节性红斑有很好的疗效。机制研究发现它可以作用于与血管形成有关的基因，据此将其作为治疗某些感染性疾病(麻风病、艾滋病)、炎性疾病和肿瘤的药物，目前已经取得了实质性进展。1998年，美国FDA批准沙利度胺作为治疗麻风病结节性红斑的药物上市，由于活性更强且无致畸性的沙利度胺衍生物也已获准。在生理、药理、细胞生物学、生物化学的基础研究中，毒理学机制研究具有重要作用。如通过双对氯苯基三氯乙烷(DDT)和河豚毒素的毒性研究，认识了中枢突触膜的离子梯度特征。分子生物学技术的应用为认识动物与人的毒性差异提供了有用的工具，毒理基因组学的发展为识别易感人群、治疗个性化提供了基础。机制毒理学研究非常注重新技术、新方法的应用，随着生命科学技术的发展，毒理学在细胞的信号通路、表观遗传修饰等方面的机制研究又推动了对生命现象在分子水平上的认识。

三、管理毒理学

(一) 相关概念

管理毒理学(regulatory toxicology)是将毒理学研究成果应用于化学物安全(危险度或风险)管理的应用学科。为保证人们在生产和使用化学物时的健康安全，对外源性化学物的毒性和潜在危险进行定性或定量评价，并在其基础上，结合社会、经济、文化发展等因素，做出管理决策，是管理毒理学的研究范畴。危险度评价是管理毒理学的核心基础，它是基于描述毒理学、机制毒理学资料进行的。

人们对化学物长期低剂量接触危害认识的深入，特别是化学物的所谓"三致"作用，促进了危险度评价的发展。化学物的"三致"作用是指化学物对生物体遗传物质的致突变作用(mutagenesis)、致癌作用(carcinogenesis)和致畸作用(teratogenesis)等远期效应。与其他效应一样，也是化学物与生物体交互作用的结果。由于多与低剂量长期接触有关，且后果严重，"三致"作用是近代毒理学研究的重点内容。事实上，危险度评价的发展首先起源于对致癌物的管理。

根据WHO发表的资料，人类癌症有90%与环境因素有关，其中主要是化学因素。世界各国对化学致癌的研究非常重视，已被确定的人类致癌物约有120余种。对化学致癌机制的研究和致癌的危险度评定，为人类肿瘤的防治提供了新概念和新观点。

化学致畸的研究起源于20世纪60年代初"沙利度胺"事件的惨痛教训。沙利度胺(thalidomide)是一种镇静安眠药，对人和实验动物的毒性很小，可缓解孕妇的呕吐症状，治疗剂量为100 mg,当时它被认为是一种安全有效的镇静剂。然而,临床使用不久,就发现在孕期3~8周服用200 mg时,可引起胎儿短肢畸形。虽然马上禁止用药,但已在德国、英国、美国(虽未获官方批准使用)、日本等造成上万名胎儿畸形的悲惨事件。这一事件促进了化学物致畸作用的研究,现已发展到研究化学物对整个生殖过程及子代发育的影响。

许多化学物能损伤生物体的遗传物质。由化学物损伤遗传物质所引起的可遗传的改变即诱发突变(induced mutation)。人类的原发流产、死产和遗传性疾病与DNA分子改变和染色体畸变有关。肿瘤的发生也与诱发突变有关,大多数诱变物具有致癌作用。遗传毒理学主要研究化学物诱发突变机制和后果,以及诱变试验作为快速筛选致癌物的方法。最近,对远期危害关注的另外一个热点是内分泌干扰作用(endocrine disruption),它与许多健康问题有关。

(二)管理毒理学研究内容

一般认为管理毒理学研究内容至少包括安全性评价、危险度评价、危险度管理、危险度交流。安全性评价是基础,危险度评价是管理决策的依据,危险度管理与交流是社会对危险度的反应。

管理毒理学是毒理学科学(science of toxicology)、毒理学艺术(art of toxicology)与决策(decision-making)的完美结合与逐步提升。毒理学科学是观察和收集资料,毒理学艺术是预测或评价危险度。我们可以用毒理学提供的事实来对迄今还不知道或知之甚少的化学物潜在毒作用做出假设或预测。如基于氯仿引起小鼠肝癌这一事实,推测该化学物对人可能也有类似作用。显而易见,预测或假设是否成立不仅取决于毒理学科学获得的资料质量与全面性,还取决于观察到的情况与推测的情况两者之间关系。如不能区别科学与艺术,就可能混淆事实与假设。因为在管理毒理学范畴内,常需要合理、科学的假设。

1. 安全性评价(safety evaluation) 为了保证毒理学科学所提供的资料科学、可靠又完整,人们提出了化学物的安全性评价或毒理学评价程序,从急性到慢性、从一般毒性到特殊毒性、从体内到体外、从低等动物到高级动物,以免遗漏化学物可能存在的危害。不同官方机构颁布了一系列实验指南,但其原则、核心都没有变化,即用合理支出获得的可信实验,最大限度发现化学物不同方面的毒性作用。安全性评价是通过规范化(标准化)的动物实验和(或)人群观察,阐明某一化学物的毒性及潜在危害(hazard),然后对该化学物做出可以接受或不可以接受的定性评价,或者提出特定人群在一定条件下接触该物质的安全浓度(或剂量)或安全限值(safe level)。所谓危害是指化学物引起有害作用的可能性,其概念较为含糊,不涉及剂量大小、反应多少或效应的严重程度。相反的概念是安全性(safety),是指在一定接触条件下化学物不引起或只引起可被接受的轻微损害。它和危险度从不同角度说明同一问题,即人群触接环境化学物的后果问题,是一种相对的安全概念。

2. 危险度评价(risk assessment) 化学物的危险度评价是安全性评价的进一步发展,是一种定量评定,是毒理学科学与毒理学艺术的结合与发展,可预测化学物在接触人群中引起有害健康效应(即危险)的发生率。所谓危险度(risk)是指在特定条件下接触某种水平的化学物而产生健康损害的预期频率,是一种统计学概念,可用绝对危险度或相对危险度来表示。最初,美国环境保护署(EPA)将危险度评价应用于管理放射线接触的安全问题,接着又应用于管理致癌物。目前已推广应用于一般化学毒物。危险度评定包括危害鉴定、剂量-反应关系评定、接触评定和危险度特征分析,是管理毒理学的核心内容,是对各种环境有害因素进行管理的主要科学依据。

3. 危险度管理(risk management) 管理决策是毒理学科学与艺术在社会的准确体现。

在我们知晓外源性化学物可能对健康的影响后,可以根据化学物与人类生活的密切关系,判断是否不可避免地需要采取相应管理措施,这称为危险度管理。例如,接触苯会引起白血病,但不能完全停止使用苯,因为其在我们的生活中发挥了不可替代的作用,只能靠严格限制使用、最大程度减少接触来避免其危害。农药杀虫脒可以致癌,我们就可以完全禁止生产、销售和使用,因为有相应的农药代替它。一些药物如化疗药物,绝大多数本身就是致癌剂,虽然有明确的不良作用,但临床仍在使用,因为需要有效的治疗作用。沙利度胺的再次临床使用也是一个例证。因此,发现化学物可能对健康有危害时,不是简单的禁止,而是取其利、避其害,避免人群不必要的接触。对允许接触的化学物,需要制定相应的卫生标准,如工业化学物在车间空气中应规定有害物质的最高允许浓度限值;环境污染物要有环境介质中的最高允许浓度限值和每日允许摄入量;食品的某些化学物,如添加剂或农药残留物要有最高允许量、允许残留量和每日允许摄入量等;药物要有应用对象、应用剂量等限制说明。卫生标准的制定已经是毒理学特别是卫生毒理学工作中不容忽视的重要内容。

4. **危险度交流(risk communication)** 对在一定条件下引起健康损害的、但人们又不得不或不可避免地接触的一类化学物,需要应用危险度交流的技巧,告知公众正确对待这些化学物。由于一系列不正确的信息传递,某些重要化学物的危险性被媒体放大了,造成人心恐慌的局面,使人们认识到仅专业人员知道化学物的毒性、危害和危险度还不够,需要与公众进行危险度交流。危险度交流是管理毒理学中的一项内容,近年来由于越来越意识到其重要性,已逐渐将其发展为专项内容。

危险度交流是个体、群体以及机构之间交换信息和看法的相互过程。这一过程涉及多层面的可能危险和相关信息,除化学物本身的危险信息外,还包括公众对危险的关注、意见和相应机构的反应,以及国家或相关机构在危险度管理方面发布的法规和措施等。有效的危险信息交流强调双向的作用过程,而不仅仅是单向的危险信息发布,要听取有关人员和公众的反馈,了解他们真正关心的问题,并能使其参与危险度管理政策的制定,才能在危险信息交流的双方建立起真正的信任,对减轻和消除不良影响产生积极的影响。

与危险度交流相关的一个概念是危险度感知(risk perception),它是公众对实际危害或危险度的认知状态,通常受危险特征的影响,造成当事人夸大或缩小对危险度的看法。如果接触这些危害因素是当事人不情愿的,接触这些因素没有任何益处且无明确的来源,接触这些因素后危害是致命的、灾难性的或作用持久的,往往会引起对危险度感知的增加。相反,则会引起危险度感知的下降。危险度感知始终影响人们的行为,如吸烟的危害众人皆知,但仍有不少人在吸烟。

由于危险度交流处于复杂的社会背景中,因此它总会面临一些困难。如何介绍化学物危险度的性质与发生概率,尤其是向具有不同文化知识和科学水平的社会公众,用易于理解的方式准确地表述出来有时是非常困难的。由于各种复杂因素会影响公众对危险信息的认知及心理状态,从而影响信息交流的实际社会效果。这也是毒理学的艺术所在,也是今后须加强多学科联合研究的新领域。

第三节 毒理学的研究方法

毒理学是一门综合性学科,需应用多方面的知识和方法进行研究。描述毒理学与机制毒理学研究是实验性科学,而管理毒理学涉及面更广,既要对实验数据进行归纳总结,又有分析、推论、假设，更有社会科学、管理科学的渗透。因此，从事毒理学研究只掌握单纯的实验技巧还不行，需要掌握诸如实验设计、数据处理、生命科学基础等更多的知识。

毒理学，特别是卫生毒理学的重要任务是预测化学物对人的危害，因此人是最好的实验对象，与动物实验相比不存在任何属差异，可以直接知晓人的状况。但我们不可能任意地将人作为实验对象，动物实验仍然是认识化学物毒性，特别是新化学物毒性的主要途径。从使用的实验对象来讲，毒理学实验从宏观到微观大概可分为 5 个层面，分别是人群研究、整体动物研究、离体器官和组织水平的研究、细胞水平的研究和分子水平的研究。无论什么研究，都要遵循合理的实验设计原则。

一、 人群研究

人群研究包括对事故性中毒患者的系统观察、志愿者试验和流行病学调查。通过对中毒事故中受害者的临床观察获得关于人的毒理学资料，这些化学物中毒过程的进程变化以及临床处置的资料对中毒急救具有重要价值。中毒控制中心在收集中毒病例的资料、指导临床治疗方面发挥着重要作用。志愿者试验在药物研发阶段是一个重要的步骤。要研究化学物对人的精神和心理方面的作用，也只有直接对人体进行观察才能了解。为测定化学物对人的皮肤、眼和黏膜的刺激作用、嗅觉阈或致敏作用，在符合伦理要求的条件下开展（极）低浓度、短时间接触的实验。人群流行病学调查主要用于研究低剂量长期接触的危害。人群观察数大，则可发现过敏体质和易感的个体。接触某一化学物的职业人群通常是最佳的研究对象，与一般人群相比，他们接触水平高于普通人群，如果该化学物对健康有影响的话，应容易发现其危害。大多数人的致癌物是依据职业流行病学调查资料确定的。由于人群长期接触的复杂性，在分析接触和效应两者之间关系时，要注意其他混杂因素的干扰作用。随着分子流行病学研究的发展和观察指标的微观化，人群研究在毒理学中越来越受到重视。需要提醒的是，无论何种人群作为对象，其研究过程必须符合伦理学要求。

二、 整体动物研究

整体动物研究即动物实验，在毒理学的创立和发展中起了重要作用，传统的毒理学研究主要是动物实验。例如，用受试化学物对小鼠或大鼠的致死量来估测它们对人体的毒性和急性中毒的表现，用亚慢性毒性试验测定化学物的蓄积毒性，用慢性毒性试验提供人在长期接触条件下的安全剂量或浓度，为制订接触限值提供依据。由于动物对化学物反应存在种属差异，所以常用小鼠、大鼠、豚鼠、兔、狗和猴等几种实验动物进行针对性研究。另外，在研究有机磷酸酯引起迟发性神经毒作用时，常选择鸡。在生态毒理学研究中，还要选用鱼类、鸟类、昆虫和其他野生动物进行实验或现场观察。虽然整体动物，尤其是哺乳类动物与人体在解剖、生理、生化、能量和物质代谢方面比较接近，用动物实验结果外推于人比较可靠，但是动物实验耗资大、花时多，难以满足日益增长的毒理学研究需求。

现今，整体动物实验与人体观察相结合仍然是毒理学研究的重要和必要手段。问题在于应尽量减少动物的用量，综合利用实验动物，如采用慢性毒性试验与致癌试验相结合的设计方案。最常用的办法是在经典的动物实验设计上，开展更深入的研究，一次（批）给药可以同时观察多种指标，以减少动物用量。在动物实验时，落实 3R 原则是基本要求。3R 原则是 1959 年由英国动物学家 William 和微生物学家 Rex 在《人道动物实验技术原则》一书中提出的，其含义是减少（reduction）、优化（refinement）和替代（replacement）。减少，是在满足实验要求又不损失应得信息的前提下，尽可能地减少实验动物的数量。优化，是在动物实验时，尽可能地选择和改良实验操作技术，减轻动物可能遭受的痛苦，如采用非致死终点或浓缩样品以减少灌胃次数。替代，是指不通过与动物相关的实验或过程去获取所需的信息，如采用体外细胞和组织培养替代整体动物实验。3R 原则作为系统的理论提出后，在世界范围内得到了广大科研人员的认同，如美国和欧洲将 3R 原则作为制定动物福利法规的基础。1995 年，有专家提议将 3R 中的"替代"提到首位，称为"替代方法的 3R 原则"。它不是简单的替代的概念，而是囊括替代、减少、优化和试验组合的多重概念。

　　无论传统的动物实验方法，还是现代的替代方法都可以在一定程度上描述毒性，只是外推的难易程度、社会可接受程度有所区别。替代方法的应用领域虽相当广泛，但仍需谨慎扩大。对于关系到人类健康和生命安全的实验，如人类疾病模型的实验，关键的药效学实验和新药安全评价中重要的毒理学实验等，实验动物仍是最客观、最科学、参考意义最大的观察对象。各个行业进行替代方法研究、推广的进展速度都不一样。从替代方法在国外的发展历史来看，欧盟的替代方法主要用于化妆品，因为人的化妆品用量有限，其健康风险可以预期控制在有限范围内。在药品、生物制品、化学品、农药等行业，替代方法的研究与推广步伐明显缓慢，原因之一是以上各种化学品与人体接触的机会、频率都较化妆品高，且接触途径也更广泛、直接，随之带给人类的潜在风险也成倍增加。因此在对这些类别的化学品进行毒性评价时，仍倾向于采用与人体更为相似的整体实验动物，或者将动物实验作为最后的试验手段，以期能得到每种化合物最为科学、客观的数据。

三、离体器官和组织水平的研究

　　器官灌流（perfusion of organs）是毒理学研究的重要手段，是连接体外与体内实验的重要桥梁，常用的有心、肝、肾、肺、脑、小肠和皮瓣灌流。器官灌流模型中，细胞的整体性、细胞间的空间关系仍维持原状，是细胞培养、亚细胞系统（组织匀浆、细胞器）所不具备的。分离的灌流器官可用于研究该器官与毒物的相互作用、化学物的代谢、毒物动力学或毒物的作用方式等。特定器官要使用特殊设计的器官灌流仪以及能维持器官存活状态的时间有限，是器官灌流应用受限的主要原因。

四、细胞水平的研究

　　细胞培养在毒理学研究中应用广泛，可用于研究外源化学物的毒性、可疑致癌物的筛检、解毒物的筛选，阐明化学物的生物转化和毒作用机制。细胞成活率、细胞接种效率及增殖、细胞生化、细胞染色体畸变、细胞突变、细胞转化等都是常用的实验。细胞是生物体最基本的单元，各种生理生化过程都由各种细胞和细胞群体完成。从动物或人的脏器初次分离的细胞称为原代细胞，一般尚保持原细胞的代谢活性和其他功能，在体外可以分裂增殖。随着细胞的传代，某些功能可能会消失，最终不再分裂增殖而死亡。化学物和其他环境因素对不同细胞间和细胞内不同信号转导途径间的交互作用，及其网络系统的结构和功能的作用，越来越受到重视。转基因细胞系统的建立为细胞水平的研究开辟了广阔前景。在基因组学和蛋白质组学研究取得巨大突破和丰硕成果时，科学界认识到基因的表达和蛋白质间的相互作用，最终应在细胞水平上进行整合功能的研究，因此，细胞组学（cytomics）正在形成和发展。超速离心技术的发展，已能将不同的细胞器或组分分离。亚细胞水平的体外试验可用于化学物引起毒作用的亚细胞定位、生物转化及毒作用机制的研究。由细胞分离出不同的细胞器及其组分，如线粒体、细胞核、内质网、溶酶体、高尔基复合体、胞内体（endosome）、微体（microbody）、细胞骨架等，也已直接用于毒理学实验。

五、 分子水平的研究

在分子水平，可研究外源化学物与核酸、蛋白质、多糖、受体、生物膜等生物大分子的相互作用。例如，可在试管中直接用 DNA 片段观察化学物与它们的加合作用或交联作用，分析加合物的结构、受试化学物与 DNA 交联的部位；用制备的红细胞膜作为受试物，研究对膜的一系列物理性能的影响。这类试验也可以在整体动物染毒后，提取组织的 DNA，分析 DNA 加合物、基因突变部位等。基因组学、后基因组学、毒物基因组学、蛋白质组学和糖原组学的研究，都属于分子水平的研究，它们在深入揭示化学物作用机制方面有独特的作用，是推动毒理学发展的引擎。生物芯片，包括基因芯片、蛋白质芯片的应用，为分子水平的研究提供了高效能的手段。

毒理学研究方法还有其他分类，这些分类从另外一个角度反映了毒理学方法的特征，其内容在上述 5 个层面都能发现。例如体内实验（in vivo tests）和体外实验（in vitro tests）。前者是在一定时间内，采用不同接触途径，给予实验动物一定剂量的受试外源化学物，然后观察实验动物可能出现的有害生物效应；后者多数选用哺乳动物的器官、组织、细胞进行离体动物整体试验。它们都属于生物学实验范畴。

毒理学研究涉及受试化学物及其代谢产物的定性和定量问题，如对外源化学物的成分及其杂质进行鉴定，对空气、水、土壤、食品等环境介质中的化学物及其代谢物进行检测，对受试对象的生物材料中的化学物分析及代谢产物的分离做定性定量鉴定，都需要用到分析化学的方法，这是毒理学中研究剂量不可或缺的环节。由于分析化学、生物学、分子生物学和生物遗传学的发展，使近代毒理学研究内容得到飞速而深入的发展，可在整体水平、器官水平、细胞水平和亚细胞水平上层次分明地深入进行化学物毒作用机制的研究。生命科学发展带动了毒理学的发展，新的概念、新的理论、新的方法和技术的引进，会推动新的边缘学科的形成，分子毒理学、预测毒理学的形成就是一个明显的见证。

以往，毒理学的基本实验方法多数采用"高剂量模型"，但随着人体细胞或组织培养的研究模型的使用，让毒理学安全性评价从"高剂量向低剂量推导"变成"低剂量原则"，毒理学实验不再是看高剂量引起的致死等严重效应，而是观察化学物在比较接近常态下接触水平的生物学过程，阐明化学物造成健康损害的生物学机制。

第四节　毒理学的历史与发展

毒理学是人类为了自身生存、自身满足、自身保护的过程中逐渐发展起来的，人类为了满足其生存的需要而去探索动植物的潜在危害性，毒理学的历史由此展开。回顾毒理学的发展历史，可以清楚地看到，它的发展绝不是孤立的，而是与各个时代生产和科学的发展、经济政治状况和防病治病的需要紧密联系的。

一、 毒理学的早期发展

毒理学的萌芽可追溯至中国古代的"神农尝百草"时代，此后中药典籍不乏记录有毒的植物和矿物。在与自然斗争的过程中，人们逐渐认识了有毒的植物、动物和自然界存在的一些有毒的矿物和气体，积累了毒蛇虫咬伤的治疗、催吐法治疗误食有毒植物引起的中毒等治疗方法。隋代的《诸病源候论》中就有毒物中毒概念和鉴别毒物的方法。宋代著名法医学家宋慈所著的《洗冤集录》中也有关于物质毒性的记载。中国李时珍编制的《本草纲目》中描述植物、动物和矿物用作药物和毒物的资料尤为详尽，流传至今还有重要参考价值。《本草纲目》还描述了工业毒物和职业中毒，指出"铅生山穴间……毒气毒人，久留多致病而死"。埃及、希腊、罗马和阿拉伯在公元前都有文字记载有关毒物的知识，如古希腊名医希波克拉底(Hippocrates)在他的医学著作中介绍了不少毒物。12世纪末 Maimonides(公元1135—1204年)发表了世界上第一本有关毒物的专著《毒物及其解毒药》。在中世纪，毒物成了谈虎色变的东西，因为其往往被用作政治活动中的谋杀工具。在莎士比亚的悲剧《罗密欧与朱丽叶》中详细记录了朱丽叶假装自杀等待罗密欧救助的场景："Come bitter pilot, now at once ... run on the dashing rocks thy seasick weary bark! Here's to my love! Oh true apothecary! Thy drugs are quick. Thus with a kiss I die"，真实反映了当时对毒物的效应、剂量的认识，可谓充满了科学性。

欧洲文艺复兴时期的 Paracelsus(1493—1541年)为现代毒理学的发展打下了基础，他提出，必须通过实验才能了解机体对化学物的反应，才能知道剂量-反应关系，用正确的剂量区分毒物与药物，可视作发展毒理学科的里程碑。他的名言："What is there that is not poison? All things are poison and nothing without poison. Solely the dose determines that a thing is not a poison."成了毒理学的金科玉律。

19世纪的工业革命使社会生产大力发展和工人队伍快速扩大，但当时恶劣的生产环境造成了工人中毒种类和频率激增，引起了社会舆论的不满。这一现象既为毒理学家(当时多为临床医生)提供了研究疾病与环境接触的素材，又促使他们进行了大量的科学实验研究，使毒物化学、中毒治疗、毒物分析、毒性、毒作用模式以及解毒药等得到一定的发展。毒理学作为一门独立的学科，是西班牙人 Orfila(1787—1853年)创建的。他于1816年提出建立毒理学科的设想，并采用动物实验系统观察化学物与生物体之间的关系，提出了一些测试毒物的方法，为创建毒理学做出了巨大的贡献。

但在随后的100多年中，毒理学研究都作为药理学的一部分。因此可以说，毒理学最先是从药理学发展分化而来的。毒理学与药理学有相同的理论基础和研究方法，主要差别在于药理学着重研究药物对生物体的有益作用，寻找药物防治疾病的有效剂量；而毒理学侧重研究化学物对生物体的有害作用和防止发生健康损害的安全剂量。在 Paracelsus 和 Orfila 两人的思想倡导下，毒理学也按照当时科学发展的道路，逐步摆脱了仅凭直观和经验认识事物的模式，开始采用实验的、分析对比的、逻辑推理的思维方式进行研究，观察事物的本质，从而掌握其规律。德国科学家在19世纪和20世纪初对毒理学发展的贡献功不可没，当时的德国毒理学教育为后期的药理学、毒理学发展起到巨大推动作用。

二、毒理学的近期发展

19世纪末，有机化学物得到广泛应用，苯、甲苯、二甲苯开始大量生产，随之中毒事件时有发生。此时，美国的一些主要的化学物生产企业开始建立毒理学研究实验室，为解决工人健康和产品的安全性问题提供依据。20世纪初期，法国科学家居里等发现放射性，为物理学、生物学和医学开辟了新的研究领域。维生素的发现导致人们开始应用大规模的生物试验，测试它们对动物的有益和有害作用。

20世纪20年代发生的一些事件促使毒理学开创了新的研究领域。当时,砷化物用于治疗梅毒造成的患者的急性和慢性中毒。三邻甲苯磷酸酯、甲醇和铅被确定为首批神经毒物,对它们的毒性研究可作为神经毒理学发展的初级阶段。双对氯苯基三氯乙烷(DDT)和其他有机氯化合物,如六氯苯、六氯环己烷,它们作为广泛应用的杀虫剂也成了毒理学的研究对象。同时,科学家开始从事雌激素和雄激素结构与活性关系的研究,结果导致合成了活性更大的己烯雌酚。20世纪30年代,德国和美国制药工业开始生产抗生素。1930年,欧洲第一本实验毒理学杂志"*Archiv für Toxicologie*"创刊。同年,美国卫生研究院(National Institutes of Health,NIH)成立。磺胺类药物制剂中的乙二醇(作为溶剂来改善溶解性)的代谢产物草酸、羧基乙酸和磺胺药在肾小管内形成结晶引起肾功能衰竭的悲剧,促使美国政府成立了现在家喻户晓的食品和药品管理局(FDA),专门从事食品和药品的登记管理工作。

自20世纪40年代开始,科学技术发展的一大特点是化学合成和相关工业的飞跃,出现了众多的高分子聚合物(塑料、合成纤维和合成橡胶),以及日新月异的合成农药、各种形式和用途的化学产品相继问世。这些产业发展,使得接触化学毒物的工人数量猛增,职业中毒事件不断发生,解决问题的需求促进了工业毒理学的发展。在此期间,化学致癌研究更加深入,动物实验证实了几个世纪以前临床医生提出的阴囊癌和膀胱癌的化学病因,其重要成果是逐渐明确了肿瘤的诱发因素多数为化学物,并引进了相应管理措施。

20世纪50年代,人类社会经历了原子时代、电子时代等。于是毒理学的研究对象已经不限于化学物,对于核素、微波、磁场等物理因素,甚至对某些生物因素和粉尘(矿尘、石棉、木尘)等也开展了毒理学研究。其间,人工合成化学物和农药严重污染环境造成的环境公害病,如日本的水俣病和痛痛病相继发生。环境致癌物不断被证实,并发现某些化学物可引起遗传物质的变异。

20世纪60年代初,短肢畸形在多个国家爆发,很快临床流行病学调查认定是由于服用药物沙利度胺造成的,后来又被动物实验所证实。"沙利度胺事件"促进了畸胎学和发育毒理学的发展,并迅速在一些国家的卫生法规中得到反映,要求药物、农药和食品添加剂必须通过有关毒理学试验才能投入市场。1962年,美国科普作家出版了《寂静的春天》,唤起了人们对环境污染问题的关注。20世纪70年代期间,美国有害废物、化学垃圾堆放等问题的暴露,引起各国政府对环境保护的重视。化学物的致突变和致癌性的研究,促使遗传毒理学的研究异军突起。为了加强化学物的管理,各国政府制定了一系列法律,如美国的《有毒物质控制法》《污染治理法》。主要为立法提供依据的毒理学的新分支管理毒理学应运而生,化学物的危险度评价有了发展。自20世纪90年代起,在经济发达国家,在环境治理获得较好效果的情况下,将环境内分泌干扰物,包括环境雌激素、环境与致癌、环境与衰老等更深层次的环境污染问题推到前沿,这已成为当前毒理学研究的重要课题。

20世纪初,毒理学主要依附在药理、法医学、职业医学和内科学的范畴内,与这些学科同步取得进展。在应对上述挑战的过程中,毒理学自然而然地脱离了其附属地位,独立地发展起来。20世纪50年代以后,毒理学日渐成熟,形成了一门独立的学科,并在近20~30年内迅速发展为分支众多、相互交错的一个学科群。在过去的半个世纪,毒理学领域研究硕果累累,经济效益和社会效益显著。可以说,毒理学的发展对社会认识化学物危害、控制化学物危害功不可没。这些问题的解决又推动了毒理学的发展,使毒理学被政府、社会所承认,专业队伍不断扩大。美国毒理学会(SOT)和欧洲毒理学会(EUROTOX)已经成为举足轻重的专业团体,每年的SOT和EUROTOX年会会吸引全世界从事毒理学工作的专业人士参加。国际毒理学联合会(International Union of Toxicology，IUTOX)也是全球毒理学界重要的组织，有 63 个附属协会，有超过 2.5 万人的毒理学家会员。1975 年问世的毒理学教材 *Casarett & Doull's Toxicology：The Basic Science of Poisons* 已经成为经典，至今已出版了 9 版。一般认为该书是介绍毒理学基本概念和理论的权威，对引导毒理学教学具有重要的作用。

三、 中国毒理学的发展

中国近代毒理学的研究始于 20 世纪 20~30 年代，法医工作者开始用病理学和分析化学方法进行毒物鉴定。毒理学领域对氰化物中毒解毒剂的研究推动了毒理学的进步。然而，中国的毒理学直到中华人民共和国成立后才真正得到发展。新中国成立初期，防治化学中毒成为劳动卫生的首要任务，化学品毒性测试和毒性分级的研究十分迫切。20 世纪 50 年代在苏联专家的帮助指导下，人才的培养和急性毒性的识别与解毒取得了显著进步，在中国预防医学科学院劳动卫生研究所建立了毒理研究室，部分医学院卫生系相继开展了工业毒理、环境毒理和食品毒理的研究工作。

20 世纪 60 年代已逐渐形成了一支毒理学专业队伍。研究工作从铅、苯、汞等重金属，有机磷农药，有机锡农药扩大到丙烯腈、乙腈、氯乙烯、氯丙烯、有机氟类、硼氢及肼类化合物等石油化工、高分子化合物等多种工业毒物的毒理和解毒治疗、卫生标准研制，为急性中毒控制提供了重要依据。同时，在环境污染物和食品中有毒物质的毒性研究也有了长足进步，使毒理学成为中国预防医学的重要组成部分。在毒理学研究方法上，快速毒性测试、蓄积毒性测试、急性阈浓度测试等方法都已积累了一定的经验；动式吸入装置的研究、农药经皮肤吸收的研究以及随后建立的体外经皮吸收速度的模型，为毒理学研究奠定了实验基础。20 世纪 70 年代后期出版的《工业毒理学》《工业毒理学实验方法》等一系列书籍是对这一段时间的毒理学工作的总结。《工业毒理学》的出版填补了中国缺少化学物毒性实用工具书的空白，此书在 1991 年再版更名为《化学物质毒性全书》，于 2019 年以《化学品毒性全书》为名再次出版。

在恢复高考后的第 2 年(1978 年)，原上海第一医学院卫生系就招收了第一届卫生毒理专业本科生。20 世纪 80 年代，中国毒理学发展进入新时期。1981 年，卫生部决定在预防医学专业教学计划内正式开设毒理学课程，为培养和扩大毒理专业人才、发展中国的毒理学事业夯实了基础。目前，中国不仅医科、药科、中医药大学为本科生、研究生提供毒理学教程，其他如工业、农业、林业、交通、海洋、理工、科技、师范等领域的高校也提供毒理学教程或内容相近、名称不同的教程。

1981 年，在中国医学百科全书中首次编纂了毒理学分册，将工业毒理、食品毒理和环境毒理统一在一个大概念毒理学之下，并系统介绍了毒理学的基本概念。1985 年，成立全国性毒理学术组织，标志着中国毒理学研究队伍的壮大和学术水平的发展。中华预防医学会卫生毒理学专业委员会于 1987 年创办了《卫生毒理学杂志》(现名《毒理学杂志》)。此间，中国颁布了农药、化妆品毒性测试、食品毒理规范等法规，加强了化学品的安全管理。开展了致癌、致畸、致突变研究，建立了一系列快速筛检试验方法。出版了《环境化学物致突变、致畸、致癌实验方法》《遗传毒理学原理》等专著。1993 年，中国毒理学会成立，是中国毒理学发展的重要里程碑。目前，国内从事毒理学工作的专业人员几乎分布各个行业。

中国科学技术出版社于 2018 年出版的由中国毒理学会组织编写的《毒理学学科发展报告》较好地总结了中国毒理学学科的发展现状。总体来讲，中国毒理学研究与国际水平之间的差距已经越来越小，一些先进的研究手段也不断引入毒理学研究领域。但与发达国家相比，毒理学研究的原创方法尚不多。在管理毒理学领域,随着安全性评价方法的完善,将毒理学科学与艺术很好地结合以及加强危险度的管理及交流等方面都非常重要。

四、毒理学的发展趋势

毒理学是一门应用性科学,与人们的日常生活、环境保护、经济的可持续发展和人们的健康密切相关,因此必将得到更迅速的发展。毒理学发展总体呈现从表浅到深入、从简单到复杂以及从宏观到微观的趋势。今后势必在微观深入的同时,重新审视宏观和基础的问题,使毒理学概念不断更新、丰富、完善和提高。

毒理学揭示外源化学物对人类和环境生态的潜在危害,从而在预防和控制这类危害中起着重要作用,对化学物和健康相关产品的毒性鉴定或健康安全性的评价及健康风险的评估,仍是毒理学的重要工作内容。在化学物的安全评价方面,体外试验系统的应用必将成为趋势,完善致畸、致突变、致癌和内分泌干扰物的筛检系统,筛选出需要优先进一步研究的化学物,再基于合适的组合试验,判定预测可能具有这类危害的化学物,为加强管理(如禁止生产和使用、特定条件下使用等)提供科学依据。基于定量构效关系和有害结局路径(adverse outcome pathways,AOP)开展化学物毒性预测,已成为当今毒理学研究的内容。有害结局路径是将毒性通路扰动的分子起始事件与毒性有害结局联系起来,分析某一直接的分子起始事件(molecular initiating event,MIE)与生物体在细胞、器官、个体和群体等不同观察水平上出现的终极有害效应之间的因果联系。

基于生命科学技术的发展,现代毒理学从原来以整体动物研究为独特的手段,逐步发展到在器官、细胞和亚细胞水平方面的研究。由于在原核生物、真核生物、哺乳动物和人之间DNA分子结构的高度统一和相似,分子水平的探究不仅仅在化学诱变和化学致癌两方面有着广阔的前景,而且为物种感受性差异、体内外试验差异方面问题的解决打开了窗口。美国国家科学院发布的《21世纪毒性测试——愿景与策略》(2007)、《21世纪的暴露科学——愿景与策略》(2012)以及《应用21世纪科学完善与危险度有关的评估》(2017)很好地诠释了毒理学发展的重点方向,通过毒性通路检测、毒性通路框架构建、剂量-反应关系建模以及体外-体内数据外推模型的建立和应用,从整体动物到人类细胞、细胞系或细胞成分水平的观察,借助大数据、信息化的处理归纳,对毒性的解释越来越全面。可以预言,微观方面的深入研究有可能补充、修正和影响未来的安全性评价的宏观决策,如交叉参照(read-across)和毒理学关注阈值(threshold of toxicological concern,TTC)方法被官方所接受就是一个例证。

人类生活在一个复杂多变的环境中,暴露的化学物并非单一,发生的疾病或不良效应也可能是多种因素引起的,如何评估暴露和效应的关系,对一些复杂多病因疾病来说是一个挑战。暴露组学(exposomics)为解决这一问题开拓了方向。暴露组学可简单地理解为研究一个人一生中的所有暴露以及这些暴露对人类疾病过程的影响。为此,不仅要了解空气、水和食物中的环境暴露,还要考虑炎症、应急、脂质过氧化、感染、肠道菌群和其他自然过程产生的内源性化学物的变化,要认识化学物在体内对于关键分子、细胞和生理过程介导的效应。目前,暴露组学概念似乎已经非常清晰,但如何正确使用还任重道远。

生物体是一个复杂系统,只有把孤立在基因、蛋白质等不同水平上观察到的各种相互作用、各种代谢途径、调控通路的改变整合起来,才能全面、系统地阐明复杂的毒性效应。因此,毒理学的必然发展趋势就是向系统毒理学转变。毒物的暴露往往会直接或间接地引起基因表达的改变,实际上毒性就是毒物对细胞正常功能或结构的干扰。除了迅速坏死外,大多数病理过程是在基因的调控下进行的,特定基因表达的差异是与毒理学后果密切相关的,与毒性相关的基因表达的变化往往比目前应用的病理学终点出现得更早。化合物在体内组织暴露达到一定的浓度时,会对生物信号通路产生扰动作用,当这种扰动达到一定程度时,会产生不良效应甚至死亡,这种受扰动的生物信号通路称为毒性通路。毒物所诱导基因表型的变化往往不是单一基因功能改变的结果,而是众多基因表达网络、多个细胞生物效应的综合结果。蛋白质组学(proteomics)、代谢组学(metabonomics)和细胞组学(cellomics or cytomics)的兴起,让研究(关注)对象不再停留于一条代谢途径或信号转导通路,而是提升到了细胞活动的网络和生物大分子之间复杂的相互作用关系,即生物体内全部基因或蛋白质成为整体的研究内容。高通量检测技术可同时从多个水平(不同剂量)对暴露后(不同时点)的生理、生化等自稳态基因表达谱(基因组学)、蛋白质谱(蛋白组学)和代谢物谱(代谢组学)进行监测,涵盖整个损伤发生的几乎所有的环节,结合传统病理学终点,借助生物信息学和计算毒理学技术对其进行数据分析、挖掘和整合,可以对外源性化学物的损伤机制进行深入研究,揭示由基因组序列和调控的改变到毒性表现的过程和机制,从而建立新型的损害预测模型和危险度评价模型。

系统毒理学的各种技术具有较高的灵敏度和检测通量,可以在动物实验的低剂量、早期阶段对损伤效应进行深入全面的观察。这既可以大大减少实验动物的数量,又可以减少实验动物的痛苦。如果体外细胞实验提示毒物效应轻微,那么有望避免体外动物实验。高通量的组学手段为研究混合化学物暴露后化学物之间的协同作用或拮抗作用提供了全新的方法,系统毒理学可以方便地进行交叉设计或均匀设计等研究,从而方便地研究混合组分的交互作用,通过比较某一混合物与已知化学物的基因表达模式就可以判定其中的微量污染,这在混合物的毒性和作用机制研究中具有重要意义。

系统毒理学研究发现的差异表达的基因、蛋白质和代谢物群是暴露标志、效应标志和易感性标志的候选对象,再利用特定的靶向技术,如实时定量 PCR、抗体分析技术和质谱色谱等,可以很快地确定并发现新的生物标志,利用这些生物标志能够实现在安全剂量下进行人体作用机制的研究。

系统毒理学有助于解决动物实验结果外推到人类不肯定性这一难题。虽然人和某些实验动物在化学物吸收、代谢、作用和排泄方面具有一定程度的相似性,但是实验动物和人毕竟具有本质上的差异,这就有可能因为实验动物对某一化学物具有更大的耐受性或缺乏相关的毒物作用靶点而掩盖了化学物毒性结果的出现。如果在人体内基因蛋白、代谢物变化模式与实验动物模型不同,可以认为两者在某些方面缺乏相关的毒性机制环节,不适宜利用这种实验动物进行相关化学物的安全性评价。相反,变化模式相似程度越高,就越易于根据标志性基因、蛋白质、代谢物的变化进行毒性反应的外推。我们可以通过对梯度剂量下细胞内相关分子变化的检测,对比动物模型或细胞模型与人之间反应的异同,尤其是关键基因表达的相似程度来选择合适的模型进行安全性评价。相近作用机制的化学物可诱导产生相似的基因和蛋白质表达谱,不同的基因表达模式可区别不同机制的化学物,从而得到具有"诊断性"的基因和蛋白质表达谱,并与已知标准参照物的表达谱比较。这类全面检测机体所有表达基因的技术将用于预测未知毒物的毒性作用,从而对毒物毒性实施预测。

传统毒理学为了减少漏筛毒物毒性的机会,总是采用过高的剂量进行试验,再用各种方法外推至低剂量时的效应。系统毒理学可利用高通量检测技术,在很宽的剂量范围内对上万个基因表达、蛋白质或代谢过程的改变进行检测,如通过测定低剂量下基因、蛋白质和代谢物的变化,就可以为高剂量向低剂量效应的外推及确定产生毒性的阈值剂量提供重要依据。基于低剂量暴露时的分子损伤机制研究所获得的剂量-反应关系结果,用于化学物危险度评价具有更高的可信度。

需要注意的是,低剂量毒物作用下许多基因的表达是具有可逆性的,有些可能是对最初损伤所引起反应的补偿和反馈,甚至与最终的毒性结局的产生无关,因此有必要进一步深入研究将这些与毒性评价无直接关系的基因表达从其中去除。目前毒理学家还面临着一个艰巨任务——如何在海量数据(可逆与不可逆数据、接触后不同时程数据、不同种群和组织的靶细胞数据等)中挖掘毒性通路的关键数据,用于分析通路变化与有害效应(反应)之间的关系。相信随着计算毒理学、计量生命科学技术的引入,不久的将来会有一个清晰的答案。

第五节　毒理学在预防医学的应用

毒理学在公共卫生与预防医学领域内的实际应用和发展,形成了毒理学的重要分支——卫生毒理学。卫生毒理学是在解决环境卫生、职业卫生和食品卫生问题中发展起来的,按照毒理学的工作任务可分为环境毒理学、工业毒理学(或职业毒理学)、食品毒理学3个方面。中华预防医学会下属的卫生毒理分会于1988年5月成立,绝大多数专业人员是中国毒理学会会员。

一、卫生毒理学的基本特征

随着人类社会生产的发展和生活条件的改善,人们在从事生产或日常生活中接触化学物的品种和数量愈来愈多。在人的一生中不可避免地会通过生产、使用或滥用(事故或自杀)短时接触化学物,也可通过各种环境介质(水、土壤、食品污染等)长期接触化学物。卫生毒理学与人类日常生活和生产劳动关系密切,如环境污染、食品的安全性、兽药及农药的危害,以及作业环境的有毒物质都是世界范围内的严重问题。在卫生毒理学领域,环境毒理学、工业毒理学和食品毒理学研究的对象和内容各有所侧重。

环境毒理学是研究环境(大气、水体、土壤)污染物对人体健康的影响及其机制的学科,是环境医学的一个组成部分。环境污染物对机体的作用一般具有接触剂量较小、长时间内反复接触甚至终生接触,多种环境污染物同时作用于机体,接触途径可以是呼吸道、消化道或皮肤,接触的人群既有青少年和成年人,又有老幼病弱,易感性差异大等特点。因此,在开展环境毒理学研究时,须考虑环境污染物对机体作用的差异。

一般认为,环境毒理学的基本任务应包括下列3个方面:①研究环境污染物及其在环境中降解和转化产物对机体造成的损害和作用机制;②探索环境污染物对人体健康损害的早期观察指标,即用最灵敏的检测手段,找出环境污染物作用于机体后最初出现的生物学变化,以便及早发现并设法排除;③定量评定有毒环境污染物对机体的影响,确定其剂量-效应或剂量-反应关系,为制定环境卫生标准提供依据。

工业毒理学是研究工业毒物在生产和使用过程中对人体健康的影响及其机制的学科,研究结果可以为制定职业接触限值提供重要依据。工人毒物接触的特征明显不同于环境污染物,接触途径一般以呼吸道和皮肤为主,接触剂量相对较高但时间相对较短,接触化学物相对单纯,接触人群主要以健康状况较好的职业人群为主,不会涉及老、幼、病、弱等易感人群。人们可以通过职业选择或局部干预主动避免接触。因此,开展工业毒理学研究时,可能会考虑剂量相对较高、时间相对较短等特点。在考虑卫生标准的保护水平时，可以只考虑保护大多数接触者，对少数易感人群可以通过调离接触而施以保护。

食品毒理学是一门研究食品中污染物、添加剂等对人群健康影响及机制的学科。其接触人群是广泛的，接触时间是终生的，接触途径主要是消化道。由于食品的特殊性，人们关注的是食品中营养素过量或过少对健康的影响，以及与其他污染物共存时对健康的危害。保健（功能）食品的飞速发展和转基因食品的卫生安全评价，对食品毒理学提出了新的课题。

基于上述特征上的差异，在相应的管理以及毒理学安全性评价的实验设计上也有不同。事实上，这些研究的对象是可以完全一样的。以农药为例，在工业毒理学范畴内，可能会涉及在生产、使用过程中对职业接触人群的危害；农药一旦进入水体、土壤，整个人群就有了接触机会。研究环境中农药对人群的影响及相应管理，则属环境毒理学范畴；如果农药污染蔬菜、水果等粮食，造成食品农药残留，研究这些残留对健康的影响以及制定农药残留限制，是食品毒理学的任务之一。可以这样说，卫生毒理学领域内各个分支的研究手段基本上是相同的，最重要的区别在于进行危险度管理时，要考虑接触者不同亚群的自身特征。

通常，根据化学物的种类和用途，根据公认的规范化方法，如国家标准、部委和各级政府发布的法规、规定或行业规范中的相应程序来选择对应的毒理学安全性评价方法。通常的做法是模拟人的接触途径、接触时间等条件，专注效应出现的时间变化规律，选择合适的动物模型、给药方式和期限，在适当的观察期内观察化学物对动物的一般毒性和特殊毒性，发现在什么剂量下会引起何种不良效应。

二、 卫生毒理学的发展

目前，卫生毒理学两极分化现象非常突出。宏观上，管理毒理学研究大大加强，为化学毒物的管理提供了科学依据；微观上，研究更加深入，研究水平越来越精细，从细胞、分子和基因水平研究面临的问题。上述两方面既分化，又相互渗透和结合，使卫生毒理学的科学性与应用性更加突出。

基于健康风险评估的化学物安全管理已经成为政府监管化学物的重要技术支撑。负责食品安全风险评估的国家级技术机构——国家食品安全风险评估中心的成立就是一个标志。该中心负责开展食品安全风险监测、风险评估、标准管理等相关工作，为政府制定相关的法律、法规、部门规章和技术规范等提供技术咨询及政策建议。药品、新化学品、农药的管理无不基于健康、生态风险评估，毒理学的科学性与艺术性得到了有机结合。虽然健康风险评估已经成为专业人员的"流行"工具，但真正实施有效评估的工作并不多，真正执行过程中存在的问题（或疑问）也不少。对多数化学物而言，基础数据仍然缺乏。对少数研究数据较多的化学物，如何在众多数据中选择"有效、有代表性"的信息，如何处理不一致的结果，尚未形成规范。

卫生毒理学作为公共卫生与预防医学的基础学科，其发展与其他学科的融合非常明显。作为实验学科，分子生物学的发展带动了毒理学的发展。以保护人群健康为目标的毒理学研究，与人群观察为主的职业卫生、环境卫生、流行病学学科的交叉、结合，在公共卫生与预防医学领域已经成为普遍现象，只不过有些学者用其他名称来概括而已，因为广义的毒理学研究应该包括人群研究，会吸纳其他学科的优势，为我所用。从管理毒理学角度出发，化学品安全管理、环境污染的管理和控制离不开毒理学的基础研究数据，离不开人群的健康数据或生态风险数据。卫生毒理学和分子流行病学相结合，在危险度评价中发挥了重要作用。

传统的毒理学以实验学科为基础，目前在卫生系统中只有省级以上的疾病预防和控制机构才会建立毒理学研究部门,大大压缩了毒理学在公共卫生领域内的发展空间。此外,检验检测机构资质认定管理要求实验室使用的方法需要预先得到批准,提供认可的数据让实验室"墨守成规",限制了疾病预防和控制系统内毒理学研究的发展。虽然管理毒理学发展迅猛,但既熟悉毒理学专业基础的理论、技术,又能在管理毒理学工作层面发挥重要作用的高级专业人员则明显缺乏。从事化学品安全管理的人员,缺少对毒理学基本知识、技能的学习。

因此需要在政府层面,将毒理学真正设立为公共卫生与预防医学的基础学科,无论从事什么学科的工作,都要学习掌握毒理学的基本理论与基本知识,以推动中国卫生健康事业的发展。

(周志俊)

第二章 外源化学物在体内的生物转运和生物转化

机体对于外源化学物的处置包括吸收(absorption)、分布(distribution)、代谢(metabolism)和排泄(excretion)4个过程(又称 ADME 过程)。在这4个过程中,吸收、分布和排泄都是外源化学物穿越生物膜的过程,其本身的结构和性质不发生变化,故统称为生物转运(biotransportation)。代谢则是外源化学物在细胞内发生一系列化学结构和理化性质改变而转化为新的衍生物的过程,称为生物转化(biotransformation)(图2-1)。每个过程都会受到多种因素的影响,进而改变外源化学物在靶器官存在的剂量、时间和继发的反应。靶剂量(target dose)是指化学物到达靶器官的量,其对外源化学物所致损害作用的性质和强度起着决定性作用。同样重要的还有外源化学物在靶器官内存留的时间,存留时间越长,产生毒作用的可能性越大。相同暴露剂量的不同外源化学物到达某一或某些靶器官的数量可能悬殊,存留时间亦可有很大差别,其根本原因在于机体对它们的处置过程不同。

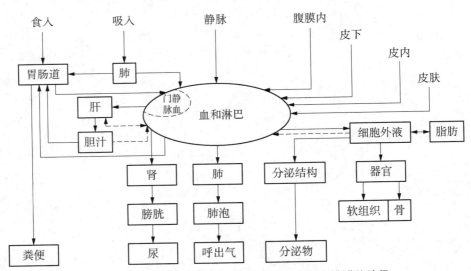

图2-1 外源化学物在体内吸收、分布、分谢和排泄的路径

(引自:裴秋玲.现代毒理学基础.中国协和医科大学出版社,2008)

ADME 各过程之间存在密切的关联,彼此相互影响,通常可以同时发生。研究外源化学物的 ADME 过程是毒理学的重要内容,有助于阐明其单独作用或联合作用所致毒作用的机制以及物种差异存在的原因,以便采取有针对性的干预措施和手段,防止中毒事件的发生。

在机体对外源化学物的处置过程中,外源化学物在体内的浓度随时间变化的规律可用数学方程或动力学参数来描述。毒物动力学(toxicokinetics)是研究在生物转运和生物转化过程中外源化学物的量随时间变化的动态规律。即通过建立数学模型,计算各项动力学参数,以定量描述机体对于外源化学物进行处置的特征。

第一节　外源化学物在体内的生物转运

外源化学物在体内的吸收、分布、代谢和排泄是一个极其复杂的生物学过程,均需通过多种屏障和多层细胞膜才能实现。

一、生物膜结构特点与生物转运

（一）生物膜结构特点

生物膜(biomembrane)是细胞膜(cell membrane,也称质膜)和各种细胞器膜的总称,是外源化学物在机体的吸收、分布、代谢与排泄过程中需要通过的屏障。生物膜除可将细胞或细胞器与周围环境隔离、保持细胞或细胞器内部理化性质的稳定外,还可以选择性地允许或拒绝某些物质向内或向外透过。生物膜是一种可塑的、具有流动性的、脂质与蛋白质镶嵌的双层结构。生物膜在结构上有 3 个特点与外源化学物的转运密切相关。

1. 膜的脂质成分　生物膜双层结构的主要成分为各种脂质(磷脂、糖脂、胆固醇),其溶点低于正常体温,在正常情况下维持生物膜为可流动的液体状态。这种脂质成分对于水溶性化学物具有屏障作用,而对脂溶性物质便于溶解和穿透。

2. 镶嵌在脂质中的蛋白质成分　脂质膜两侧表面镶嵌着多种蛋白质,其中有些贯穿整个脂质双层,可以起到载体和特殊通道作用,使某些水溶性化学物得以通过生物膜。

3. 生物膜的多孔性　生物膜上分布着很多直径为 0.2~0.4 nm 的微孔,它由贯穿脂质双层的蛋白质的亲水性氨基酸构成,它们是某些水溶性小分子化学物的通道。

（二）生物转运

外源化学物在机体内的生物转运机制就是外源性化学物透过生物膜的机制,其转运方式包括被动转运(passive transport)、特殊转运(special transport)和膜动转运(cytosis)。

1. 被动转运(passive transport)　是指外源化学物顺浓度差通过生物膜的过程。生物膜两侧的化学物从高浓度向低浓度扩散,当生物膜两侧化学物的浓度梯度逐渐缩小达到平衡状态时,化学物的扩散作用即停止。此过程不消耗能量,大多数外源化学物可以通过这种方式透过生物膜。其穿透率的大小与生物膜两侧的化学物浓度梯度及化学物的脂溶性有关。被动转运中最主要的方式是简单扩散和滤过。

（1）简单扩散(simple diffusion)：　又称脂溶扩散,是指溶解的物质从浓度较高的一侧向浓度较低的一侧进行扩散性转运,是大多数外源化学物通过生物膜的方式。该转运方式不消耗能量,不需要载体,不受饱和限速与竞争性抑制的影响。简单扩散的速率可用 Fick 定律表示：

$$R = K \cdot A(c_1 - c_2)/d \tag{2-1}$$

式中:R 为扩散速率;K 为特定外源化学物的扩散常数;A 为生物膜的面积;c_1、c_2 为生物膜两侧的浓度梯度;d 为生物膜的厚度。

由以上公式可知,简单扩散方式发生的难易程度及其速度主要受以下因素的影响。

1) 化学物在细胞膜两侧的浓度梯度(concentration):浓度梯度越大,化学物通过细胞膜的扩散速度就越快,两者成正比。如氧的气体分子由肺泡及毛细血管进入血液和 CO_2 由血液进入肺泡细胞的过程,主要靠浓度差起作用。

2) 化学物在脂质中的溶解度:化学物在脂质中的溶解度以脂/水分配系数(lipid/water partition coefficient)来表示。该系数是指当一种物质在脂相和水相中的分配达到平衡时,其在脂相和水相中的溶解度的比值。脂溶性越大、水溶性越小的物质,它的脂/水分配系数就越大,就越容易通过细胞膜,因为类脂质双分子层允许脂溶性物质通过。因此,能以简单扩散方式通过细胞膜的主要是脂溶性物质和脂肪的溶剂。但是,这种情况仅仅适用于在脂肪和水中的溶解度互相排斥的物质,对于只能全部溶于脂肪或只能全部溶于水或在两者中均难于溶解的物质,均不符合上述规律。因为生物膜的构造包括脂相和水相,化学物在生物体内的扩散除需要通过脂相外,还需要通过水相。因此,脂/水分配系数在 1 左右者,更易进行简单扩散。如磷脂是脂溶性的,但由于其在水中的溶解度很低,所以不易进行简单扩散,几乎不存在细胞能直接吸收磷脂现象;而乙醇既有较高的脂溶性,又有较高的水溶性,所以很容易以简单扩散的方式透过生物膜。

3) 化学物解离度的大小和体液 pH 值的高低:化合物分子在水溶液中分解为带电荷离子的过程称为解离(dissociation)或电离(ionization)。处于解离状态的物质极性大,脂溶性差,不易通过生物膜的脂相进行扩散;而处于非解离状态的物质极性弱,脂溶性好,容易跨膜扩散。弱有机酸和弱有机碱类物质在体液中处于解离态和非解离态的比例取决于其本身的解离常数 pKa(该物质 50% 解离时的 pH 值)和体液的 pH 值。在 pKa 和 pH 值已知的情况下,可以根据 Henderson-Hasselbalch 公式计算这些物质处于解离态和非解离态的比例。

$$\text{有机酸:pKa} - \text{pH} = \log(\text{非解离态 HA})/(\text{解离态 A}^-) \qquad (2-2)$$

$$\text{有机碱:pKa} - \text{pH} = \log(\text{解离态 BH}^+)/(\text{非解离态 B}) \qquad (2-3)$$

由公式(2-2)和公式(2-3)可知,弱有机酸在酸性环境中、弱有机碱在碱性环境中多处于非解离态,易通过生物膜转运。

(2) 膜孔滤过作用(filtration):水溶性物质随水分子经生物膜的孔状结构而透过生物膜的过程。凡分子大小和电荷与膜上孔状结构相适应的溶质皆可滤过转运,转运的动力为生物膜两侧的流体静压梯度差和渗透压差。细胞膜具有充满水分的小孔道,它由嵌入类脂质双分子层中蛋白质的亲水性氨基酸构成。在渗透压梯度和液体静压作用下,大量水可通过这些膜孔。此种孔状结构为亲水性孔道,不同组织生物膜之间的主要差别之一在于孔道的直径不同。肾小球的孔道直径较大,约为 70 nm,相对分子质量为 60 000 以上的蛋白质分子不能透过,较小的分子可透过。肠道上皮细胞和肥大细胞膜上孔道直径较小,约为 4 nm,相对分子质量小于 200 的化合物方可通过。一般细胞孔道直径在 4 nm 以下,所以除水分子可以通过外,有些无机离子和有机离子等外源化学物亦可滤过。

2. 特殊转运(special transport)　为外源化学物借助载体或特殊转运系统而发生的跨膜运动。有些外源化学物不具有较高的脂溶性,不能透过生物膜的脂质结构区进行简单扩散;或相对分子质量过大,不能穿过生物膜上的孔状结构,必须借助特殊转运完成其转运过程。这种特殊转运方式包括主动转运和易化扩散两种类型。

（1）主动转运（active transport）：是指借助生物膜上的载体由低浓度处向高浓度处转移的过程。主动转运的主要特点是可逆浓度梯度进行，转运过程消耗能量。能量来自细胞代谢活动所产生的代谢能（ATP）的释放。许多外源化学物的代谢产物经由肾脏和肝脏排出，主要借助主动转运。机体需要的某些营养物质，如某些糖类、氨基酸、核酸和无机盐等由肠道吸收进入血液的过程，必须通过主动转运逆浓度梯度吸收。生物膜的主动转运方式具有下列特点。

1）需要有载体参加。载体的容量有限，在底物浓度高时，此转运系统可达到饱和，存在转运最大值（T_m）。

2）外源化学物逆浓度梯度（或逆电位）进行转运。化学物与大分子载体在生物膜的一侧形成复合物，复合物扩散到生物膜的另一侧并释放化学物，之后载体再返回到原来的位置以重复转运过程。

3）转运过程需要消耗能量。因此代谢抑制剂可阻止此转运过程。

4）载体对转运的外源性化学物有选择性和特异性。这是因为载体本身具有一定立体构型的特异性，只能允许一定立体构型的化学物通过，对于只有相似化学结构但不具备相似立体构型的物质则不能通过。当不同化学物的特性相似且需要同一载体转运系统时，化学物之间会出现竞争性抑制。

5）转运量有一定的极限。当外源化学物达到一定浓度时，载体可达到饱和状态，转运也达到极限。

主动转运对已吸收的外源化学物在体内的不均匀分布和排泄具有重要意义，而与吸收关系较小。如铅、镉、砷等外源性化学物能通过肝细胞的主动转运进入胆汁，并随胆汁排泄。

（2）易化扩散（facilitated diffusion）：某些不易溶于脂质的亲水性化学物通过生物膜由高浓度处向低浓度处移动的过程。与主动转运一样，易化扩散是载体介导的转运方式，又称载体扩散。但被转运的化学物为顺浓度梯度转运，因此不需要消耗能量。由于有载体的参与，易化扩散也存在对底物的特异选择性、饱和性和竞争性抑制的特点。例如，葡萄糖在体内即顺浓度梯度而被转运，葡萄糖由胃肠道进入血液，再由血浆进入红细胞和由血液进入中枢神经系统都是通过易化扩散过程完成的。

3. 膜动转运　　较大颗粒和大分子的外源性化学物的转运常伴有生物膜的运动，称为膜动转运（cytosis），是细胞与外界环境交换大分子物质的过程。其主要特点是在转运过程中，生物膜结构发生变化，转运过程具有特异性，生物膜呈现主动选择性并消耗一定的能量。膜动转运对机体内化学物和异物的清除转运具有重要意义，如一些大分子颗粒物质被吞噬细胞吞噬并由肺泡清除的过程，或被肝和脾网状内皮系统由血液清除的过程都与此有关。膜动转运又可分为胞吞作用（endocytosis）和胞吐作用（exocytosis）。前者是将细胞表面的颗粒物或液滴转运进入细胞的过程；后者是将颗粒物和大分子物质由细胞转运出去的过程。胞吞作用和胞吐作用是两种方向相反的过程。在胞吞作用中，如果被摄入的物质为固体，则称为吞噬（phagocytosis），如果为液体，则称为胞饮（pinocytosis）。如入侵机体细胞的细菌、病毒、死亡的细菌、组织碎片、铁蛋白、偶氮色素都可通过吞噬作用被细胞清除。所以，胞吞和胞吐作用对体内外源化学物或异物的清除转运具有重要意义。

化学物在以上述方式通过生物膜的过程中，对于膜的结构和功能会产生一定的作用，即出现膜毒性。某些化学物通过细胞膜时会造成膜结构和功能的改变，影响化学物的被动转运。某些化学物可通过竞争生物膜的结合部位或者干扰能量供应来抑制主动转运过程，从而又能影响外源化学物的生物转运过程。因此,通过深入研究毒物与生物膜的相互作用关系,可以更为深刻地了解许多毒作用的发生及发展原因。

二、吸收

吸收(absorption)是指外源化学物经过各种途径,通过机体的生物膜进入血液的过程。吸收过程关注的 2 个要素是吸收的量和吸收的速率。外源化学物主要通过消化道、呼吸道和皮肤吸收,在毒理学研究中有时也采用特殊的染毒途径,如腹腔注射、静脉注射、肌内注射和皮下注射等。吸收后化学物经血液循环分布到全身各组织细胞内。不同的吸收途径影响化学物进入血液的速度和浓度以及毒作用。

(一) 经消化道吸收

经消化道吸收是外源化学物的主要吸收途径之一。凡是由大气、水、土壤进入食物链的外源化学物,均可经消化道吸收,口服或误服的药物、毒物等也经该途径吸收。

整个消化道均有吸收外源化学物的能力,但口腔和直肠 2 个部位的吸收量相对较少,因为大多数物质在口腔的停留时间短暂以及直肠的表面积较小。由于小肠肠道黏膜上有绒毛和微绒毛,可增加小肠吸收面积至 $200\sim300\ \mathrm{m}^2$,所以外源化学物在消化道的主要吸收部位是小肠,其次是胃。对于弱有机酸和弱有机碱,只有大多数以非解离态存在时才易于吸收。因此,它们的吸收速率与程度取决于自身的 pKa 和胃肠道内的 pH 值。由于胃液酸度较高,弱有机酸多以未电离的形式存在,脂溶性亦高,易于进行简单扩散,所以容易吸收;而弱有机碱在胃中高度电离,一般不易吸收。小肠内 pH 值达到 6 以上时,弱碱性物质主要以非解离状态存在,易于吸收,而弱酸性物质的情况正好与之相反。但由于小肠的表面积很大,血流又可不断地将吸收的弱酸性物质由小肠固有层移除,从而保持一定的浓度梯度。因此,相当数量的弱有机酸也可在小肠被吸收。

外源化学物在消化道吸收的主要方式是简单扩散,部分化学物的结构或性质与机体所需营养素或内源性化合物相似,可以借助后者的转运系统进入血液。如 5-氟尿嘧啶可利用嘧啶的转运系统吸收,铅可利用钙的转运系统吸收,铊、钴、锰可利用铁的转运系统吸收。少数物质,如偶氮染料颗粒和聚苯乙烯乳胶颗粒可经过滤过、吞噬和胞饮作用被吸收。

影响外源化学物经消化道吸收的因素除了与胃肠道内的酸碱度有关外,还受下列因素影响:①化学物的结构和理化性质:在结构上与内源性物质相似的外源化学物可通过载体的主动转运而被吸收,化学物的脂溶性和解离速率可影响化学物在胃肠道的吸收。②胃肠蠕动情况:当胃肠蠕动增加时,胃肠内容物通过较快,吸收减少;而蠕动减弱时,则吸收增加。③胃肠道内的食物:食物可稀释、吸附化学物,也可与化学物形成不溶性复合物,从而影响某些化学物的吸收。④肠道中的细菌菌丛:某些外源化学物受胃肠道中的菌群作用,可形成新的化学物而影响其吸收,如大肠杆菌可将硝酸盐还原成亚硝酸盐,后者被吸收入血后与血红蛋白结合可发生高铁血红蛋白血症。

经胃肠道吸收的化学物可在胃肠道细胞内代谢,或通过门静脉系统到达肝脏,进行生物转化,或不经生物转化直接排入胆汁。这种化学毒物进入体循环之前即被消除的现象称为体循环前消除或首过消除,可使经体循环到达靶器官的化学毒物原形数量减少,明显影响其所致毒作用的强度与性质。

(二) 经呼吸道吸收

空气中的化学物以气态(气体、蒸汽)和气溶胶(粉尘、烟、雾)的形式存在,呼吸道是其吸收的主要途径,肺是主要的吸收器官。从鼻腔到肺泡,整个呼吸道各部分由于结构不同,对外源化学物的吸收情况也不同,以肺泡吸收为主。由于肺泡数量多(约 3 亿个)、总表面积大(50～100 m²,相当于皮肤表面积的 50 倍)、肺泡壁薄、遍布毛细血管等解剖生理特点,同时由于肺泡上皮细胞对脂溶性、水溶性及离子均具有高度的通透性,所以化学物经肺吸收的速度相当快,仅次于静脉注射。另外,经呼吸道吸收的化学物可直接经肺静脉进入全身血液循环,并在全身组织器官分布,避免了肝脏的首过消除作用,故毒性较强。鼻腔的表面积虽较小,但鼻黏膜有高度通透性,因此经鼻腔吸收也应受到重视。外源化学物在空气中存在的形式和理化性质不同,经呼吸道吸收的方式和过程可有较大差异。

1. 气态(气体和蒸汽)物质　气态物质在呼吸道吸收与作用的部位主要取决于它们的水溶性、浓度以及在血液中溶解度。水溶性大的气态物质易溶于上呼吸道黏膜的水中,如二氧化硫、氯气等,易在上呼吸道吸收。水溶性小的气态物质,如二氧化氮、光气等,则可深入肺泡,主要通过肺泡吸收。气态物质到达肺泡后,主要经简单扩散通过呼吸膜而进入血液并溶解,直至血中与肺泡中的气体分子达到平衡为止。此外,其吸收速度及吸收部位还受下列因素影响。

(1) 毒物在肺泡和血液中的浓度(分压)差:根据简单扩散的规律,毒物在肺泡中的分压越高,吸收越快,随着吸收量的增加,肺动脉血浆中该毒物的分压逐渐增高,并与肺泡气中毒物的分压差逐渐缩小,吸收速度也逐渐减慢。当呼吸膜两侧的分压为 0 时,即达到动态平衡(饱和状态),此时血液内的毒物浓度(mg/L)与肺泡中毒物浓度(mg/L)之比称为血/气分配系数(blood/gas partition coefficient)。每种气体的血/气分配系数为常数。此系数越大,溶解度越高,表示该气体越易被吸收入血液。例如,乙醇的血/气分配系数为 1300,乙醚为 15,二硫化碳为 5,乙烯为 0.4,说明乙醇远比乙醚、二硫化碳和乙烯易被吸收。

(2) 气态毒物在血液中的溶解度(solubility):在一般情况下,气态毒物的吸收速度与溶解度成正比,同时还取决于肺通气量和血流量。血/气分配系数低的气态毒物经肺吸收速率主要取决于经肺血流量(灌注限制性),在血液和气相之间达到平衡的时间为 8～21 分钟。血气分配系数高的气态毒物经肺吸收速率主要取决于呼吸的频率和深度(通气限制性),在血液和气相之间达到平衡的时间至少为 1 小时。

2. 气溶胶(粉尘、烟、雾)　气溶胶经呼吸道吸收时,毒物与呼吸道表面接触并附着和阻留,以后逐渐溶解。影响气溶胶吸收的重要因素是气溶胶中颗粒的大小和存在于气溶胶中化学物的水溶性。气溶胶中雾的吸收与气态物质相似,主要受脂溶性和吸入浓度的影响。烟和粉尘的颗粒直径大小与其到达呼吸道的部位密切相关。一般来说,直径在 5 μm 及以上的颗粒物通常在鼻咽部沉积,在有纤毛的鼻表面黏液层,通过纤毛运动被清除出体内。直径为 2～5 μm 的颗粒物主要沉积在肺的气管、支气管区域,主要通过呼吸道纤毛部分的黏液层逆向运动而被清除。直径为 1 μm 及以内的颗粒物可到达肺泡,它们可以被吸收入血液或通过肺泡巨噬细胞吞噬移动到黏液纤毛远端的提升装置,并被清除或通过淋巴系统清除。极小的颗粒(直径小于 0.01 μm)则多被呼出。

据粗略估计,吸入肺的颗粒中 25% 被呼出,50% 沉积于上呼吸道,25% 沉积于下呼吸道。肺泡内颗粒物的总体清除率相对较低。第一天只有 20% 被清除,存留超过 24 小时的部分颗粒物清除速度非常慢。

(三) 经皮肤吸收

经皮肤吸收是外源化学物由外界穿透皮肤并经血管和淋巴管进入血液和淋巴液的过程。人类的皮肤常常与很多外源性化学物发生接触,由于皮肤的通透性不高,一般情况下皮肤可以有效阻止外源化学物进入体内。但是一些有机化学物可通过皮肤而被吸收,达到足够的量时可引起毒作用。例如,氯仿可通过完整健康的皮肤引起肝损害,有机磷杀虫剂和汞的化学物可经皮肤吸收,引起中毒而死亡。

1. 外源化学物经皮肤吸收方式

(1) 简单扩散:即通过表皮屏障或皮肤附属器如汗腺、皮脂腺和毛囊吸收。

(2) 被动扩散:化学物在进入皮肤的毛细血管和淋巴管之前必须穿过数层细胞,决定被皮肤吸收速率的关键部位是角质层。角质层是表皮最上面的一层,覆盖有浓密的失去细胞核的角质形成细胞,因此生物学上是没有活性的。所有毒物都是通过被动扩散穿过角质层的,其过程分为2个阶段。

第一阶段为穿透阶段,即穿透角质层的屏障作用,但速度较慢。通过皮肤附属器如汗腺、皮脂腺和毛囊吸收途径虽然绕过表皮屏障,比较容易透过毒物,但由于汗腺、皮脂腺和毛囊的总截面积仅占皮肤总面积的 $0.1\% \sim 1.0\%$,故此途径不占重要地位。化学物以简单扩散的方式通过表皮屏障的能力和速度主要与化学物的脂溶性有关,化学物的脂溶性越大,越容易渗透。非脂溶性的物质理论上可以通过滤过方式进入,但是由于角质层细胞所能提供的通道极为有限,而且皮脂腺分泌物具有疏水性,故非脂溶性物质特别是相对分子质量超过300的非脂溶性物质不易通过表皮吸收。

第二阶段为吸收阶段,须经过皮肤的颗粒层、棘细胞层、基底层和真皮,各层细胞都是孔状结构,不具备屏障功能,外源化学物极易透过,然后通过真皮的大量毛细血管和毛细淋巴管进入全身血液循环。由于真皮组织疏松,毛细血管壁细胞具有较大膜孔,所以此时毒物的脂溶性对其通透能力不起决定性作用,反过来,由于毒物在血液中和进入血液循环前可能遇到的组织和淋巴液的主要成分是水,所以毒物在真皮层进一步扩散的速度主要取决于它的水溶性和血流量及组织淋巴液的流动速度。

2. 外源化学物经皮肤吸收的影响因素 一种化学物比较容易进入血液必须同时具备一定的脂溶性和水溶性,外源化学物本身特性以及皮肤性状均会影响经皮吸收速度和吸收量。

(1) 外源化学物的理化性质:脂溶性化学物通过角质层的速度与其脂/水分配系数成正比,但在吸收阶段,由于外源化学物进入的血液或淋巴液同时具有脂溶性和水溶性,所以脂/水分配系数在1左右者更容易被吸收。非脂溶性外源化学物的吸收与其相对分子质量大小有关,相对分子质量较小者较易穿透角质层被吸收。

(2) 生物体的皮肤性状:人体不同部位的皮肤对外源化学物的吸收能力存在差异,角质层较厚的部位,如手掌、足底的吸收较慢,阴囊、腹部皮肤较薄,外源化学物易被吸收(表 2-1)。不同动物的皮肤通透性不同,大鼠及兔的皮肤较猫的皮肤更易通透,而豚鼠、猪和猴的皮肤通透性则与人相似。化学物经皮肤附属器吸收和在穿透角质层时都有高度的物种依赖性。此外,皮肤血流量和有助于吸收的皮肤生物转化也有物种差异。皮肤吸收的物种差异性说明了同一农药对昆虫和人的毒性不同。例如,对人和昆虫经注射途径给予 DDT 的 LD_{50} 相近,但当经皮肤接触时,相同剂量的 DDT 对昆虫的毒性远大于哺乳动物。这可能是由于 DDT 很容易穿过昆虫的壳质外甲,并且昆虫相对其体重的体表面积大。此外表皮损伤可促进外源化学物的吸收。

表 2－1　人体不同部位皮肤对马拉硫磷的吸收能力

部位	吸收(%)	角质层厚度(μm)	毛囊(cm^2)
阴囊	101.6	5	60
前额	23.2	13	770
手背	12.5	49	18
手掌	5.8	400	—

来源:摘自 Poet and McDougal.(2002)

（3）其他因素:血流速度和细胞间液体流动加快,吸收也快;皮肤大量排出汗液,外源化学物容易在皮肤表面汗液中溶解、黏附,延长外源化学物与皮肤的接触时间,也易于吸收。

（四）其他途径吸收

在毒理学研究中,外源化学物还可经静脉、腹腔、皮下、肌肉等途径注射进入机体。静脉注射可使化学物直接入血,不需要任何吸收过程,能迅速分布于全身,导致迅速、明显的毒作用。腹腔注射因吸收面积大及血流丰富,化学物吸收快而完全,吸收后主要经门静脉进入肝脏,再进入体循环。皮下、肌内注射吸收速度相对较慢,且易受局部血流量和化学物剂型的影响。

三、分布

分布(distribution)是指外源化学物通过吸收部位进入血液或其他体液后,随着血液或淋巴液的流动分散到全身各组织细胞的过程。化学物在机体内的分布往往并不均匀,到达各组织器官的速度也不相同。在初始分布阶段,影响分布的主要因素是组织器官的血流量,之后是化学物与组织的亲和力。随着时间的延长,分布受到外源化学物经生物膜扩散速率及与组织器官亲和力的影响,发生再分布(redistribution)。

研究外源化学物在体内的分布规律,有利于了解外源化学物的靶器官和贮存库。由于化学物产生毒作用的强度或毒性大小主要取决于该化学物在靶器官中的浓度,毒物在体内的分布过程就成了化学物能否产生毒作用或毒作用大小的关键,在毒理学的研究中具有重要意义。

（一）化学物在体内的分布规律

化学物被机体吸收后在体内的分布随时间推移而发生变化。在分配的开始阶段,器官或组织内化学物的浓度主要取决于血液供应量,血液灌注量高的器官,如心脏、肝脏、肾脏、肾上腺、肺脏等在初始分布阶段化学物的分布量最多,而血液灌注量低的脏器如皮肤、结缔组织、脂肪、静止状态的骨骼肌等分布量很少。随后血液中化学物浓度逐渐降低,体内没有排出的化学物按它与组织器官亲和力的大小重新分布。最后不能排出的化学物蓄积于某些脏器或组织,缓慢释放进入血液并排出体外。因此,再分配后化学物浓度较高的部位主要是代谢转化器官、靶器官、排泄器官及贮存库。

（二）影响化学物在体内分布的因素

许多因素会影响化学物在体内的分布,包括器官组织的血供量和血流速度、化学物在血液中的存在形式、化学物透过生物膜的能力和速度、化学物与器官组织成分的亲和力等。此外,有些器官组织具有特殊的屏障功能,对化学物的分布有重要影响。

1. 外源化学物与血浆蛋白结合　外源化学物进入血液之后往往与血浆蛋白,尤其是血浆白蛋白结合。这种结合是可逆的,它可以视为外源化学物在体内分布运输的一个过程。与血浆白蛋白结合的外源化学物与未结合的游离化学物呈动态平衡。又由于血浆白蛋白与化学物结合的专一性不强,所以当有另一种外来化合物或药物或生理代谢产物存在时,会发生竞争现象。例如,DDE(DDT 代谢物)就可竞争性置换已与白蛋白结合的胆红素,使其在血中成为游离胆红素。

2. 外源化学物与其他组织成分结合 外源化学物还可与其他组织成分结合,如多种蛋白质、黏多糖、核蛋白、磷脂等。这些结合有分布意义,也有毒理学意义。例如,一氧化碳与血红蛋白具有高度亲和力,导致缺氧而发生中毒。

3. 外源化学物在脂肪组织和骨骼中贮存沉积 脂溶性外来化合物可贮存于脂肪组织中,并不呈现生物学活性。只有在脂肪被动用、外源化学物重新成为游离状态时,才会出现生物学作用,如 DDT 在脂肪组织中贮存。骨骼也可作为许多外源化学物的贮存沉积场所。例如,铅可取代骨骼中的钙,被机体吸收的铅有 40% 可沉积于骨骼中,此部分的铅对机体危害相对较小。但在一定条件下,铅可游离释放进入血液循环,再次对机体造成损害。

4. 体内各种屏障的影响 屏障是机体阻止或减少外源性化学物由血液进入某种组织器官的一种生理保护机制。机体内较为重要的屏障有血-脑屏障和胎盘屏障等,但这些屏障均不能有效阻止亲脂性物质的转运。

(1) 血-脑屏障(blood-brain barrier):存在于血液和脑组织之间,由毛细血管壁和脑组织外面的一层脂质细胞组成。血-脑屏障不是阻止外源性化学物进入中枢神经系统的绝对屏障,却比身体其他任何部位都难通过。其解剖和生理上的原因主要有:①中枢神经系统的血管内皮细胞结合紧密,细胞间没有或仅有很小的孔隙。②脑毛细血管内皮细胞含有一种 ATP 依赖的转运体,即多药耐受蛋白(mdr 蛋白),它可将某些化学物转运回血液。③中枢神经系统的毛细血管在很大程度上被胶质细胞(星状细胞)包围。④中枢神经系统组织间液的蛋白质浓度较机体其他部位要低,由于不溶于水的化学物只有与蛋白质结合才有可能穿过细胞,这就限制了不溶于水的物质通过血-脑屏障进行转运。正是基于以上因素,阻止了毒物通过血-脑屏障分布到中枢神经系统,避免对中枢神经系统的毒性。

一般来说,只有游离的毒性物质才能很快地在大脑内达到平衡。脂溶性和离子化程度是影响化合物进入中枢神经系统速率的主要决定因素。增加脂溶性可以提高物质进入中枢神经系统的速率,而离子化极大地降低了这一速率。一些极少的外源性化学物可通过载体介导进入脑内。

新生动物的血-脑屏障还没有发育完全,对外源化学物的屏障作用较弱,这也是吗啡、铅等化学物对新生儿的毒性较成人大的原因之一。

(2) 胎盘屏障(placental barrier):母体与胎儿血液循环的间隔,由多层细胞构成。不同物种和同一物种的不同妊娠阶段,胎盘细胞层数并不一样。例如,猪和马的胎盘屏障有 6 层,大鼠、豚鼠只有 1 层;家兔在妊娠初期有 6 层,到妊娠末期仅有 1 层。较薄的胎盘,即细胞层数较少者,外来化合物相对容易透过。例如,大鼠胎盘较人类薄,外来化合物容易透过,故用受孕大鼠进行致畸试验可能更为敏感。另外,因人与动物的胎盘结构不同,在应用实验动物的毒理学资料时应予以注意。

胎盘包括主动转运系统和生物转化酶,它们可以保护胎儿不受外源性物质的侵害。大部分外源化学物通过胎盘的机制是简单扩散,而胚胎发育所必需的营养物质则是通过主动转运而进入胚胎的。

（3）其他屏障：除以上2种屏障外，血-眼屏障（blood-eye barrier）、血-睾屏障（blood-testis barrier）、血-胸腺屏障（blood-thymus barrier）、血-房水屏障（blood-aqueous barrier）等也可以保护这些器官减少或免受外源化学物的损害。

（三）外源化学物在体内的蓄积

长期接触外源化学物时，如果机体的吸收速度超过解毒和排泄速度就会导致毒物在体内的含量逐渐增多，通常把这种现象称为毒物在体内的蓄积作用（accumulation）。毒物对蓄积地点可产生毒作用，也可无作用。当蓄积部位与靶器官一致时，易于发生慢性中毒。而当化学物对蓄积部位相对无害时，这种组织或器官称为毒物在体内的贮存库（storage depot）。

从毒理学的角度来看，外源化学物在体内的贮存具有双重意义：一方面，存在于库内的化学物多数处于无活性状态，对机体不产生毒性作用，因此贮存库可看作一种保护性的机制，对急性中毒具有保护作用，可减少外源化学物在靶器官中的量；另一方面，存在于贮存库中的毒物总是与血浆中游离型的毒物保持动态平衡，当血浆中游离型化合物经生物转化或经机体排泄时，血浆中化学物浓度降低，贮存库会释放出更多的外源性化学物进入血液循环来补充，从而成为血浆中游离型化合物的来源，具有潜在的危害。例如，铅进入机体后，80％～90％贮存于骨骼，这部分铅可缓慢释放入血液，引起慢性铅中毒；而当机体过度劳累、紧张或饮酒后，骨骼中的铅可大量释放进入血液，引起明显的急性铅中毒征象。

外源性化学物的蓄积作用是发生慢性中毒的物质基础。一种外源性化学物有无蓄积作用，是评定该化学物是否可引起潜在慢性中毒的依据之一，也是制定卫生标准时考虑安全系数大小的一种依据。

在生物体内，化学物的贮存库主要有血浆蛋白、脂肪、骨骼、肾脏等脏器和组织。

1. **血浆蛋白作为贮存库**　吸收入血的化学物可与各种血浆蛋白结合，但主要与白蛋白结合。白蛋白是血浆中含量最多的蛋白质，浓度达 $500\sim600\ \mu mol/L$。外源化学物和血浆白蛋白之间的结合能力与外源化学物的理化性质有关。可与化学物结合的其他血浆蛋白还有能与铁结合的转铁蛋白（一种 β 球蛋白）、与铜结合的铜蓝蛋白等。由于血浆蛋白的相对分子质量大，任何与之结合的化学物均不能通过毛细血管壁，导致与血浆蛋白结合的毒性物质无法立即分布至血管外的组织或经肾脏滤过，可延缓清除过程和延长外源化学物的毒作用。但是，外源化学物与血浆蛋白的结合是可逆的，在一定条件下可发生解离。当游离的化学物从毛细血管扩散出来时，结合部分则从蛋白质上解离，直到游离部分在血管内外达到平衡。此外，当 pH 值、离子强度和温度发生变化时，也会影响化学毒物与血浆蛋白的结合。因此，可以认为血浆蛋白是暂时贮存库。

当血浆蛋白结合能力达到饱和时，如果继续接触化学物，会使血浆中游离状态的化学物浓度升高，毒作用增强。血浆蛋白与化学物结合的位点专一性不强，当2种化学物均可与血浆蛋白结合时，会发生竞争现象，使结合能力较弱者成为游离型而呈现毒性。

2. **肝和肾作为贮存库**　肝和肾具有与许多外源化学物相结合的能力，这些组织的细胞中含有一些特殊的结合蛋白。如肝细胞中有一种配体蛋白（ligandin），能和多种有机酸结合，而且还能与一些有机阴离子、偶氮染料致癌物和皮质类固醇结合，使这些物质进入肝脏。肝、肾有一种可与重金属结合的金属硫蛋白，能被镉、汞、锌及铅等诱导并与之结合导致蓄积。

3. **脂肪组织作为贮存库**　环境中的许多有机毒物具有高脂溶性，可通过物理溶解作用贮存在脂肪组织内，一般不具有生物活性。脂/水分配系数大的化学物可大量贮存在脂肪中而降低其在靶器官中的浓度，对机体具有一定的保护作用。但当机体发生快速的脂肪动员时，脂肪迅速转移,使化学物在血液中的浓度升高,成为潜在危害。

肥胖个体的体脂含量可达体重的50%,消瘦者的体脂含量占体重的20%,所以在短时间内接触毒物时,肥胖者对脂溶性毒物的耐受性比消瘦者强。但肥胖者可能使毒物在体内的生物半衰期延长,特别是当毒物对脂肪含量较多的组织有毒性作用时,就可能带来危害。例如,骨髓中含有大量脂肪,而苯的慢性毒作用部位正是骨髓,当吸收苯后,苯大量蓄积在脂肪组织中,某些情况下重新释放出来,故肥胖者的血苯浓度下降速度比消瘦者慢,更容易出现慢性苯中毒。

4. 骨骼组织作为贮存库　由于骨骼组织中某些成分与某些外源化学物有特殊亲和力,因此骨骼就成了某些化学物在体内的主要贮存库,如铅和锶可替代骨质中的钙,氟可替代骨质中的羟基而沉积在骨骼中。外源化学物在骨中的沉积和贮存是否有损害作用,取决于外源化学物的性质。如骨氟增加可引起氟骨症,放射性锶可致骨肉瘤及其他肿瘤,故骨骼也是氟和锶的靶器官。以往认为铅对骨骼没有明显的毒性,但近年来研究表明,成骨细胞和破骨细胞是铅毒作用的靶细胞,铅是骨质疏松的潜在危险因素。

四、排泄

排泄(excretion)是外源化学物及其代谢产物经由不同途径排出体外的过程,是机体物质代谢全部过程中的最后一个环节。外源性化学物的排泄过程包括对化学物原型和其代谢产物以及结合物的排泄。毒物可通过不同的途径排出体外,主要经尿、粪便和呼出气排出,有些化学物还可通过分泌腺随乳汁、汗液、唾液、毛发、指甲等排出体外。化学物在排出过程中,也可能对排泄器官或排出部位造成继发性损害。例如,铅、汞、镉等经肾排泄时可导致肾近曲小管损害,砷从皮肤汗腺排出可引起皮炎,汞自唾液腺排出可导致口腔炎等。

1. 经肾排泄　肾是排泄外源化学物最重要的器官,其主要排泄机制有肾小球滤过、肾小管重吸收和肾小管分泌。

(1) 肾小球滤过:肾的血液丰富,占心搏出量的25%,其中约80%的化学物通过肾小球滤过。肾小球滤过是一种被动转运,肾小球毛细血管有较大的膜孔(70 nm),除相对分子质量大的(超过60 000)或与血浆蛋白结合紧密的物质外,大部分外源化学物或其代谢产物均可经肾小球滤过到达肾小管,进入肾小管腔的化学物随尿液排出体外或被肾小管重吸收。脂/水分配系数高的化学毒物可以以简单扩散的方式进入肾小管上皮细胞并被重新吸收入血液,而水溶性高的化学毒物则随尿液排泄。弱酸性物质在pH值较高、弱碱性物质在pH值较低的尿液中多数处于解离状态,可被大量排出体外。因此,可以使用药物改变尿液的pH值,以促进特定毒物的排泄。在生理条件下,尿液的pH值一般为6~6.5,低于血浆,有利于弱酸性物质的排泄。

(2) 肾小管重吸收:肾小球滤液中含有一些维持机体正常生理功能所必需的物质,这些物质将被肾小管上皮细胞重吸收。凡是脂/水分配系数大的化学物或其代谢产物可以有效地重吸收,而极性化合物和离子则随尿液排泄。由于原尿中水被重吸收,脂溶性物质的浓度增高,可经被动扩散从肾小管回到血液中。脂溶性外源化学物主要在肾近曲小管被吸收,所以许多被重吸收的外源性化学物对肾的损害作用也易在此出现。肾小管尿液的pH值可影响弱酸或弱碱性有机化合物的解离度,从而影响它们的排泄率。当尿液呈酸性时,有利于碱性毒物的解离和排出;呈碱性时,则酸性毒物较易排出;例如,苯巴比妥中毒时可服用碳酸氢钠使尿液呈碱性而促进排泄。

（3）肾小管分泌：外源性化学物也可通过主动分泌进入尿液排泄。图2-2所示为肾内各种转运体，其中有机阴离子转运体（organic-anion transporter，Oat）家族位于近曲小管的基膜，可转运尿酸、磺酰胺类等有机酸。有机阳离子转运体（organic-cation transporter，Oct）家族负责阳离子的摄取。一旦外源性化学物聚集在小管细胞内，就会通过多药耐受蛋白（Mdr）和多重抑制蛋白（Mrp）排入管腔。相反，有机阳离子转运体和肽转运体（PEP2）可以从肾小管重吸收化学物。

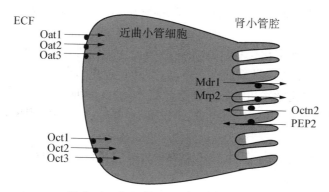

图2-2　肾近曲小管的转运系统模型

（引自：Casarett and Doulls Toxicology. The Basic Science of Poisons. 7th ed. 2008）

因为肾的许多功能在出生时并未发育完善，所以一些外源性物质的清除在新生儿中要比成年人慢，这也是毒性物质的毒性在新生儿中要高于成年人的原因。

无论肾以哪一种（或多种）方式排出毒物，尿液中的毒物浓度一般与血液中毒物的浓度呈正相关。因此，对尿中毒物或代谢产物浓度的测定，可间接衡量机体对毒物的吸收或体内毒物的负荷情况。如果停止接触毒物一段时间，尿中毒物浓度将随血液中毒物浓度的降低而下降。而当贮存库中含有大量毒物时，尿中毒物浓度的测定值偏低，已无参考意义。

2. 经粪便排泄　粪便排泄是外源化学物排出体外的另一个主要途径。进入胃肠道的化学物可通过以下几种途径随粪便排出。

（1）混入食物中的化学物：经口摄入到达胃肠道被吸收，但未被吸收的化学毒物可与没有被消化吸收的食物混合，随粪便排泄。

（2）随胆汁排出的化学物：这是经粪便排泄化学毒物的主要来源。各种外源化学物在胃肠道中被吸收后，随同血液通过门静脉系统进入肝并进行生物转化。经过生物转化形成的代谢产物及某些化学毒物原型可以直接排入胆汁，最终随粪便排出体外。

经胆汁排出的化学毒物多数经历了肝内代谢而水溶性增强，进入肠道后可随粪便排出体外。但葡萄糖醛酸结合物和硫酸结合物可被肠道菌群水解，脂溶性增强后被重新吸收入肝，形成肠肝循环（enterohepatic circulation），使其在体内停留的时间延长，排泄减慢，因而毒性作用增强。新生动物的肝排泄系统发育尚不健全，对某些毒物的反应较成年动物敏感。

（3）肠道排泄的化学物：外源化学物可经被动扩散从血液直接转运至小肠，也可在小肠黏膜经生物转化后排入肠腔。小肠细胞的快速脱落是化学物进入肠腔的另一种方式。肠道排泄的过程相对缓慢，生物转化速率低，肾、胆汁清除量少的物质主要以此种方式排泄。在大肠还存在有机酸和有机碱的主动排泄系统。肠道菌群是粪便的主要成分之一，肠道菌群可摄取外源化学物并对其进行生物转化，粪便中的许多化学物都是细菌的代谢产物。

3. 经肺随呼出气排泄　许多气态外来化合物可经呼吸道排出体外。例如,一氧化碳、某些醇类和挥发性有机化合物都可经肺排泄。经肺排泄的主要机制是简单扩散,排泄的速度主要取决于肺泡壁两侧有毒气体的分压差、呼吸速度和肺部的血流速度。在血液中,溶解度较低的气体如一氧化二氮排泄较快,而血液中溶解度高的物质如乙醇经肺排出较慢。呼吸速度的影响对不同化合物略有不同,如乙醚在血液中溶解度高,过度通气时,经肺排出极为迅速;而有些不易溶于血液的气体(如六氟化硫)的排出几乎不受过度通气的影响。

溶解于呼吸道分泌液的外来化合物和巨噬细胞摄入的颗粒物质,将随呼吸道表面的分泌液排出。

4. 其他排泄途径　外来化合物还可经其他途径排出体外,如随汗液、唾液、乳汁等排泄。这些排泄途径虽然在整个排泄过程的占比不高,却具有特殊的毒理学意义。

(1)乳汁:有些外源化学物可通过简单扩散进入乳汁,并通过乳汁排泄由母体进入婴儿体内,同时也可随乳制品进入人体内。有机氯杀虫剂、多氯联苯、乙醚、咖啡碱和某些金属均可通过乳汁排泄。

(2)汗腺和唾液:非解离态、脂溶性化学毒物可经简单扩散由唾液腺、汗腺排出,但其量甚微,意义不大。

(3)毛发和指甲:一些重金属可富集于毛发和指甲中,当它们脱落时,其中的毒物也随之排出。因此,毛发和指甲中的重金属含量可作为生物监测的指标。

第二节　外源化学物在体内的生物转化

生物转化是指外源化学物在机体内经多种酶催化的代谢转化过程。生物转化是机体对外源化学物处置的重要环节,也是机体维持稳态的主要机制。肝是生物转化作用的主要器官,在肝细胞微粒体、胞液、线粒体等部位均含有丰富的生物转化酶系,其生物转化功能最强。其他组织如肺、肾、胃肠道、脑、皮肤及胎盘等也具有一定的生物转化能力,这种在肝外其他组织器官中进行的生物转化统称为肝外生物转化(extrahepatic biotransformation)。虽然其代谢能力及代谢容量可能不及肝,但有些外源化学物在这些组织中发生的代谢转化具有特殊意义。

生物转化是一个非常复杂的过程,多数外源化学物的代谢转化需经数个连续反应,不同反应可先后进行。外源化学物在体内可能有多种代谢途径,在不同的组织器官先后发生不同反应,生成不同的代谢产物。由于外源化学物的毒性取决于它本身的化学结构,经过生物转化之后,其化学结构可发生改变,毒性亦可发生改变。大多数外源化学物经生物转化后极性增强,水溶性增高,易于经肾随同尿液或随胆汁混入粪便排出体外,降低了外源化学物对机体的毒作用,这种转变称为代谢解毒(metabolic detoxication)。但有的外源化学物会生成毒作用高于原型的代谢物,毒作用反而增强,甚至产生致突变、致癌或致畸作用,这种转变称为代谢活化(metabolic activation)。例如,农药对硫磷在体内代谢转化形成毒性增强的对氧磷;苯并芘本身并不直接致癌,但经生物转化后产生的代谢物却有致癌作用。活化的代谢产物可分为4类:①亲电子剂:其分子中含有一个缺少电子的原子,容易通过共享电子对的方式与生物大分子中富含电子的原子反应,如苯并芘的代谢产物7,8二氢二醇-9,10-环氧化物就属于此类物质。②自由基:是化合物中的共价键发生均裂后形成的含奇数电子的原子、分子或离子,如四氯化碳、醌等均可经代谢生成自由基。③亲核剂:如二卤代甲烷经氧化脱卤形成 CO、苦杏仁苷经肠道菌群酶的作用生成氢化物等。④氧化还原剂：如维生素 C 可将 Cr^{6+} 还原为 Cr^{5+}，后者又催化 $HO^·$ 的形成。由此可见，生物转化反应的结局具有代谢解毒和代谢活化的正（有利）负（有害）两面性，掌握其正负两面性，特别是负面作用，对理解毒作用及其机制是十分重要的。

研究生物转化的毒理学意义主要有：①外源化学物进入机体，经生物转化后其存在形式可能会发生各种变化，活性也会产生相应改变，其中大部分是经代谢毒性降低，但有的化学毒物经代谢后，毒性反而增强。因此，生物转化对于判定外源化学物对机体的影响有重要作用。②探讨外源化学物产生活性基因或活性分子的规律，有利于探讨其损伤机制以及作用的靶器官、靶组织、靶细胞乃至靶分子，为防治其对机体的损伤具有重要意义。③外源化学物经过生物转化会形成新的代谢中间产物、终产物，存在于血液等生物组织中或被排出体外，可为生物监测、中毒诊断、损伤程度判断和治疗效果评价提供有意义的生物指标。

一、生物转化的反应类型

Williams（1959）把生物转化分为Ⅰ相反应和Ⅱ相反应 2 种主要类型。Ⅰ相反应即降解反应（degradation reaction），包括氧化反应、还原反应和水解反应，可直接改变物质的基团，使之分解并使其增加新的功能基因而增加极性，如—OH、—NH₂、—SH 或—COOH，以利于进行Ⅱ相反应。Ⅱ相反应即结合反应（conjugation），指化学物经Ⅰ相反应形成的中间代谢产物与某些内源化学物的中间代谢产物相互结合的反应过程，包括葡萄糖醛酸化、硫酸化、乙酰化、甲基化，与谷胱甘肽结合以及与氨基酸如甘氨酸、牛磺酸和谷氨酸结合等，结果是使化学物的水溶性增加，有利于排出，因此结合反应是一种重要的解毒方式。

这两相反应可在细胞的微粒体、线粒体及胞液中进行，但以微粒体为主。生物转化过程的反应性质较为复杂多样，常见的反应类型如下。

（一）氧化反应

氧化反应是外源化学物在生物转化过程中获得氧的反应，是生物转化中的一个重要过程。有许多外源化学物在生物转化Ⅰ相反应中将被氧化形成羟基，称作羟化反应。外源化学物在体内的氧化反应大致可分为微粒体混合功能氧化酶催化的反应和非微粒体混合功能氧化酶催化的反应。

1. 微粒体酶促氧化

（1）脂肪族羟化反应：常见于丁烷、戊烷和己烷等直链脂肪族化合物烷烃类，其羟化产物为醇类。

（2）芳香族羟化反应：芳香环上的氢被氧化，形成酚类。如苯可形成苯酚，苯胺可形成对氨基酚或邻氨基酚。常用的氨基甲酸酯类农药残杀未经机体内氧化亦可形成羟化产物。

（3）N-羟化反应：外源化学物氨基（H₂N—）上的一个氢与氧结合的反应。由于是在氨基上加入一个氧原子，所以也称为 N-氧化反应。苯胺经羟化后形成羟胺，羟胺的毒性较苯胺本身更高，可使血红蛋白氧化成为高铁血红蛋白。具有毒理学意义的是有些芳香胺类本身并不致癌，经 N-羟化后才具有致癌作用。

（4）环氧化反应：在微粒体混合功能氧化酶催化下，一个氧原子在外源化学物的 2 个相邻碳原子之间构成桥式结构，形成环氧化物。有些环氧化物可以致癌，如氯乙烯的环氧化产物环氧氯乙烯即为致癌物；有些外源化学物的环氧化物性质极为稳定，可长期在环境和机体脂肪组织中存留；还有些化学物的环氧化物性质极不稳定，将继续发生羟化，形成二氢二醇化合物。环氧化反应可分为脂肪族环氧化反应和芳香族环氧化反应。后者的环氧化产物不稳定，将继续发生羟化。

（5）P-氧化反应：如二苯甲磷，通过氧化反应可生成二苯甲磷氧化物。

（6）S-氧化反应：该反应多发生在硫醚类化合物，其代谢产物为亚砜，有部分可继续氧化为砜类。可进行硫氧化反应的外源化学物还有某些有机磷化合物。如杀虫剂内吸磷和甲拌磷等、氨基甲酸酯类杀虫剂中的灭虫威及药物氯丙嗪。

（7）氧化性脱卤：在微粒体细胞色素 P450 依赖性加单氧酶催化下，卤代烃类化合物可先形成不稳定的中间代谢产物，即卤代醇类化合物；后者可再脱去卤族元素，形成最终代谢产物。典型的氧化脱卤反应可以双对氯苯基三氯乙烷（滴滴涕，DDT）为代表。DDT 经脱卤反应可形成 1,1-双（对氯苯基）- 2,2-二氯乙烯（滴滴伊，DDE）和 4 -氯- a -（4 -氯苯基）苯乙酸（滴滴埃，DDI）。DDE 具有较重要的毒理学意义，其脂溶性极高，反应活性较低，可在脂肪组织中大量蓄积，DDT 60% 的代谢物和 DDI 主要从尿中排出。

（8）氧化性脱氨反应：在微粒体细胞色素 P450 依赖性加单氧酶催化下，在邻近氮原子的碳原子上进行氧化，脱去氨基，形成丙酮类化合物，其中间代谢产物为甲醇胺类化合物。

（9）氧化性脱烷基反应：是指与外源化学物分子中 N、S 或 O 原子相连的烷基 α -碳原子被氧化并脱去一个烷基的反应。反应产物分别为含有氨基、羟基或巯基的化合物，并有醛或酮生成。由于该反应中有一个 O 原子插入外源化学物的—C—H 键，所以称之为氧化脱烷基反应，可分为 N-脱烷基反应（如烟碱）、O-脱烷基反应（如对硝基茴香醚）和 S-脱烷基反应。

2. 非微粒体氧化　体内具有催化醇、醛和酮功能基团化合物的氧化反应的酶类主要在线粒体和肝组织的胞液中存在，在肺和肾中亦有出现，包括醇脱氢酶、醛脱氢酶和胺氧化酶类等。

（1）醇与醛类脱氢反应：分别由醇脱氢酶与醛脱氢酶催化。醇脱氢酶催化醇类氧化形成醛或酮，在反应中需要辅酶 I（NAD）及辅酶 II（NADP）。醛类氧化反应主要由肝组织中的醛脱氢酶催化，因摄入乙醇经脱氢酶催化而形成的乙醛将继续氧化成为乙酸，乙醇的毒性主要来自乙醛。有人由于遗传缺陷，造成醛脱氢酶活性较低，乙醛在体内不易经氧化分解而解毒，饮酒后容易出现乙醛聚积，引起酒精中毒及酒醉。

（2）胺氧化反应：胺氧化酶主要存在于线粒体中，可催化单胺类和二胺类氧化反应，形成醛类。根据底物，可分为单胺氧化酶（MAO）和双胺氧化酶（DAO）。MAO 可将伯胺、仲胺、叔胺等脂肪族胺类氧化脱去胺基，形成相应的醛类并释放出 NH_3。带有芳香结构的脂肪胺类，如对氯次苄基胺亦可被氧化；但含有异苯基的胺类，如苯丙胺和麻黄碱 2 种胺类是经微粒体细胞色素 P450 加单氧酶催化的。DAO 主要催化二胺类的氧化反应，如腐胺、尸胺等。

（二）还原反应

在氧张力较低的情况下，还原反应可以进行，所需的电子或氢由还原型辅酶 I（NADH）或还原型辅酶 II（NADPH）供给，催化还原反应的酶类可存在于肝、肾和肺的微粒体内或作为可溶性酶存在于胞液中。还原反应除作为独立反应外，还可能是氧化还原可逆反应中的还原反应部分，如醇脱氢酶和醛脱氢酶催化的醇、醛氧化反应皆属于可逆反应。当氧化反应达到平衡状态时，即有可能转为还原反应。在氧化反应中一般以 NAD 或 NADP 为辅酶，而在还原反应中的辅酶为 NADH 或 NADPH。催化还原反应的酶可能与催化氧化反应的酶为同一种酶，但有时也可能由另一种酶进行催化。

1. 微粒体还原　主要包括硝基还原、偶氮还原和还原性脱卤。

（1）硝基还原反应：硝基基团，特别是芳香族硝基化合物如硝基苯，在还原反应过程中先形成中间代谢产物亚硝基化合物，最后还原为相应的胺类。催化硝基化合物还原的酶类主要是微粒体 NADPH 依赖性硝基还原酶。典型的硝基还原反应以硝基苯为例,在反应过程中先形成亚硝基苯和苯羟胺,最终产物为苯胺。

（2）偶氮还原反应:脂溶性偶氮化合物在肠道易被吸收,还原作用主要在肝细胞微粒体以及肠道中进行;而水溶性偶氮化合物虽然可在肝胞液及微粒体中还原,但由于其水溶性较强,在肠道不易被吸收,所以主要被肠道菌群还原,肝微粒体参与较少。脂溶性偶氮化合物经偶氮还原反应先形成含联亚氨基(—NHNH—)的中间产物,然后形成氨苯磺胺。

2. 非微粒体还原　　如醛类和酮类还原反应可分别生成伯醇和仲醇。乙醇在氧化还原反应中可经醇脱氢酶催化氧化为乙醛,同时醇脱氢酶可将乙醛还原为乙醇,这是可逆反应中相反方向的反应。

（三）水解反应与水化反应

在水解反应中,水离解为 H^+ 和 OH^-,并分别与外源化学物的分解部分结合,一般不会形成新的功能基团,这是与氧化反应或还原反应的不同之处。水化反应是溶于水中的化合物与水分子通过强亲和力相结合的反应,与水解反应的方向相反。根据反应的性质和机制,可分成酯类水解反应、C—N 键水解反应、非芳香族杂环化合物水解反应、水解脱卤反应、氧化物水合反应。酯类水解反应由酯酶催化,分解形成带羧基的分子和醇类。

（四）结合反应

绝大多数外源化学物在 Ⅰ 相生物转化反应中无论发生氧化、还原或水解反应,最后都必须进行结合反应并排出体外。结合反应首先通过提供极性基团的结合剂或提供能量 ATP 而被活化,然后由不同种类的转移酶进行催化,将具有极性功能基团的结合剂转移到外源化学物或将外源化学物转移到结合剂形成结合物,结合物一般随同尿液或胆汁从体内排泄。

1. 葡萄糖醛酸化　　葡萄糖醛酸结合反应在结合反应中占有重要的地位,在许多外源化学物都可进行,如醇类、酚类、羧酸类、硫醇类和胺类等。葡萄糖醛酸为葡萄糖的中间代谢产物,先活化成尿苷二磷酸 α-葡萄糖醛酸(UDPGA),然后经多种转移酶催化,将葡萄糖醛酸基转移到外源化学物分子。

根据进行结合反应的外源化学物结构及结合方式或部位,可分为 O-葡萄糖醛酸结合(醇类、酚类、羧酸胺类)、N-葡萄糖醛酸结合(氨基甲酯类、芳香胺类、磺胺类)和 S-葡萄糖醛酸结合,统称葡萄糖醛酸化。

2. 硫酸化　　是指外源化学物与硫酸根的结合反应,外源化学物经 Ⅰ 相生物转化后,在其分子结构中形成羟基,可与内源性硫酸根结合。有些外源化学物本身已含有羟基、氨基或羧基以及环氧基,即可直接进入 Ⅱ 相反应,发生硫酸根结合,如醇类、芳香胺类和酚类。硫酸根的来源主要是含硫氨基酸的代谢物。在大多数外源化学物的结合反应中,硫酸根结合往往与葡萄糖醛酸结合反应同时存在,如机体接触的外源物较少,则首先进行硫酸根结合;随着剂量增多,硫酸根结合减少,而与葡萄糖醛酸的结合增多。

3. 乙酰化　　外源化学物与乙酰基结合的反应多发生在芳香族伯胺类、磺胺类、肼类化合物的氨基(—NH$_2$)或羟氨基。乙酰基由乙酰辅酶 A 提供,反应由乙酰转移酶催化。乙酰转移酶又可分为 N-乙酰转移酶和 N,O-乙酰转移酶。乙酰结合反应具有多态性,不同物种的乙酰转移酶存在一定的差异,对不同的底物有不同活性,它们的底物专一性和最适 pH 值等都不相同。一般根据异烟肼乙酰结合反应的情况,分为快速乙酰化型和缓慢乙酰化型。乙酰结合反应速度的个体差异与机体对某些外源化学物的易感性有关,特别是芳胺类的致癌作用,如缓慢乙酰化型人群对联苯胺诱发膀胱癌的作用为易感。

4. 氨基酸化 是指带有羧酸基的外源化学物与一种 α-氨基酸结合的反应,多发生在芳香羧酸,例如芳基乙酸。参与结合反应的氨基酸主要有甘氨酸、谷氨酰胺及牛磺酸,较少见的有天冬酰胺、精氨酸、丝氨酸及 N-甘氨酰甘氨酸等。外源化学物的羧基与氨基酸的氨基结合,形成肽或酰胺。此反应需要 2 种酶的催化作用,即 ATP 依赖性酶和 N-酰基转移酶,前者催化外源化学物羧基活化,后者催化将酰基由外源化学物辅酶 A 衍生物转移给氨基酸上的氨基。

5. 谷胱甘肽化 是指外源化学物在一系列酶催化下与还原型谷胱甘肽结合,形成硫醚氨酸的反应。应具备一定程度的疏水性、含有一个亲电子的碳原子,可与谷胱甘肽进行一定程度的非酶促反应。这样的化学物主要有卤化物(如烷基卤化物、硝基卤化物、芳基卤化物)、各种酯类化合物(如磷酸酯类杀虫剂,苯、萘、苯胺等芳烃类)、芳胺类化合物和环氧化物等。催化谷胱甘肽结合反应的酶类主要有谷胱甘肽 S-转移酶。另外,值得注意的是,有些外源化学物与谷胱甘肽形成的结合物(如氯甲烷和二溴乙烷)可与生物大分子结合,诱发突变以及癌变。

6. 甲基化 是指在甲基转移酶的催化下,将内源性的甲基与外源化学物分子相结合的反应。与其他结合反应相比较,甲基结合后,外源化学物的功能基团未被遮盖,水溶性没有明显增强,有的反而下降;其生物学作用并未减弱,有的反而增强,因此甲基化反应有解毒作用。内源性甲基供体是 S-腺苷甲硫氨酸(SAM)。能进行甲基结合反应的外源化学物主要有含羟基、巯基或氨基的酚类、硫醇类和各种胺类,还有吡啶、喹啉等含氮杂环化合物。

7. 磷酸化 是指在 ATP 和 Mg^{2+} 的存在下,由磷酸转移酶催化 ATP 的磷酸基转移到相应的外源化学物的反应。在结合反应中不太普遍,常见于 1-萘酚和对硝基酚的反应。

8. 硫氰酸盐化 硫氰酸形成是机体内氰化物代谢解毒的过程。在该反应中,由硫代硫酸盐提供一个硫原子给氰化物,在硫氰酸生成酶的催化作用下形成硫氰酸盐。硫氰酸盐的毒性远远低于氰化物。严格来说,硫氰酸盐形成反应并不是典型的结合反应,因为反应中没有结合剂,且反应产物的极性也不是很强,但它具有代谢解毒的作用。

二、生物转化酶

在机体内,生物转化的 Ⅰ 相反应和 Ⅱ 相反应绝大多数是酶促反应,参与生物转化的酶极为复杂,这些酶主要存在于细胞内质网、线粒体和胞液中。微粒体是内质网在细胞匀浆过程中形成的碎片部分,富含生物转化酶,脂溶性外源化学物在内质网脂质双层中易溶解,进而被代谢转化。参与反应的酶类及相关机制如下。

(一) 细胞色素 P450 酶系

在催化酶类中,最主要的是细胞色素 P450 酶系,称为细胞色素 P450 混合功能氧化酶,或细胞色素 P450 依赖性加单氧酶。细胞色素 P450 是一种含亚铁的卟啉蛋白,即血红素蛋白。细胞色素蛋白及其他血红素蛋白在可见光范围内各自呈现典型的吸收光谱。例如,细胞色素 P450 本身在 420 nm 处出现强吸收光谱,但在还原条件下与一氧化碳结合后最强吸收光带在 450 nm 处,因此而得名。无论是催化反应的多样性,还是使化学毒物解毒或活化为活性中间产物的数量,在生物转化酶中细胞色素 P450 酶系均居首位。

1. 细胞色素 P450 酶系的组成 该酶系主要由 3 个部分组成:①血红素蛋白类(细胞色素 P450 和细胞色素 b5),它们均含有铁卟啉环结构,具有传递电子的功能。②黄素蛋白类,包括还原型辅酶Ⅱ-细胞色素 P450 还原酶(NADPH-cytochrome P450 reductase)以及还原型辅酶Ⅰ-细胞色素 b5 还原酶(NADH-cytochrome b5 reductase),这类酶的功能主要是电子传递作用并提供电子。③磷脂类,主要是磷脂酰胆碱,对生物膜上各种蛋白酶起固定作用,促进底物的羟化反应,或增强外源化学物与细胞色素 P450 的结合。其中,以细胞色素 P450 最为重要。

2. 细胞色素 P450 酶系在氧化反应中的催化功能 细胞色素 P450 酶系的催化反应由 7 个步骤组成一个循环(图 2-3):①处于氧化态的细胞色素 P450 与底物结合形成复合物;②血红素中的 Fe^{3+} 接受 NADPH-细胞色素 P450 还原酶从 NADPH 转运来的 1 个电子,还原为 Fe^{2+};③1 个氧分子与还原态细胞色素 P450 结合,加上底物形成三元复合物;④该复合物接受第 2 个电子(由 NADPH-细胞色素 P450 还原酶或细胞色素 b5 转运而来)和 1 个 H^+,成为 $Fe^{2+}OOH$ 复合物;⑤第 2 个 H^+ 的加入使 $Fe^{2+}OOH$ 复合物裂解为水和 $(FeO)^{3+}$ 复合物;⑥$(FeO)^{3+}$ 复合物将氧原子转移到底物,形成氧化的 ROH 产物;⑦释放 ROH 产物,细胞色素 P450 从还原态恢复为氧化态,又可与底物结合,开始新一轮的循环。

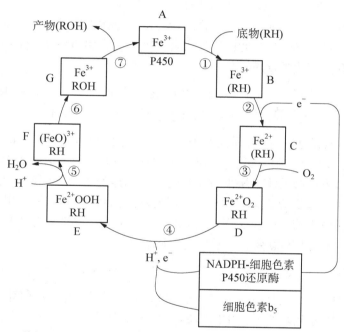

其他反应:
一电子还原 $C(Fe^{2+}RH) \rightarrow A(Fe^{3+}) + RH^-\cdot$
产生超氧阴离子 $D(Fe^{2+}O_2RH) \rightarrow B(Fe^{3+}RH) + O_2^-\cdot$
产生过氧化氢 $E(Fe^{2+}OOH\ RH) + H^+ \rightarrow B(Fe^{3+}RH) + H_2O_2$
过氧化物旁路 $B(Fe^{3+}RH) + ROOH \rightarrow F(FeO)^{3+}RH + ROH$

图 2-3 细胞色素 P450 酶系催化反应循环
(引自:庄志雄. 毒理学基础. 人民卫生出版社,2012)

3. 细胞色素 P450 酶系催化的主要反应类型
(1) 脂肪族羟化:亦称脂肪族氧化,是指脂肪族化合物侧链(R)末端倒数第 1 个和(或)第 2 个碳原子发生氧化,形成相应的醇或二醇。化学反应式如下:

$$R—CH_2—CH_3 + [O] \longrightarrow R—CH_2—CH_2OH$$

（2）芳香族羟化：芳香环上的氢被氧化后形成羟基，如苯羟化可以形成苯酚。化学反应式如下：

$$C_6H_6 + [O] \longrightarrow C_6H_5OH$$

（3）环氧化反应：在脂肪族和芳香族化合物分子中的 2 个碳原子间的双键部位加 1 个氧原子，形成环氧化物。环氧化是某些化学物代谢活化的重要步骤，如黄曲霉素 B1、氯乙烯和苯并芘等可经此反应成为亲电子剂，毒性增强。许多环氧化物仅为中间产物，不够稳定，可很快转化为二氢二醇或羟化产物。但当苯环上有卤素取代或多环芳烃发生环氧化时，形成的环氧化物较为稳定。化学反应式如下：

$$R-CH=CH-R' + [O] \longrightarrow R-\overset{\displaystyle O}{\overset{\displaystyle \diagup\diagdown}{CH-CH}}-R'$$

（4）杂原子（S-、N-、I-）氧化和 N-羟化：含有硫醚键（—C—S—C—）的化学物可发生 S-氧化反应，转化为亚砜或砜，这些氧化产物的毒性可比母体物质增强 5～10 倍。N-氧化的底物多为含有吡啶或喹啉、异喹啉基团的物质。芳香胺类化合物可发生 N-羟化反应，生成羟氨基物，其毒性往往升高。化学反应式如下：

$$R-S-R' + [O] \longrightarrow R-SO-R' + [O] \longrightarrow R-SO_2-R'$$
$$C_6H_5-NH_3 + [O] \longrightarrow C_6H_5-NH_2OH$$

（5）脱烷基反应：某些在氧、硫和氮原子上带有烷基的化合物，在代谢过程中脱去烷基称为脱烷基反应。在这类反应中，与化学毒物分子中 N-、O-、S-杂原子相连的烷基加氧羟化，继而发生裂解重排，形成醛或酮。根据发生反应烷基相连的原子，又分为 N-脱烷基反应、O-脱烷基反应和 S-脱烷基反应。某些化学物可经此反应而代谢活化，如二甲基亚硝胺经 N-脱烷基后，分子发生重排形成羟化重氮甲烷，再进一步分解产生游离甲基 $CH3^+$（碳宾离子），可使 DNA 烷基化，导致突变和癌变。化学反应式如下：

$$R-(NH \cdot O \cdot S)-CH_3 + [O] \longrightarrow R-(NH_2 \cdot OH \cdot SH) + HCHO$$

（6）氧化基团转移：为细胞色素 P450 催化的氧化脱氨、氧化脱硫、氧化脱卤素作用。如苯丙胺经氧化先形成中间代谢产物苯丙甲醇胺，再脱去氨基形成苯丙酮。有机磷农药均可发生脱硫反应，在反应过程中 P＝S 基被氧化为 P＝O 基。如对硫磷经氧化脱硫后生成对氧磷，其毒性增强 3 倍。卤代烃类化合物经此反应先形成不稳定的卤代醇类中间产物，然后脱去卤素形成终代谢物。化学反应式如下：

$$\underset{C_2H_5O}{\overset{C_2H_5O}{\diagdown}}\overset{\displaystyle S}{\underset{\displaystyle \|}{P}}-O-\langle\bigcirc\rangle-NO_2 \quad \xrightarrow{[O]} \quad \underset{C_2H_5O}{\overset{C_2H_5O}{\diagdown}}\overset{\displaystyle O}{\underset{\displaystyle \|}{P}}-O-\langle\bigcirc\rangle-NO_2$$

（7）酯裂解：酯含有的功能基团裂解后与细胞色素 P450 催化循环中 $(FeO)^{3+}$ 复合物的氧合并为 1 个残基，生成 1 分子醛，如 MFO 催化羧酸酯裂解生成酸和醛。化学反应式如下：

$$R_1COOCH_2R_2 + [O] \longrightarrow R_1COOH + R_2CHO$$

（8）脱氢：细胞色素 P450 可催化多种化学物的脱氢反应。如乙酰氨基酚脱氢后形成的

N-乙酰苯醌亚胺具有肝毒性,其他如地高辛、烟碱、丙戊酸等均可发生脱氢反应。

4. 细胞色素 P450 酶系的来源及分布 细胞色素 P450 酶广泛存在于各种哺乳动物体内,鸟类、鱼类、两栖类、家蝇和果蝇,甚至细菌和真菌中也含有细胞色素 P450 酶。该酶在不同种属中的分布有明显差异,细胞色素 P450 对外源化学物的代谢速度为人<灵长类动物<狗<兔<大鼠<小鼠。除种属外,同种动物的不同组织中细胞色素 P450 含量也有所差别,以在肝组织中的活性最高,但在肺、肾、胎盘、小肠、皮肤、肾上腺、睾丸、卵巢、眼、脑等组织中也可检出。细胞色素 P450 的亚细胞分布也有差别,主要分布于微粒体,但是在线粒体、细胞核、胞质中也存在。所以,可以说细胞色素 P450 酶系的分布广泛而又复杂,以往的研究均集中于对肝组织的研究,但近些年也开始注意对肝外组织的研究,尤其是肺和肾。

(二) 黄素加单氧酶

黄素加单氧酶(flavin-containing monooxygenase,FMO)存在于肝、肾、小肠、脑和肺组织的微粒体中,以黄素腺嘌呤二核苷酸(FAD)为辅酶,催化反应时需要 NADPH 和 O_2。

FMO 的催化反应包括几个步骤:①FMO 的辅酶 FAD 接受 NADPH 提供的 H^+,被还原成 $FADH_2$,但氧化态 $NADP^+$ 仍然结合在酶分子上,并不脱落;②$FADH_2$ 与氧结合形成稳定的过氧化物 FADHOOH(4a-羟基过氧黄素),继之与底物结合并将其氧化,FADHOOH 转变为 FADHOH(4a-羟基黄素);③FADHOH 恢复为氧化态 FAD,释放出 $NADP^+$,准备进入下一个催化反应循环(图 2-4)。

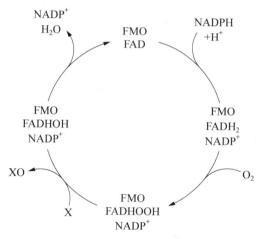

图 2-4 黄素加单氧酶催化反应循环

(引自:庄志雄. 毒理学基础. 人民卫生出版社,2012)

FMO 可催化伯胺、仲胺、叔胺、N-乙酰芳草胺、肼、硫醇、硫醚、硫酮、硫代酰胺、膦等物质的 N-、S-和 P-杂原子氧化,并形成相应的氧化物,这与细胞色素 P450 催化反应有一些交叉和重叠,即有些物质是 2 种加单氧酶的共同底物,但在作用机制上并非完全相同。如吡咯烷生物碱类、千里光碱、倒千里光碱和单猪尿豆碱等由 FMO 催化形成叔胺 N-氧化物而被解毒,而经细胞色素 P450 代谢后形成吡咯并最终转化为有毒的亲电子剂。这些反应还存在物种差异,如吡咯烷生物碱对于大鼠为剧毒,对于豚鼠则为无毒,原因在于大鼠体内催化吡咯生成的细胞色素 P450 活性较高,催化叔胺 N-氧化物生成的 FMO 活性较低,而豚鼠体内的代谢情况正好与此相反。

FMO 与细胞色素 P450 另外的不同点是,该酶不能在碳位上催化氧化反应,也不能催化 O-、S-、N-杂原子脱烷基反应。

(三) 环氧化物水化酶

环氧化物水化酶(epoxide hydrase,EH)也称水合酶(epoxide hydratase)及水解酶(eposide hydrase),主要催化脂肪环氧化物和芳烃类环氧化物的水化反应,如苯乙烯环氧化物水化可形成苯代乙二醇,环氧化物萘-1,2-环氧化物水化产物为萘-二氢二醇。

一般认为 EH 为解毒酶,但实际上它在某些外源化学物的生物转化中具有活化和失活化双重性。如苯并芘经微粒体混合功能氧化酶催化为几种环氧化合物,包括苯并芘 2,3-环氧化物、4,5-环氧化物、7,8-环氧化物及 9,10-环氧化物。其中苯并芘 7,8-环氧化物再经水化反应形成苯并芘 7,8-二氢二醇,苯并芘 7,8-环氧化物和苯并芘 7,8-二氢二醇是已知的致癌物,后者将继续进行代谢转化并形成终致癌物;其他环氧化物异构体经重排形成相应的酚,不具有致癌性,且有利于参加各种Ⅱ相结合反应。

(四) N-乙酰转移酶

N-乙酰转移酶(N-acetyltransferase,NAT)主要存在于肝细胞、肺、脾及胃黏膜等,催化许多化合物的乙酰化反应,如伯胺、磺胺类、肼类及酰肼等,乙酰基由乙酰辅酶 A 提供。如抗结核药物对氨基水杨酸在体内可乙酰化并以乙酰结合物的形式排出体外,磺胺类药物在生物转化过程中可进行乙酰结合。

磺胺类化合物的乙酰结合反应在毒理学中有特殊意义。如磺胺吡啶和磺胺噻唑的乙酰结合物,其水溶性降低,易于在肾小管中结晶并造成肾小管损伤。肼类化合物在 N-乙酰转移酶的催化作用下,也可与乙酰基结合,抗结核药异烟肼摄入机体后绝大部分以乙酰结合物形式排出体外。

(五) 谷胱甘肽 S-转移酶

谷胱甘肽 S-转移酶(glutathione S-transferase,GST)是谷胱甘肽结合反应的关键酶,可催化谷胱甘肽结合反应的起始步骤,主要存在于胞液中。谷胱甘肽 S-转移酶有多种形式,根据作用底物,至少可分为下列 5 种。

1. 谷胱甘肽 S-烷基转移酶 催化烷基卤化物和硝基烷类化合物的谷胱甘肽结合反应,主要存在于肝和肾。

2. 谷胱甘肽 S-芳基转移酶 主要催化含有卤基或硝基的芳烃类或其他环状化合物的谷胱甘肽结合反应,如溴苯和有机磷杀虫剂等,主要存在于肝胞液。

3. 谷胱甘肽 S-芳烷基转移酶 催化芳烷基的谷胱甘肽结合反应,如苄基氯等芳烷卤化物等,主要存在于肝和肾。

4. 谷胱甘肽 S-环氧化物转移酶 催化芳烃类和卤化苯类等化合物的环氧化物衍生物与谷胱甘肽结合,主要存在于肝肾胞液。

5. 谷胱甘肽 S-烯烃转移酶 催化含有 α,β-不饱和羰基的不饱和烯烃类化合物与谷胱甘肽的结合反应,主要存在于肝和肾。

谷胱甘肽 S-转移酶在毒理学上有一定的重要性,可以催化亲核性的谷胱甘肽与各种亲电子外源化学物的结合反应。许多外源化学物在生物转化Ⅰ相反应中极易形成某些生物活性中间产物,它们可与细胞生物大分子重要成分发生共价结合,对机体造成损害。谷胱甘肽与其结合后,可防止发生此种共价结合,起到解毒作用。

（六）超氧化物歧化酶

超氧化物歧化酶属于金属酶，随金属的差异，该酶可分为 Cu、Zn - SOD、Mn - SOD 和 Fe - SOD。因其存在的部位不同，有不同的活性作用。其中 Cu、Zn - SOD 在结构上与 Mn - SOD 和 Fe - SOD 的差别较大，而 Mn - SOD 与 Fe - SOD 之间差别较小。Fe - SOD 主要存在于原核生物中。

（七）过氧化氢酶

过氧化氢酶存在于红细胞及某些组织的过氧化物中，其主要作用是催化 H_2O_2 分解为 H_2O 与 O_2，使 H_2O_2 不至于与 O_2 在铁螯合物作用下反应生成有害的—OH。

三、影响生物转化的主要因素

毒物各种类型生物转化的重要性与宿主、环境化学因素及毒物剂量有很大关系。因为不同生物转化过程所产生的代谢产物在作用上有着显著差异，化学物的毒性会随着这些因素而改变。外源化学物在体内的生物转化复杂多变，其主要的原因是代谢过程可受多种因素的影响，包括机体的遗传生理因素和环境因素两大类。遗传生理因素有动物种属、性别、年龄等，常常体现在代谢酶的种类、数量和活性的差异上，代谢酶的多态性也是影响毒性反应个体差异的重要因素。各种环境因素主要通过影响代谢酶和辅酶合成过程以及催化过程来干扰外源化学物的生物活性，如代谢酶的诱导和抑制。此外，其他因素也会影响代谢转化，如机体的营养状态、疾病等。

（一）代谢饱和

外源化学物在生物体内可有多种代谢途径，产生不同的代谢物。各种代谢途径的酶活性和生物转化能力都有一定限度，随着化学物吸收剂量或浓度的增加，通过某种途径进行生物转化的能力就会达到饱和，这种化学物的代谢途径就会发生改变。所以，化学物进入机体的剂量往往会影响其生物转化途径，改变代谢产物。例如，临床上常用的退热镇痛药对乙酰氨基酚（扑热息痛），如果过量使用会引起人和实验动物肝坏死。有研究表明，对乙酰氨基酚在体内有多种代谢途径：①与硫酸结合；②与葡萄糖醛酸结合；③与谷胱甘肽（glutathione，GSH）结合；④与经细胞色素 P450 酶催化氧化反应，产生活性代谢产物（如 N - 乙酰对苯醌亚胺）。正常情况下对乙酰氨基酚进入体内后可通过与 GSH 结合而解毒。当对乙酰氨基酚在低剂量时（大鼠 15 mg/kg），90％以上会与硫酸结合，在高剂量时（大鼠 300 mg/kg）仅 43％与硫酸结合，其余大部分是通过与葡萄糖醛酸结合或与 GSH 结合。因此，当过量使用对乙酰氨基酚时，由于其代谢途径的改变导致体内 GSH 耗尽而引起肝毒性。

（二）代谢酶的多态性

外源化学物代谢酶的遗传差异是不同个体间和种族间对外源化学物的毒性和肿瘤易感性差异的原因之一。早在 20 世纪 50 年代，国外已有学者提出遗传影响生物代谢，导致某些外源化学物对生物体的毒性效应。现已查明，有 50 种遗传变异可使人对致癌物、环境毒物的易感性增高。也就是说，人的遗传因素对外源化学物在体内的代谢途径起着重要作用。参加生物转化Ⅰ相反应和Ⅱ相反应代谢酶的多态性已成为毒理学研究的热点。其中，细胞色素 P450 的多态性可能是生物代谢种属差异的基础。人类生物代谢酶的遗传变异最好的例子就是 N - 乙酰转移酶（NAT）。NAT 是机体内代谢转化含氮药物和芳香胺类化学物的关键酶系。根据遗传变异的基因型，NAT 的多态性分为快型和慢型，快型是常染色体显性遗传，慢型是常染色体隐性遗传。2种基因型在世界各地区各民族之间存在很大差异,如 NAT 慢型者在白种人中约占 50%,在东方人中占 15%~20%。NAT 快、慢型之间的活性有很大差别,是某些药物产生不良反应的重要原因。例如,异烟肼引起的周围神经病变及肝损害、普鲁卡因酰胺和肼苯达嗪引起的红斑狼疮等,均主要发生于 NAT 慢型者。近些年的研究发现,NAT 慢型者接触芳香胺类化学物容易发生膀胱癌,中国某地区人群中 NAT 慢型者患肝癌的危险度约为快型者的 6 倍。GST 是重要的解毒酶系,GST 的多态性对于解释职业中毒的人群差异、检出高危人群进行健康监护都有重要意义,是今后亟须开展的研究课题。

(三) 代谢酶的诱导和抑制

人体在生产和生活环境中往往同时接触多种化学物,尤其是同时服用某些药物或嗜烟嗜酒。这些化学物中如果含有某种诱导或抑制代谢酶,则可改变其他毒物的代谢。很多毒物可以有多种代谢途径,产生多种生物学活性不同的代谢产物,这些途径之间的平衡和竞争对于毒物的毒性有重要意义。当代谢酶被诱导/激活,如该毒物在体内是经代谢活化时,则表现出毒性增强;如果经代谢转化减毒的毒物,则表现为毒性降低;当代谢酶被抑制/阻遏,则得到相反的结果。

1. 代谢酶的诱导　　有些毒物可使某些毒物代谢酶系合成增加并伴活性增强,此种现象称为酶的诱导(induction),凡具有诱导效应的毒物称为诱导剂(inducer),大多数是一些有机化合物,如某些药物、杀虫剂、致癌剂等均可诱导微粒体酶。

2. 代谢酶的抑制作用(inhibition)

(1) 竞争性抑制。因为毒物代谢酶的底物特异性相对较低,活性有限,如同时有 2 种或 2 种以上的化学毒物为同一种酶代谢,则可发生竞争性抑制。这种抑制并不影响酶的活性及含量,而是一种毒物占据了酶的活性中心,导致其他毒物的代谢受阻。如甲醇和乙醇都由醇脱氢酶代谢。在甲醇中毒时,临床上常给予乙醇治疗,因为乙醇与醇脱氢酶的亲和力比甲醇强,可竞争性减缓甲醇的代谢速度而降低其毒性。

(2) 抑制物与酶的活性中心发生可逆或不可逆性结合。如对氧磷能抑制羧酸酯酶,以致马拉硫磷水解速度减慢,加强马拉硫磷的生物学作用,表现为对昆虫杀虫效果增强,对人畜毒性增高。

(3) 破坏酶结构。如四氯化碳、氯乙烯、肼等的代谢产物可与 P450 共价结合,破坏其结构和功能。

(4) 减少酶的合成。如氯化钴抑制涉及血红素合成的 δ-氨基酮戊酸合成酶,并增加血红素氧化酶活性,从而抑制 P450 酶系活性。

(5) 变构作用。如一氧化碳可与 P450 结合,引起变构作用,阻碍其与氧结合。

(6) 缺乏辅因子。如马来酸二乙酯可耗尽 GSH,抑制其他毒物经 GSH 结合代谢。

(四) 代谢酶的种属差异和个体差异

不同种属体内的代谢酶有较大的差异,甚至同一种属不同品系之间也有差异。某些种属缺乏相应的酶或特异酶反应,或种属之间酶的水平差异很大。如猫缺乏葡萄糖醛酸转移酶、狗缺乏 N-乙酰转移酶、猪缺乏硫酸转移酶。性别对代谢酶活性也有影响,如雄性成年大鼠环氧化物水解酶活性高出雌性 2 倍,混合功能氧化酶活性也高于雌性。此外,生物转化作用还受年龄、肝疾病及药物等体内外各种因素的影响。如新生儿由于生物转化酶发育不全,对药物及毒物的转化能力不足,容易发生药物及毒素中毒;老年人由于器官功能退化,对氨基吡啉、保泰松等药物的转化能力降低,用药后药效较强,不良反应较多。

第三节　毒物动力学

毒物动力学(toxicokinetics)从速率论的观点出发,用数学模型分析和研究化学毒物在体内吸收、分布、代谢和排泄的过程及其动力学的规律。时-量关系是毒物动力学研究的核心问题,目的在于:①求出动力学参数,阐明不同染毒频率、剂量、染毒途径下毒物的吸收、分布和消除特征,为毒理学试验设计提供依据;②根据毒物时-量变化规律与毒理学效应之间的关系,明确靶器官,解释毒作用机制,用于健康危险度评定。

一、经典毒物动力学

经典动力学的基本理论是速率论和房室模型。房室模型(compartment model)是用来描述毒物在体内分布情况的模型,即假设机体像房室,毒物进入体内可分布于房室中,根据分布速率的快慢,可分为一室开放模型、二室开放模型或多室模型。通常将化学毒物转运速率过程分为一级、零级和非线性3种类型。

（一）时-量曲线

血浆毒物浓度随着时间变化的动态过程可以用时-量关系来表示。在染毒后不同时间采血样,测定血浆中毒物的浓度,以血浆毒物浓度为纵坐标,时间为横坐标绘制的曲线即毒物浓度时间曲线(concentration-timecurve),简称"时-量曲线",通过曲线可定量地分析毒物在体内的动态变化。毒物在体内的吸收、分布、代谢及排泄过程是同时进行的,时-量曲线实际上是吸收、分布速率和消除速率的代数值。

非静脉注射染毒的时-量曲线(图2-5)可分为3期:潜伏期、持续期及残留期。潜伏期(latent period)是染毒后到开始出现毒作用的一段时间,主要反映毒物的吸收和分布过程。静脉注射染毒时一般无潜伏期。峰时间(peak time)是指染毒后达到最高浓度的时间。峰浓度(peak concentration)与毒物剂量成正比,峰浓度超过最低有害浓度时就会出现毒作用。持续期(persistent period)是指毒物维持有害浓度的时间,其长短与毒物的吸收及消除速率有关。残留期(residual period)是指体内毒物已降到有害浓度以下,但尚未从体内完全消除的时间。残留期的长短与消除速率有关,即残留期长反映毒物在体内储存,多次反复染毒容易引起蓄积中毒。

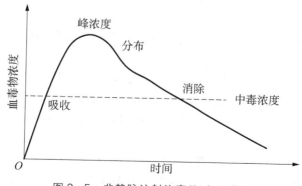

图2-5　非静脉注射染毒的时-量曲线

(引自:王心如. 毒理学基础. 人民卫生出版社,2003)

（二）常用毒物动力学参数及概念

毒物动力学每一个基本过程如吸收、分布、代谢和排泄，都可以用一些参数来描述这些过程出现的程度和速率，也就是说，毒物动力学参数可说明化学毒物在体内吸收、分布和消除的动力学规律。

（1）吸收速率常数（absorption constant，K_a）、峰浓度（peak concentration，C_m）、峰时间（peak time，T_m）：均表示毒物吸收程度和特点。

（2）曲线下面积（area under curve，AUC）：是指时量曲线下覆盖的总面积，单位为 mg/（h·L）。AUC 表示经某一途径给以毒物后一定时间内吸收入血的毒物相对量。在静脉染毒时，$AUC = X_0/(V_d \cdot K_e) = C_0/K_e$。

（3）生物利用度（bioavailability，F）：又称生物有效度，是指毒物被机体吸收利用的程度，完全吸收时生物利用度为 1。

经口生物利用度是指经口染毒的 AUC 与该毒物静注后的 AUC 的比值，常用经口吸收百分率表示。$F = (AUC_{po}/AUC_{iv}) \times 100\%$。

（4）表观分布容积（apparent volume of distribution，V_d）：是指在体内达到动态平衡时，体内毒物量（D）与血浆毒物浓度（C）的比值，表示毒物以血浆毒物浓度计算应占有的体液容积，单位用 L 或 L/kg 表示。由于它并不代表真正的容积，所以称为表观分布容积，用于推测毒物在体内分布范围的大小。

$$V_d = D/C；V_d = D_0（静脉注射毒物量）/C_0（零时毒物浓度） \tag{2-4}$$

如果 V_d＝血浆容量，说明毒物只分布在血液中；如果 V_d＝体液总量，说明毒物在体液中分布均匀；如果 V_d＞体液容量，说明组织摄取量大、毒物与组织蛋白结合或对药物有特殊亲和力，药物贮存于某些特定组织中。

（5）消除速率常数（elimination constant，K_e）：表示体内消除毒物的快慢，可以用单位时间内体内毒物被消除的百分率表示。K_e 值大，说明消除速率快。如某化学毒物 K_e 为 0.25/h，表示每小时可消除体内毒物量的 25%。

（6）廓清率（clearance，CL）：廓清是指将毒物从血液循环中清除的过程。对整体动物而言，清除率是指在单位时间内，从体内清除表观分布容积的部分，即每单位时间多少升血中毒物量被清除，其单位为 L/h 或 L/（h·kg）。实际上就是体内毒物总负荷量在单位时间内经循环进入消除器官的比例。当毒物流经某一消除器官时，每单位时间被消除的毒物量叫消除速度（rate of elimination，RE），其单位为 g/h。被消除的毒物的百分率叫消除率（elimination ratio，ER）。

按清除途径，可有肾清除率（CL_r）和肝清除率（CL_h）。血浆清除率则是肾和肝清除率的总和。$CL = V_d \cdot K_e$ 或 $CL = D/AUC$。

（7）半衰期（half-lives，$t_{1/2}$）：是指体内血液中毒物浓度下降一半所需的时间，是表示毒物消除速度的参数，$t_{1/2} = 0.693/k$，不受浓度的制约。如果 $t_{1/2}$ 短，说明毒物消除迅速，不易蓄积中毒。在一级消除动力学，$t_{1/2}$ 不受血毒物浓度和染毒途径的影响，肝、肾功能不全可能延长 $t_{1/2}$。

（8）房室（compartment）概念：生理学将体液分为血浆、细胞外液及细胞内液等几个部分（房室），药代动力学的房室概念与此不同，它是一种抽象的数字概念，其划分取决于毒物在体内的转运速率。当毒物体内转运速率高、在体内分布迅速达到平衡时，可将机体看成单一房室模型。如果毒物在体内不同器官被认为是中央室,对于血流量少而穿透率慢的器官,不能立即与血液中毒物达到平衡,被认为是周边室,因此可把机体设想为二室或多室模型。大多数毒物在体内的转运和分布是符合二室模型的,但经过一段时间(分布相),体内毒物分布达到平衡后,其消除率恒定时,此时二室可视为一室。

(三) 一室和二室开放模型

1. **一室开放模型**(open one compartment model) 当毒物吸收入血循环后,立即均匀分布到全身体液和各组织器官中,迅速达到动态平衡,称为一室开放模型(图 2-6,图 2-7)。图 2-6 中的 D 为染毒剂量,K_a 为吸收速率常数,c 为血浆毒物浓度,V_d 为表观分布容积,cV_d 为体内毒物量,K_e 为消除速率常数,E 为消除毒物量。

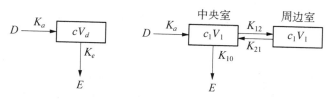

图 2-6 一室和二室开放模型

(引自:王心如. 毒理学基础. 人民卫生出版社,2003)

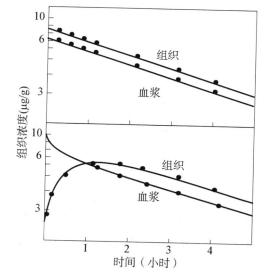

图 2-7 静脉注射染毒的一室和二室开放模型时-量曲线

(引自:张桥. 毒理学基础. 人民卫生出版社,2003)

2. **二室开放模型**(open two compartment model) 由于毒物在体内组织器官中的分布速率不同,毒物先进入中央室,包括全血和血流充盈的器官如肾、脑、心、肝等。然后较缓慢地进入周边室,如血管供应较少、血流缓慢的脂肪、肌肉、皮肤等。中央室和周边室之间的转运是可逆的,K_{12} 是毒物从中央室转至周边室的一级动力学速率常数;K_{21} 是毒物从周边室转至中央室的一级动力学速率常数;达到动态平衡时,两室间的转运速率相等,$K_{12} = K_{21}$。 二室模型有 3 个亚型,其中毒物从中央室消除的亚型最为常用。大多数毒物在体内的转运和分布符合二室开放模型。

二、 生理基础药物动力学模型

经典毒物动力学房室模型的研究已有多年历史,目前仍被广泛应用,但它也存在许多缺点。组成模型的基本单位"房室"仅仅是一个数学上的抽象概念,缺乏实际的解剖学、生理学意义。20 世纪 60 年代中后期,Bischoff 及 Dedrick 等开始了比较可行的"生理药物动力学"的研究。生理基础药物动力学模型(physiologically based pharmacokinetics modeling,PBPK 模型)描述了动物的生理解剖并提供了一些参数,如血流流速、通气速率、代谢常数、组织可溶性和大分子结合等。

PBPK 模型是将每个器官或组织按照解剖结构作为一个房室并用心血管系统将它们联系起来。毒物在各房室里的实际血流流速取决于毒物在组织中的可溶性。毒物在房室里的转运符合简单扩散定律,即毒物的转运与浓度梯度呈正比,即

$$\delta C/\delta t = K \cdot \Delta C/V \tag{2-5}$$

式中,C 为房室内毒物浓度,ΔC 为浓度梯度,V 为房室容积。

当扩散、转运限定,转运常数 K 就相当于进入房室的血流速度(Q)。浓度梯度则是进入房室动脉血的毒物浓度(Ca)与从房室出来的静脉血的毒物浓度(Cv)之间的差异,即

$$\delta C/\delta t = Q(Ca - Cv)/V \tag{2-6}$$

毒物在房室中的浓度分成两部分:体液内游离的部分(相当于静脉端的浓度)和组织中结合的部分。这两者间的分配比例(P)取决于毒物在组织内的可溶性和分配系数,即

$$P = C/Cv \tag{2-7}$$

$$\delta C/\delta t = Q(Ca - C/P)/V \tag{2-8}$$

这是 PBPK 模型的基本关系,对于那些非代谢、非消除和非组织结合的房室也适用。

(一)PBPK 模型建立

1. 选择适当的组织房室 常用的方法是通过对每个器官和组织的描述,将整个身体都模式化。但在大多数情况下只做选择性模式化。这就需要了解毒物的理化性质、毒作用途径和机制以摸清完整模型中的房室情况。对于脂溶性物质需要将脂类组织作为单独的房室,将非靶器官进行归类,分为高灌流器官(肾脏)和低灌流器官(皮肤和肌肉)。这些同类器官可以有相同的动力学表现。

PBPK 模型将各生理室分为:①灌注限制室,组织室摄取外来化合物的速率受到达该组织的携带该物质的血液速度的限制,而与该物质跨越细胞膜的速率无关。多数组织受灌注速率的限制。②扩散限制室,外来化合物被摄入室内的速率由细胞膜的渗透性和膜的总面积决定,称为扩散限制模型。当外来化合物的转运速率或跨越细胞膜的转运慢于到达该组织的血流速度时,会发生扩散限制转运。

在灌注限制模型,毒物经组织室时的变化规律是基于质量平衡原则。当毒物随血流进入某组织后,组织中药量的变化速度如下。

(1)无清除作用的组织,其药量变化速度为

$$V_{ts} \times dC/dt = Q_{ts} \times C_{in} - Q_{ts} \times C_{out} \tag{2-9}$$

（2）有清除作用的组织，其药量变化速度为

$$V_{ts} \times dC/dt = Q_{ts} \times C_{in} - Q_{ts} \times C_{out} - CL_{ts} \times C'_{ts} \qquad (2-10)$$

式中，V_{ts} 为组织的解剖容积，Q_{ts} 为组织血流量，C_{in} 为流入（动脉）血的毒物浓度，C_{out} 为流出（静脉）血的毒物浓度，CL_{ts} 为组织对毒物的清除率，C'_{ts} 为组织中游离毒物浓度。

在稳态时，组织中的药量基本保持不变，即 $V_{ts} \times dC/dt = 0$；$CL_{ts} \times C'_{ts} = Q_{ts} \times C_{in} - Q_{ts} \times C_{out}$，得出 $CL \cdot C_{in} = Q_{ts} \cdot C_{in} - Q_{ts} \cdot C_{out}$（$CL$ 为该组织对毒物的表观清除率），即毒物在某一组织累积速率 =（进入该组织动脉血流速率 × 血浆毒物浓度）-（流出该组织静脉血流速率 × 血浆毒物浓度）-（毒物在组织中生物转化/排泄速率）。

进而得出：$CL = Q_{ts}[(C_{in} - C_{out})/C_{in}] = Q_{ts} \cdot E$

式中，E 为提取率[extraction ratio，$E = (C_{in} - C_{out})/C_{in}$]。 $\qquad (2-11)$

在组织中，真正被清除的是游离型毒物，而游离型毒物浓度又等于从组织流出的静脉血游离型毒物浓度。因此，$CL \cdot C_{in} = CL_{int} \cdot f \cdot C_{out} = Q_{ts} \cdot C_{in} - Q_{ts} \cdot C_{out}$。

式中，CL_{int} 为组织固有清除率，反映组织对毒物进行清除的真实能力；f 为血液毒物游离分数。

根据质量平衡原理，对每一个生理室可以列出一个微分方程，用于描述化学毒物在室内的动态变化。即设计多少个生理室，就可以写出多少个方程，这一套方程组就是生理毒物动力学模型的表达方式。

2. 收集资料和解方程组　选定模型后应收集所需的资料，一般包括：①解剖学参数，即模型中每个生理室的解剖容积。②生理学参数，如血流速率、肺泡通气和肝、肾消除率。③热力学参数，即外来化合物的分配或分布系数。④转运，即外来化合物穿过界膜时的转运速率。然后，进行必要的动物实验。

3. 模型的验证和修订　模型的验证是通过对模型的实际应用和考察来确认的。生理模型的特点之一是将动物实验的结果外推到人类，这就比其他数学模型更有条件来进行验证和确认。任何一个有价值的模型在建立时都要有一个反复验证、反复修订和不断完善的过程，以便达到最终的研究目的。

（二）PBPK 模型的应用

1. 危险度评价　PBPK 模型在毒理学上最常见的应用是对人类健康危险度评价进行剂量分级。利用化学物靶组织的剂量，可为危险性评定的剂量-效应关系研究提供可靠的基础，能预测和估算不同暴露方案、途径、剂量和毒物的靶组织剂量，有助于降低传统外推方法的不确定性，包括从一种接触条件向另一种接触条件（接触程度、时间、途径和方式）、从一个种属向另一个种属（实验动物向人）以及从一个群体向另一群体（一般群体向敏感群体）所做外推时的误差。

2. 接触限值的制定和修订　一般都用毒物空气浓度的监测来评价工业毒物的职业接触情况。由于生物利用度和代谢作用不同，空气中毒物的剂量等于吸收的剂量。除了吸入以外，其他因素也会影响体内的负荷水平。PBPK 模型可通过接触水平来推断不同体液和组织中的毒物浓度，从而确定生物接触指数（biological exposure indices，BEI）。

3. 改进毒理学实验的实验设计　使用 PBPK 模型可以了解不同接触条件下外剂量与内剂量之间的关系，对这种复杂动力学的了解有助于选择适当的毒理学实验剂量。特别是对肿瘤的生物学测定，常常强调使用最大耐受量，如果用 PBPK 模型做预测，一般只需少量动物；

如果用于慢性毒性试验,可以增加试验的信息量并减少动物用量。

(三) PBPK 模型的不肯定性和局限性

由于模型所使用的资料存在一些不能避免的偏差,PBPK 模型难免有一定的不确定性,特别是模型的选择和参数的估计,所以该模型用于预测时需要有各水平上的可信限,也就是说需要测定 PBPK 模型的敏感性或变异性。因此,PBPK 模型不能用于超过自身可信范围的外推,并且自身必须先得到验证。

(王素华 贾玉巧)

第三章　毒作用及其影响因素

第一节　毒作用谱和毒作用类型

一、毒作用谱

机体暴露于外源化学物后,进入机体的外源化学物由于性质和剂量的不同,会引起机体多种生物学变化,称为毒作用谱(spectrum of toxic effects)。随着外源化学物剂量的逐步增加,毒作用可表现为:机体对外源化学物的负荷增加、意义不明的生理和生化改变、亚临床改变、临床中毒、死亡。机体负荷是指外源化学物和(或)其代谢产物在体内的量及分布,亚临床改变、临床中毒、死亡属于损害效应,毒作用谱还包括致癌、致突变和致畸效应。

适应(adaptation)是指机体对某种能引起有害效应的化学物显示不易感性或易感性降低。抗性(resistance)是指一个群体对于有害化学物反应的遗传结构改变,以至于与未暴露的群体相比有更多的个体对该化学物不易感性,抗性的产生必须有化学物的选择及随后的繁殖遗传。耐受(tolerance)是指获得对某种化学物毒作用的抗性(通常是早先暴露的结果),对该化学物毒作用反应性降低的状态。引起耐受的主要机制可能是由于到达毒作用靶部位的化学物量的降低(处置性耐受)或某组织对该化学物的反应性降低。耐受也用于在暴露前就具有高频率的抗性基因的群体。

二、毒作用类型

外源化学物对机体的毒作用,按不同分类方式,可分为以下 5 类。

(一)速发性或迟发性毒作用

速发性毒作用(immediate toxic effect)是指一次暴露于某外源化学物后短时间内出现或发生的毒作用。例如,氰化钾和硫化氢等引起的急性中毒。迟发性毒作用(delayed toxic effect)是指在一次或多次暴露于某外源化学物后经一定时间间隔才出现的毒作用。例如,有机磷类化学物暴露后发生的迟发性神经毒作用。对于外源化学物的致癌作用,人类一般要在初次暴露后 10~20 年才会出现肿瘤。

一般说来,机体暴露于化学物后如果迅速中毒,说明该化学物在体内吸收、分布很快,作用直接;反之,则说明其吸收缓慢或在作用前须经代谢转化。如果中毒后迅速恢复,说明化学物能很快被排出或被解毒；反之，则说明解毒或排泄效率低，或已产生病理或生化方面的损害以致难以恢复。相比之下，大部分有毒化学物仅引起速发性毒作用而不产生迟发性毒作用。

（二）局部或全身性毒作用

局部毒作用（local toxic effect）是指某些外源化学物在机体最初暴露部位造成的直接损害效应。例如，暴露于具有腐蚀性的酸碱所造成的皮肤损伤、吸入刺激性气体引起的呼吸道损伤等。全身性毒作用（systemic toxic effect）是指外源化学物被机体吸收进入血液并分布至靶器官或全身后所产生的损害效应。例如，一氧化碳引起的机体全身性缺氧毒作用。除了具有高度反应活性的物质外，大多数化学物都可引起全身性毒作用，有些化学物甚至可引起2种类型毒作用。例如，四乙基铅在皮肤吸收部位对皮肤产生毒作用，随后进行全身转运，对中枢神经系统和其他组织器官产生毒作用，出现典型的中毒作用。如果局部毒作用极为严重，也可能会间接（继发性）地引起全身性毒作用。例如，严重酸灼伤后出现的肾损伤就是一种间接性全身性毒作用，因为毒物并未到达肾脏。

（三）可逆性或不可逆性毒作用

可逆性毒作用（reversible toxic effect）是指机体停止暴露于外源化学物后可逐渐消失的毒作用。一般情况下，机体暴露于外源化学物的浓度愈低，时间愈短，造成的损伤愈轻，脱离暴露后其毒作用消失得愈快。不可逆性毒作用（irreversible toxic effect）是指机体在停止暴露外源化学物后其毒作用继续存在，甚至对机体造成的损害效应可进一步发展。例如，外源化学物引起的肝硬化、肿瘤等就是不可逆的。化学物的毒作用是否可逆，在很大程度上取决于所受损伤组织的修复和再生能力。例如，肝具有较高的再生能力，大多数肝损伤是可逆的；反之，中枢神经系统的损伤，多数是不可逆的。化学物的致癌与致畸毒作用一旦发生，通常被视为不可逆的。

（四）超敏反应

超敏反应（hypersensitivity）是机体对外源化学物产生的一种病理性免疫介导有害反应。引起这种超敏反应的外源化学物称为致敏原，致敏原可以是完全抗原，也可以是半抗原。许多外源化学物作为一种半抗原，当其进入机体后，首先与内源性蛋白质结合形成完全抗原，再进一步激发免疫系统。当机体再次暴露于该外源化学物后即可产生超敏反应。超敏反应可分为4型，即Ⅰ型超敏反应（又称过敏性变态反应或速发型变态反应）、Ⅱ型超敏反应（又称细胞溶解型变态反应或细胞毒型变态反应）、Ⅲ型超敏反应（又称免疫复合物型变态反应）和Ⅳ型超敏反应（又称迟发型超敏反应），其中Ⅰ型超敏反应的群体剂量-反应曲线极难获得。但对特定个体来说，有时超敏反应与剂量有关，例如，一个对花粉过敏的人，其发病与空气中花粉的浓度有关。超敏反应是非预期的、有害的不良反应，其实质也是一种毒作用，有时极为严重，甚至会引起死亡。

（五）特异质反应

特异质反应（idiosyncratic reaction）是由遗传因素决定的对外源化学物产生的异常生物反应。主要与基因多态性有关，与免疫性超敏反应无关。例如，病人接受一个标准治疗剂量的肌肉松弛剂琥珀酰胆碱（succinylcholine），一般情况下引起的肌肉松弛时间较短，因为它能迅速被血清胆碱酯酶（cholinesterase）分解。但有些病人由于缺乏这种酶，则会出现较长时间的肌肉松弛，甚至呼吸暂停。又如，体内缺乏NADH高铁血红蛋白还原酶（NADH reductase）的人对亚硝酸盐及其他能引起高铁血红蛋白症的外源化学物异常易感。

超敏反应和特异质反应的发生主要取决于机体因素,因此在群体中仅对少数人有反应,一般情况下效应与剂量无相关性,难以复制动物模型。

一种外源化学物的毒作用可能涉及上述几种分类。例如,强酸可引起皮肤的局部毒作用,并且是立即发生的,但早期是可逆的。氯乙烯在较低剂量的长期暴露中可引起肝血管肉瘤,但一次高剂量暴露则可引起麻醉和肝毒性。青霉素对某些个体引起的变态反应是间接作用,有时是立即的全身性毒作用,此效应可能是可逆的。

第二节　毒作用机制

毒作用机制主要研究化学物如何进入机体,如何与靶分子交互作用,而机体又是如何应对这种侵害的过程。研究毒作用机制具有重要的理论与实际价值:①机制信息为解释描述性毒理学资料、评估某外源化学物引起有害效应的概率、确定预防和拮抗毒作用的方法、制定预防策略、设计危害程度较小的药物和工业化学物,以及开发对靶生物具有良好选择毒性的杀虫剂等方面提供了理论依据;②对外源化学物毒作用机制的深入研究,有利于加强人们对外源化学物的毒作用部位、生理、生化以及人类某些重要疾病病理过程的进一步认识。

由于存在大量潜在的毒物以及许多可能被损害的生物学结构和过程,因而存在大量可能的毒作用和可能的机制过程。尽管对某些外源化学物的毒作用机制进行了深入的研究,但大多数毒物的毒作用机制尚未完全阐明。多数毒物发挥其对机体的毒作用一般要经历 4 个阶段:①毒物从暴露部位转运到靶部位;②毒物在靶部位与内源靶分子反应;③毒物引起细胞功能失调;④机体启动修复机制及修复失调。

一、毒物从暴露部位到靶部位

理论上毒作用的强度主要取决于终毒物在其作用靶部位的浓度及持续时间。终毒物(ultimate toxicant)是指与内源靶分子(如受体、酶、DNA、微丝蛋白、脂质)反应或严重地改变生物学微环境、启动结构和(或)功能改变的化学物,常为机体所暴露的原化学物或其代谢产物。毒物的吸收、分布、重吸收以及代谢活化过程可促进终毒物在其靶部位的蓄积,而毒物进入体循环前的清除、从作用部位分布到其他部位、毒物的排泄和代谢解毒则与上述过程相反,可减少终毒物在靶部位的蓄积(图 3-1)。

（一）从暴露部位进入体循环

1. 毒物的吸收　　吸收(absorption)是毒物从暴露部位转运到体循环的过程。绝大多数毒物是通过细胞扩散穿越上皮屏障到达毛细血管,其吸收率与其在吸收表面的浓度有关,取决于暴露速率及化学物的溶解度。毒物吸收率与暴露部位的面积、发生吸收过程的皮肤特征(如皮肤角质厚度、上皮下微循环)以及毒物的理化性质有关。脂溶性通常是影响毒物吸收的最重要理化特征。一般而言,脂溶性化学物比水溶性化学物更容易被吸收。

2. 毒物进入体循环前的清除　　毒物从机体暴露部位转运到体循环过程中可能被清除(elimination),常见的有从胃肠道吸收的化学物,这些化学物在通过体循环分布到达机体其他部位之前,首先要通过胃肠道黏膜细胞、肝和肺。肠上皮细胞和肝细胞均含有丰富的药物(毒物)代谢酶和药物(毒物)转运蛋白。毒物经胃肠道吸收进入体循环之前,一部分在药物(毒物)转运蛋白的作用下从肠上皮细胞快速泵回肠腔,另一部分在肠肝药物(毒物)代谢酶的作用下

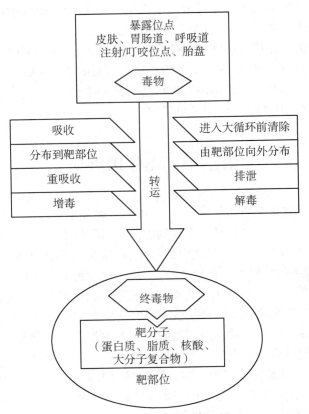

图3-1 毒性发展的第一阶段:毒物从暴露部位转运到靶部位

(引自:Klaassen CD, ed. Casarett and Doull's Toxicology. 9th edition. 2019)

迅速代谢,最终只有一部分毒物可越过黏膜屏障进入体循环。例如,乙醇在胃黏膜被醇脱氢酶氧化;环孢素 A 在胃肠道吸收过程中部分被 P-糖蛋白(一种 ATP 依赖的外源化学物转运蛋白)从肠上皮细胞泵回肠腔,部分在肠上皮细胞被细胞色素 P450(CYP3A4)羟化代谢;吗啡在肠黏膜和肝中发生葡糖苷酸化作用;锰从门静脉血进入肝,从胆汁排出。这些过程均可阻止相当数量的毒物进入循环血液。苯巴比妥、利福平、地塞米松等代谢酶诱导剂诱导肠上皮细胞和肝细胞毒物代谢酶基因表达,可加速毒物在肠肝的代谢,最终减少毒物进入体循环;而细菌脂多糖抑制肠、肝药物(毒物)代谢酶和药物(毒物)转运蛋白的表达,可增加毒物进入体循环。因此,体循环前或首过消除可减小通过体循环途径到达靶部位化学物的毒作用。

（二）从体循环进入靶部位

进入体循环并溶解在血浆中的外源化学物通过毛细血管内皮经水相细胞间隙和穿细胞孔道(又称细胞窗孔),再穿越细胞膜而进入细胞外间隙进行扩散分布。影响毒物分布的主要因素包括脂溶性、分子大小与形状和电离度。脂溶性化合物迅速通过扩散进入细胞,而高度离子化和亲水性的外源化学物(如筒箭毒碱和氨基糖苷)主要局限于细胞外空间,除非有特异的膜载体系统可用于转运这类毒物。毒物通过分布过程到达其作用靶部位,也可能分布到增毒的部位,通常是细胞内酶所在部位,也是终毒物形成部位。某些机制促进毒物分布到靶部位,而另一些机制妨碍毒物分布到靶部位。

1. 促进毒物分布到靶部位的机制

（1）毛细血管内皮的多孔性：肝窦和肾小管周围毛细血管具有较大的孔道（直径 $50 \sim 150\,nm$），可容许与蛋白质结合的外源化学物通过，有利于化学物在肝脏与肾脏的蓄积。

（2）专一化穿质膜转运：毒物可通过专一化离子通道和膜转运蛋白转运到细胞内靶部位。例如，钠钾-ATPase 促进一价铊离子的蓄积，电压门控的钙通道容许阳离子如铅或钡离子进入，可兴奋细胞。借助载体蛋白的转运，百草枯进入肺细胞，α-鹅膏毒环肽和微囊藻毒素进入肝细胞，赭曲霉素和汞离子的半胱氨酸结合物进入肾小管细胞。

（3）细胞器内的蓄积：具有可质子化的胺基和亲脂特征的两性外源化学物可蓄积在溶酶体和线粒体内并引起不良效应。溶酶体中的蓄积是通过 pH 陷阱（trapping）作用（即非质子化的胺扩散进入酸性细胞器内部被质子化，从而阻止其外流）。胺与溶酶体磷脂的结合削弱了其降解作用，引起磷脂沉着症。线粒体蓄积过程是通过电离子渗透来实现的，胺在膜间腔（线粒体逐出质子处）被质子化，由此形成的阳离子借助此处强烈的负电势（$-220\,mV$）而进入基质腔，损害 β-氧化与氧化磷酸化过程。例如，重要的抗心律失常药胺碘酮（amiodarone）通过"陷落"进入肝溶酶体和线粒体中，分别引起磷脂沉着症、微囊型脂肪变性及其他肝损害。

（4）细胞内色素的结合作用：黑色素是一种细胞内的多聚阴离子芳香族聚合物，其具有的结合作用是某些化学物，如有机和无机阳离子及多环芳烃，蓄积在含色素细胞中的一种机制，这种结合作用是可逆的。黑色素结合毒物的释放被认为是引起氯丙嗪和氯喹相关的视网膜毒性、MPTP 和锰引起的黑质神经元损害，以及多环芳香化合物导致黑色素瘤的原因。

2. 妨碍毒物分布到靶部位的机制

（1）血浆蛋白的结合：一旦外源化学物，如 DDT 和 TCDD，与血浆高相对分子质量蛋白质或脂蛋白结合，就不能透过毛细血管扩散，即使其透过孔道离开血液，亦难以渗透过细胞膜。绝大多数外源化学物必须与蛋白质解离才能离开血液进入细胞。因此，化学物与血浆蛋白的牢固结合推迟并延长了毒作用及排出。

（2）专一化的屏障：脑毛细血管具有很低的水渗透性，因为它们的内皮细胞缺乏孔道并通过极其紧密的连接联系在一起。这种血-脑屏障能阻止除了能被主动转运的化学物外的其他亲水化学物进入大脑。生殖细胞与毛细血管被多层细胞分隔，精母细胞被支持细胞包裹，这种细胞紧密联结形成血-睾屏障，可阻止水溶性毒物进入生殖细胞。妊娠期母体和胎儿之间的胎盘屏障可限制亲水性毒物从母体进入胎儿。但上述屏障对脂溶性毒物均无效。

（3）蓄积部位的分布：外源化学物蓄积在某些组织或细胞中却不产生毒作用。例如，高亲脂性的物质如氯代烃杀虫剂蓄积在脂肪细胞中，而铅通过取代羟磷灰石中的钙而沉积在骨骼中，这种蓄积作用减少了外源化学物在其靶部位的利用度，而作为一种暂时的保护机制。然而，当脂肪快速消耗时，杀虫剂可从脂肪细胞中释放，重新进入体循环并分布到神经组织等靶部位，这可能是暴露于杀虫剂的鸟类迁徙期间和冬季食物受限时死亡的原因之一。

（4）与细胞内结合蛋白的结合：毒物与细胞内非靶部位的蛋白结合也能暂时减少其在靶部位的浓度。例如，在急性镉中毒时金属硫蛋白与镉结合，可减轻镉对细胞的毒作用。

（5）从细胞内排出：细胞内的毒物可转运回细胞外间隙。这种现象发生于脑毛细血管内皮细胞。这些细胞在其腔膜上含有一种 ATP 依赖的膜转运蛋白，称为多种药物耐受（mdr）蛋白或 P-糖蛋白，这种蛋白可将化学物从细胞内排出，对血-脑屏障具有重要作用。例如，与正常小鼠比较，*mdr1a* 基因缺陷小鼠脑中双氢除虫菌素水平及对双氢除虫菌素敏感性高 100 倍。双氢除虫菌素是一种神经毒性杀虫剂和人类驱虫药，是许多 P-糖蛋白底物中的一种。卵母细胞、肠上皮细胞、肝细胞和肾小管上皮细胞均包含丰富的P-糖蛋白。胎盘组织丰富的P-糖蛋白对阻止环境致畸物通过胎盘屏障引起对胎儿的损害具有重要的保护作用。

（三）增毒与解毒

1. 增毒　许多外源化学物（如强酸与强碱、烟碱、氨基糖苷、环氧乙烷、甲基异氰酸盐、重金属离子、HCN、CO）具有直接毒作用，而另外一些毒物的毒性主要是由其代谢物所引起的。外源化学物在体内经生物转化为终毒物的过程称为增毒（toxication）或代谢活化。对于某些外源化学物，增毒过程赋予了它们生物学微环境和结构发生不良变化的理化特征。例如，由乙二醇形成的草酸可引起酸中毒和低血钙，以及因草酸钙沉淀而导致肾小管堵塞。有时化学物通过生物转化获得更有效的与特定受体或酶相互作用的结构特征和反应性。例如，有机磷杀虫剂对硫磷可转化为一种高活性的胆碱酯酶抑制剂——对氧磷；灭鼠药氟乙酸盐在三羧酸循环中可转化为一种抑制顺乌头酸酶的假底物——氟柠檬酸。最常见的增毒是使外源化学物能不加区别地与带有易感功能基团的内源性分子反应，主要由4种终毒物引起，即亲电物（electrophiles）、自由基（free radicals）、亲核物（nucleophiles）和氧化还原性反应物（redoxactive reductants）。

（1）亲电物：是指含有一个缺电子原子的分子。一种情况是带部分或全部正电荷，能与亲核物中的富电子原子共享电子对发生反应。亲电物的形成涉及许多化学物的增毒作用，这样的反应产物常常通过插入一个氧原子产生。该氧原子从其附着的原子中抽取一个电子，使其具有亲电性，如醛、酮、环氧化物、芳烃氧化物、亚砜类、亚硝基化合物、膦酸盐和酰基卤类等。另一种情况是共轭双键形成，它通过氧的去电子作用而被极化，使双键碳之一发生电子缺失（即具有亲电子性），这种情况发生于 α、β-不饱和醛和酮，以及醌和醌亚胺（quinoneimines）形成时，许多亲电代谢物由细胞色素 P450 催化而成。

阳离子亲电物是通过键的异裂作用而形成的。例如，7,12-二甲基苯并蒽等芳香烃甲基取代物以及 2-乙酰氨基芴等芳香胺化合物先被羟化，分别形成苄基醇和 N-羟基芳香胺化合物（酰胺）。通常此类产物在磺基转移酶的作用下发生酯化，所形成的酯类化合物中的 C—O 或 N—O 键发生异裂反应，分别形成硫酸氢盐阴离子和苄基正碳离子，以及硫酸氢盐阴离子和芳基正氮离子。而金属汞氧化为 Hg^{2+}，CrO_4^{2-} 还原为 Cr^{3+}，AsO_4^{3-} 还原为 AsO_3^{2-} 或 As^{3+} 则是无机化学物形成亲电毒物的例子。

（2）自由基：是指其外层轨道中含有一个或多个不成对电子的分子或分子碎片。由分子（或分子片断）接受一个电子或丢失一个电子，或者通过共价键均裂形成。外源化学物如百草枯（paraquat）、多柔比星（doxorubicin）和呋喃妥因（nitrofurantion）能从还原酶接受一个电子而形成自由基。典型自由基可将额外电子转移到分子氧，形成超氧阴离子自由基（$O_2^{-\cdot}$）并再生为容易重新获得新电子的外源化学物原型。通过这种"氧化还原循环"（redox cycling），一个电子受体的外源化学物分子能生成许多 $O_2^{-\cdot}$ 分子。同时还有内源形成的 $O_2^{-\cdot}$。在"呼吸暴发"（respiratory burst）时，这种自由基在活化的巨噬细胞和粒细胞中由 NADPH 氧化酶大量生成，也可由线粒体电子传递链特别是在解耦联状态时产生。$O_2^{-\cdot}$ 的重要性在很大程度上是由于 $O_2^{-\cdot}$ 是2种增毒途径的启动物质：一是导致过氧化氢的形成，然后形成羟基自由基（$HO^{\cdot}$）；二是产生过氧亚硝基［peroxyrnitrte（$ONOO^-$）］，最终形成二氧化氮（$\cdot NO_2$）和碳酸盐阴离子自由基（$CO_3^{-\cdot}$）。

亲核外源化学物如酚类、氢醌、氨基酚、胺、肼、酚噻嗪类和巯基化合物，在由过氧化物酶所催化的反应中易丢失一个电子而形成自由基。有些亲核外源化学物如儿茶酚类和氢醌可连续发生2次单电子氧化,首先产生半醌自由基,然后形成醌。醌不仅是具有反应活性的亲电物,而且也是具有启动氧化还原循环或使巯基和NADPH氧化的电子受体。电离电压很低的多环芳烃,如苯并(a)芘和7,12-二甲基苯并蒽可通过氧化酶或细胞色素P450单电子氧化为自由基阳离子,它们可能是这些致癌物的终毒物。如同过氧化物酶一样,氧合血红蛋白(Hb-Fe Ⅱ-O$_2$)能催化氨基酚氧化为半醌自由基和醌亚胺,这是增毒的另一个实例。因为这些产物接着又使亚铁血红蛋白(Hb-Fe Ⅱ)氧化为不能携带氧的高铁血红蛋白(Hb-Fe Ⅲ)。

自由基也可由电子向分子转移而引起的键均裂(还原裂解)生成。通过电子从细胞色素P450或线粒体电子传递链转移的过程(还原脱卤),这种机制参与CCl$_4$转变为三氯甲基自由基(Cl$_3$C·)。Cl$_3$C·与O$_2$反应形成反应性更强的三氯甲基过氧自由基(Cl$_3$COO·)。具有最重要毒理学意义的自由基——羟基自由基(HO·)也由均裂生成。在电离辐射时,这一过程从水中产生大量HO·。过氧化氢(HOOH)还原均裂为HO·和HO$^-$的过程称为Fenton反应,这是由过渡金属催化的,典型的有Fe(Ⅱ)、Cu(Ⅰ)、Cr(Ⅴ)、Ni(Ⅱ)或Mn(Ⅱ),它是HOOH及其前体O$_2^-$·的主要增毒机制,也是过渡金属的增毒机制。此外,能络合过渡金属的化学物,如氨三乙酸、博来霉素和丝膜蕈毒的毒性也是基于Fenton反应,因为络合增加了某些过渡金属离子的催化效率。吸入的矿物颗粒如石棉和二氧化硅的肺毒性至少部分是由颗粒表面上的铁离子触发的HO·形成所引起的。过氧化氢是几种酶促反应的直接或间接副产物,包括单胺氧化酶、黄嘌呤氧化酶和酰基辅酶A氧化酶,它通过自发的或超氧化物歧化酶催化的O$_2^-$·歧化而大量产生。

均裂也参与了ONOO$^-$形成自由基的过程,ONOO$^-$很容易与普遍存在的CO$_2$反应生成亚硝基过氧碳酸盐(ONOOCO$^-$),它可自发地均裂为2种自由基:氧化剂与硝化剂二氧化氮(·NO$_2$)和氧化剂碳酸阴离子自由基(CO$_3^-$·)。因此,ONOO$^-$及其以后的自由基形成代表着O$_2^-$·与·NO的增毒机制。

(3)亲核物:亲核物的形成是毒物活化中较少见的一种机制。例如,苦杏仁经肠道细菌β-糖苷酶催化形成氰化物,丙烯腈环氧化后与谷胱甘肽结合形成氰化物,硝普钠经巯基诱导降解后形成氰化物,CO是二卤甲烷经过氧化脱卤的有毒代谢产物,一种强亲核物和还原剂硒化氢是由亚硒酸盐与谷胱甘肽或其他巯基反应形成的。

(4)活性氧化还原反应物:除了上述机制外,还存在一种特殊的产生活性氧化还原反应物的机制。例如,硝酸盐通过肠道细菌还原、亚硝酸酯或硝酸酯与谷胱甘肽反应形成产生高铁血红蛋白的亚硝酸盐;氨苯砜羟胺和5-羟伯氨喹啉(分别为氨苯砜和伯氨喹啉的羟化代谢物)通过协同氧化作用形成高铁血红蛋白;还原剂如抗坏血酸以及还原酶如NADPH依赖的黄素酶使Cr(Ⅵ)还原为Cr(Ⅴ)。氧化还原循环形成的外源性自由基以及O$_2^-$·与·NO能还原结合于铁蛋白的Fe(Ⅲ),随后以Fe(Ⅱ)形式将其释放,由此形成的Cr(Ⅴ)和Fe(Ⅱ)可催化HO·的形成。

总之,大多数反应性代谢物是缺电子的分子或分子片段,如亲电物和中性或阳离子自由基。虽然某些亲核物具有反应性(例如HCN、CO),但多数亲核物通过转变为亲电物而活化。同样,具有多余电子的自由基在HOOH形成并接着发生均裂后引起中性HO·而导致损害。

2. 解毒　清除终毒物或阻止其形成的生物转化过程称为解毒(detoxication)。在某些情况下,解毒可与增毒过程竞争某一外源化学物。解毒可以通过6种途径进行,这取决于有毒物质的化学特征。

（1）无功能基团毒物的解毒：一般而言，无功能基团的化学物如苯、甲苯以两相方式解毒。首先，功能基团如羟基或羧基被引入分子中，最为常见的是通过细胞色素 P450 酶，以及随后一种内源性的酸（如葡萄糖醛酸、硫酸或氨基酸）通过转移酶加入功能基团中，最终的产物为失活的、高度亲水的、易于排泄的有机酸。

（2）亲核物的解毒：亲核物一般通过在亲核功能基团上的结合反应来解毒。例如，羟化的化合物通过硫酸化作用、葡萄糖醛酸化作用，偶尔也通过甲基化作用来结合；而巯基化合物被甲基化或葡萄糖醛酸化，胺类和肼类则被乙酰基化。这些反应防止由过氧化物酶催化的亲核物转变为自由基，以及酚、氨基酚、儿茶酚和氢醌生物转化为亲电性的醌和醌亚胺。清除巯基化合物和肼类的另一个途径是通过含黄素酶的单加氧酶类的氧化作用，某些醇类如乙醇经醇脱氢酶及醛脱氢酶氧化为羧酸而解毒，一种特殊的解毒机制是氰化物经硫氰酸酶生物转化而形成硫氰酸。

（3）亲电物的解毒：亲电物一般通过与巯基亲核物谷胱甘肽结合来解毒。该反应可自发地发生，也可由谷胱甘肽 S-转移酶催化。如金属离子如 Ag^+、Cd^{2+}、Hg^{2+} 和 CH_3Hg^+ 易于与谷胱甘肽反应并通过谷胱甘肽解毒。亲电物解毒的特殊机制有：环氧化物水化酶催化的环氧化物与芳烃氧化物分别生物转化为二醇类和二氢二醇类，羧酸酯酶催化的有机磷酸酯杀虫剂的水解；醌经 DT-黄递酶双电子还原为氢醌，α、β-不饱和醛由醇脱氢酶还原为醇，或由醛脱氢酶氧化为酸；具有巯基反应活性的金属离子由金属硫蛋白形成复合物，具有氧化还原活性的二价铁与铁蛋白形成复合物。如果某种蛋白质不具有关键性功能，同时不会成为一种新抗原或其他有害的方式，亲电物与其共价结合时也可看作解毒过程，如羧酸酯酶不仅通过水解使有机磷失活，也可通过共价结合机制使有机磷失活。

（4）自由基的解毒：由于 $O_2^-\cdot$ 可转变为反应活性更高的化合物，故其清除是一种重要的解毒机制。该解毒机制是通过超氧化物歧化酶（SOD）定位于胞质（Cu、Zn-SOD）和线粒体（Mn-SOD）的高效力酶来实施的。这些酶将 $O_2^-\cdot$ 转变为 HOOH，随后 HOOH 被胞质中含硒半胱氨酸的谷胱甘肽过氧化物酶或过氧化氢酶还原为水。没有一种酶能有效清除 $HO\cdot$，虽然某些相对稳定的自由基如过氧自由基易于从谷胱甘肽、α-维生素 E 或维生素 C 获得一个氢原子，变成非自由基，但这些抗氧化剂对于 $HO\cdot$ 的解毒作用通常是无效的，这是由于 $HO\cdot$ 的半衰期极短（10^{-9} s），几乎无法提供 $HO\cdot$ 到达抗氧化剂并与之反应的时间。因此，对于 $HO\cdot$ 的唯一有效的保护是通过清除其前体 HOOH，使其转变为水来阻止 $HO\cdot$ 的形成。

$ONOO^-$ 不属于自由基氧化剂，它明显比 $HO\cdot$ 更稳定（半衰期约为 1 s）。然而，小分子的生物抗氧化剂（如谷胱甘肽、尿酸、维生素 C、α-维生素 E）在终止其形成方面相对无效。因为 $ONOO^-$ 易于与 CO_2 反应形成具有反应活性的自由基。比较有效的是含有硒半胱氨酸的谷胱甘肽过氧化物酶，它能通过将 HOOH 还原为水的方式将 $ONOO^-$ 还原为亚硝酸盐（ONO^-）。含有 10 个硒半胱氨酸残基并覆盖在内皮细胞表面的硒蛋白也可还原 $ONOO^-$，并可能作为血液中这种氧化剂的保护剂。此外，$ONOO^-$ 与氧合血红蛋白、含血红蛋白的过氧化物酶和白蛋白反应，这些蛋白质可能都是 $ONOO^-$ 的清除场所。清除 $ONOO^-$ 前体是防止 $ONOO^-$ 增高的有效机制，即通过与氧合血红蛋白反应，形成高铁血红蛋白和硝酸来清除 NO，以及通过 SOD 清除 $O_2^-\cdot$。通过来自谷胱甘肽的电子转移来清除过氧化物酶生成的自由基，这就导致谷胱甘肽被氧化，而谷胱甘肽的氧化可被 NADPH 依赖的谷胱甘肽还原酶所逆转。因此，谷胱甘肽在亲电物和自由基的解毒中起重要作用。

（5）蛋白质毒素的解毒：细胞外和细胞内的蛋白酶参与有毒多肽的失活作用。在蛇毒发现的几种毒素,如 α 和 β-银环蛇毒素、半环扁尾蛇毒素和磷脂酶含有它们活性所需的分子内二硫键,这些蛋白质可被硫氧还蛋白(thioredoxin,一种还原必需二硫键的内源性双巯基蛋白)还原而失活。

(6)解毒失效:解毒可因下述 4 种原因失效:①毒物引起解毒酶耗竭,如共底物(cosubstractes)的消耗或细胞抗氧化剂如谷胱甘肽、维生素 C 和 α-维生素 E 的耗竭而导致终毒物的蓄积,导致解毒失效。②偶尔可见某种具有反应活性的毒物使解毒酶失活。如 ONOO⁻ 使 Mn-SOD 失效,这种酶在正常情况下可拮抗 ONOO⁻ 的形成。③某些结合反应可被逆转。如 α-萘胺(一种膀胱致癌物)在肝脏被 N-羟化并与葡萄糖醛酸结合,以葡糖苷酸形式排泄到尿中。而在膀胱中,葡糖苷酸被水解,释放的芳基羟胺经质子化过程和脱水过程转变为具有反应性的亲电子芳基硝鎓离子(arylnitronium)。异氰酸盐和异硫氰酸盐的形成可释放不稳定的谷胱甘肽结合物。于是,甲基异氰酸盐酸在吸入后易在肺部形成谷胱甘肽结合物,并由此分布到其他组织。在这些组织中可再生具有反应活性的亲电子母化合物,这样的结合物是毒物的转运形式。④有时解毒过程产生潜在的有害副产物。如谷胱甘肽自由基和谷胱甘肽二硫化物,它们在自由基解毒过程中产生。谷胱甘肽二硫化物能与蛋白巯基形成混合二硫化物,而谷胱甘肽硫基自由基(GS·)在与硫醇盐(GS⁻)反应后形成一种谷胱甘肽二硫化物自由基阴离子(GSSG⁻·),它能使 O₂ 还原为 O₂⁻·。

二、 终毒物与靶分子的反应

毒作用是由终毒物与靶分子的反应所介导的,在不同生物学组织结构水平(如靶分子本身、细胞器、细胞、组织和器官,甚至整个机体)上引起的功能失常与损伤。终毒物与靶分子的交互作用触发毒作用时须考虑 4 个方面:①靶分子的属性;②终毒物与靶分子之间反应的类型;③毒物对靶分子的效应(图 3-2);④必须考虑终毒物改变生物学微环境,如关键内源分子、细胞器、细胞和器官的微环境(非终毒物与靶分子反应)所引起的毒性。

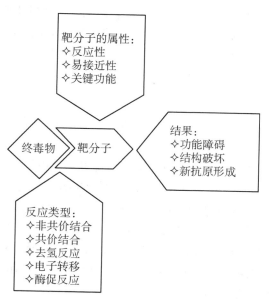

图 3-2　毒性发展的第二阶段:终毒物和靶分子的反应

(引自:Klaassen CD, ed. Casarett and Doull's Toxicology. 9th edition. 2019)

（一）靶分子的属性

认识与鉴别参与毒作用的靶分子虽然重要,但要获得一个潜在的靶分子的清单几乎是不可能的。具有毒理学意义的重要靶标是大分子,如核酸(特别是 DNA)和蛋白质。在小分子中,膜脂质最为常见,而辅因子如辅酶 A 和吡哆醛较少涉及。

内源性分子作为一个靶分子必须具有合适的反应性和(或)空间构型,以容许终毒物发生共价或非共价反应。而为了发生这些反应,靶分子必须接触足够高浓度的终毒物,因此,处于反应活性化学物邻近或接近其形成部位的内源性分子常常是靶分子,具有反应活性代谢物的第一个靶分子是催化这些代谢物形成的酶或邻近的细胞内结构。例如,负责甲状腺激素合成的酶——甲状腺过氧化物酶将某些亲核的外源化学物(如甲巯咪唑、杀虫强和间苯二酚)转变为活性自由基代谢物,这些自由基代谢物又使甲状腺过氧化物酶失活,这就是这些化学物抗甲状腺作用以及诱发甲状腺肿瘤的基础。由细胞色素 P450 活化的四氯化碳可破坏酶本身及其邻近的微粒体膜。几种线粒体酶(包括琥珀酸脱氢酶、丙酮酸脱氢酶和细胞色素 C 氧化酶)是肾毒性半胱氨酸结合物(如二氯乙烯半胱氨酸的靶分子),然后这种结合物由线粒体半胱氨酸结合物 β-裂合酶转变为亲电物。活性代谢物在密切靠近其形成部位如果没有合适内源性分子时,可能扩散直至它们遇到相关的反应物,如硬亲电物 N-甲基-4-氨基偶氮苯在胞质中产生的芳基硝鎓离子代谢物易于与核中的靶 DNA 反应。

并非所有化学物与靶分子的结合都会发生有害效应。CO 通过与亚铁血红蛋白结合而引起毒性,也可与细胞色素 P450 的铁结合,而极少出现或不出现有害效应。毒物与细胞内各种蛋白共价结合(包括酶和结构蛋白的结合)已经被证实,但哪一种蛋白参与有毒理学意义的结合目前还不确定。乙酰氨基酚引起的某些肝线粒体蛋白的芳基化,与这种药物引发的肝损害可能具有因果关系,因为乙酰氨基酚的非肝毒性异构体与这些蛋白质不易发生共价结合。相反,由乙酰氨基酚引起的许多胞质蛋白的芳基化可能是不重要的,因为这种药物的非肝毒性异构体也可以芳基化这些蛋白质。不出现不良后果的蛋白质共价结合甚至可能代表某种形式的解毒(通过占有具有毒理学意义的靶分子)。例如,有机磷杀虫剂共价结合于血浆丁酰胆碱酯酶是一种保护机制,因为它减少了靶分子乙酰胆碱酯酶的磷酰化。因此,为了最终确认引起毒性的靶分子,就必须证实:①终毒物与靶分子反应并对其功能产生不良影响;②终毒物在靶部位达到有效的浓度;③终毒物以某种机制与所观察的毒性相关方式改变了靶分子。

（二）反应的类型

终毒物可以非共价或共价的形式与靶分子结合,也可通过去氢反应、电子转移或酶促反应而改变靶分子。

1. 非共价结合(noncovalent binding) 这类结合可能是由于非极性交互作用或氢键与离子键的形成,具有代表性的是毒物与膜受体、细胞内受体、离子通道以及某些酶等靶分子的交互作用。例如,这种作用力是番木鳖碱结合于脊髓运动神经元上甘氨酸受体、TCDD 结合于芳烃受体、哈蚌毒素结合钠通道、佛波酯结合于蛋白激酶 C,及杀鼠灵结合于维生素 K2,3-环氧化物还原酶的原因,也是吖啶黄和阿霉素插入双螺旋 DNA 的原因。由于这些化学物原子的空间排列,使它们可与内源性分子的互补部位结合,因而表现出毒作用。非共价结合的键能相对较低,所以这种结合通常是可逆的。

2. 共价结合(covalent binding) 由于共价结合的键能较高,通常是不可逆的,可持久地改变内源分子,因此具有重要的毒理学意义。共价加合物的形成常见于亲电毒物,如非离子和阳电子亲电物以及自由基阳离子。这些毒物也可与生物大分子如蛋白质和核酸中的亲核原子发生反应。亲电原子对亲核原子表现出某些选择性,取决于它们的电荷/半径比。一般而言,软亲电物较易与软亲核物(两者均具有较低的电荷/半径比)反应,而硬亲电子较易与硬亲核物(两者均具有较高的电荷/半径比)反应。例如,银和汞这样的金属离子被归类为软亲电物,优先与软亲核物反应;而锂、钙和钡这样的硬亲电物优先与硬亲核物反应;在这 2 个极端之间的金属,如铬、锌和铅显示出与亲核物的普遍反应性。亲电物的反应性决定了哪种内源性亲核物能与之反应并成为其靶分子。

中性自由基如 $HO^{\cdot}$、$^{\cdot}NO_2$ 和 $Cl_3C^{\cdot}$ 也能共价结合于生物大分子。$Cl_3C^{\cdot}$ 加入脂质的双键碳或脂质自由基可产生含氯甲基脂肪酸的脂质。羟基自由基加入 DNA 碱基导致许多产物的形成,包括 8 - 羟嘌呤、5 - 羟甲基嘧啶以及胸腺嘧啶和胞嘧啶的乙二醇。

原则上亲核毒物倾向于与亲电内源化合物反应,但由于生物大分子的亲电物十分罕见,所以该反应不常发生。例如,胺类和肼类与一种脱羧酶的共底物醛吡哆醛发生共价反应;一氧化碳、氰化物、硫化氢和叠氮化合物与各种血红蛋白中的铁形成配位共价键,其他亲核物以电子转移反应的方式与血红蛋白反应。

3. **去氢反应**(hydrogen abstraction) 自由基可迅速从内源化合物去除氢原子,将这些化合物转变为自由基。例如,从巯基化合物(R - SH)去除氢形成硫基自由基(R - S^{\cdot}),这种自由基是其他巯基氧化产物如次磺酸(R - SOH)和二硫化物(R - S - S - R)的前身。自由基能从游离氨基酸或蛋白质氨基酸残基的 CH_2 基除去氢,转变为羰基化合物。这些羰基化合物与胺类反应,形成与 DNA 或其他蛋白质的交联。从 DNA 分子中的脱氧核糖去除氢产生 C - 4′ - 自由基,这是 DNA 断裂的最初步骤。从脂肪酸去除氢产生脂质自由基并启动脂质过氧化。

4. **电子转移**(electron transfer) 部分外源化学物能将血红蛋白中的 Fe^{2+} 氧化为 Fe^{3+},形成高铁血红蛋白血症。例如,亚硝酸盐能氧化血红蛋白,而 N - 羟基芳胺(如氨苯砜羟胺)、酚类化合物(如 5 - 羟伯氨喹)和肼类(如苯肼)与氧合血红蛋白共氧化,形成高铁血红蛋白与过氧化氢。

5. **酶促反应**(enzymatic reaction) 少数毒素通过酶促反应作用于特定靶蛋白。例如,蓖麻蛋白诱发核糖体的水解断裂,阻断蛋白质的合成;一些细菌毒素催化 ADP - 核糖从 NAD^+ 转移到特定蛋白质;白喉毒素阻断蛋白质合成过程中延伸因子的功能,霍乱毒素则活化一种 G 蛋白,蛇毒含有破坏生物分子的水解酶等。

总之,大多数终毒物借助其化学反应性作用于内源性分子上,具有一种类型以上反应性的毒物可以通过不同机制与不同的靶分子反应。例如,醌类可以作为电子受体启动巯基氧化或导致脂质过氧化的自由基反应,同时也可以作为软亲电物共价结合于蛋白巯基。

(三) 毒物对靶分子的影响

终毒物与内源性分子反应可引起功能与结构失常,而且对蛋白质而言,这种反应可使蛋白质变成免疫系统的外源异蛋白(即抗原)。

1. 靶分子的功能失调

(1) 某些毒物可模拟内源性配体而激活或抑制靶分子功能:例如,吗啡可激活阿片受体、氯贝丁酯可作为一种过氧化物酶激活性受体的激动剂、佛波酯和铅离子可激活蛋白激酶 C。但大多数情况是外源化学物抑制靶分子的功能。例如,阿托品、箭毒和番木鳖碱通过附着于配体结合部位或通过干扰离子通道的功能而阻断神经递质受体;河豚毒素和哈蚌毒素通过抑制神经元膜电压而激活钠通道开放,而 DDT 和除虫菊酯则可抑制它们的开放;某些毒物可阻断离子转运蛋白，另一些毒物则抑制线粒体电子转移复合物活性或抑制酶活性；某些毒物与肌微管蛋白（如长春碱、秋水仙碱、紫杉醇、三价砷）或肌动蛋白（如细胞松弛素 β、次毒蕈环肽）结合，损害细胞骨架蛋白的组装（聚合）和拆装（解聚）过程。

（2）毒物的交互作用可破坏蛋白质结构：当蛋白质与毒物交互作用而改变其结构时，蛋白质的功能即受损害。例如，酪氨酸磷酸酶、甘油醛 3 - 磷酸脱氢酶、丙酮酸脱氢酶、钙离子泵和转录因子（AP - 1）等，因为巯基反应化学物的损害，可触发异常的信号转导，损害细胞能量和代谢稳态。

（3）毒物可干扰 DNA 的模板功能：化学物与 DNA 共价结合引起复制期间核苷酸错配。例如，黄曲霉毒素 8,9 - 氧化物共价结合于鸟嘌呤的 N - 7 位，使得带有加合物的鸟嘌呤与腺嘌呤配对，而不是与胞嘧啶配对，形成不正确密码及不正确的氨基酸插入蛋白质（如黄曲霉毒素诱发的 ras 原癌基因和 $p53$ 肿瘤抑制基因突变）。

2. 靶分子的结构破坏

（1）毒物通过形成加合物、发生交联和断裂而改变内源性分子的一级结构：如双功能的亲电物如 2,5 - 己二酮、二硫化碳、丙烯醛、4 - 羟壬醛和氮芥烷化剂能交联细胞骨架蛋白、DNA，或使 DNA 与蛋白质发生交联；羟基自由基通过使上述大分子转变为活性亲电物（如蛋白羰基）或自由基也可引起交联，交联使其连接的分子发生结构破坏与功能障碍。

（2）某些靶分子受化学物攻击后可自发性降解：自由基如 $Cl_3COO^{\cdot}$ 和 $HO^{\cdot}$ 可引起从脂肪酸脱氢而启动脂质的过氧化降解，所形成的脂质自由基（$L^{\cdot}$）通过氧固化作用转变为脂质过氧自由基（$LOO^{\cdot}$）；同时通过去氢反应形成脂质氢过氧化物（LOOH），通过 $Fe(\text{II})$ 催化的 Fenton 反应形成脂质烷氧自由基（$LO^{\cdot}$），随后的断裂引起烃（如乙烷）以及活性醛（如 4 - 羟壬醛和丙二醛）的形成。因此，脂质过氧化不仅会破坏细胞膜脂质，还容易与邻近的分子如膜蛋白质发生反应，或扩散至核与 DNA 发生反应。

（3）毒物可引起多种形式的 DNA 断裂：例如，DNA 碱基受 $HO^{\cdot}$ 自由基攻击可形成咪唑环开放的嘌呤或环收缩的嘧啶，可阻断 DNA 复制。在鸟嘌呤 N - 7 位形成大分子加合物使 N - 糖苷链不稳定，诱发脱嘌呤作用，导致形成具有致突变作用的无嘌呤部位；羟自由基通过从 DNA 的核糖获得 H、产生 C - 4′ 自由基、随后发生 O_2^{-} 加成、Criegee 重排和磷酸二酯链断裂而引起 DNA 单链断裂；电离辐射后，多种羟自由基攻击长度较短的 DNA 引起双链断裂，最终导致细胞致死效应。

3. 形成新抗原　某些个体暴露于外源化学物后，与化学物结合的蛋白质常作为新抗原，激发机体的免疫应答。某些具有高反应性的化学物（如硝基氯苯、青霉素、镍）可自发地结合于蛋白质，还有某些化学物可通过自氧化为醌类或通过酶促生物转化而获得反应性。例如，细胞色素 P450 将氟烷生物转化为三氟乙酰氯，后者作为半抗原而结合于肝的微粒体和细胞表面蛋白，诱导抗体产生免疫反应，引起肝炎样综合征。药物引起的狼疮及药物引起的白细胞缺乏症是由药物-蛋白质加合物触发的免疫反应所介导的。导致这类反应的化学物通常都是亲核物，如氨基比林、氯氮平、普鲁卡因胺和异烟肼等芳香胺类，以及丙硫氧嘧啶、甲巯咪唑和卡托普利等巯基化合物。某些带有加合物的蛋白质能模拟正常蛋白质，因此正常蛋白质也会受抗体的攻击。

（四）非经靶分子反应引起的毒性

某些外源化学物不是通过或不完全通过与特定内源性靶分子交互作用而引起毒性的，而是通过改变生物学微环境而导致毒性的,包括:①能改变生物水相中 H^+ 离子浓度的化学物,如酸和能生物转化为酸的物质(如甲醇和乙二醇)以及疏质子解耦联剂(如 2,4-二硝基酚和五氯酚),在线粒体基质中使酚的质子分离,因而使推动 ATP 合成的质子梯度消失;②使细胞膜脂质相发生物理化学改变,以及破坏细胞功能所必需的穿膜溶质梯度的溶剂及去垢剂;③通过占据位置或空间引起危害的其他外源化学物,如某些化学物(如乙二醇)在肾小管中形成水不溶性沉淀物;磺胺类化合物通过占据白蛋白的胆红素结合位点而引起新生儿胆红素毒性(核黄疸,kernicterus);CO_2 取代肺泡腔的氧而引起窒息。

三、 细胞调节功能障碍

毒物与靶分子反应可导致细胞功能损害,是毒性发展过程的第 3 个阶段(图 3-3)。多细胞机体的每个细胞都执行着特定的程序,如某些程序决定细胞的命运,如增殖、分化或凋亡;而另一些程序则控制已分化细胞的瞬息活动(momentsry activity),决定细胞分泌物质的数量、是否收缩或舒张、转运和代谢营养物质的速率。为调节这些细胞程序,细胞具有能被外部信号分子激活或失活的信号网络。为执行这些程序,细胞装备有合成、代谢、动力、转运和产生能量的体系以及结构元件,可以组装为大分子复合物、细胞膜和细胞器,借此以维持其自身的完整性(内部功能)和支持其他细胞的功能(外部功能)。

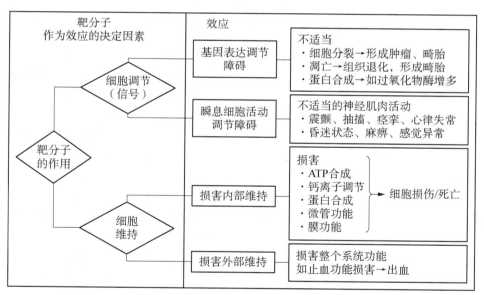

图 3-3 毒性发展的第三阶段:细胞调节或维持功能的改变

(引自:Klaassen CD, ed. Casarett and Doull's Toxicology. 9th edition. 2019)

毒物所引起的最初细胞功能障碍(但不一定是最终的结果)主要取决于受影响靶分子的功能。如果受影响的靶分子参与细胞信号通路的调节过程,那么基因表达的调节障碍和(或)细胞瞬息活动调节障碍就会首先发生;如果受影响的靶分子主要参与维持细胞自身的功能,则可能威胁到细胞的存活;毒物与行使外部功能的靶分子反应可能影响其他细胞和整个器官系统的功能。

（一）毒物引起的细胞调节障碍

细胞受信号分子所调节,首先激活与信号转导网络所联系的细胞受体,而后信号转导网络将信号传递给基因的调节区域和(或)功能蛋白。受体激活最终可导致:①改变基因的表达,增加或减少特定蛋白质的功能;②通过磷酸化,使特定蛋白发生化学修饰,影响基因表达及功能蛋白的活性。由于信号网络的分支和交互联系,一个信号常常可触发以下两类应答。

1. **基因表达调节障碍** 基因表达调节障碍可发生于直接负责转录及细胞内信号转导途径的相关因子,以及细胞外信号分子的合成、贮存或释放过程。

(1) 转录调节障碍:遗传信息从 DNA 转录给 mRNA 主要受转录因子(TF)与基因的调节,或由启动区域间的相互作用所控制。通过与这一区域的核苷酸序列相结合,激活的转录因子可促进形成前起始复合物(preinitiation complex)及相毗邻基因的转录。外源化学物可与基因的启动子区域、转录因子或前起始复合物的其他元件交互作用。然而,转录因子激活作用的改变似乎是最常见的方式。从功能角度看,已知有配体激活和信号激活两种类型的转录因子。

许多天然化学物如激素(类固醇、甲状腺激素)和维生素(视黄醇和维生素 D)通过激活转录因子而影响下游靶基因的表达。外源化学物可模拟天然配体而调节基因表达,如祛脂酸类降血脂药和邻苯二甲酸酯模拟多不饱和脂肪酸,作为过氧化物酶体增殖剂激活性受体(PPAR)的配体,而 Cd^{2+} 替代 Zn^{2+}——金属应答元件结合的转录因子(MTF-1)的内源性配体。天然或外源化学物配体在以极端剂量摄入或在个体发生的关键期摄入时,可通过配体激活的转录因子而引起毒性。皮质醇与糖皮质激素受体(GR)结合可引起淋巴细胞的凋亡。二噁英(TCDD)活化芳香烃(Ah)受体(AHR),可导致胸腺萎缩、消耗性综合征、致畸作用(腭裂)、诱导细胞色素 P450 和多种外源化学物代谢酶的基因表达。雌激素在表达雌激素受体的细胞(如女性生殖器官、乳腺和肝的细胞)可引起致有丝分裂的作用,因此在雌激素长期暴露时,由雌激素诱导的增殖似乎是这些器官肿瘤形成的原因。作用于配体激活转录因子的化学物如皮质醇、TCDD 和视黄醇所诱发的胚胎畸形,可看作不合适的基因表达。

(2) 信号转导调节障碍:细胞外信号分子如生长因子、细胞因子、激素和神经递质最终能通过细胞表面受体和细胞内信号转导网络激活转录因子,进而控制影响细胞周期进展、决定细胞结局的基因的转录活性。转录因子 c-Fos 和 c-Jun 蛋白以二聚体的形式(AP-1)可以结合到十四烷酰佛波醇乙酸酯(TPA)应答元件(TRE),如细胞周期蛋白 D 基因启动子中的TRE。转录因子 c-Myc 蛋白与 Max 蛋白二聚化并结合于其同源的核苷酸序列时,能激活细胞周期蛋白 D 和 E 基因,接着细胞周期蛋白通过活化细胞周期蛋白依赖的蛋白激酶而加速细胞分裂周期。因此,促有丝分裂的信号分子可诱导细胞增殖;相反,转化生长因子-β(TGF-β)可诱导细胞周期蛋白依赖的蛋白激酶抑制蛋白(如 P27)的表达,具有抑制有丝分裂作用。

从细胞表面受体到转录因子的信号通过连续的蛋白质-蛋白质交互作用和蛋白质磷酸化而分段传递。暴露于所有细胞表面的生长因子受体实际上是具有磷酸化作用的酶(即受体蛋白酪氨酸激酶),即配体诱导相应受体自我磷酸化,磷酸化的受体能结合连接物蛋白(adapter protein),并通过这些连接物蛋白激活 Ras,活化的 Ras 诱导有丝分裂原激活的激酶(MAPK)级联反应,涉及一系列蛋白激酶的磷酸化。因此,从受体经激酶再到转录因子的许多信号元件的活性受特定丝氨酸、苏氨酸和酪氨酸羟基磷酸化的影响,一般通过蛋白激酶催化的磷酸化来激活,同样通过由蛋白磷酸酶执行的脱磷酸化反应使之失活。

化学物可通过多种途径引起信号转导障碍,最常见的是通过改变蛋白磷酸化,偶尔也通过干扰 G 蛋白(如 Ras)的 GTP 酶活性、破坏正常的蛋白质-蛋白质交互作用,或通过建立异常的交互作用以及改变信号蛋白的合成与降解,这样的干预最终可影响细胞周期的进展。

细胞内还存在一些能使信号保持在受控下的抑制性结合蛋白,如在细胞质中 IκB 与 NF-κB 结合,可防止 NF-κB 转移到核内并发挥 TF 功能。在磷酸化时,IκB 被降解,使得 NF-κB 变为游离型。由于 IκB 的磷酸化能被一种 MAPK 级联反应的蛋白激酶 Raf 所催化,也由于释放出来的 NF-κB 能反式激活 c-Myc 基因,因此,NF-κB 也可以促进所调控的几种细胞因子(如 TNF-α,IL-1β)和急性期蛋白质(如 C-反应蛋白、α1-酶性糖蛋白)的基因转录。因此,NF-κB 在炎症和急性期反应中起一种诱导作用。IκB 降解和 NF-κB 活化也能由氧化应激所诱导,过氧化物似乎是介导这种作用的活性氧。活化的 NF-κB 可能引起对氧化应激的增强和炎症反应。NF-κB 也可通过维持 c-Myc 转录和反式活化抗凋亡 IAP 蛋白的基因(如抑制天冬氨酸特异性半胱氨酸蛋白酶)而防止发生细胞凋亡。

(3) 细胞外信号产生的调节障碍:脑垂体前叶激素通过作用于细胞表面受体,促进外周内分泌腺细胞的有丝分裂并调控外周腺体激素的分泌,外周腺体激素又可负反馈调控脑垂体激素的产生。如雌激素通过促性腺激素分泌的反馈抑制而引起睾丸萎缩,外源性雌激素氯酮(chlordecone)通过促性腺激素分泌的反馈抑制引起工人精子数降低;除草剂 3-氨基-1,2,4-三氮唑抑制甲状腺激素分泌。苯巴比妥促进甲状腺激素代谢,继而降低甲状腺激素水平,通过反馈调控增加垂体促甲状腺激素(TSH)的分泌,因为过量 TSH 刺激甲状腺细胞的分裂,导致甲状腺肿或甲状腺肿瘤的发生。

2. 细胞瞬息活动调节障碍　特定细胞正常运行的控制是通过作用于膜受体的信号分子来实施的,这些受体通过调节 Ca^{2+} 进入细胞质或刺激细胞内第二信使的酶促反应转导信号。Ca^{2+} 或其他第二信使最终改变功能蛋白质的磷酸化并改变其活性,随后立即引起细胞功能的变化。毒物可通过干扰信号转导过程中的任何一个步骤都可影响细胞的瞬息活动。

(1) 可兴奋细胞活动调节障碍:外源化学物可影响神经元、骨骼肌、心肌和平滑肌等可兴奋细胞的活动,这些细胞的功能如神经递质的释放、肌肉的收缩受邻近神经元合成和释放的递质或介质的控制。

许多药物通过调节神经和肌肉活动发挥其药理作用,而过量的药物、杀虫剂以及微生物、植物和动物毒素则通过该机制对机体产生毒作用。神经元是信号转换细胞,化学物对神经元的影响不仅见于受毒物影响的神经元,也见于受原发靶细胞影响的下游细胞。例如,河豚毒素可阻断运动神经元电压门控的钠离子通道,引起骨骼肌麻痹;阻断中枢神经系统 GABA 受体的环二烯杀虫剂可诱发神经兴奋和惊厥。

外源化学物引起的瞬息细胞活动障碍可能是由于神经递质浓度的变化、受体功能变化、细胞内信号转导变化和信号终止。

(2) 其他细胞活动的调节障碍:虽然很多信号转导机制也对非可兴奋细胞起作用,但这些细胞信号转导过程的失调通常不产生严重的后果。例如,大鼠肝细胞的 α1-肾上腺素能受体被激活可引起葡萄糖水解和谷胱甘肽输出的增加,这些代谢改变可能对细胞有一定毒理学意义,但后果并不严重。

许多外分泌细胞受毒蕈碱样乙酰胆碱受体调控。有机磷杀虫剂中毒后唾液分泌、流泪和支气管过度分泌就是由于乙酰胆碱受体的刺激;相反,这些受体的阻断导致阿托品中毒时的高热。饮用乙醇可引起血液中细菌内毒素水平迅速升高,细菌内毒素通过激活肝库普弗细胞(Kupffer cell)表面的 Toll 样受体 4(TLR4)、启动 Toll 样受体信号通路并产生大量炎性细胞因子和活性氧（ROS），引起邻近肝实质细胞的毒性损伤。库普弗细胞具有甘氨酸受体（即甘氨酸门控的 Cl^- 通道），摄入甘氨酸（通过 Cl^- 内流诱导超极化）可阻断库普弗细胞分泌炎症介质，这种干预作用缓解了乙醇引起的肝损害。

由于某些磺胺药引起实验动物低血糖，导致了糖尿病患者口服血糖药的开发。这些药物抑制胰腺 β 细胞的钾离子通道，诱导去极化，导致钙离子内流和胰岛素分泌。抗高血压药二氮嗪以相反的方式作用于钾离子通道，抑制胰岛素的分泌，这种药物可开发应用于无法手术治疗的胰岛素分泌型胰腺肿瘤的治疗。

（二）毒物引起细胞维持功能改变

许多毒物干扰细胞维持功能。在多细胞机体内，细胞必须维持其本身的结构与功能的完整性，并为其他细胞提供支持功能。这些功能的执行可被化学物破坏，导致毒性反应。

1. 损害细胞内部维持　所有细胞为了生存必须合成内源性分子，并组装大分子复合物、细胞膜及细胞器，以维持细胞内环境，产生细胞活动所需的能量。破坏这些功能的毒物，特别是损害线粒体能量产生功能和控制基因组功能蛋白合成的毒物均可引起细胞毒性和细胞死亡。使细胞遭受致死性打击的外源化学物可启动 3 种关键性的生化功能紊乱，即 ATP 耗竭、持续性细胞内 Ca^{2+} 升高以及 ROS 和活性氮（RNS）过量产生。

（1）损害细胞内部维持的机制

1）ATP 耗竭：ATP 作为生物合成的化学物质和能量的主要来源，在细胞维持中起核心作用。通过 ATP 水解为 ADP 或 AMP 的形式来释放化学能。ADP 在线粒体中由 ATP 合酶重新磷酸化及氢氧化为水相耦联，这一过程称为氧化磷酸化。除了 ATP 合酶，氧化磷酸化还需要：①氢以 NADH 的形式传递给初始电子转运复合物；②氧传递给终末电子转运复合物；③ADP 和无机磷转运给 ATP 合酶；④电子沿电子传递链流向 O_2，伴有质子从基质腔穿内膜逐出；⑤质子沿电化学梯度穿越内膜返回基质腔，从而驱动 ATP 合酶。毒物可以通过以下 5 种途径干扰线粒体 ATP 的合成：①干扰氢向电子传递链传递，如氟乙酸抑制柠檬酸循环和还原性辅因子的产生；②抑制电子沿电子传递链转移到分子氧，如鱼藤酮和氰化物；③干扰氧传递到终末电子转运蛋白——细胞色素氧化酶；④抑制 ATP 合酶活性，包括直接抑制 ATP 合酶、干扰 ADP 的传递、干扰无机磷的传递以及剥夺 ATP 合酶的驱动力——受控的质子向基质间腔内流的力量；⑤引起线粒体 DNA 损害，进而损害由线粒体基因组编码的特定蛋白质（如复合物 Ⅰ 亚单位和 ATP 合酶）的合成，如用于抗 AIDS 的双脱氧核苷类药物叠氮胸苷。氧化磷酸化的损伤对细胞是有害的，因为 ADP 未能重新磷酸化，导致 ADP 及其破坏产物的堆积以及 ATP 的耗竭。ATP 的缺乏危及需 ATP 离子泵的运作，导致离子及细胞容量调控丧失，质膜出现大疱状结构和不可逆的损伤。由于溶血性磷脂与脂肪酸的再酰化过程受损，ATP 的缺乏加剧了这种变化。

2）细胞内 Ca^{2+} 的持续升高：细胞内 Ca^{2+} 水平是受到严格调控的。细胞外和细胞质的 Ca^{2+} 浓度之间所存在的 10 000 倍差异是通过质膜对 Ca^{2+} 的不通透和 Ca^{2+} 从胞质清除的转运机制来维持的。Ca^{2+} 从胞质穿过质膜被主动泵出，并隔离在内质网和线粒体里。由于线粒体配备的转运蛋白亲和力低，故仅当胞质 Ca^{2+} 水平升高到微克分子浓度范围时，线粒体才在 Ca^{2+} 隔离中起有意义的作用。此时，大量 Ca^{2+} 蓄积于线粒体中，以磷酸钙形式沉积。毒物通过促进 Ca^{2+} 向细胞质内流或抑制 Ca^{2+} 从细胞质外流而诱导胞质 Ca^{2+} 水平的升高。配体或电压门控的 Ca^{2+} 通道开放或质膜损伤，可引起细胞外液与细胞质 Ca^{2+} 浓度梯度的降低。毒物

也可诱导 Ca^{2+} 从线粒体或内质网漏出而增加胞质 Ca^{2+} 浓度;也可通过抑制 Ca^{2+} 转运蛋白或耗竭其驱动力而减少 Ca^{2+} 的外流。细胞内 Ca^{2+} 的持续升高是有害的,可导致能量储备的耗竭、微丝功能障碍、水解酶的活化以及 ROS 和 RNS 的生成。

3) ROS 与 RNS 的过度产生:有许多外源化学物可直接生成 ROS 与 RNS,如氧化还原循环物质和过渡金属。此外,ROS 和 RNS 的过度产生可继发于细胞内高钙。因为 Ca^{2+} 以下述方式激活生成 ROS 和 RNS 的酶:①Ca^{2+} 活化三羧酸循环中的脱氢酶加速氢的产生和电子沿电子传递链的流动,这一过程与 ATP 合酶活性的抑制共同增加由线粒体电子传递链形成的 O_2^-;②Ca^{2+} 激活的蛋白酶通过蛋白质水解过程使黄嘌呤脱氢酶转变为黄嘌呤氧化酶,其副产品为 $O_2^- \cdot$ 和 HOOH;③神经元和内皮细胞组成型表达 Ca^{2+} 激活的 NOS。由于 $\cdot$ NO 与 $O_2^- \cdot$ 具有极高的活性,这两种自由基反应可生成毒性更强的 $ONOO^-$。而且,$ONOO^-$ 可通过使高敏感性的 Mn - SOD(可清除 $ONOO^-$ 的前身 $O_2^- \cdot$)失效而进一步增加 $ONOO^-$ 的生成。

(2) 损害细胞内部维持机制之间的相互关系:ATP 耗竭、持续性细胞内 Ca^{2+} 升高以及 ROS 和 RNS 过量产生不是孤立的,而是以多种方式相互作用并彼此放大。①细胞 ATP 储存的耗竭剥夺了内质网质膜 Ca^{2+} 泵的所需能量,引起胞质 Ca^{2+} 的升高,随后 Ca^{2+} 内流进线粒体、$\triangle \psi m$ 下降、ATP 合酶减少。②细胞内高钙促进 ROS 和 RNS 的形成,而 ROS 与 RNS 使巯基依赖的 Ca^{2+} 泵发生氧化性失活,这反过来又加剧了高钙。③ROS 与 RNS 也能消耗 ATP 储备,$\cdot$ NO 是细胞色素氧化酶的可逆性抑制剂。NO^+(亚硝基翁阳离子,一种 $\cdot$ NO 的产物)使甘油醛 - 3 - 磷酸脱氢酶发生 S-亚硝酰化,因而使之失活,损害糖酵解作用,而 $ONOO^-$(与酶的 Fe - S 中心反应)使呼吸链复合物 Ⅰ、Ⅱ、Ⅲ 和顺乌头酸酶发生不可逆的失活。因此,$\cdot$ NO 和 $ONOO^-$ 可抑制细胞 ATP 的合成。④$ONOO^-$ 能诱发 DNA 单链断裂,导致 ADP -核糖聚合酶(PARP)激活。作为修复机制的一部分,激活的 PARP 将来自 NAD^+ 的多个 ADP -核糖部分转移到核蛋白和 PARP 本身,NAD^+ 的消耗严重地危及 ATP 的合成,而 NAD^+ 的再合成又消耗了 ATP,因此由 $ONOO^-$ 引起的 DNA 损害的主要后果是细胞能量不足。

这些事件组成的链条及其引起的代谢状况恶化是某些细胞特有的。例如,氰化物的神经元毒性与去极化和谷氨酸释放,以及随后 Ca^{2+} 经电压门控及谷氨酸门控的通道内流有关。神经元在表达 Ca^{2+} 激活的 NOS 时,也易于产生"亚硝化应激",这种应激不仅影响神经元本身,更重要的是影响邻近的星形胶质细胞。相反,在氰化物和碘乙酸中毒的肝细胞,胞质 Ca^{2+} 增加不是早期事件,NO 形成极少可能参与。然而,ATP 耗竭、细胞内高钙和 ROS 及 RNS 过度产生有交互影响,涉及多步恶性循环,可能进行性地加剧生化功能紊乱,直至引起细胞死亡。

大多数化学物诱发的细胞死亡涉及线粒体,导致线粒体功能失调,如 Ca^{2+} 的蓄积、$\Delta \psi m$ 的耗散、ROS/RNS 过量,最终触发坏死或凋亡,其中引起线粒体内膜通透性(MPT)突然升高是重要的环节。MPT 是由一种跨越线粒体内外膜间的蛋白质孔("巨通道")开放而引起的。由于此孔对相对分子质量<1 500 的溶质是可通透的,因此它的开放使质子可自由地内流进基质间隙,引起 $\Delta \psi m$ 迅速和完全耗散、ATP 合成中断以及水的渗透内流,导致线粒体膨胀。已蓄积于基质间隙的 Ca^{2+} 通过此孔流出,进入胞质。这样的线粒体不仅不能合成 ATP,而且由于内膜的去极化,迫使 ATP 合酶以相反的模式(即作为一种 ATPase 水解 ATP)起作用,从而浪费余留的能源。甚至因糖酵解酶(如己糖激酶、磷酸果糖激酶)的 ATP 供应不足而危及糖酵解过程。假如毒物引起的代谢紊乱十分广泛,以至于大部分或全部的线粒体都发生 MPT,引起细胞 ATP 耗竭时,细胞降解过程(如大分子和膜的氧化性和水解性降解,以及细胞内溶

质和容积稳态的崩解)将导致细胞结构和功能维持完全丧失,细胞溶解或坏死(necrosis)达到顶峰。

另一个相关事件是细胞色素 C 进入胞质。细胞色素 C 释放的意义有 2 个方面:①由于细胞色素 C 处于线粒体电子传递链,细胞色素 C 的丢失将阻断 ATP 合成,增加 $O_2^-\cdot$ 形成,促使细胞死亡。②当细胞色素 C 与 ATP 一起与连接物蛋白(Apaf‐1)结合时,细胞色素 C 能诱发 Apaf‐1 结合的半胱天冬酶原‐9(procaspase‐9)发生蛋白水解断裂,成为有活性的半胱天冬酶‐9(caspase‐9)。这些信号型 caspases 传递活化的信号至效应器 caspases,后者通过修剪特定的细胞蛋白,使蛋白活化或失活。正是 caspase 催化的这些特定蛋白的水解,直接或间接地解释了凋亡细胞的形态学和生物化学改变。

细胞死亡的另一种形式是凋亡(apoptosis),即细胞出现皱缩、细胞核和细胞质物质浓缩并形成凋亡小体。一个细胞在其通往死亡的道路上所经历的多种代谢缺陷是互为因果的,但在次序上却是相当随机的。与之相反,凋亡过程是有序的,牵涉到的分解代谢过程的级联样激活,最终引起细胞凋亡的机制主要有 3 种途径:线粒体途径、死亡受体途径和内质网应激途径。

决定细胞死亡的线粒体事件 MPT 和细胞色素 C 释放受 Bcl‐2 家族的控制,Bcl‐2 家族包括促进(如 Bax、Bad、Bid)和抑制(如 Bcl‐2、Bcl‐xL)上述过程的成员。促进死亡的成员可能直接作用于线粒体膜,而抑制死亡被认为主要是通过与死亡激动剂的二聚作用,使之中性化。因此,相当数量的拮抗性蛋白质作为细胞存活与死亡之间的调节开关而发挥作用。

促凋亡的 Bax 和 Bid 蛋白代表线粒体外启动的死亡程序,以保证线粒体进入凋亡过程。例如,电离辐射和紫外线辐射、烷化剂、阿霉素和拓扑异构酶Ⅱ抑制剂引起 DNA 损伤,诱导 p53 蛋白的稳定与激活,继而诱导 Bax 蛋白表达。由于 DNA 损伤可能引起突变和致癌作用,因此,DNA 损伤细胞的凋亡是机体对抗肿瘤发生的重要自我防御。TNF 受体‐1 或 Fas 刺激能直接活化 caspase 并启动细胞凋亡,Fas 也能通过 caspase 介导的 Bid 活化使线粒体进入死亡程序。Fas 系统参与细胞介导的细胞毒性作用,如细胞毒性 T 淋巴细胞表达 Fas 配体,激活肝脏、心脏和肺细胞膜的 Fas。单‐(2‐乙基‐己基)邻苯二甲酸盐或 2,5‐己二酮通过作用于 Fas,诱导啮齿类动物睾丸精细胞凋亡,因为这些化学物可损害正常维护精细胞的 Sertoli 细胞(足细胞)的微管。当足细胞未能支持精细胞时,就会过度表达 Fas 配体(经凋亡而耗竭精细胞),以限制精细胞的数量(这些细胞上调其 Fas 受体)。

细胞凋亡可经多个途径进行,这些途径均涉及 caspase 活化。不同途径的先后顺序主要取决于最初的损伤以及细胞的类型和状态。例如,缺乏 Bax 基因的 T 淋巴细胞在对电离辐射应答时仍然能发生 p53 依赖的死亡,可能是通过增加 Fas 表达,而缺失 Bax 的成纤维细胞则不能通过这一通路启动细胞凋亡。

决定细胞死亡形式的关键是 ATP 的利用度。在诸如 Ca^{2+} 暴露的肝细胞、Fas 刺激的 T 淋巴细胞和 HOOH 暴露的内皮细胞这样不同的实验模型中,当细胞耗竭 ATP 时出现坏死而不是凋亡,但当提供 ATP 生成的基质而使 ATP 耗竭得以缓解时,则发生凋亡。毒物在低暴露水平或高暴露水平后的早期阶段倾向于诱发凋亡,而在高暴露水平后则引起坏死。例如,肝毒物乙酰氨基酚、1,1‐二氯乙烯、硫代乙酰胺和镉以及肾毒物赭曲霉毒素既引起凋亡,又引起坏死。此外,由细胞毒物引起的 2 种形式的细胞死亡就可能涉及类似的代谢紊乱,其中最重要的是 MPT。发生 MPT 线粒体的数量(这也是取决于化学物暴露的程度)决定了细胞 ATP 耗竭的严重性以及随后的细胞结局。当仅有极少数线粒体发生 MPT 时,这些线粒体以及伴随它们的促凋亡信号(如细胞色素 C 外流)通过溶酶体自噬而清除,结果细胞存活。当 MPT

涉及更多线粒体时,自吞噬机制被抑制,释放的细胞色素 C 启动 caspase 活化,导致细胞凋亡。当 MPT 涉及所有线粒体时,ATP 被严重耗竭,阻止了需 ATP 步骤参与的凋亡程序,细胞倾向于坏死。

此外,外源化学物还可通过影响其他功能和结构而引起细胞死亡:①直接损害质膜,如脂质溶剂、去污剂和来自蛇毒的水解酶;②损害溶酶体膜,如氨基糖苷抗生素;③破坏细胞骨架,如微丝毒素鬼笔毒肽和细胞松弛素,以及微管毒素秋水仙碱和 2,5-己二酮;④抑制蛋白磷酸酶,如肝毒素微囊藻素可引起微丝和其他细胞蛋白超磷酸化;⑤破坏细胞蛋白质合成,如 α-鹅膏蕈碱和蓖麻蛋白。暴露于上述化学物后导致细胞死亡的确切原因通常是未知的,可能最终还是由氧化磷酸化的损害、细胞内 Ca^{2+} 的持续升高和(或)ROS/RNS 过度产生所介导的。

2. 损害细胞外部维持 毒物也能干扰那些给其他组织或整个机体提供支持的细胞,如作用于肝的毒物就是这类毒性的一个实例。肝细胞产生并释放许多蛋白质和营养素进入血液循环中,并从循环中清除胆固醇和胆红素,将它们分别转化为胆汁酸和胆红素葡萄糖醛酸酯,但这些过程的中断可能对机体、肝脏造成损害。例如,由香豆素引起的肝凝血因子合成抑制并不损害肝,但可因出血而引起死亡。在禁食状态,肝葡萄糖异生作用抑制剂,如降糖氨因其限制脑的葡萄糖供应可能具有致死作用。同样的,Reye 综合征被认为是因病毒性疾病(可诱导肝 NOS)和水杨酸(可激发 MPT)摄取的联合作用引起肝线粒体损伤,这种综合征不仅引起肝细胞损害,而且也造成其他器官的严重代谢紊乱(低血糖和高血氨)。对脂肪酸 β-氧化或合成、组装和脂蛋白分泌的化学性干扰,可使肝脏脂质过度负荷,引起肝功能紊乱。α-萘异硫氰酸酯可引起细胞间紧密连接(封闭胆小管作用)的分离,损害胆汁分泌并导致胆汁酸和胆红素潴留,进而对肝和整个机体造成不良影响。

四、修复失调与适应

(一)损伤修复机制

1. 分子修复 受损害的分子可通过不同的方式修复,某些化学改变如蛋白质巯基的氧化和 DNA 的甲基化可被简单地逆转,而有些受损分子则需要完全降解并重新合成后才能有效修复。

(1)蛋白质修复:由于巯基被氧化,使许多蛋白质如受体、酶、结构蛋白和转录因子等功能受损。巯基被氧化的蛋白质,可以通过依赖 NADPH 还原酶的作用而将其还原,其中氢来源于磷酸戊糖旁路中 6-磷酸葡萄糖脱氢酶和 6-磷酸葡萄糖醛酸脱氢酶催化脱氢。高铁血红蛋白的还原依赖于高铁血红蛋白还原酶,通过细胞色素 b5 获得电子。细胞内可溶性蛋白对各种物理或化学刺激均很敏感,容易变性。蛋白变性后合成的大量热休克蛋白对变性蛋白的再折叠起重要作用。受损蛋白质也可通过水解而清除,如接触氟烷后肝脏产生具有免疫原性的三氟乙酰化蛋白质可被溶酶体蛋白酶所降解。ATP/泛素依赖性蛋白酶体(proteosomes)在有效调节胞内某些重要调控蛋白(如 P53、IκB、细胞周期蛋白)水平的同时,对变性蛋白的清除也发挥了重要作用。红细胞中含有不依赖 ATP 的非溶酶体蛋白水解酶,可迅速而有选择性地降解 $HO^.$ 引起的变性蛋白质。受损蛋白质的清除对维持眼晶状体的透明度至关重要。

(2)脂质修复:过氧化脂质的修复涉及一系列的还原剂和谷胱甘肽过氧化物还原酶;含有脂肪酸过氧化物的磷酸,易于被磷脂酶 A_2 水解,由正常脂肪酸代替过氧化脂肪酸。还原剂的恢复还需要 NADPH 的参与。

（3）DNA 修复：尽管 DNA 极易与亲电子物和自由基反应，但细胞核 DNA 还是非常稳定的。一方面其被包裹于染色体中，另一方面还有几种修复机制（包括直接修复、切除修复、重组修复等）可纠正这些改变。但线粒体 DNA 因缺乏组蛋白的保护和有效的修复机制，更易受到外源化学物的损害。

2. 细胞修复　大多数组织损伤的细胞死亡后，可通过幸存细胞的分裂来取代丧失的细胞。但神经组织例外，由于成熟的神经元细胞无增殖能力，当外周神经轴索损伤时，主要依靠巨噬细胞和施旺细胞参与其修复过程。巨噬细胞通过吞噬作用清除细胞碎片并产生细胞因子与生长因子，激活施旺细胞增殖并从成髓鞘作用模式反分化为生长支持模式。施旺细胞可合成细胞黏附分子，精确合成参与基膜构建的细胞外间质蛋白，产生一系列神经营养因子（如神经生长因子、胶质细胞衍生生长因子）及其受体。施旺细胞与再生的轴索共同移动，通过物理引导和化学诱惑轴索而使靶细胞重新受神经支配。哺乳动物中枢神经系统轴索再生受到少突胶质细胞产生的生长抑制糖蛋白（NI35）、硫酸软骨素聚糖蛋白及星形胶质细胞产生的瘢痕的限制。因此，中枢神经元的损害是不可逆的，但部分可由大量储备的神经细胞来代偿，接替丢失的神经元的功能。

3. 组织修复　在可繁殖细胞组成的组织中，损害可经过剔除损伤细胞并通过增生使组织再生而逆转，受损细胞通过凋亡或坏死而清除。

（1）细胞凋亡是受损细胞的主动清除过程。由细胞损伤而启动的凋亡过程是组织修复过程的一部分，原因基于 2 个理由：其一，凋亡可以阻止导致坏死的过程。对于坏死细胞所在的组织，坏死是比凋亡更有害的后果。凋亡是有序的，而坏死是无序的。即将凋亡的细胞出现皱缩，细胞核和细胞质物质浓缩，然后破裂为膜结合的碎片（凋亡小体）而被吞噬。而组织坏死时，细胞与细胞内细胞器肿胀并随着膜溶解而碎裂。坏死的细胞成分吸引炎症细胞，进而发生炎症过程并扩大细胞损伤，而凋亡的细胞碎片不经炎症而清除。其二，凋亡可通过清除具有潜在致突变作用的 DNA 损伤细胞而阻拦肿瘤形成的过程。但是，受损细胞的凋亡作为一种修复过程，仅对由持续更新细胞或分裂细胞构成的组织有价值，因为在这些组织中，凋亡细胞可迅速被取代。如果神经元、心肌细胞和雄性精细胞出现大量凋亡，则可导致器官功能的缺陷。

（2）细胞增殖是组织的再生基础。组织是由各种各样的细胞与细胞外间质组成的。组织元件通过穿膜蛋白质相互锚定，如钙黏蛋白（cadherin）使相邻细胞彼此黏附在一起，间隙连接蛋白（connexin）通过间隙连接点在内部连接邻近的细胞，整联蛋白（integrin）使细胞与细胞外基质联系起来。因此，损伤组织的修复不仅涉及丢失的细胞和细胞外基质的再生，也涉及新形成元件的重新整合连接。在肝、肾和肺等实质性器官，各种不同类型的细胞参与组织修复过程。存在于组织间充质的非实质细胞（如巨噬细胞、内皮细胞）和迁移到损伤部位的细胞（如单核细胞）可分泌刺激实质细胞分裂的细胞因子，同时刺激特定细胞（如肝星状细胞）合成细胞外基质分子。

细胞损伤后，邻近损伤区域的细胞迅速进入细胞分裂周期。例如，给予大鼠低剂量四氯化碳 2～4 小时后，即可观察到肝细胞的有丝分裂；36～48 小时后有丝分裂达到高峰，肝非实质细胞的有丝分裂则相对滞后。在小肠黏膜和骨髓，干细胞首先分裂继而分化并取代受损的细胞。肝胆小管中也发现干细胞。当发生中毒性肝损伤、肝细胞复制障碍时，存在于肝胆小管中的干细胞增殖形成椭圆形细胞，并分化为肝细胞和胆管上皮细胞。在臭氧暴露的肺组织中，无纤毛 Clara 细胞和Ⅱ型肺细胞经过有丝分裂和分化，分别取代受损的有纤毛支气管上皮细胞和Ⅰ型肺细胞。

（3）细胞损伤后细胞分裂周期的启动受多种基因的调控。在细胞损伤早期，MAPKs通路迅速启动并激活 NF-κB、AP-1、C/EBP 等核转录因子，诱导即时早期反应相关基因快速表达，包括编码转录因子（如 $c-fos$、$c-jun$ 和 $c-myc$）和细胞因子样分泌蛋白相关基因。即时早期反应基因产物通过直接刺激其他基因或通过细胞表面受体及偶联的转导网络可放大初始基因活化过程。细胞损伤数小时后，迟发早期反应相关基因（如 $Bcl-2$ 家族编码的抗凋亡蛋白 $Bcl-X_L$）开始表达，并调节细胞周期加速蛋白（如细胞周期蛋白 D 和 $mdm2$）和细胞周期减速基因（如 $p53$ 和 $p21$）的表达。这样，基因表达重新进入程序，以保证 DNA 合成和有丝分裂优先于特定的细胞活动。

再生过程是通过从损伤细胞中释放化学介质来启动的。非实质性细胞如滞留的巨噬细胞和内皮细胞可感受这些化学信号并产生大量信号分子、细胞因子和生长因子，以促进并传播再生过程。细胞因子 TNF-α 和 IL-6 可促进静止期细胞向细胞周期过渡（"起爆"，priming），而肝细胞生长因子（HGF）和转化生长因子-α（TGF-α）启动细胞周期中已"引爆"的细胞向有丝分裂进展。HGF 并不仅限于肝脏，其他组织和器官滞留的巨噬细胞和内皮细胞均可表达HGF，并以旁分泌方式活化邻近实质细胞的受体。如给予中毒剂量的四氯化碳后，肝和肾非实质细胞的 HGF 表达显著增加，并引起血液 HGF 水平迅速升高。

（4）细胞移动在某些组织重建过程中也起着重要作用。胃肠道黏膜是一道重要的屏障。当肠道黏膜受损后，残留的上皮细胞迅速移向损伤部位并延伸变薄以重建表面的连续性，这种连续性甚至可能在细胞复制之前即已进行。黏膜修复不仅受生长因子和细胞因子的支配，而且受特殊因子如与胃肠道黏膜相关联的三叶肽的支配。

（5）细胞外基质的替代。蛋白质、糖胺聚糖及糖蛋白与蛋白聚糖的糖聚合体组成细胞外基质。肝细胞外基质由位于肝窦与肝细胞之间 Disse 间隙的星形细胞和脂肪贮存细胞合成。星形细胞在肝再生期间被激活，发生有丝分裂和重要的表型改变，包括细胞外基质成分的合成与分泌增加、脂肪和维生素 A 丢失及肌动蛋白表达。因此，休眠的星形细胞被反向分化为肌成纤维细胞样（myofibroblast-like）收缩和分泌细胞。星形细胞的激活主要是由血小板生长因子（PDGF）和 TGF-β 所介导。这 2 种生长因子均可从血小板释放，TGF-β 也可由活化星形细胞释放，但主要来源于库普弗细胞。PDGF 促进星形细胞的增殖，而 TGF-β 通过启动MAPKs 信号通路刺激星形细胞合成胶原蛋白、纤连蛋白（fibronectin）、生腱蛋白（tenascin）和蛋白聚糖等细胞外基质成分。TGF-β 在其他组织的细胞外基质形成中也起核心作用，只是作用的靶细胞不同。

（二）细胞应激机制

细胞应激（celluar stress）是指细胞处于不利环境和遇到有害刺激时产生的防御或适应性反应。细胞应激分为热应激（heat stress）、缺氧应激（hypoxic stress）、氧化应激（oxidative stress）、内质网应激（endoplasmic reticulum stress）和遗传毒性应激（genotoxic stress）。能导致细胞应激的物理、化学和生物因素称为应激原，包括 DNA 损伤性应激原和非 DNA 损伤性应激原。DNA 损伤性应激原介导的细胞应激称为基因毒性应激，非 DNA 损伤性应激原介导的细胞应激称为非基因毒性应激（如热应激、缺氧应激、氧化应激和内质网应激）。

1. 热应激　热应激是最早被认识的细胞应激反应，其特征性反应是诱导细胞表达生成热休克蛋白（heat shock protein, HSP）。由于 HSP 的产生不限于热应激，缺氧应激、氧化应激和基因毒性应激也可诱导 HSP 生成，故 HSP 又被称为应激蛋白（stress protein）。HSP 按其相对分子质量分成若干个家族，与应激关系最为密切的是 HSP70 家族。HSP 能作为分子伴

2. **氧化应激** 氧化应激的应激原主要有自由基、活性氧(ROS)或活性氮(RNS)。通常引起机体发生氧化应激的自由基包括羟自由基(OH·)、超氧阴离子自由基(O_2^-·)、过氧自由基(ROO·)、氯离子自由基(Cl·)和一氧化氮分子自由基(NO·)。在生理状态下,ROS 和RNS 是机体维持多种重要生理功能的物质基础。当机体因暴露毒物而产生过多自由基、ROS或 RNS,或因机体抗氧化能力减弱引起 ROS 或 RNS 清除能力减弱,导致细胞内自由基、ROS或 RNS 过量,就会破坏机体的氧化/还原正常平衡,即组织和细胞发生氧化应激。氧化应激是真核细胞的一种保护性应激反应。氧化应激早期,机体通过启动细胞内抗氧化防御系统,清除过量的自由基,使细胞免于氧化性损伤。氧化应激通常具有细胞应激特有的两重性:机体随氧化应激反应在清除过量自由基和 ROS 的同时,也可能导致细胞调节功能和细胞维持功能障碍,甚至引起细胞凋亡和自噬。因体内自由基和 ROS 生成过量而引起的氧化应激,可能对机体产生暂时或持久损害。

3. **缺氧应激** 细胞和组织为适应低氧压力而诱导系列涉及血管生成、铁代谢和糖代谢相关基因的表达,以维持细胞的增殖和存活,这一过程称为缺氧应激。低氧是最重要的缺氧应激原。重金属、砷、细菌脂多糖、IL-1、胰岛素、胰岛素样生长因子、TNF-α、去铁胺、凝血酶均可引起缺氧应激。NADPH 氧化酶是最可能的氧感受器,可识别缺氧。Ca^{2+}、NO 和CO 在低氧信号转导过程中均发挥重要作用。介导缺氧应激反应的关键分子是缺氧诱导因子-1(hypoxia-inducible factor-1,HIF-1)。HIF-1 由 HIF-1α 和 HIF-1β 两种亚基组成,为异源二聚体转录因子。HIF-1β 在细胞质中稳定表达,而 HIF-1α 的稳定性取决于其自身羟基化、乙酰化、泛素化和磷酸化水平。在正常氧饱和状态下,HIF-1α 被泛素-蛋白酶水解复合体降解,细胞中基本检测不到 HIF-1α;在缺氧状态下,HIF-1α 降解受到显著抑制,并与 HIF-1β 形成有活性的 HIF-1,并转移到细胞核内调节多种基因的转录,对维持在缺氧条件下的红细胞生成和血管形成、细胞能量代谢和细胞在缺氧状态下的增殖和存活起重要作用。

4. **内质网应激** 内质网是细胞内重要的细胞器,蛋白质和脂质合成、加工、折叠和运输均在内质网进行。内质网蛋白质加工和包装需要内质网特异性分子伴侣如糖调节蛋白 78(glucose regulated protein 78,GRP78)的协助。当细胞内质网受损或需要加工和包装的蛋白质合成增加即引起内质网应激和非折叠蛋白反应(the unfolded protein response,UPR)。3个主要内质网跨膜蛋白(即 IRE1、PERK 和 ATF6)介导内质网应激和非折叠蛋白反应信号通路。目前认为,发生下列情况之一即可诱发内质网应激反应:①内质网特异性分子伴侣的减少或缺乏;②内质网 Ca^{2+} 耗竭;③氧化应激或缺氧应激;④基因突变影响到基因产物蛋白质分子折叠;⑤二硫键形成减少。研究证实,过量活性氧和一氧化氮产生引起的氧化应激是诱发内质网应激的重要因素,而缺氧应激和热应激通常会伴随内质网应激。

5. **遗传毒性应激** 人体细胞启动自身防御网络系统以应对遗传物质 DNA 免受外源遗传毒物损伤的过程称为遗传毒性应激。遗传毒性应激反应的应激原包括细胞正常生命过程产生的某些中间代谢产物(如自由基和活性氧)。MAPKs 是细胞遗传毒性应激反应中的主要信号转导途径之一,MAPKs 途径主要包括 ERK、JNK/SAPK 和 P38 通路。MAPKs 的不同通路通过特异性 MAPK 信号级联放大反应使细胞形成应对 DNA 损伤的应激反应,从而保证细胞正常生长和 DNA 复制的保真度。MAPKs 级联反应的启动依赖于 DNA 损伤的识别。毛细血管扩张性共济失调症突变蛋白（ataxia telangiectasia-mutated，ATM）、ATM 与 Rad - 3 相关蛋白（ATM and Rad-3 related，ATR）和 DNA 依赖性蛋白激酶（DNA-dependent protein kinase，DNA - PK）在 DNA 损伤识别和随后的 MAPKs 级联反应启动过程中起着重要作用。

细胞应激涉及从细胞能量代谢、蛋白质合成与加工、细胞内环境稳态的建立与维持、细胞遗传物质损伤的识别与修复、细胞增殖与细胞周期的调控、细胞存活与凋亡等生命活动的所有过程。一方面，细胞应激是机体面对有害因素刺激的防御性反应，有利于维持机体内环境的相对稳定；另一方面，细胞应激过程可引起细胞信号转导的迅速改变，某些重要信号分子或信号通路的改变可能损害细胞的正常功能。细胞应激与衰老、恶性肿瘤、心脑血管疾病、机体炎症反应、胰岛素抵抗和 2 型糖尿病、非酒精性脂肪肝病和先天性出生缺陷等人类重要疾病的发病过程密切相关。

（三）修复障碍引起的毒作用

虽然在分子、细胞和组织水平都存在修复机制，但对损伤还是不能起到完全保护作用。首先，修复机制保真度并非绝对，某些损伤的修复可被遗漏；其次，损伤程度超过机体修复能力时，修复失效；第三，修复所必需的酶或辅因子被消耗时，修复能力耗竭；第四，某些毒性损害不能被有效地修复，如当出现外源化学物共价地结合于蛋白质时，机体不能有效地修复。当机体修复机制崩溃、耗竭或削弱时，化学物即对机体产生毒作用。

机体对毒物引起的损伤进行修复的过程中也可能被动地引起毒作用。例如，因 DNA 损伤修复过程消耗过量 NAD^+、机体抗氧化过程消耗过量 $NAD(P)H$ 均可危及氧化磷酸化过程，导致或加剧 ATP 耗竭，从而引发细胞损害；DNA 的切除修复和脂质的再酰化作用也因为消耗大量的 ATP 而导致细胞供能障碍和损伤。修复过程也可能主动产生毒作用。例如，慢性组织损伤后，当修复过程偏离正确轨道，导致不可控制的增生而不是组织的重建，细胞增生即可形成肿瘤；而细胞外基质的过度产生则导致组织纤维化。

1. 炎症　炎症的形成标志为微环境的改变和炎症细胞的聚集。该过程的启动常因组织损伤，巨噬细胞分泌各种细胞因子如肿瘤坏死因子（TNF）、白细胞介素（IL - 1）等，这些因子又可刺激邻近基质细胞（如内皮细胞等）释放介质，诱发局部微血管扩张并引起毛细血管通透性增加。激活的内皮细胞也能通过释放趋化细胞因子、表达细胞黏附分子等，促进血液循环中白细胞在炎症局部的聚集。

集中在损伤部位的巨噬细胞和白细胞发生"呼吸爆炸"，产生并释放大量自由基和水解酶，损害邻近正常组织。炎症过程中自由基主要来源于 3 种氧化酶：$NAD(P)H$ 氧化酶、一氧化氮合酶和髓过氧化物酶。$NAD(P)H$ 氧化酶与自由基产生过程如下：

$$NAD(P)H + 2O_2 \longrightarrow NAD(P)H^+ + H^+ + 2O_2^{\cdot -}$$

$$2O_2^{\cdot -} + 2H^+ \longrightarrow O_2 + HOOH$$

$$HOOH + Fe^{2+} \longrightarrow Fe^{3+} + HO^- + HO^{\cdot}$$

另一种细胞毒性自由基——一氧化氮（$NO^{\cdot}$）由巨噬细胞产生，而不是粒细胞产生的。这种自由基在一氧化氮合酶催化下由精氨酸生成。该酶在巨噬细胞中可由细菌内毒素和细胞因子（IL - 1 和 TNF - α）诱导，即

$$L\text{-精氨酸} + O_2 \longrightarrow L\text{-瓜氨酸} + NO^{\cdot}$$

$$O_2^{-\cdot} + NO^{\cdot} \longrightarrow ONOO^{-}$$

$$ONOO^{-} + CO_2 \longrightarrow ONOOCO_2^{-}$$

$$ONOOCO_2^{-} \longrightarrow NO_2^{\cdot} + CO_3^{-\cdot}$$

粒细胞释放的溶酶体髓过氧化物酶到吞噬的细胞外间隙——吞噬囊泡中。髓过氧化物酶催化过氧化氢（HOOH）与 Cl^{-} 反应生成强氧化剂次氯酸（HOCl），并接受 Fe^{2+} 或 $O_2^{-\cdot}$ 转移的电子，进一步生成 $HO^{\cdot}$，即

$$HOOH + H^{+} + Cl^{-} \longrightarrow HOH + HOCl$$

$$HOCl + O_2^{\cdot} \longrightarrow O_2 + Cl^{-} + HO^{\cdot}$$

2. 坏死　细胞损伤向组织坏死进展可被 2 种协同的修复机制凋亡与细胞增生所终止。损伤的细胞可启动凋亡过程,凋亡通过阻止损伤细胞的坏死和随后的炎症反应(可通过释放细胞毒性介质而引起损伤)而行使这种功能。临近受损细胞的正常细胞在损伤发生后很快启动增生过程,可阻碍毒作用的进一步发展。在毒物引起组织坏死的剂量-反应关系中,有效的修复是一个重要条件。即毒物引起组织坏死不仅是因为它在毒作用靶点达到一定的剂量,而且由于损伤超过了修复能力,使得损伤进一步恶化。例如,低剂量的四氯化碳在肝引起凋亡和有丝分裂,高剂量则引起坏死。

3. 纤维化　纤维化是一种以异常成分在细胞外基质过度沉积为特征的病理损害。细胞损伤可启动急速增生和细胞外基质形成,这种情况通常在损伤的组织重塑(改建)时终止。假如细胞外基质的增加没有被终止,就会发生纤维化。例如,长期饮酒或慢性接触四氯化碳等可致肝纤维化或肝硬化;长期吸入某些矿物质或使用某些药物如博来霉素等可致肺纤维化;阿霉素可致心肌纤维化。多数致纤维化的化合物可产生自由基和引起细胞慢性损伤。

细胞基质的过度合成,受非实质性细胞所产生的细胞因子的控制。虽然有多种纤维化介导因子,但 TGF-β 是纤维化形成的主要介质,TNF-α 和血小板生长因子也参与纤维化过程。纤维化的不利影响包括:①瘢痕收缩压迫实质性细胞和血管;②其基膜成分沉积于毛细血管内皮细胞和实质性细胞之间形成扩散屏障,导致组织细胞营养不良;③细胞外基质数量和刚度的增加对整个组织的弹性和易曲性造成不良的影响,危及器官如心、肺的机械功能;④由于改变细胞间环境,通过跨膜蛋白和耦联的细胞内信号转导网络影响细胞极性、运动性和基因表达。

4. 致癌作用　化学致癌过程涉及各种修复机制的功能不足,包括:①DNA 修复失效,通过 DNA 复制导致突变固定,并最终引起原癌基因活化和抑癌基因失活;②细胞凋亡的失效,促进突变和癌前细胞的克隆扩展;③终止增生过程失效,导致增加突变概率、原癌基因过表达、启动细胞克隆扩展,形成结节和肿瘤;④非遗传毒性作用,如有丝分裂促进剂和细胞凋亡抑制剂的作用。

第三节　毒作用的影响因素

毒性作用是毒物与生物(人或动物)机体相互作用的结果。毒作用出现的性质和强度主要

受 4 个方面的影响,即外源化学物因素、机体因素、环境因素(外源化学物与机体所处的环境条件)及化学物的联合作用。

一、外源化学物因素

外源化学物的生物学活性与其化学结构及理化特性有关,同时又受化学物的剂型、杂质含量等因素影响。

(一)化学物的化学结构与毒性

化学物的化学结构决定其理化性质和化学活性,进而决定化学物的毒性,因此化学结构的改变可引起毒作用的变化。有机化学物的毒性变化相对有规律。例如,苯具有麻醉作用和抑制造血功能的作用,当苯环中的氢被甲基取代后(成为甲苯或二甲苯)抑制造血功能的作用变得不明显,反而具有形成高铁血红蛋白的作用。烷、醇、酮等碳氢化合物所含碳原子愈多,则毒性愈大(甲醇与甲醛除外);但碳原子数超过一定限度时(一般为 7~9 个碳原子),其毒性反而下降;如毒作用顺位为戊烷<己烷<庚烷,但辛烷毒性迅速减低;烷烃类的氢若被卤族元素取代时,其毒性增强,对肝的毒作用增加,且取代愈多,毒性愈大($CCl_4 > CHCl_3 > CH_2Cl_2 > CH_3Cl$)。

(二)化学物理化特性

化学物质的理化特性对其在外环境中的稳定性,进入机体的机会与体内代谢转化过程均有重要影响。

1. 溶解度 化学物在水中的溶解度直接影响其毒性的大小(即吸收剂量),水中溶解度愈大,毒性愈大。如砒霜(As_2O_3)在水中的溶解度是雄黄(As_2S_3)的 3 万倍,其毒性远远大于雄黄。溶解度也影响毒作用部位。如在水中易溶解的刺激性气体氟化氢(HF)、氨等主要作用于上呼吸道,而不易溶解的二氧化氮(NO_2)则可深入肺泡,引起肺水肿。脂溶性物质易在脂肪蓄积,易侵犯神经系统。

2. 分散度 化学物颗粒的大小可影响其进入呼吸道的深度和溶解度,从而影响其毒性。

3. 挥发性 吸入化学物的毒性除与其固有的特性有关外,与其挥发性的大小也有关。例如,苯与苯乙烯的 LC_{50} 均为 45 mg/L 左右,但苯的挥发性较苯乙烯大 11 倍,故其危害性远较苯乙烯大。因此在慢性毒性试验时,用喂饲法染毒应注意毒物的挥发性,毒物加入饲料中可因挥发而减低剂量。

(三)化学物结构-活性关系

化学物毒性与化学结构的关系存在普遍规律。对此开展的构-效关系(structure-activity relationship,SAR)和定量-构效关系(quantitative structure-activity relationship,QSAR)研究已取得了一定的成果。QSAR 研究试图找出分子的结构与其效应的定量关系,预测分子的生物学活性。化学物的体内转运与疏水性(π,疏水性参数)有关,其作用部位反应与电性效应参数(σ)和立体效应参数(Es)有关。

随着计算机技术的广泛应用,QSAR 的方法越来越多。应用较多的分子结构描述参数可分为两类:第一类为分子的理化特性,如偶极矩、溶解度、亲电性等;第二类则取分子结构的拓扑性质,即分子结构的线性、二维或三维表达方式,分子片段或分子连接等结构描述符号。再经不同的方法处理,得出与特定活性有关的性质或性质组合。第一类参数依赖于对化学物理化性质的了解,相比之下,第二类参数只需知道分子结构,更易广泛使用。目前开发了不少商业化 SAR 软件包,化学物结构-活性关系研究已成为预测毒理学的重要组成部分,并已列入一些国际组织和政府机构的化学物健康危险度评定指南。

二、 机体因素

（一） 种属与品系的差异

1. **生理学特性差异** 许多化学物只损害一种生物机体而不损害其他生物机体,此种选择性与物种生理学和生物化学特性的不同有关。由于生理学特性的不同,植物在许多方面不同于动物。例如,植物缺乏神经系统、有效循环系统和肌肉,而有光合作用机制和坚硬的细胞壁。许多杀虫剂对动物的毒性是由于其对动物神经系统的作用,而植物则不敏感。反过来,动物对大多数除草剂不敏感。细菌有细胞壁,哺乳动物和人类的细胞没有,有利于发展选择性毒性化学疗法药物,如青霉素和头孢菌素可杀灭细菌,但对哺乳动物的细胞相对无毒性。选择性毒性也可能是在 2 种机体存在不同的生物化学途径的结果。如细菌不吸收叶酸,但可从对—氨基苯甲酸、谷氨酸和蝶啶合成叶酸;而哺乳动物不能合成叶酸,必须从饮食中吸收。磺胺类药物电荷的大小与对—氨基苯甲酸相似,可拮抗对—氨基苯甲酸结合至叶酸分子,所以对细菌有毒性;人类无此反应,故磺胺类药物对人类相对无毒性。

2. **ADME 过程或靶敏感性差异** 不同动物物种对化学物的反应变异可能是由于化学物的 ADME 过程或靶敏感性的不同,动物物种之间观察到的毒作用性质上和数量上的不同最常见的解释是代谢的不同。不同物种的毒作用差别往往是由于解毒机制不同造成的。例如,环己巴比妥对各种实验动物睡眠时间的明显不同是由于动物之间解毒酶活性不同的结果。

试验动物和人之间类似的生理学和解剖学特征为毒理学评价使用动物提供了依据。然而,动物物种之间毒作用在性质上和数量上的不同对物种间外推的影响也不能忽视。

物种间解剖、生理和生化的不同都取决于物种间遗传因素的差异。对于人类和动物结构基因组和功能基因组的比较研究将有助于阐明物种之间的差异,并有助于将实验动物的结果外推到人类。

（二） 个体反应的差异

1. **遗传学差异** 与外源化学物的活化和(或)解毒有关的酶活性表达程度变异可显著地影响个体对于这些物质的毒性反应。这些变异可能是由于个体的遗传学差异,在人群中可遗传的基因差异≥1%水平,被定义为基因的多态性。例如,N-乙酰化转移酶类的多态性已经被详细研究,在可生物转化含有芳香胺或肼基的多种药物和其他化学品中有些已知是致癌物,特别引起膀胱癌。人群研究报道表明,与对照组相比,膀胱癌患者中慢乙酰化者显著增加,而结肠癌和结肠息肉患者中快乙酰化者较多。

许多外源性化学物的代谢酶具有多态性。目前较确切的有细胞色素 P450 酶类(CYP)、环氧化物水解酶(EH)、尿苷二磷酸葡萄糖醛酸转移酶(UGT)、谷胱甘肽转移酶(GST)、N-乙酰基转移酶(NAT)和葡萄糖-6-磷酸脱氢酶(G-6-PD)等。

2. **性别** 同种同系的雌雄动物对毒物的反应常常是相似的,但在敏感性方面往往具有较明显的量的差别。性激素的性质和水平在性别差异中起关键性作用。据研究,雄性激素能促进细胞色素 P450 的活性,因此经该酶系代谢解毒的化学毒物对雌性动物表现的毒性更大,而经该酶系代谢活化的化学毒物对雄性动物的毒性更大。特别是大鼠,外源化学物对雌性大鼠的毒作用常大于雄性大鼠。但相反的例子也有,如很多巴比妥类药物对雌性大鼠引起的睡眠时间较雄性更长。环己巴比妥对雄性大鼠作用时,时间较短的原因是雄鼠体内使此化合物羟基化的肝微粒体酶的代谢活性较高,去势或给予雌激素可使酶活性降低。同样,雄性大鼠对氨基匹林的去甲基作用和对磺胺类的乙酰化作用较雌鼠更快,因而较不敏感。雌性大鼠对某些有机磷杀虫剂(如谷硫磷和对硫磷)也较雄鼠更敏感,去势和给予激素可消除这种差别。但2种性别的断乳大鼠对这些毒物的敏感性是相同的。然而,与环己巴比妥不同,对硫磷在雌性大鼠体内的代谢较雄鼠更快。对硫磷的代谢越快,则其代谢产物对氧磷的浓度越高,而对氧磷的毒性远比其原形化合物大。这种由于雌鼠的生物活化作用较强而造成的毒性反应比雄鼠更大的情况也适用于需要经过环氧化作用的艾氏剂和七氯。雌性大鼠对杀鼠灵(warfarin)和士的宁也比较敏感。此外,雄性大鼠对麦角和铅较雌性大鼠更敏感。

3. 年龄 对于出生最初几天或几周内及老年人,化学毒物的代谢与健康成人有很大差异,尤其婴儿期。在出生最初几天,肠道和血-脑屏障未完全发育,因此许多物质在胃肠道易被吸收并到达中枢神经系统;婴儿肝的解毒反应(如胆红素与葡萄糖醛酸结合)和外源化学物的肾清除不如儿童期和成人有效。

对于大多数化学毒物,幼年动物的敏感性为成年动物的 1.5～10 倍。幼年动物对很多化学毒物比较敏感的主要原因在于缺乏各种解毒酶系统,可能Ⅰ相反应和Ⅱ相反应都较弱。例如,一次给予 10 mg/kg 环己巴比妥后,1 日龄小鼠的睡眠时间超过 360 分钟,而 21 日龄小鼠则为 27 分钟;环己巴比妥在这些动物体内 3 小时后氧化代谢的比例分别为 0% 和 21%～33%。氯霉素主要以葡萄糖醛酸结合物的形式排出体外,一次给予 1 日或 2 日龄的新生儿 50 mg/kg 氯霉素后,在 48 小时内血药浓度为 15 μg/ml 或更高。相反,1～11 岁的儿童同样水平的血药浓度只能维持 12 小时。某些化学毒物在幼年体内的吸收较成人体内更多。例如,儿童对铅的吸收较成人多 4～5 倍,对镉则多 20 倍。幼年动物对吗啡较敏感的原因是血-脑屏障的不完全。

然而,并不是所有化学物对年幼动物的毒性都大,如中枢神经兴奋剂对新生动物的毒性就较小。DDT 对新生大鼠的半数致死量为成年大鼠的 20 倍以上。这种对 DDT 毒性的耐受性对于评价该农药的潜在危险性可能很有意义,因为婴幼儿通过母乳和牛乳所摄入的 DDT 较多,尤其是按每千克体重计算时。年龄对有些中枢神经兴奋剂(如其他有机氯杀虫剂)敏感性的影响似乎没有如此明显(一般为 2～10 倍),如很多有机磷农药对幼年动物的毒性更大(除了八甲磷和苯硫脲)。除生物转化方面的不同,其他因素也有作用,如已发现受体敏感性低是幼年大鼠对 DDT 相对不敏感的原因。

4. 生理状态 妊娠时的母体每一器官系统均会发生生理学变化,而且为了支持生殖组织和胎儿的迅速生长,这些变化可能显著影响对化学毒物的处置。妊娠母体的胃肠运动受抑制,可能使亲水化学物吸收增强。由于妊娠期时分布体积通常增加,各种组织和液体体积明显增加,因此在妊娠后期亲水药物的起始浓度将低于妊娠早期。母体脂肪量增加可能增加机体亲脂化学物的载荷量。由于血浆体积的增加,血浆蛋白质(主要是白蛋白)的浓度在妊娠期第7～第9个月期间减少,造成较多的游离毒物经胎盘转移,尤其是哺乳早期的人乳内。妊娠期间母体的血浆 pH 值保持稳定,胚体/胎儿隔室的 pH 值与母体相关。与器官发生晚期和胎儿发育期处于较酸性的环境相比较,在妊娠早期弱酸性化学物更容易经胎盘转移和蓄积,而妊娠后期弱碱性化学品更易转移。由于妊娠期间肾的血流和肾小球的滤过率增加,可提高肾毒物清除率。但妊娠期间咖啡因的清除率减少是例外。

分娩后,由于乳房的血流和乳汁生成的增加,明显影响被转移至乳汁的化学毒物数量。化学毒物转移进入乳汁内的数量和速率依赖毒物的 pKa、脂溶性、相对分子质量,以及蛋白质结合、血浆和乳汁之间的 pH 值梯度。特别关注的是新生儿在妊娠期蓄积的脂溶性毒物,如二噁英(dioxins)。在分娩后,如果母体体内脂肪逐渐减少到非妊娠水平,分布于脂肪内的亲脂毒物有可能经哺乳转移到婴儿体内。

5. 营养状态　营养状态对许多化学物的生物利用度有明显影响。例如,饮食缺铁可增加镉经胃肠道吸收,血清铁蛋白水平低的女性对镉的吸收为正常值的 2 倍。植酸是大多数种子和谷粒贮存磷的化学物(约为干重的 1%～7%),有螯合多价金属离子的能力,尤其与锌、钙和铁,形成难以从胃肠道吸收的不溶性盐,显著减少上述无机物的生物利用度。

矿物质(钙、铜、铁、镁和锌)缺乏可降低细胞色素 P450 催化的氧化反应和还原反应。基础细胞色素 P450 的减少能部分解释较低的生物转化活性。恢复至正常饮食后,矿物质摄取可使细胞色素 P450 活性恢复到生理学水平。

维生素 C、维生素 E 和复合维生素 B 缺乏可减少外源化学物生物转化的速率,因为这些维生素直接地或间接地参与细胞色素 P450 系统的调节。维生素缺乏还能改变能源和细胞的氧化还原状态,阻碍对Ⅱ相生物转化所必需的高能因子的生成。再增加维生素的摄入,会使Ⅱ相生物转化恢复到基础活性。维生素 A 缺乏可增高呼吸道对致癌物的敏感性。此外,食物中的物质可能干扰某些维生素类的内源活性,如喂抗氧化剂丁羟基甲苯(BHT)的大鼠可降低维生素 K 依赖的凝血活性,导致出血性死亡,而饲料补充维生素 K 可避免此效应。

6. 疾病

(1) 肝疾病:肝是化学物质进行生物转化的主要器官。肝疾病可显著影响外源化学物的代谢。有 3 个主要因素涉及肝疾病外源化学物的代谢:①肝血流的改变影响运送外源化学物至代谢部位;②存活的肝细胞减少,可能降低代谢的能力;③白蛋白生成减少,可能造成游离药物较高的组织浓度并可增强毒性。原发性肝癌高发病率与乙型肝炎病毒感染和高水平黄曲霉素摄取同时存在。

(2) 其他疾病:如糖尿病和高血压也能导致外源化学物的代谢改变,应激也可引起外源化学物代谢和免疫毒性的改变。肾功能缺损时,外源化学物的肾小球滤过作用和肾小管分泌功能通常都降低,导致化学物的清除率减少。

三、 环境因素

在暴露于环境化学物的同时,往往还受到生活或劳动环境中气象条件、噪声、振动和辐照等物理因素的影响。

(一) 气象条件

1. 气温　一方面,外源化学物及其代谢物在体内的剂量受其 ADME 过程的影响,而这些过程又与环境温度有关。另一方面,有些化学物本身可直接影响机体的体温调节过程,从而改变机体对环境温度变化的反应性。在高温环境下,机体皮肤毛细血管扩张,血液循环和呼吸加快,可加速化学物经皮吸收和经呼吸道吸收,增加某些化学物的毒性,如氮氧化物、硫化氢的刺激作用增加。但是,温度对毒性的影响比较复杂,如有机磷类农药的沙林则在低温下毒性增高。

2. 气湿　在高湿环境下,某些化学物如 HCl、HF、NO 和 H_2S 的刺激作用会增大,某些化学物如 SO_2 可变成 SO_3 和 H_2SO_4,从而使毒性增加。此外,在高湿情况下,冬季易散热,夏季则反而不易散热,所以会增加机体体温调节负荷,从而影响其对化学物的感受性。

3. 气压　通常气压变化不会很大,对毒性无明显影响。但在特殊情况下,气压的变化会影响大气中污染物的浓度,如气压降低可致 CO 的毒性增大。在高原上,洋地黄和士的宁的毒性降低,而安非他命的毒性则增加。气压改变对化学物质毒性的影响主要是由于氧张力的改变,而不是压力的直接作用。

（二）季节或昼夜节律

生物体的许多功能活动常有周期性波动,如 24 小时(昼夜节律)或更长周期(季节节律)的波动。化学物的毒性可因每日给药时间不同或给药季节不同而有所差异。如苯巴比妥对小鼠的睡眠作用于下午 14 时给药时会出现睡眠时间最长,而清晨 2 时给药出现睡眠时间最短(约为下午 14 时给药的 $40\%\sim60\%$)。人类排出某些药物的速度亦显示有昼夜节律。例如口服水杨酸,于早上 8 时服用,其排出速度慢,在体内停留时间最长;于晚上 20 时服用,排出速度快,在体内停留时间最短。这种功能活动的昼夜节律有的受体内某种调节因素控制,如切除肾上腺后的大鼠其昼夜节律变得不明显;有的受外环境因素调节,如进食、活动、光照、温度等,如单独笼养动物昼夜节律的幅度减小,动物处于 24 小时光照下,结果昼夜节律消失。大鼠对吸入二氯乙烯毒性的感受性有昼夜节律,这与肝谷胱甘肽浓度的节律有关,而谷胱甘肽浓度的昼夜节律又与喂饲活动有关。此外,某些化学物的毒性尚有季节性差异。如给予大鼠苯巴比妥的睡眠时间以春季最长,秋季最短(只有春季的 40%)。有人认为动物对化学物毒性敏感性的季节性差异与动物冬眠(hibernation)反应或不同地理区域的气候有关。

（三）暴露途径

对于一种化学物来说,与暴露有关的影响因素主要是指暴露方式、暴露持续时间和暴露频率。

毒物进入体内的主要途径是胃肠道(摄食)、肺(吸入)和皮肤(局部渗入)以及其他胃肠外(不经肠道)途径。一般来说,当毒物直接进入血流(静脉内途径)时,反应出现最快,效应也最强烈。其他途径按效应强弱的大致顺序排列,依次为吸入、腹腔内、皮下、肌肉、皮内、口服和表皮接触。溶媒或其他配方成分可能会显著改变摄食、吸入或局部接触后的吸收过程。此外,给药途径也影响毒性。例如,一种肝解毒的物质,经口给药应该比吸入给药毒性更低,或者说经门静脉(经口)给药比直接经体循环(吸入)给药毒性要小。

四、化学物的联合作用

一种外源化学物对机体的毒作用,可以由于同时或先后暴露于另一种外源化学物而使其所表现的联合毒性比任何单一外源化学物的毒性增强或减弱,毒理学将两种或两种以上的外源化学物对机体的共同作用称为联合作用(combined effect)。联合作用又分为交互作用(interaction)和非交互作用。

（一）交互作用

1. 协同作用(synergistic effect)　两种或两种以上外源化学物对机体所产生的毒作用大于单个外源化学物单独对机体的毒作用总和,即毒性增强,是为协同作用。协同作用的机制因染毒或暴露的外源化学物而不同。例如,马拉硫磷与苯硫磷联合染毒,毒性明显增加,经研究发现可能是苯硫磷抑制肝分解马拉硫磷的酯酶,使马拉硫磷分解减慢。又如四氯化碳和乙醇对肝的作用、石棉暴露和吸烟引起的肺癌。

2. 拮抗作用(antagonistic effect)　两种或两种以上外源化学物对机体产生的毒作用低于

单个外源化学物单独毒作用的总和,即拮抗作用。其机制复杂,涉及多种拮抗原理。化学性拮抗作用是指发生化学反应而形成一种毒性较低的产物,如二巯基丙醇对重金属的络合作用。功能性拮抗作用发生于两种化学物质对同一生理指标相反的作用,如中枢神经兴奋剂和抑制剂的对抗作用。竞争性拮抗是指毒物和拮抗剂作用于同一受体,如神经节抑制剂可阻断尼古丁对神经节的作用。非竞争性拮抗是指毒物和拮抗剂作用于不同受体,如阿托品可降低乙酰胆碱酯酶(AchE)抑制剂的毒作用,但阿托品并不是作用于 AchE,而是阻断胆碱能神经所支配的效应细胞的 M 胆碱受体。

3. 增强作用(potentiation effect)或抑制作用(inhibiting effect) 一种化学物对某器官或系统并无毒性,但当加至另一种化学物时,其毒作用增强或降低,即增强作用或抑制作用。如三氯乙烯和异丙肾上腺素对肝并无明显毒作用,却都能明显地增加四氯化碳对肝的毒性。

(二) 非交互作用

1. 相加作用(additive effect) 两种或两种以上外源化学物对机体毒作用的靶部位相同,其对机体产生的毒作用等于各个外源化学物单独对机体产生效应的总和,即相加作用。

2. 独立作用(independent effect) 当两种或两种以上外源化学物对机体作用时,其作用的靶部位不同,且各靶部位之间生理关系也不密切,此时各外源化学物的毒作用表现为各自的毒作用,称为独立作用。

(洪　峰)

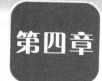

第四章　毒理学实验基础

　　毒理学是一门以实验为基础的学科,毒理学实验是验证受试物对机体危害的重要手段,是探索有害物质毒作用机制的方法。本章从毒理学实验应遵循的基本原则着手,介绍整体水平、器官水平、细胞水平及分子生物学水平毒理学实验的基本原理。

第一节　实验设计原则

　　实验设计是顺利进行科学实验的先决条件,是实验过程遵从的依据及实验数据处理的前提。良好的实验设计是实验结果质量的重要保证,其主要作用是减少误差,提高效率。此外,在实验设计时,还要考虑实验的科学性和逻辑性,使研究结果具有重现性、更可靠、更科学,经得起时间的考验。

一、实验设计的基本要素

　　受试对象、处理因素和实验效应是实验设计的 3 个基本要素。

（一）受试对象

　　受试对象即处理因素作用的对象,根据研究目的而定。在毒理学实验中,根据实验对象的层次主要分为整体动物实验、组织器官实验、细胞实验和分子生物学实验。对受试对象总体要求是同质性和代表性,即处理因素要敏感,处理因素的反应要稳定。

（二）处理因素

　　根据实验目的要观察、能引起受试对象产生效应的因素称为处理因素。在进行毒理学实验时,处理因素可以是单因素,也可以是 2 个或 2 个以上的因素。但多个处理因素对受试对象共同作用时,不易判断处理因素的剂量与其作用性质和效应的关系,这往往会造成整个实验难以控制。因此,一般在一个实验中只设计一个处理因素,但对该处理因素应设计多个处理水平,如对某一化学物的毒性进行观察时,要设计多个剂量组。

　　与处理因素共存,并能使受试对象产生效应的非处理因素称为混杂因素(confounder),混杂因素是干扰实验结果的重要因素,因此要尽量将其排除。

（三）实验效应

　　实验效应是处理因素作用于受试对象后的反应和结局。以实验中受试对象的某项(或某些项目)指标的变化来表示,这些指标应该具有客观性、精确性、特异性和灵敏性。

1. 客观性　该指标能用确定的标准来进行判断,而不受主观因素的影响。如观察某种酶活性的变化,它有具体的测定值,为一个客观指标。如果观察动物活动能力的变化,则是一个主观指标,难以准确地进行描述和定量。

2. 精确性　精确性包括准确度和精密度。准确度指的是指标的测定值与真值的接近程度。精密度是指多次测定结果的符合程度。好的指标应该是既准确又精密。

3. 特异性　在毒理学中,特异性主要是指对所测试处理因素的特异性反应,能够反映处理因素的某种特定效应。但这种特异性是相对的,如处理前后表现出的特异性。例如,四氯化碳可引起肝损害,肝的病理学变化和功能变化对四氯化碳来说就是一个相对特异的指标。

4. 灵敏性　灵敏性是指某个指标对受试因素的反应性较高,在较低剂量水平或者较短时间接触后即可观察到该指标的明显变化。高灵敏性有利于对受试因素的有害效应进行评价和监测。

二、实验设计的基本原则

实验设计必须遵守对照(control)、随机化(randomization)和重复(replication)3个基本原则。

(一) 对照原则

在确定接受处理因素的实验组(experimental group)时,应同时设立对照组(control group)。对照是比较的基础,设立对照组是控制混杂因素和偏倚不可缺少的重要手段。只有设立了对照组才能将处理因素的效应充分显露出来,不设立对照组往往会导致错误的结论,误将非处理因素造成的偏倚当成处理效应。

设立对照组应满足均衡性(balance)要求,即在设立对照时除处理因素不同外,对照组和实验组受到的非实验因素的影响是完全均衡的,这些组之间的差别完全是由于实验因素采取了不同水平。在整个实验过程中,对照组和实验组应始终处于同时同地,即应设置同期对照组。有时可采用历史对照(historical control)、文献记载或以往研究的结果,但要尽量少用历史对照,历史对照仅适用于那些受混杂因素影响较小的长时间研究。对照组设立后,应对各组的基线(baseline)情况进行比较,检验各组开始时的状态是否均衡。

对照原则是要求在实验过程中设立可与实验组比较以消除各种无关因素影响的对照组,实验组和对照组具有同等重要的意义,设置对照组是减少或消除非实验因素干扰造成误差的有效措施。对照组应有可比性,即在"同时同地同条件"下进行,必须将研究对象随机分配给对照组和实验组。

1. 对照组设置方式

(1) 自身对照:是指在同一个体观察实验处理前后某种指标的变化,即把实验处理前的观察指标作为实验处理后同一指标变化的对照;也可以把2种实验处理在同一个体进行一前一后的比较。自身对照可有效减少个体差异对实验处理反应的影响。凡可进行自身对照设计的实验应尽量加以采用。

(2) 组间对照:是指将若干受试对象随机分成若干平行组,随机挑选一组作为对照组,其他组作为实验组,进行实验比较。

2. 对照组类型

(1) 空白对照(blank control):对照组不接受任何处理因素。这在动物实验和实验室方法研究中最常见,常用来评定测量方法的准确度,观察实验是否处于正常状态等。毒理学实验中常以试剂(溶剂)对照作为空白对照以检测本底值。在临床试验中,因涉及伦理道德问题,不宜用空白对照。空白对照简单易行,但由于是非盲,在以人为对象的研究中容易引起对照组和实验组在心理上的差异,可能影响结果的可靠性。

（2）阳性对照(positive control):给予标准的阳性物质处理或经典的治疗(处理)方法作为阳性对照,以观察实验的可靠性。例如,在检测某物质的雌激素效应时选择雌二醇作为阳性对照;在测定某毒物对神经系统的成瘾性时,常以吗啡作为阳性对照。在一次实验中,可根据需要选择一种或多种物质或方法作为阳性对照。阳性对照是判断实验是否成功的重要依据,应该出现阳性反应的阳性对照组如没有出现预期的结果,说明实验是不可靠的。

（二）随机化原则

随机化是采用随机的方式,使每个受试对象都有同等的机会被抽取或分到不同的实验组或对照组。随机化是应对大量不可控制非处理因素的一个重要手段,使不可控制的混杂因素在实验组和对照组中的影响相当,并可归于实验误差之中;也是对资料进行统计推断的前提。

1. 随机化贯穿于研究设计和实施的全过程

（1）抽样的随机:每个符合条件的受试对象被抽取的机会相等,即每个个体都有同等机会被抽到样本中来。它保证所得样本均有代表性,使实验结论具有普遍意义。

（2）分组的随机:每个受试对象被分配到各组的机会相等。它保证受试对象的其他状况在对比组间应尽可能均衡,以提高组间的可比性。

（3）实验顺序的随机:每个受试对象先后接受处理的机会相等,它使实验顺序的影响也达到均衡。

2. 随机化设置方法

（1）抽签或掷硬币:这种方法简单易行,但不适用于受试对象数目大的多组分配。

（2）随机数(random number):获得随机数的常用方法有以下 2 种。

1）随机数字表:常用于抽样研究及对病人、标本或实验动物等的分组。随机数字表内数字互相独立,无论横行、纵列或斜向等各种顺序均是随机的。使用时可从任一个数开始,可单行、单列,双行、双列,也可多行、多列,查取方向可向下或向上,亦可向左或向右。

2）伪随机数:一般是由计算器或计算机产生的介于 0 和 1 之间均匀分布的数字。常用的科学型计算器各种统计软件和编程语言均有伪随机数的发生器。

3. 随机化类型

（1）完全随机化:就是直接对受试对象进行随机分组,但分组后各组受试对象的例数不一定相同。

（2）分层随机化:完全随机化虽然提高了各组的均衡性,但并不能保证各组间一定达到良好的均衡性。此时,应先对可能影响实验过程和结果的混杂因素进行分层,然后在每一层内进行完全随机化,即分层随机化。

（三）重复原则

重复是指在相同实验条件下进行多次研究或多次观察,以提高实验的可靠性和科学性。重复包括以下 3 种情形。

1. 整个实验的重复　确保实验的重现性,从而提高了实验的可靠性。不可重复的研究是不可信的。通常体外实验都要重复几次,以避免机会的影响。

2. 用多个受试对象进行重复　避免把个别情况误认为普遍情况,把偶然性或巧合的现象当成必然的规律。通过一定数量的重复,使结论可信,即在每个组中要有足够的样本含量(sample size)。

3. 同一受试对象的重复观察　保证观察结果的精度。重复最主要的作用是估计实验误差。实验误差是客观存在的,只有在同一实验条件下对同一观测指标进行多次重复测定,才能计算误差的大小;重复的另一作用就是降低实验误差,多次重复测定的均数误差较小。

(四) 样本数的选择

样本数大小的选择本质上取决于观察指标的发生率及其在个体之间的变异程度。一般估测的样本数:小动物(小鼠、大鼠、蛙、鱼)每组 10～30 例,计量资料每组不小于 10 例,计数资料每组不少于 30 例。中等动物(豚鼠、家兔)每组 8～20 例,计量资料每组不少于 8 例,计数资料每组不少于 20 例。大动物(犬、猫、猪、羊)每组 6～20 例,计量资料每组不少于 6 例,计数资料每组不少于 20 例。在某些特殊情况下,也有比上述样本数量还要少的实验,但实验的可靠性会降低。

第二节　毒理学实验结果的统计分析

在评价毒理学实验结果时,应综合考虑生物学意义和统计学意义。统计检验的假设是关于总体特征的假设,检验方法是以统计量的抽样分布为根据,得到的结论是概率性的,不是绝对的肯定或否定,不等同于有或无生物学意义。应该根据统计学分析的结果、生物学知识和经验,对实验结果做出科学的判断和解释。

一、毒理学实验的统计学应用

毒理学实验统计学评价的关键是剂量-反应关系研究和对超离差数据的处理。严格执行毒理学实验设计要求,才可能得到可靠性和重复性良好的结果,这是进行正确的统计学评价的基础。良好的质量保证和实验设计可以监控系统误差,而统计处理则用来确定随机误差。

毒理学实验的数据通常是由剂量水平和相应观察值组成的二维关系型数据。在毒理学实验处理组与阴性对照组观察值均数进行比较时,如果资料可拟合某种分布,则适用于参数检验,其敏感度和效率高于非参数检验;如果资料不能拟合某些已知的分布,则应进行数据转换,以满足正态性和方差齐性。如果任何变换都不能改善数据的分布,则可能存在个别可疑值,应进行识别和剔除。此外,可使用不依赖总体分布模型的非参数统计进行分析。

一种毒理学实验资料可以有若干种正确的统计学方法来分析,可能不存在唯一正确的方法。一方面是因为表面上不同的统计学分析方法常以相同的统计学概念和模型为基础,另一方面是因为利用不同的统计学方法来评价毒理学实验资料缺乏比较研究。

(一) 选择统计学方法

1. 处理组与阴性对照组的比较　可根据数据的类型、方差齐性选择比较常用的统计学方法。如处理组与阴性对照组两两比较的 t 检验、t′检验、卡方检验,以及 Fisher 确切概率法、u 检验、非参数法(如 Wilcoxon 秩和检验),多个处理组与阴性对照组比较的 Dunnett 检验等。

2. 剂量-效应关系和剂量-反应关系　这是毒理学研究的重要内容。剂量-效应关系和剂量-反应关系的判定可以分为定性和定量分析两大类,定性分析即趋势检验,而定量分析则为模型拟合。

（二）统计学分析的具体内容

1. 体重和器官重量　体重常是毒性效应最敏感的指标之一。

（1）如果每组样本量足够大（10个或10个以上）,则可采用下述方法:①使用脏器系数进行计算,即器官重量计算为体重的百分比。②按体重或体重改变分析。如在实验开始,动物随机化分组（各组体重均数差别无显著性,各组所有的动物体重在总平均体重的2个标准差之内）,利用体重改变进行分析。③对各组资料采用Bartlett方差齐性实验进行检测。根据方差齐性或不齐,决定下一步的统计学检验方法。

（2）如果样本量较小,可采用Kruskal-Wallis非参数进行检测。

2. 临床生化指标　因为生化参数很少是彼此独立的,简单地选用t检验或ANOVA并非是最适当的方法。通常所研究的并不是单独某一个参数,而是与靶器官毒作用有关的一组参数,如CPK、HBDH和LDH同时增高强烈提示心肌损害。这时我们不仅注意其中一个参数的增高,而是全部3个参数的变化。血清电解质（如钠、钾、钙离子）常相互影响,一种降低常伴随着另一种升高。而且这些参数（如肌酐、钠、钾、氯、钙和尿素氮）的生物学性质或测定方法常不服从正态分布（为偏态分布）或为非连续的。临床生化指标适用的统计学方法包括:①ANOVA、Bartlett检验、F检验、t检验,适用于钙、葡萄糖、BUN、肌酐、胆碱酯酶、总蛋白质、白蛋白、丙氨酸转氨酶（谷丙转氨酶,ALT）、天冬氨酸转氨酶（谷草转氨酶,AST）、谷氨酰转移酶（GGT）、碱性磷酸酶（ALP）、羟丁酸脱氢酶（HBDH）、肌酸磷酸激酶（CPK）、乳酸脱氢酶（LDH）及血红蛋白。②Kruskal-Wallis非参数ANOVA,适用于总胆红素、GGT。

3. 血液学指标　不同物种、品系的实验动物血液学检查的数据,所服从的分布也可能是不同的。这些参数的大部分是相关的,并依赖于所用的测定方法。红细胞（RBC）计数、血小板（PLT）计数和红细胞平均体积（MCV）可用仪器测定,数据适用于参数检验。血细胞比容（HCT）是由RBC和MCV得到的计算值,故依赖于2个参数;但如果直接测定,也可用参数检验。血红蛋白（Hb）是直接测定的且是独立的连续数据。但是,如同时存在血红蛋白的多种形态（氧化血红蛋白、脱氧血红蛋白、高铁血红蛋白等）,则可能不是典型的正态分布,而呈多模型分布,此时可采用Wilcoxon检验或多重秩和检验。白细胞（WBC）计数服从正态分布,并适用于参数检验。而白细胞的分类或是各种白细胞的百分比,这些资料特别是嗜酸性粒细胞不符合正态分布,应该采用非参数统计。应注意,血液学单个参数的变化很难表示其生物学意义,因为这些参数是相互有关的,要注意发现并分析预期的参数变化谱。

4. 组织病理学改变　亚慢性和慢性毒性实验强调了组织病理学检查,故会采用统计学分析评价处理组动物组织病理学损害发生率是否高于对照组动物。除肿瘤发生率外,也应注重发现其他病理学损害。对处理组和对照组动物病理学损害发生率进行比较时常用卡方检验或Fisher精确检验。是采用双侧检验还是单侧检验,取决于研究者的要求。对于多重比较可采用Bonferroni法,而且可采用趋势检验来评价剂量-反应关系。

二、统计学意义和生物学意义

在评价毒理学实验结果时,要综合评价实验结果的统计学意义和生物学意义。一般来说,具有统计学意义是具有生物学意义的必要条件之一。正确地利用统计学假设检验的结果有助于确定实验结果的生物学关联。在分析生物学意义（即生物学重要性）时有以下方法。

1. 纵向比较 即参数的改变有无剂量-反应关系。化学物毒作用的剂量-反应关系是毒理学研究的基本假设。当某参数的改变存在肯定的剂量-反应关系时,就可认为此参数的改变与受试物染毒有关,具有生物学意义。

2. 横向比较 即参数的改变是否伴有其他相关参数的改变。例如,生化参数很少是彼此独立的,单个剂量组的一个参数有统计学显著性的改变一般不认为有生物学意义,除非有其他参数改变的支持。如没有骨髓或脾组织学改变或没有高铁血红蛋白生成,则单有红细胞计数的改变是没有生物学意义的。同样,在免疫毒理学中,单有淋巴细胞计数的改变没有淋巴结组织学改变也可能没有生物学意义。

3. 与历史性对照比较 由于目前尚无公认的实验动物参考"正常"值,应由本实验室利用相同品系的实验动物和相同的溶剂进行至少10次独立实验的阴性(溶剂)对照资料构成,以其可信限作为参考值的范围。同时阴性对照应在历史性对照的"$\bar{X} \pm 3\sigma$"范围之内,否则应重新实验。另有认为,凡某种观察值与对照组进行比较,其差别具有统计学显著性($P<0.05$)并符合下列情况之一者,即可认为已偏离正常参考值范围,属于有害作用:①不在正常参考值范围之内;②虽在正常参考值范围之内,但停止接触后此种差异仍持续一段时间;③虽在正常参考值范围之内,但机体处于功能或生化应激状态时此种差异更加明显。应该指出,后2种情况需要附加实验设计。

另外,还有一些其他的考虑。如处理组同时与对照组的均数之差应超过检测误差的两倍以上,某些血液生化指标(如 AST、ALT 等)的测定值升高才有生物学意义。

第三节 整体动物实验

一、 实验动物的选择

实验动物的选择是动物实验研究中首要考虑的问题之一。不同种类实验动物也有其各自的生物学特点和解剖生理学特征,随意选择动物用于某项实验可能会得出不可靠的实验结论。在实验研究中,选择动物应遵循以下原则。

(一) 相似性原则

相似性原则是指利用动物与人类某些功能、代谢、结构及疾病特点的相似性选择实验动物。在选择实验动物时动物的物种进化程度是优先考虑的问题。在可能的条件内,应尽量选择与人类相近的动物做实验。

由于实验动物和人类的生活环境不同,生物学特性存在相同和相异之处。研究者在选择动物时,应充分了解各种实验动物的生物学特性。通过实验动物与人类特性方面的比较,做出恰当的选择。

一般来说,动物所处的进化阶段愈高,其功能、结构、反应愈接近人类,如猩猩、猕猴、狒狒等非人灵长类动物是最类似于人类的。但是,一方面,非人灵长类动物属稀有动物,来源很少,又需特殊饲养,选择有很大困难;另一方面,也并非只有非人灵长类动物与人类具有相似性,许多哺乳类实验动物在某些功能、代谢、结构及疾病特点方面也与人类近似。可从以下几个方面将不同实验动物与人类进行比较,以充分了解其相似性和不同点。

1. 组织结构方面 哺乳动物之间有许多组织结构上的相似点,因而其生命功能基本过程也很相似。如猪的皮肤组织结构与人类的相似,其上皮再生、皮下脂肪层、烧伤后的内分泌及代谢等也与人类相似,选用小型猪做烧伤实验研究较为理想。

2. 系统功能方面　许多动物各系统的功能与人类是相似的,如犬具有发达的血液循环和神经系统,在毒理方面的反应和人类也比较接近,适于做实验外科学、营养学、药理学、毒理学、行为学等方面的研究。两栖类的蛙和蟾蜍大脑很不发达,不能用于高级神经活动的研究,但在做简单的反射弧实验时则很合适,因为最简单的反射中枢位于脊髓,而两栖类的脊髓已发展到符合实验要求的程度,且其结构简单明了,易于分析。

3. 生理学特性方面　许多哺乳类动物与人类一样,其心率、呼吸频率、体温三者成正比关系。发热时心率和呼吸频率都增加。但是,两栖类、爬行类是变温动物,体温维持与外界温度有关,因而选择两栖类或爬行类做体温调节方面的实验是不适合的。鸟类的体温比哺乳类的高。恒温动物的体温昼夜有一定变动范围,变动情况与行为类型有关,一般夜间活动的动物凌晨2～3时是一日的峰值。了解这些与人类的细微差别,对具体研究是十分有益的。由于动物的临床生理观察指标随动物种类、年龄以及周围环境变化而有所差异,因此正常参考值有较大的变动范围,做实验时应按照实际情况做具体考虑。

4. 繁殖特性方面　哺乳类动物与人类一样,性成熟、妊娠期和寿命一般是成比例的。寿命越长,妊娠期越长,性成熟越晚。许多实验动物有一定的繁殖季节,但有的在人工饲养条件下会发生改变。单胎动物比多胎动物产仔数少,多胎动物中近交系产仔数比封闭群少,这些都是在选择动物时要注意的。

5. 体液成分方面　动物血液性状与人类一样,包括形态和功能2个方面。一般来说,与功能有关的各种指标之间都有一定联系,如若红细胞数目高,那么血细胞比容和血红蛋白含量都会高。体内的排出物有粪便、汗和尿液。尿液的排泄量和浓度与水的摄入量有关,如淡水中生活的动物尿液是低渗的,海水中生活的动物尿液是等渗的,陆地上生活的动物尿液是高渗的,特别是沙漠中生活的动物;水分供给少的动物尿液以尿酸为主要成分,水分供给充足的动物尿液以尿素为主要成分,而水中生活的动物尿液则以氨为主。尿液的酸碱度因动物食性不同而有所差异,如草食类动物尿液呈碱性、黏度高,而肉食类动物尿液呈酸性,且有特殊的臭味。

6. 解剖学特性方面

(1)椎骨:不同种类动物的椎骨有很大差异。哺乳类动物椎骨以胸椎和尾椎较大。尽管哺乳动物和人类颈部外观有长短之差,但颈椎都是7个。灵长动物的猿猴类几乎都是在树上生活,椎骨很小。真猿类的椎骨差异很大。

(2)齿式:齿式与动物的食性有密切关系,草食类和肉食类差异最为显著。草食类的臼齿上面扁平而且稍有一点凹状,而肉食类与此相反,呈凸状,面积小;草食类的反刍动物没有上颌切齿,而兔的切齿外突,十分独特。杂食类动物,如猪的齿式与人类的情况就十分一致。

(3)器官重量:脑的重量与神经系统的发达程度成正比,灵长类与人类最为接近。消化系统的器官重量在各种动物之间以及与人类之间没有很大差异,而呼吸、循环系统的器官重量差异较大,运动量越大的动物越重。肠道各部分长度与食性有密切关系。

(4)脏器形态:消化道各部分不仅大小因动物种类不同而不同,其形状、构造也因动物种类不同而有显著差异。反刍动物呈复胃,由多个胃构成。单胃动物胃的形状类似。动物种类不同,肝的分叶方式也存在差异,其中啮齿类动物肝的构成最为复杂,马和大鼠肝的特征是缺少胆囊。肺的形态因呼吸方式不同也有所不同,哺乳类和鸟类之间差异显著,肺的分叶情况因动物种类不同而有很大差异。脑的形态方面,越是低等动物嗅球所占比例越大,越是高等动物嗅球功能越弱。在鸟类和哺乳类的脑活动中,睡眠与觉醒是不断交替的,前者睡眠有深睡眠和动眼睡眠之分。一般来说,睡眠方式与行为类型有关,穴居生活的动物深睡眠期较长。脑的新皮质与旧皮质的关系也因动物种类不同而不同。心脏形态方面,脊椎动物的心脏构成随等级提高逐渐完全,鱼类仅 1 个心房和 1 个心室,两栖类、爬行类有 2 个心房和 1 个心室(不完全心),鸟类、哺乳类有 2 个心房和 2 个心室(完全心)。血液循环系统也由普通环境向闭锁系统进化。在完全心中,心室壁的特殊心肌分布因动物种类不同而不同,心电图可显示出不同的波形特征。在形态和功能上,与人的心脏最类似的动物是犬。单胎动物和多胎动物的子宫形态也存在明显差异,多胎动物的不同动物种间也有差异。乳腺分布和乳房的位置动物间也存在差异,单胎动物在局部,而多胎动物在胸腹部,分布较广。

7. 疾病特点方面　实验动物有许多自发或诱发性疾病,能局部或全部地反映与人类类似疾病过程与特点,可用于研究相关的人类疾病。如突变系 SHR 大鼠,其自发性高血压的变化与人类相似,并伴有高血压性心血管病变,如脑血栓、脑梗死、脑出血、肾硬化等。猫是寄生虫弓形虫的宿主,因此在弓形虫研究中是一个很好的材料,同时在研究白化病、关节炎、骨质疏松症等方面也较为理想。

(二) 特殊性原则

特殊性原则是指利用不同种系实验动物的机体存在的特殊构造或某些特殊反应,选择解剖和生理特点符合实验目的和要求的动物。恰当地使用具有某些解剖生理特点的实验动物,能大大地减少实验准备方面的麻烦,降低操作难度。

犬的甲状旁腺位于甲状腺表面,位置固定,多在两个甲状腺相对应的两端,故选用其做甲状旁腺摘除实验很合适。相反,兔的甲状旁腺则分布分散,除甲状腺周围外,还分布在主动脉弓附近,显然不适合做甲状旁腺摘除实验,但宜做甲状腺摘除后研究甲状旁腺功能的实验。

家兔颈部的交感神经、迷走神经和主动脉减压神经分别存在并独立行走,而其他动物如猪、犬、猫等的减压神经不是单独行走。如要观察减压神经对心脏作用,需选用家兔。家兔胸腔中有纵隔膜,做开胸和心脏实验时,只要不弄破纵隔膜,动物就不需要人工呼吸,给实验操作带来许多方便。猴等动物的气管腺数量较多,直至三级支气管中部仍有腺体存在,选择它做慢性支气管炎或研究去痰平喘药就很合适。而小鼠、大鼠及豚鼠只有在喉部有气管腺,而支气管以下则无腺体,在上述实验中不宜选用。

大鼠肝的再生能力很强,切除多达 70% 肝叶仍有再生能力,很适合做肝外科实验研究。但是,许多实验动物都有胆囊,大鼠却无,因此不能用来做胆囊功能研究的实验。

此外,不同种系实验动物对同一因素的反应有共同的一面,但也会出现特殊反应。如何充分利用这些特殊反应,选用对实验因素最敏感的动物,对实验研究也十分有价值。大鼠垂体-肾上腺系统功能发达,应激反应灵敏,且各种内分泌腺体如垂体、肾上腺、卵巢易于摘除,适合做应激反应和内分泌实验研究。同时,大鼠的踝关节对炎症十分敏感,适合做多发性关节炎的研究。

兔对体温变化十分灵敏,易产生发热反应,且反应典型、恒定,适合做发热、解热和检测致热原的研究。豚鼠易于致敏,适合做过敏性实验研究。同时,由于其体内不能合成维生素 C,必须从食物中摄取,故做维生素 C 缺乏症的研究很合适。豚鼠血清中补体含量多、效价高,常用于免疫学和生物制品的研究。大多数实验动物,如猴、犬、大鼠、小鼠等是按照一定性周期排卵的,而兔和猫属典型的刺激性排卵动物,只有经过交配刺激才能排卵。因此,兔和猫是避孕药研究的常用动物。

（三）标准化原则

标准化原则是指动物实验中选择和使用与研究内容相匹配的标准化实验动物。为了保证实验结果的准确性和重复性，使用标准化实验动物极其重要。只有选用经遗传学、微生物学、环境及营养控制的标准化实验动物，才能排除微生物及潜在疾病对实验结果的影响，排除因遗传、污染而造成的个体差异。

1. 微生物控制标准化　实验动物按照微生物和寄生虫控制的等级，一般分为以下 4 个等级：普通动物（conventionalanimals，CV）、清洁动物（clean animals，CL）、无特定病原体动物（specific pathogen free animals，SPF）和无菌动物和悉生动物（germ free animals，GF）。选择何种微生物等级的实验动物，也应根据各级动物的特点，结合课题研究的水平、内容及目的确定。一般而言，普通动物用于研究所获得的实验结果的反应性差，故主要用于进行探索方法的预实验。清洁动物是目前国内科研工作主要要求的标准实验动物，用于大多数科研实验。无特定病原体动物可排除疾病或病源的干扰，适用于所有科研性实验，是国际公认的标准实验动物。

2. 遗传背景标准化　从遗传学角度讲，实验动物是具有明确遗传背景并受严格遗传控制的遗传限定动物。根据其遗传特点的不同，实验动物分为近交系、突变系、封闭群和杂交群。选择何种遗传群动物，应根据不同的研究内容和目的而定。近交系动物是同胞兄妹或亲子之间交配 20 代以上，因为遗传纯合度高、个体差异小、特征稳定、对实验反应一致性好、实验结果精确可靠而得到越来越广泛的应用。

3. 动物管理标准化　按照《实验动物管理条例》（2017 年修订版）中对实验动物的饲育条件、检疫及传染病控制等进行标准化管理，所选用的动物类别或级别要与实验条件、实验技术、方法及试剂等相匹配。

（四）规格化原则

规格化原则是指选择与实验要求一致的动物规格。由于不同动物对外界刺激的反应存在个体差异，在选择时，除了注意动物的种类及品系外，还应考虑动物的性别、年龄、体重、生理及健康状况等要求，这也是保证实验结果可靠性和可重复性的重要环节。

1. 性别　动物不同性别对同一药物的敏感性差异很大，对外界刺激的反应也各不相同，即便同一品系动物也是如此。例如，氯仿对小鼠肾脏造成的损害，雄性动物表现得比雌性动物更敏感。一般而言，实验若对动物性别无特殊要求，则宜选用雌雄各半。

2. 年龄　动物的解剖生理学特征和对实验的反应性随年龄的不同而有明显变化。一般而言，幼龄动物较成年动物敏感，而老龄动物的代谢、各系统功能较为低下，反应不灵敏。因此，一般动物实验应选用成年动物。但不同实验对年龄要求不尽相同，需根据课题的内容而定。一些慢性实验因周期较长，可选择幼龄动物。有些特殊实验如老年病学的研究，则考虑用老龄动物。药物毒理学研究选用未成年的较为合适，因为在动物迅速生长时期进行药物的毒性实验，可以发现药物对生长及各器官（包括性器官）成熟的影响。

由于不同种类实验动物的寿命周期差别很大，动物实验时还要注意绝对时间和相对时间的区别。对不同动物而言，经过相同的天文学时间长度在生物学上有不同的意义。例如，用犬做实验经过一年观察期和用大鼠做实验经过一年的观察期，其生物学意义是完全不同的。同样，用犬做实验 1～2 岁的一年观察期和 12～13 岁一年观察期，其生物学意义也不同。不同种属实验动物的寿命与人类具有很大差异。所以,选择动物时,应注意各种实验动物之间、实验动物与人类之间的年龄对应。例如,1岁的犬对应人的年龄约为15岁;2岁的犬对应人的年龄约为24岁;5岁的犬对应人的年龄约为36岁;8岁的犬对应人的年龄约为48岁;10岁的犬对应人的年龄约为56岁;12岁的犬对应人的年龄约为64岁;14岁的犬对应人的年龄约为72岁;16岁的犬对应人的年龄约为80岁。

3. 体重　实验动物年龄与体重一般呈正相关性,可按体重推算年龄。例如,KM小鼠6周龄时雄性约为32 g,雌性约为28 g;Wistar大鼠雄性约为180 g,雌性约为160 g。除了与年龄密切相关外,不同品种(系)、营养及饲养管理均影响动物体重。选择时,既要考虑体重符合要求的动物,又要注意其发育是否正常。慢性实验开始时选择的小鼠年龄最好为2～3周、体重8～9 g,大鼠不超过3周、体重50～60 g。

4. 生理及健康状态　动物在生理特殊状态下,如雌性动物性周期的不同阶段、妊娠及哺乳期,动物对实验的反应性有较大改变,易导致其体重和某些理化指标发生变化,从而影响实验结果。因此,除计划生育药物或生殖系统疾病方面的研究外,一般要避免选用。此外,动物的健康与否,直接影响到动物对各种外界刺激的反应性及耐受性,故选择健康动物用于实验研究是十分重要的。

(五) 经济性原则

经济性原则是指尽量选用容易获得、价格合理和饲养经济的动物。在不影响整个实验质量的前提下,尽量做到方法简便和成本低廉,选用易于获得、最经济和最易饲养管理的实验动物。一般认为,动物的进化程度愈高,对药物毒性的敏感性愈好。因此,在毒理学研究中,要求最好使用2种动物进行实验,而且它们的种属差异越大越好。一般应包括一种啮齿类动物和一种大动物,如选用大鼠和犬。犬在毒理方面的反应和人类接近。在选用啮齿类动物时,以使用近交系动物为宜。若使用封闭群动物,最好将同窝动物均匀地分配到实验组与对照组,以减少个体差异。

二、 常用实验动物品系介绍

(一) 小鼠

小鼠,生物学属脊椎动物门、哺乳动物纲、啮齿目、鼠科、鼷鼠属、小家鼠种。

1. 生活习性

(1) 生长发育:小鼠在哺乳动物中体型最小,新生仔鼠1.5 g左右,45天体重达18 g以上。小鼠体重的增长与品系来源、饲养营养水平、健康状况、环境条件等密切相关。

(2) 活动规律:小鼠性情温顺,易于捕捉,胆小怕惊,对外来刺激敏感,喜居光线暗淡的环境。习惯于昼伏夜动,其进食、交配、分娩多发生在夜间。一昼夜活动高峰有两次,一次在傍晚后1～2小时内,另一次为黎明前。

(3) 采食特性:小鼠门齿生长较快,需常啃咬坚硬食物,有随时采食习惯。

(4) 繁殖特性:小鼠性成熟早,繁殖力强,寿命1～3年。新生仔鼠周身无毛,通体肉红,两眼不睁,两耳粘贴在皮肤上。1周开始爬行,12天睁眼,雌鼠35～50日龄性成熟,配种一般适宜在65～90日龄,妊娠期19～21天,每胎产仔8～12只。可根据阴道栓的有无来判断小鼠是否发生了交配。

(5) 群居特性:小鼠为群居动物,群养时雌雄要分开,雄鼠群体间好斗,群体中处于优势者保留胡须,而处于劣势者则掉毛、胡须被拔光。这一现象应与因寄生虫性或真菌性皮炎所致的掉毛相区别。

(6) 温湿度要求:小鼠对温度、湿度很敏感,一般以温度 18～22℃、相对湿度 50%～60% 为最佳。

2. 常用品系 小鼠的品系很多,可分为近交系、突变系和封闭群三大类。近交系(inbred strain),如 A、BALB/c、C3H、DBA 等。突变系(mutant strain),如 nude、scid 等。封闭群(closed colony),又称远交群(outbred stock),如 KM、ICR 等。

(1) KM 小鼠:昆明小鼠,一直是中国生产量、使用量最大的远交群小鼠,被广泛应用于药理学、毒理学等领域的研究。昆明小鼠于 1993 年被收录国际实验动物索引(International Index of Laboratory Animals)中,定名为 KM 鼠,获得国际公认。KM 小鼠、瑞士小鼠和欧洲小家鼠属同一起源,而与中国的小家鼠相差较大。KM 小鼠引入中国已有 50 多年,与欧洲(美洲)现有的瑞士种远交群小鼠间也存在着遗传差异,主要表现为基因多态性不同,基因表现型也存在差异。中国各地的 KM 小鼠群体也出现不同程度的遗传分化,形成不同的亚系,遗传差异明显。

(2) BALB/c 小鼠:BALB/c 小鼠基因型为 Aabbcc,属近交系小鼠,毛色为白色。其乳腺癌发病率低,乳腺肿瘤发生率为 10%～20%,但对致癌因子敏感。有一定数量的卵巢肿瘤、肾上腺肿瘤和肺部肿瘤、白血病的发生。血压与其他近交系小鼠相比为最高,有自发高血压症。老年小鼠心脏有某些病变,雌雄小鼠常有动脉硬化。BALB/c 小鼠生产性能好,繁殖期长,一般无互相侵袭习性,比较容易群养。

(3) Nude 小鼠:裸小鼠。新生裸小鼠以无鼻毛为特征,足尖经常收缩,呈螺旋样畸形。成年雌性发情期不规则,卵巢小,用绒毛膜促性腺激素不能诱发排卵,雄鼠精子尾部呈盘卷状。裸小鼠纯合子全身几乎无毛,偶见背部有稀疏的带状毛,皮薄有皱褶。皮肤色素 BALB/c-nu 为浅红色,白眼;C3H-nu 为灰白色,黑眼;C57Blnu 为黑灰色至黑色,运动功能正常。裸小鼠的胸腺仅有残迹或异常上皮,这种上皮不能使 T 细胞正常分化,缺乏成熟 T 细胞的辅助、抑制和杀伤功能。因此,细胞免疫功能低下,失去正常 T 细胞功能,但其 B 细胞功能基本正常。新生裸小鼠 3 周后生长明显迟缓,成年裸小鼠(6～8 周龄)与普通鼠比较其 NK 细胞活性较高,而幼鼠(3～4 周龄)的 NK 细胞活性低下。裸小鼠粒细胞数比普通小鼠少。裸小鼠是肿瘤学等方面研究难得的材料,是医学研究领域中不可缺少的模型动物之一。

(二) 大鼠

大鼠,生物分类学上属脊椎动物门、哺乳动物纲、啮齿目、鼠科、家鼠属、褐家鼠种。

1. 常用品系

(1) Sprague-Dawley 大鼠:简称"SD 大鼠",属远交群。其毛色呈白色,特征为头部狭长,尾长近于身长。SD 大鼠产仔多,生长发育较 Wistar 大鼠快,对疾病的抵抗力强。

(2) Wistar 大鼠:既有近交系,也有远交群。被毛白色,特征为头部较宽、耳朵较长,尾的长度小于身长。Wistar 大鼠性情温顺,性周期稳定,早熟多产,平均每窝产仔 10 只左右,生长发育快,乳腺癌发病率很低,对传染病抵抗力强。

2. 生活习性

(1) 生长发育:新生大鼠体重为 5～6 g,45 天体重可长到 180 g 以上,此时可供实验用。成年雄性大鼠体重达 300～800 g,雌性为 200～400 g。

(2) 活动规律:大鼠喜啃咬。白天常挤在一起休息,夜间活动。晚上活动量大,采食多。

食性广泛,喜肉食。对光照、噪声敏感。

(3) 繁殖特性:大鼠 3 月龄完全性成熟,性周期 4～5 天,妊娠期 19～21 天,哺乳期 21 天,每胎产仔平均 8 只。可根据阴道涂片观察性周期中阴道上皮的变化,判断性周期各个时期中卵巢、子宫与垂体激素变化的状态。

(三) 犬

犬,系脊椎动物门、哺乳纲、食肉目、犬科、犬属、犬种。犬的品种多而杂,目前实验用的犬常为 Beagle 犬,原产于英国,特点是体型小,短毛,性情温顺,亲近人,易适应环境,抗病力强,是国际公认理想的实验用犬。

(1) 活动习性:犬习惯于不停地运动,故饲养时应保证有足够的运动场地,对生产繁殖的种犬更应注意。犬喜欢清洁,冬天喜晒太阳,夏天爱洗澡。

(2) 饲养习性:犬喜近人,易驯养,有服从人的意志的天性,并能领会人的简单意图。头颈部喜欢人以手抚摸,但臀部、尾部忌摸。对环境适应能力强,成年雄犬爱打架。

(3) 采食习性:犬为肉食性动物,并习惯于啃咬骨头,也可喂杂食或素食。

(4) 繁殖习性:雌犬春秋两季发情,春季为 3～5 月,秋季为 9～11 月,发情期为 8～14 天,妊娠期为 55～65 天,平均窝产仔数 6～8 只,哺乳期为 45～60 天。

(5) 感觉特性:犬的嗅觉和听觉特别灵敏。嗅觉灵敏度超过人类 1 200 倍,听觉比人灵敏 16 倍。犬能靠熟悉气味识路。正常犬的鼻尖湿润,触之有凉感,它能灵敏地反映其健康状况。

三、 模式生物

模式生物是可用于研究与揭示生命体某种具有普遍规律的生物现象的一类生物,广义的也包括前述实验动物,但目前多指用于研究的大肠杆菌、酵母菌、拟南芥、线虫、果蝇、斑马鱼等。模式生物有利于回答研究者关注的问题,生理特征能够代表生物界的某一大类群;世代短,子代多,易于在实验室内饲养繁殖,遗传背景清楚;容易进行实验操作,特别是遗传操作以及表型分析。目前,斑马鱼被应用于发育毒性与致畸、致癌毒性、胚胎毒性、心血管毒性、神经和行为毒性方面的研究;线虫被应用于神经毒性和生殖毒性等研究。

四、 转基因动物

(一) 转基因动物的产生

转基因动物(transgenic animal)是指体内基因组中稳定地整合有外源基因的动物,其外源基因可遗传给后代。用此种方法可建立转基因动物模型,以研究外源基因在整体动物中的表达调控规律;通过改变动物基因型,使其表现型更符合人类需要,也可用转基因动物产生人类所需的生物活性物质。现在转基因动物模型广泛应用于生物医学各个领域,其中应用最多的是转基因小鼠。

(二) 转基因动物模型的构建

建立转基因动物模型首先要构建欲研究的目的基因,通过原核显微注射法、反转录病毒感染法与胚胎干细胞植入法导入基因,建立转基因动物。

(1) 原核显微注射法:①准备假孕动物。以输精管结扎的雄性动物与可育雌性动物交配,交配后雌性动物不会受精,但能产生一系列妊娠变化而成为假孕动物。②收集受精卵。用妊娠的马血清及绒毛膜促性腺激素(HCG)使雌性动物排卵并与可育雄性动物交配,次日从输卵管内收集受精卵以备显微注射。正常情况下小鼠每次排卵 6～7 个,用激素诱发每次可排卵 30～50 个。③用显微注射方法将外源基因直接注入受精卵的雄性原核内。受精卵的直径一般是 $70\,\mu m$,用于注射的玻璃针的直径是 $0.75\,\mu m$,通常向每个受精卵注入的溶液中含 100～200 个 DNA 拷贝的外源基因。④将注入目的基因的受精卵植入假孕动物的输卵管内,使其生长发育。注射过的受精卵应稍加培养,确定其仍存活后方可植入假孕母鼠的输卵管或子宫中。每只假孕母鼠一次可植入 25～30 个注射过目的基因的受精卵,孕 19～20 天后产仔。

（2）反转录病毒感染法:重组反转录病毒内含有目的基因、病毒长末端重复序列(LTR)和包装序列(ψ),但没有病毒蛋白的基因。ψ-2 细胞是经辅助病毒感染后的 NIH3T3 细胞,辅助病毒内无 ψ 序列而有病毒蛋白基因。当重组反转录病毒进入 xlt-2 细胞后,不仅含有目的基因,而且两组缺陷的序列相互补充,此时的重组反转录病毒具有完整序列,可以形成完整的病毒颗粒。用这样的病毒再去感染受体细胞就可以实现基因转移的目的。

（3）胚胎干细胞植入法:胚胎干细胞是指胚胎囊胚期的内细胞团中未分化的胚胎细胞,这种细胞具有高度分化潜能。将携带外源基因的具有高度分化潜能的胚胎干细胞注入受体囊胚,所发育成的个体一部分组织中可整合外源基因并可在特异组织中表达。

（4）电穿孔法:是将供体 DNA 与受体细胞充分混匀,通过外界高电压短脉冲改变细胞膜结构,使细胞膜产生瞬间可逆性电穿孔,从而使一定大小的 DNA 穿过细胞膜进入细胞并运送到细胞核。此法主要用于转化胚胎干细胞。

（5）精子载体导入法:利用精子作为外源基因载体,借助受精作用把外源基因导入受精卵,整合到受精卵的基因组中,称为精子载体导入法,是构建转基因动物的一种新尝试。该法简单、方便,依靠生理受带过程,免去了对原核的损伤。但在实践中成功率较低,对于精子是否可作为外源 DNA 载体也存在争论。这项技术尚处在探索阶段。该法可以将人工授精、体外受精与转基因结合起来。

（6）基因编辑技术:是一种新兴的比较精确的能对生物体基因组特定目标基因进行修饰的基因工程技术。基因编辑的工具一般包括 2 个部分:一部分具有 DNA 序列特异识别的功能,另一部分具有核酸内切酶的功能。基因编辑技术依据参与的酶的种类不同,主要有 3 种系统:锌指核糖核酸酶(ZFN)技术、类转录激活因子效应物核酸酶(TALEN)技术和 CRISPR/Cas9 编辑系统。下面以 CRISPR/Cas9 编辑系统来介绍一下基因编辑技术。

CRISPR-Cas9 是继 ZFN、TALENs 等基因编辑技术推出后的第三代基因编辑技术,是当今最主流的基因编辑系统,也是现有基因编辑和基因修饰效率最高、最简便、成本最低、最容易上手的技术之一。CRISPR-Cas 系统是原核生物的一种天然免疫系统。CRISPR 全称为 clustered regularly interspersed short palindromic repeats(成簇规律性间隔短回文重复序列),是细菌体内一些保存攻击过细菌的病毒 DNA 序列的基因。Cas 基因位于 CRISPR 基因附近或分散在基因组其他地方,该基因编码的蛋白均可与 CRISPR 序列区域共同发挥作用。因此,该基因被命名为 CRISPR 关联基因(CRISPR associated, Cas)。Cas 蛋白(CRISPR associated protein)会识别病毒的原间隔序列临近基序(PAM)并切割其两边的序列,然后将这些序列整合到 CRISPR 当中。目前最常用于基因编辑的 CRISPR/Cas 系统是 CRISPR/Cas9 系统。Cas9 蛋白是 Cas 蛋白大家族里 2 类Ⅱ型的一种蛋白,具有比较全面的功能,并且可以产生双链断裂(DSB)。crRNA 被作为靶向 RNA,而 tracrRNA 由于其不可或缺的功能同样也需要使用。在工程化的系统中,会通过一个小环连接 crRNA 和 tracrRNA,此时这个 RNA 叫 sgRNA 或者 gRNA。通过构件表达载体并采用转基因转入的方法可以实现基因编辑,同样依靠同源重组或者非同源结合。对 Cas9 蛋白进行编辑也能给它带有许多其他的功能,进而进行更加精确的基因编辑。此外,CRISPR/Cas9 编辑系统是 3 个主流系统里唯一采用 RNA - DNA 相互作用的方式进行定位的。CRISPR - Cas9 基因编辑技术就是通过人工设计的 sgRNA(guide RNA)来识别目的基因组序列的,并引导 Cas9 蛋白酶进行有效切割 DNA 双链,形成双链断裂,损伤后修复会造成基因敲除或敲入等,最终达到对基因组 DNA 进行修饰的目的。CRISPR - Cas9 应用广泛,如基因敲除(knock-out)、基因敲入(knock-in)、基因抑制或基因激活(repression or activation)、多重编辑(multiplex editing)。

(三) 转基因动物模型在毒理学中的作用

1. **致突变检测模型**　转基因啮齿类动物突变测试系统在致突变机制研究中有潜在应用价值。目前国内外已建立了 10 多种转基因突变检测模型。与经典的 Ames 实验相比,转基因动物突变测试系统有许多优点,它是在活体内进行测试的,可动态观察突变率,且在小剂量范围内进行,结果可靠;可测定包括生殖细胞在内的器官或组织的突变率和突变类型。但是,由于用转基因动物进行突变测试研究的时间不长,积累的实验资料少,要成为常规的突变筛选方法尚有许多工作要做。需建立一套标准的操作规程,如确定给药至测试突变的时间、应计数的菌斑数、确定测试的器官和组织、每组的动物数等。还需建立可测试大片段 DNA 损伤的测试体系,并尽可能降低费用,以利于推广。为了降低靶基因的自发突变率,亟待设计更好的靶基因,从而提高转基因动物突变测试系统的敏感性。

2. **致癌检测模型**　利用该类模型可了解基因的改变与肿瘤的关系,进而了解外来物质的致癌作用机制。利用转基因动物将是此种研究的有力工具,且已应用于实际的环境化学物的致癌物评价。

3. **其他毒理学机制研究模型**　CYP3A7 为人胎儿肝细胞色素 P450 的主要形式,是导致化学物质具有致畸性和致癌性的催化酶之一。往中国仓鼠肺细胞导入 CYP3A7 的 cDNA 后,对霉菌毒素的敏感性升高。把 CYP3A7 转基因小鼠与剔除了 p53 基因的小鼠交配,培养出带有 CYP3A7 基因/p53 缺陷的小鼠,其肝细胞具备不死性,且具有 CYP3A7 酶的催化活性,提示这些细胞不仅可用于化学物的人胚胎毒性研究,同时还为研究生物转化酶在中毒过程中的作用提供了有效的工具。3 - 硝基丙酸(3 - NP)是一种作用于线粒体、选择性地损害纹状体的毒素,利用上述转基因小鼠揭示了氧自由基在 3 - NP 神经毒病理变化中起着重要作用。用乙型肝炎病毒(HBV)转基因小鼠进行黄曲霉毒素 B1(AFB1)诱癌实验,结果表明 HBV 有与 AFB1 协同致肝癌作用。

4. **转基因动物应用于毒理学研究的特点**

(1) 可根据需要导入目的基因:毒理学研究的目的之一就是要揭示毒物危害的本质,可以筛选对毒物敏感的目的基因,在分子水平上研究毒物的危害。

(2) 敏感性高:因为导入的外源基因对遗传损伤敏感性高,导入动物体内后其敏感性仍高,可在低剂量下检测,特别适合观察慢性低水平接触时的 DNA 损伤。

(3) 结果真实可靠:因为转基因动物是一个完整生命体系,繁殖多代后仍能带有目的基因,某些特性与人类接近,这就从根本上优于以前的体外检测系统,所得到的结果具有很高的真实性。

(4) 可回收导入的基因:可从动物基因组中回收导入的基因以进行突变的精细研究,如测序、测定突变谱等。

(5) 节省实验开支:传统致癌实验一般需 1 年以上,采用带有某种致癌基因的转基因动物的致癌实验3个月左右就能完成,而且比较敏感,因此可节省人力物力。随着科研用途转基因动物的商品化,这一检测体系的应用必将日益广泛。

五、受试物的处理

受试物的接收、分样、保管、称量、配制以及在此过程中严格的质量保证是毒理学实验成功与否的首要环节。实验前,受试物的化学结构、纯度、杂质成分、理化性质(特别是挥发性、溶解性)等均需了解,还需检索与受试物化学结构和理化性质相似化学物的毒性资料。同时计算实验所需受试物的总量,以同一批号一次备齐全部实验用量,以保证受试物成分和组成稳定不变,异构体混合物的异构体比例固定。

配制受试物常用溶液、混悬液、油溶液。经口染毒时水溶性受试物的溶剂通常为蒸馏水或去离子水。胃肠道外注射染毒需用生理盐水,保持与体内渗透压一致。不溶于水的受试物应溶于或悬浮于适当的溶剂中,常用的有0.5%羧甲基纤维素钠、10%阿拉伯乳胶、天然植物油(如玉米油、橄榄油)。受试物一般在临用前新鲜配制,除非证明溶液贮存是稳定的。

受试物配制的浓度应根据受试物的毒性大小和实验动物的适宜染毒量适当配制,毒性较大的受试物给药量较小,一般按适宜染毒量染毒。毒性较低的受试物常需一次较大量的染毒,但不应超过最大给药容积,以减少非特异性因素对受试物急性毒性的影响。染毒量的大小要根据染毒途径和实验动物物种来确定。一般推荐的最大染毒量为:①经口为20 ml/kg(对空腹动物);②经皮肤为2 ml/kg(或根据体表面积计算,以保证染毒的准确性);③静脉为1 ml/kg(注射时间5分钟以上);④肌内注射为0.5 ml/kg(一个部位);⑤经眼滴入,每眼0.01 ml;⑥直肠0.5 ml/kg;⑦阴道给药,大鼠0.2 ml,兔1 ml;⑧呼吸道吸入2 mg/L;⑨经鼻滴入,猴或犬每鼻孔0.1 ml。

六、实验动物染毒

染毒方式的选择主要考虑与人类实际接触该受试物的途径和方式是否一致。实际工作时,会根据有关机构的毒性评价程序的要求、受试物的性质和用途,以及便于不同化学物之间毒性大小的比较等因素做出决定。急性毒性实验最常用的染毒途径为经口、经呼吸道、经皮肤及注射途径;慢性毒性实验常用的染毒途径为经口、经呼吸道。

1. 经口(胃肠道)染毒 经口途径可分为灌胃、喂饲、吞咽胶囊等方式。一般来说,新的化学物均先进行经口染毒途径的急性毒性实验并求出LD_{50}值,其LD_{50}值用于比较不同化学物急性毒性的大小。吞咽胶囊和喂饲法一般不用于急性毒性实验,在实际工作中以灌胃为最主要、最常用的方法。

(1)经口灌胃染毒:是急性毒性实验中最常用的染毒途径,因灌胃量大小可影响对受试物毒性的判断。急性毒性实验最好是利用等容量灌胃法,即受试物按不同剂量组配制成不同浓度,实验动物单位体重的灌胃容量相同。灌胃法的优点是剂量准确,缺点是工作量大,并有误入气管和伤及食管的可能。

(2)吞咽胶囊:常用于犬、猴的给药。将一定剂量的受试物装入胶囊中,放至舌后部,迫使动物咽下。此法适用于有异味、易挥发、易水解的受试物。

(3)喂饲法:是将受试物掺入动物饲料或饮水中供实验动物自行摄入。喂饲法符合人类接触许多化学物的实际情况,染毒方便,但缺点较多,给药量误差较大。如拌入化学物后适口性差,会影响动物摄食,进而影响其生长发育。

2. 经呼吸道染毒　在正常条件下,以气体、蒸汽、粉尘、烟、雾等形式存在并且通过呼吸道暴露的外源性物质或以吸入为给药途径的药物,常采用经呼吸道染毒的途径。呼吸道染毒方式分为吸入和气管内注入;吸入染毒又分为静式吸入染毒和动式吸入染毒。

3. 经皮肤染毒　外源化学毒物经皮肤接触的机会很多,如农药、化妆品、工业毒物、环境污染物、外用药物等,职业接触也多见。与人类皮肤解剖、生理特征较近似的动物为小型猪、家兔或豚鼠。但是,由于外源化学毒物经皮肤染毒途径的急性毒性实验所需动物数量较大,使用猪、兔和豚鼠不经济,因此常用大鼠。

4. 经注射途径染毒　对注射药品或需作比较毒性观察的药品进行急性毒性实验时,须做经注射途径染毒。另外,在进行化学毒物毒作用机制研究、了解毒物代谢动力学等研究时,常采用注射途径。注射途径可分为静脉注射或滴注、腹腔注射、肌内注射、皮下注射、皮内注射、椎管内注射等。

七、 实验动物的处置及生物样本采集

(一) 实验动物标记

1. 染色法　实验动物标记最常用、最易掌握的经济方法是染色法,是用化学物质在实验动物身体明显的部位如被毛、四肢等处进行涂染,以染色部位、颜色不同来标记区分实验动物。据染液的不同,可染成黄色、红色、咖啡色、黑色等。

2. 耳孔法　用打孔机直接在实验动物的耳朵上打孔编号,根据打在动物耳朵上的部位和孔的多少来区分实验动物的耳孔法。

3. 烙印法　直接把标记编号烙印在实验动物身体上。

4. 挂牌法　将编制的号码烙印在金属牌上,挂在实验动物颈部、耳部、肢体或笼具上,用来区别实验动物。

我们可根据实验动物品种、实验类型及实验方式,选择合适的标记编号方法。一般来说,大、小鼠多采用染色法,家兔宜使用耳孔法,犬、猴、猫较适合挂牌法,犬还可用烙印法。

(二) 生物样本采集

科学、标准的样本采集方法可以有效保证诊断的可靠性、权威性,生物标本的采集一定要规范,要注意动物死亡或新鲜组织离体后极易发生组织自溶或细菌感染,会影响后期实验。

1. 血液　常用的采血方法有割(剪)尾采血、眼眶静脉丛采血、断头采血、心脏采血、颈静脉(动脉)采血、股动脉(静脉)采血、耳静脉采血、前肢头静脉采血、后肢小静脉采血等。

2. 尿液　实验动物的尿液常用代谢笼采集,也可通过导尿法、输尿管插管、压迫膀胱、穿刺膀胱、剖腹、提鼠、膀胱插管等方法采集。

3. 粪便　利用粪尿分离漏斗通过代谢笼收集粪便,采用拎尾法通过应激性排便收集。对于目前肠道菌群检测,通常在无菌状态下切开腹部,截取所需肠段(如回肠、结肠、盲肠等)采集粪便。

4. 器官及组织　处死动物,按顺序分离采集器官,取目标组织样本,用生理盐水清洗残留血液,滤纸吸干表面液体,根据实验目的进行不同处理或保存,用于病理及免疫组化的用 10%甲醛固定。如进行蛋白及 RNA 分析则采用铝箔纸包括组织块,置于液氮中速冻,将速冻后的组织块分装至冻存管中,做好标记并储存于液氮或−80℃冰箱,以便于后续实验。

（三）动物处死

具体的小鼠和大鼠的安乐死方法包括：①二氧化碳（CO_2）窒息；②麻醉状态下颈椎脱臼（仅限于 200 g 以下动物）；③麻醉状态下断头；④麻醉状态下放血；⑤吸入过量麻醉气体；⑥注射过量麻醉剂（如戊巴比妥钠）。

第四节　离体器官实验

离体器官的灌流技术是在体外，通过一定的设备、装置和条件等，模拟动物和人体器官在体内必要的存活环境，研究器官对外源化合物的代谢、屏障以及外源化合物的毒性等规律的技术。该技术将受试物在体内经过的复杂过程简单化，利于研究受试物在特定器官的效应。常用的有离体肺、心和肝灌流。但是，灌流技术并不能完全替代整体动物实验和某些体外实验，应相互结合、相互补充和相互验证，才能获得较为科学的结论。

脏器切片培养技术是将组织切片机与动态器官培养系统相结合的技术，它可用于在亚器官水平研究化合物的毒性。其优点是避免其他器官的影响，维持细胞间及细胞与基质间的联系，又保持了游离细胞的特点，可探讨毒物对细胞与细胞相互作用，是一种简单、经济的体外实验方法。常用的有肝切片、肾切片、脑切片及睾丸切片等。

第五节　细胞实验

细胞是许多生物体的基本单位。随着毒理学的发展，环境因素对机体作用机制的研究已经从整体水平发展到细胞水平、分子水平或基因水平，使人们对各种有害的作用效应和机制有了更为深入的认识。

一、细胞培养的特点与应用

细胞体外培养是指细胞在体外适宜的条件下生长和增殖的培养技术。体外培养的细胞源于体内，其生物学特征和体内相同，但由于环境的改变，会使体外培养细胞的某些生物学特征有所改变。

细胞是机体组织功能与结构的基本单位，其变化大体上可反映机体功能与结构的改变，而当机体功能与结构未发生改变时，细胞功能与结构也可能发生改变。因此，细胞培养技术是现代化生物学实验中常用的一种基本技术。通过一系列处理，从组织块中分离出单个细胞，然后在体外培养或传代，可以观察到细胞功能与形态的改变。由于细胞培养技术比器官培养、组织培养更简便，以及人工合成培养基的应用，使细胞培养技术规范化和标准化，实验结果稳定，可重复性强，可获得大量生物学性状均一的细胞进行研究，所得实验结果相对可靠、准确。目前，细胞培养技术已成为广泛应用的实验手段。

细胞培养在毒理学应用中的优势：①模拟外环境人为的控制条件，观察外环境各种物理、化学、生物等因素对细胞结构和功能产生的毒性作用，可观察单因素与多因素影响下的变化。②通过对靶细胞的直接细胞毒作用而避免在整体动物的个体差异及体内各种复杂因素的干扰,体现其样本的均一性和特异毒性作用。③以细胞为对象,通过各种手段和技术直接观察或检测到毒物引起的致突、致畸、蛋白质合成、细胞间信息传递、染色体畸变、DNA 损伤、细胞恶性转化等,从细胞水平或分子水平阐述有害物作用机制。④毒理学研究内容广泛,可以用人、动物的各种组织细胞观察毒物的作用强度及细胞代谢规律,用于药物的筛选及安全性评价。⑤不需要复杂的大型仪器设备,研究费用相对较低。

体外细胞培养在应用上具有很多优点,但细胞脱离体内生长条件在体外生长过程中,其细胞形态和功能会发生一定程度的改变,所获得的结果可能与人类或动物整体实验结果存在某些差异。因此,不可将体外细胞毒理实验结果直接推论到体内实验结果。对于体外培养的细胞应该把它们视作一种既保持有体内原细胞一定的性状、结构和功能,又具有某些改变的特定的细胞群体,而不能将之与体内的细胞完全等同看待。培养细胞存在一定的不稳定性是其不足之处。

二、 细胞培养的类型

1. 原代细胞培养 从机体的组织(如人或动物组织)经蛋白酶或其他的方法获得单个细胞并在体外模拟机体培养的细胞,称为原代细胞。原代细胞离体时间短,且未经过永生化过程,在形态结构和功能上与体内原组织相似,是最接近和反映体内特征的原代细胞,仍具有二倍体遗传性,可更好地反映细胞在体内的生长状态,从而获得与体内生理功能更接近的数据,一次能更好地预测化学物暴露后的毒作用。原代细胞培养最常用的方法是组织块法和消化法。

2. 细胞株传代细胞培养 由于原代细胞数量有限,且对培养条件要求苛刻,细胞系也是目前进行多数体外毒性研究的第一选择。可根据研究目的选择合适的细胞系进行体外研究,但细胞系也有缺点,在连续培养的过程可能会发生突变,长时间的多次传代可能会导致细胞系的基因型和表型发生变化,从而影响实验结果。

3. 胚胎干细胞培养 干细胞是体内具有自我更新和多向分化潜能的细胞。根据发育阶段,干细胞分为胚胎干细胞(embryonic stem cells, ESCs)和成体干细胞。胚胎干细胞具有体外培养无限增殖和自我更新的能力,可被诱导分化成各种类型的体细胞。尤其是人的胚胎干细胞,可在体外进行细胞毒性、器官毒性及发育毒性的测试和研究,在预测毒理学及替代毒理学中具有很好的应用前景。

4. 三维(3D)细胞培养 三维细胞培养技术(three-dimensional cell culture, TDCC)是指将具有三维结构不同材料的载体与各种不同种类的细胞在体外共同培养,使细胞能够在载体的三维立体空间结构中迁移、生长,构成三维细胞-载体复合物。3D 培养可以设计模拟体内的生理环境,让细胞在生理行为上与机体实际的生理环境更接近。其中,类器官(organoid)培养是源自干细胞的体外衍生 3D 细胞聚集体,具有类似器官结构和功能。近年来,3D 类器官培养技术逐渐成熟,正在成为药物筛选、个性化治疗和发育研究的重要模型。

三、 培养细胞的生物特征与检测

(一) 培养细胞的常规观察

体外细胞培养在初代培养或传代培养过程中,均要进行连续的动态性常规检查,包括观察细胞有无污染、生长状态、形态和数量变化,以及培养液是否需要更新和调整等。

1. 细胞的一般形态 对活细胞的观察是细胞培养工作的基本内容,实验者需每天或最多

1～2天对细胞形态用倒置(相差)显微镜进行观察。在一般显微镜下,生长良好的细胞透明度大、折光性强、轮廓不清;生长不良时轮廓增强,胞质中常出现空泡、脂滴和其他颗粒状物质,细胞间空隙加大,细胞形态可能变得不规则,失去原有特点;若因缺乏营养,则细胞内代谢物堆积、pH 值发生改变,可导致细胞中毒和结构发生变化,严重时可导致细胞死亡。只有良好状态下的细胞才适用于进行实验。

2. 细胞骨架 细胞骨架是一种细胞器,它主要由微丝、微管及中间纤维组成,对细胞的支持、细胞生成运动、分裂及分化起着重要作用。如肿瘤细胞的许多生物学特征与细胞骨架的改变直接相关。因此,观察细胞在不同状态下细胞骨架的改变已成为研究细胞生物学指标之一。在光镜下检测的方法多利用非离子去污剂抽提,以除去可溶性蛋白质、脂质,再用细胞骨架特异性抗体进行免疫组化染色,从而使胞质内仅存的细胞骨架得以显现。也可用抗管蛋白免疫染色法获得更为清晰的染色效果。

3. 细胞生长的观察 细胞增殖生长能力是判定细胞活性的重要指标。

(1) 生长曲线:通过细胞生长计数来绘制。生长曲线是确定培养细胞的生长与死亡动态改变最简单而且直观的方法之一。将培养细胞制成细胞悬液,准确计数细胞,然后接种于多孔板(24孔或21孔)或培养瓶(21瓶),分为7组,每组3孔(瓶),培养1周(7天)。期间对每组细胞逐一计数,最后根据7天的细胞数绘制成图,即细胞生长曲线。细胞数量增加一倍的时间为倍增时间,可从细胞生长曲线中测得。

(2) 细胞分裂指数:是指被测细胞群每1000个细胞中分裂细胞占全部细胞中的比例,用此来表示细胞的增殖旺盛程度。在培养的活细胞中,借助相差显微镜观察,在细胞单层中可见到圆形透亮的细胞,即正在分裂的细胞。由于细胞分裂是动态变化过程,故在分析细胞分裂指数时需将被测细胞用95%乙醇或 HE 染色封片,然后计数1000个细胞中圆形细胞(分裂细胞)在全部细胞中所占的比例。

(3) 细胞周期:每个细胞增殖过程都要历经一个周期,在整个细胞周期中有丝分裂期仅占很短时间,大部分时间是间期,其中包括 G1 期、S 期、G2 期和分裂期(前期＋中期＋后期＋末期)。细胞周期可用来研究和观察细胞的 DNA 合成代谢和有丝分裂动力学。

4. 细胞活性的测定 检测培养细胞的活性有多种方法,常用的有:①染料排除法,台盼蓝排斥实验。②四唑盐(MTT)比色法,该法特点是灵敏度高、重复性好、操作简便。③克隆形成率,这是检测培养细胞能否增殖的过硬指标之一,细胞制成悬液后,以低密度(2～5 个细胞/cm²)接种,这样单个细胞能持续增殖 6 代以上,形成细胞小群(克隆)的细胞百分数称为克隆形成率,表示细胞群的活性。其细胞接种的存活率与细胞活性成正比。

(二) 细胞染色体分析

在细胞有丝分裂期,染色质逐渐变粗变短而形成染色体。特别是有丝分裂中期,染色体的长短、大小、着丝点等特征较为典型,容易观察,因此在细胞遗传学研究中多采用有丝分裂中的染色体进行分析。分析技术包括染色体分带、姐妹染色单体分化染色、染色体原位杂交等多种技术。近年来又建立了染色体荧光基因标记法,使基因作为实体在染色体上显现。

1. 染色体显示 为核型分析,即分析各种细胞的染色体数目。

2. 染色体结构分析

(1) 染色体畸变的检测:有丝分裂中期在细胞学上能够区分染色体损伤,即染色体型和染色单体型。当诱变因子作用于 G1 期细胞时,染色体尚未复制,故可导致染色体畸变;而诱变因子作用于 S 期和 G2 期细胞时,此细胞的染色体已分成两条姐妹染色单体,因而可出现染色单体畸变。染色体畸变是评价环境化学物对人体健康损害的常用指标。

结果判断注意以下 5 点：①实验中检测到的一切畸变均来源于不能被修复或不能正常修复时的损伤。②一般染色体断裂和再结合时，细胞在第一次分裂后因不能再分裂而致死。当对称性染色单体型互换、易位、缺失，可发生部分遗传上是平行时可以存活的易位，这种细胞遗传的危害可能很大，因此这类损伤可采取其他补充实验。③每个细胞发生多个染色体畸变比只有单个染色体畸变的损伤更加严重。④裂隙不应计为有意义的畸变（特别高的发生率除外），由多个裂隙引起的易位、放射体环、多着丝点等为遗传性损伤指标。⑤判断受试物是否为诱变力阳性时，应全面考虑畸变类型、频率和剂量关系。

（2）微核检测：当某种化学物作用于间期细胞染色体而导致染色体损伤（这种损伤表现为染色体断裂）时，其片断或整条染色体从纺锤体脱落，当细胞进入下一次分裂间期时，它们可浓缩成小的核，即微核。微核实验的优点是操作简便，易于观察，凡是具有分裂能力的细胞，无论是体内细胞（人外周血白细胞、骨髓细胞）还是体外细胞（各种培养分裂细胞）均可进行微核实验。微核游离于细胞质中，与主核完全分开，着色与主核一致或略浅，大小为主核的 1/3 或 1/5。

（3）染色体显带技术：染色体显带是对染色体标本特殊处理后使染色体出现着色深浅不同的带纹，可显示染色体本身微细结构。一般认为易着色的阳性带，为含 A－T 多的染色体节段，相反为含 G－C 多的阴性带，染色时不易着色。

（4）姐妹染色单体差别染色：在分裂的细胞中，每条染色体由 2 条染色单体组成，每条染色单体由双链 DNA 构成，当细胞在 DNA 合成时，BrdU（5－溴脱氧尿嘧啶）作为核苷酸前体取代细胞胸腺嘧啶核苷。2 个细胞周期后，2 条姐妹染色单体的 DNA 双链有了差别，一条姐妹染色单体的 DNA 其双链全为 BrdU 取代，另一条的 DNA 中仅有一条链为 BrdU 取代，经染色后即可区分。该现象称为姐妹染色单体互换（sister chromarid exchange，SCE）。

SCE 的发生是细胞分裂时 DNA 同源重组的结果，SCE 既可以是一种自然的变化，也可能是受环境中各种物理、化学因素等作用使其发生率明显升高，因此在评价环境物质对遗传物质的损伤时是一种常用的方法。

（5）高分辨染色体技术：氨甲蝶呤可抑制二氢叶酸还原酶，干扰脱氢 1－磷酸尿嘧啶核苷至 1－磷酸胸腺嘧啶核苷的合成，从而阻止 DNA 复制，阻滞细胞于 G1/S 期。当加入少量胸腺嘧啶核苷时则可解除对细胞的阻滞，使细胞同时开始 DNA 复制；到分裂高峰时，再用低浓度秋水仙素短时处理，可显现细胞的染色体收缩较少的晚前期、前中期、早中期和正中期细胞。

高分辨染色体技术使染色体变长、带型多，大大提高了染色体微细结构的识别能力。该技术对一些染色体缺陷，如染色体结构重排、易位、缺失、重复等难以观察的精确位置得以检出，可进一步确定染色体异常改变与表型之间的关系，如遗传性疾病、肿瘤等。

（6）染色体原位杂交技术（FISH 技术）：用荧光标记的已知核酸探针，在组织、细胞及染色体上检测特异的 DNA 或 RNA 序列。用于标记探针的半抗原报告分子多采用生物素或地高辛，然后分别与它们有特异性高亲和力的抗生物素和抗地高辛抗体相结合，再在配体上分别连接不同的荧光物质，如异硫氰酸荧光素、得克萨斯红、罗丹明等，最后在荧光显微镜下观察杂交信号。

四、细胞凋亡的相关实验

对整个机体来说，凋亡过程实际上是指机体内受损细胞、不需要的细胞通过快速、无害、不改变组织功能的情况下被清除的过程。凋亡在所有多细胞动物,包括脊椎动物、线虫和昆虫中都表现出高度的保守性。在毒理学实验中阐明外源化学物与凋亡的关系有助于加深对外源化学物致肿瘤、衰老等分子毒理学机制的理解。下面简单介绍一些凋亡评价方法。

(一) 细胞凋亡的形态学评价

1. 倒置显微镜观察法　将含有细胞的 24 孔培养板直接置于倒置显微镜下观察。凋亡细胞的体积变小、变形,细胞膜完整但出现发泡现象,细胞凋亡晚期可见凋亡小体。凋亡小体为圆形小体围绕在细胞周围,其折光性与正常细胞一样。贴壁细胞出现皱缩、变圆、脱落。

2. 姬姆萨染色法　在普通光学显微镜下观察细胞形态。可见凋亡细胞皱缩,细胞膜完整,细胞质稀少或缺失,染色为淡红色;凋亡细胞的染色质浓缩并靠近核膜,出现核着边现象,细胞核固缩破裂为数个圆形颗粒。亦可观察到核膜裂解、染色质分割成块状和凋亡小体等典型的凋亡形态。

3. 苏木精染色法　普通光学显微镜下观察,凋亡细胞染色质凝集,明显呈嗜碱性而为深蓝色,并附着在核膜周边,有时细胞核固缩碎裂为数个圆形的颗粒状结构。

4. 石蜡切片苏木素-伊红(HE)染色法　光学显微镜下观察凋亡细胞皱缩,细胞膜完整,细胞核嗜碱性强为蓝黑色,呈环状或新月状,附在核膜周边,或细胞核固缩碎裂成数个圆形颗粒,核膜消失;细胞质呈淡红色。凋亡细胞在组织中单个散在分布。坏死组织则呈均质红染的无结构物质,核染色消失;细胞核呈绿色或绿蓝色着染,细胞质呈红紫色着染。

5. 荧光显微镜观察法　可经 Hoechst33258 染色后在荧光显微镜下观察,活细胞核呈弥散均匀荧光,凋亡细胞的细胞核或细胞质内可见浓染致密的颗粒块状荧光。

6. 透射电子显微镜观　凋亡细胞体积变小,细胞质浓缩,细胞核变小,凋亡早期的细胞核内染色质高度盘绕,出现许多称为气穴现象的空泡结构;晚期细胞核的染色质高度凝聚、边缘化,细胞核裂解为碎块,产生凋亡小体。坏死细胞的染色质稀疏,呈细颗粒状,分布无规律,边界不清,细胞质肿胀,细胞器结构破坏,细胞膜不完整。

(二) 细胞凋亡时 DNA 的改变

1. DNA ladder 测定

(1) 琼脂糖凝胶电泳:细胞凋亡时主要的生化特征是染色质发生浓缩,染色质 DNA 在核小体单位之间的连接处断裂,形成相对分子质量 50 000～300 000DNA 大片段或 180～200 bp 整数倍的寡核苷酸片段,在凝胶电泳上表现为梯形电泳图谱(DNA ladder)。细胞经处理后,采用常规方法分离提纯 DNA,然后进行琼脂糖凝胶电泳和溴化乙啶染色,在凋亡细胞群中可观察到典型的梯状带。

(2) 简易末端标记法:当细胞量很少时,直接用琼脂糖凝胶电泳不能观察到 DNA 的片段。简易末端标记法利用凋亡细胞在核酸内切酶的作用下产生具有黏性末端的 DNA 碎片,可被 Klenow 聚合酶补平的原理,采用 32P 标记的核苷酸和脱氧核糖核苷酸末端转移酶(TdT)对纯化的 DNA 做简单的末端标记和放射自显影,便可检测梯状条带中核苷酸碎片,观察凋亡细胞中 DNA ladder 的形成。

(3) 连接介导的 PCR 检测(LM-PCR ladder):当凋亡细胞比例较少以及检测样品量很少(如活体组织切片)时,直接琼脂糖电泳可能观察不到核 DNA 的变化。此时可以连接特异性接头,专一性地扩增核小体的梯度片段,从而灵敏地检测凋亡时产生的 DNA ladder。此外,LM-PCR 检测是半定量的,因此相同凋亡程度的不同样品可进行比较。

2. 大分子染色体 DNA 片段的测定　细胞凋亡的早期,染色体断裂成为 50～300 kb 的 DNA 大片段。所有超过一定相对分子质量、小的双链 DNA 分子在琼脂糖凝胶电泳中的迁移速度相同。此时,凝胶电泳不再按相对分子质量的大小来筛分 DNA,DNA 像通过弯管一样,以其一端指向电场一极而通过凝胶。因此,细胞凋亡早期产生的 50～300 kb 的 DNA 大片段不能用普通的琼脂糖凝胶电泳来分离,通常采用脉冲电泳技术进行分离。此法是在凝胶上外加正交的交变脉冲电场。每当电场方向改变后,大的 DNA 分子便滞留在爬行管中,直至新的电场轴向重新定向后才能继续向前移动。DNA 相对分子质量越大,这种重排所需的时间就越长。当 DNA 分子变换方向的时间小于电脉冲周期时,DNA 就可以按其相对分子质量大小分离。

3. 凋亡细胞 DNA 含量的流式细胞仪分析　细胞凋亡的生化特征是激活细胞内的核酸内切酶并将 DNA 切断,产生 180～200 bp 整数倍的不同长度的 DNA 片段。凋亡细胞经通透性处理或乙醇固定后不能完全保留细胞内降解的 DNA 片段,这部分 DNA 片段在随后的洗涤和染色期间由细胞内渗出丢失,导致凋亡细胞与 G1 期细胞相比 DNA 含量明显降低,因此 DNA 直方图上在 G1 期峰前出现"亚 G1 期峰"。

4. TUNEL 检测法　由于细胞凋亡中断裂的 DNA 链会产生大量的 3′-OH 末端,把脱氧核糖核苷酸末端转移酶(TdT)和生物素或地高辛标记的 dUTP 放在一起温育,TdT 将标记的 dUTP 连接到凋亡细胞 DNA 片段的 3′末端,然后再用荧光染料标记的生物素或地高辛抗体作为二抗进行反应,这样可使产生 DNA 断裂的凋亡细胞标记为增强荧光。由于正常细胞几乎没有 DNA 的断裂,很少能够被染色,而凋亡细胞则显色。

(三) caspase-3 活性的变化

caspase 的本质是一些半胱氨酸蛋白酶,属于白细胞介素 β 结合酶(interleukin-1beta-converting enzyme,ICE)相关家族的成员。caspase-3 正常以酶原的形式存在于胞质中,在凋亡的早期阶段它被激活,活化的 caspase-3 由 2 个大亚基(相对分子质量 17 000)和 2 个小亚基(相对分子质量 12 000)组成,裂解相应的胞质胞核底物,最终导致细胞凋亡。但在细胞凋亡的晚期和死亡细胞中,caspase-3 的活性明显下降。激活的 caspase-3 与几种重要分子的蛋白质水解有关,其中包括多型 ADP 核糖多聚酶(PARP)。PARP 是一种与 DNA 复制和维持基因组稳定性有关的酶,激活的 caspase-3 能将相对分子质量 116 000 的 PARP 切割为相对分子质量 85 000 的残基片段。这一切割可将 PARP 的 N 端 DNA 结合域与 C 端的催化域分开,最终使 PARP 失去正常功能。caspase-3 与凋亡的关系非常密切,藉此可以根据 caspase-3 底物和 caspase-3 醛抑制剂共同孵育的产物荧光强度大小来判断 caspase-3 的活性强度,了解细胞凋亡的情况。

五、亚细胞水平的体外实验

亚细胞水平的体外实验是由细胞分离出不同的细胞器及其组分,直接用于毒理学实验的方法。线粒体、细胞核、内质网、溶酶体、高尔基复合体、核内体(endosome)、微体(microbody)、细胞骨架等是细胞内的功能单位,随着超速离心技术的发展,已能将不同的细胞器或组分进行分离。在体外实验中对于这些组分的研究,有助于对化学物引起毒作用的亚细胞进行定位、生物转化及毒作用机制的研究,从亚细胞水平深入阐述外源性化合物对细胞功能影响。

通常针对细胞器的不同理化性质进行分离,方法有差速离心、密度梯度离心、自由流电泳

（FFE）、高分辨率密度梯度电泳（DGE）、免疫学分离、免疫自由流电泳（IFFE）等。

近年来,在传统的亚细胞分离技术的基础上,结合质谱鉴定技术建立了亚细胞蛋白质组学,相信这一技术平台必将促进机制毒理学的进一步发展。

第六节　分子生物学实验

随着人类基因组计划的飞速发展,一些高新实验技术如 mRNA 表达和蛋白质表达技术的应用促进了毒理基因组学的发展。DNA 及 mRNA 微阵列技术用于评价基因表达的变化,可对生物样本中上千个基因的转录水平同时进行定量测定,探索毒性损伤过程中不同阶段的特征性基因表达信号,有助于对毒作用机制和早期生物标志的发展有深入了解。蛋白质组学中建立和发展起来的一些新方法,如表面增强激光解吸质谱和抗体阵列可用来呈现蛋白质谱,研究 mRNA 表达水平和蛋白质水平之间的差异及相互作用,可以更深入地探察基因的功能,寻找化学物接触和预测毒性蛋白质生物标志。通过分析 DNA 序列中单核苷酸的改变与化学毒物易感性的增加或减少,判断个体对化学物中毒易感性的差异。单核苷酸多态性（SNP）可以通过许多途径影响人体和化学物的毒性反应,如 SNP 可以抑制与化学物解毒有关酶的形成;当在已知的基因内发现 SNP 时,我们可以进一步研究此 SNP 如何影响基因组的通路。从组织细胞中个别或少数内容物的检测到全面审视机体所有基因、蛋白质和代谢物水平的各种"组学"技术的发展,并与生物信息学及传统毒理学的渗透整合,形成了全新的系统毒理学（systems toxicology）。如在阐明毒物对机体损伤作用和致癌过程的分子机制方面取得了重要突破,产生了一些新的研究热点;建立和发展了许多新的分子生物标志,成为毒理学实验研究与人群流行病学调查进行沟通的"共同语言";使宏观研究与微观研究有机地结合起来,改变了化学物危险度评价的模式,大大促进了环境医学和其他生物科学的发展。因此,进一步深入了解这些技术的基本原理及应用范围,将使我们能更灵活地运用这些方法,科学地设计研究方案。虽然细胞水平、分子水平的研究取得了很大进展,但仅从基因分子水平研究外源性化学物的毒性及其机制是不够的,因为机体还有宏观的一面,必须把微观研究与宏观研究紧密地结合起来,即将整体实验与体外细胞、分子水平的研究结合起来才能得出科学的结论。下面将对常用的分子生物学技术作简单介绍。

一、核酸印迹杂交技术

（一）核酸杂交的基本原理

核酸的变性和复性:在化学和物理因素的影响下,维持核酸二级结构的氢键和碱基堆积力受到破坏,DNA 双螺旋解旋成为单链的过程称为核酸变性（denaturation）。热变性是实验室最常用的方法,它是将 DNA 溶液加热到 80℃左右,双螺旋结构受到破坏,氢键断裂,2 条链彼此分开形成无规则线团。由于核酸分子存在共轭双键,因而在光波 260 nm 有一个特定紫外线吸收峰,吸收值因为变性程度而急剧升高,该现象称为高色效应或增色效应。在热变性过程中,通常将增色效应达一半时（即双螺旋被解开一半时）的温度称为变性温度或解链温度（melting-temperature，T_m）。每一种 DNA 都有一个解链温度,通常 T_m 值为 $85\sim95℃$。解链温度受下列因素影响。

DNA 变性和复性的过程即核酸杂交的基本原理。核酸分子单链之间在一定条件下通过碱基互补序列,以非共价键形成稳定的双螺旋区,这是核酸分子杂交的基础。杂交分子的形成并不要求两条单键的碱基序列完全互补,只要有一定同源序性(不同来源)的单链彼此间有一定程度的互补序列就可以形成杂交链。因而,杂交分子可在 DNA 和 DNA、DNA 和 RNA、RNA 和 RNA 以及人工合成的寡核苷酸单链与 RNA 或 DNA 单链之间进行。

探针(probe)广义上是指能与特定靶分子发生特异性相互作用,并能被特殊方法检测的分子。人们应用核酸探针就可以测定待测核酸样品中特定基因序列。为实现对探针分子的有效检测,将探针分子用一定的标记物(示踪物)进行标记。这种标记物可分为两大类,即放射性核素标记和非放射性核素标记。被标记的核酸分子探针是核酸分子杂交技术的基础,广泛应用于克隆筛选、基因点突变分析以及某些临床诊断等。

(二) 常用的核酸分子杂交方法

核酸分子杂交方法按其反应环境大致可分为液相杂交法和固相杂交法两类。

1. 液相分子杂交法　是最早使用的杂交方法。其原理是将参加液相杂交的 2 条核酸链游离在溶液中,在一定条件下(如溶液离子强度、温度、时间等)进行杂交,然后再将未杂交的探针除去,即得到杂交后的核酸分子。该方法的优点:2 条链杂交效率高于固相杂交,操作简便。但因杂交后难以将过量未杂交的核苷酸链全部除尽,也无法防止靶 DNA 分子的自我复性,因而误差较大。现已逐渐被固相杂交法替代,使用范围没有固相杂交广泛。

2. 固相分子杂交法　是将待测的靶核苷酸链预先固定在固体支持物上,而标记的探针则游离在溶液中,进行杂交反应后使杂交分子留在支持物上,故称固体杂交。固体杂交的优点:通过漂洗能将未杂交的游离探针除去,留在膜上的杂交分子容易被检测,能防止靶 DNA 的自我复性,故被广泛应用。固体支持物种类较多,如硝酸纤维素膜、尼龙膜、化学激活膜、乳胶颗粒、磁珠和微孔板等,前 2 种应用最为广泛。常用的固相杂交方法有 DNA 印迹法(Southern blotting)、RNA 印迹法(Northern blotting)和细胞原位杂交等。

二、 蛋白质印迹法

蛋白质印迹法(Western blotting)是将 SDS-聚丙烯酰胺凝胶电泳分离的非标记蛋白质转移到固相载体上,再用特异性抗血清或单克隆抗体对蛋白质进行鉴定及定量的技术。检测蛋白质的敏感性为 1～5 ng。

蛋白印迹法的基本原理:当蛋白质被高分辨率的聚丙烯酰胺凝胶电泳后,可被分离成许多不同的蛋白质条带,蛋白质的各个组分被固定于凝胶的网状结构中。为了进一步检测它们的免疫活性,将电泳后的蛋白质条带经电转移技术转到固相的硝酸纤维素膜上,再和特异性抗体结合,经直接或间接抗原-抗体反应法显示特异性阳性条带。

三、 聚合酶链反应技术

聚合酶链反应(PCR)是在试管中进行 DNA 复制反应,基本原理与体内相似,也是以 DNA 为模板,需要引物和 DNA 聚合酶,以 dNTP 为前体。不同之处是用耐热的 TaqDNA 聚合酶取代 DNA 聚合酶,用合成的 DNA 引物替代 RNA 引物,用加热(变性)、冷却(退火)、保温(延伸)等改变温度的办法使 DNA 得以复制,反复进行变性、退火、延伸循环,就可使 DNA 无限扩增。

四、 RNA 干扰技术

（一）RNA 干扰作用机制

RNA 干扰技术作用机制可概括为以下 2 个阶段。

1. 启动阶段　dsRNA 被 Dicer 酶(RNase,家族中特异性识别 dsRNA 的酶)以一种 ATP 依赖的方式逐步切割成 siRNA,这种双链 siRNA 包括长约 20 bp 且每条链的 3' 末端都悬垂着 2 个未配对的碱基。

2. 效应阶段　siRNA 聚集到一种包含核酸内切酶、外切酶和解旋酶的复合物上,形成诱导沉默复合体(RNA induced silencing complex, RISC),然后 siRNA 经历 ATP 依赖的解双链过程激活 RISC。在 siRNA 反义链的指导下,RISC 与目的 mRNA 互补结合并特异性切割 mRNA(mRNA 断裂的部位大约在 siRNA 互补结合的中部),mRNA 进一步降解,导致不能进行翻译,从而引起目的基因沉默。

（二）RNA 干扰技术的应用

1. RNA 干扰技术在基因表达调控方面的应用　可针对病毒致病基因设计短片段的 dsRNA,对植物进行预处理,引发植物对病毒 RNA 的干涉,降解病毒的 mRNA,使植物对病毒具有一定的抗病性。对转基因引发的 RNA 干扰,可以利用各种 RNA 干涉缺失、压制缺失和共抑制缺失突变体等技术抑制 RNA 干扰,使外源基因得以充分表达,培养更多更好的转基因动植物。

2. 用于功能基因组分析　RNA 干扰技术具有高度的序列专一性和有效的抗干扰活力,可以使特定基因沉默,获得功能丧失或降低突变,协助功能基因组学研究。将功能未知的基因编码区或启动子区,以反向重复的方式由同一启动子控制表达,转录出的 RNA 可形成 dsRNA,产生 RNA 干扰,使目的基因沉默,进而研究目的基因的功能。

3. 用于基因治疗　针对有害基因序列设计 dsRNA,将 dsRNA 导入生物体内,或将 dsRNA 在生物体内转录,利用 dsRNA 引发其同源内源有害基因 mRNA 序列的降解,从而达到抑制该有害基因表达的目的,包括各种人类疾病,特别是肿瘤和遗传病的相关基因。

五、 DNA 加合物检测技术

DNA 加合物是亲电性的化合物或其代谢产物与生物体内的 DNA 形成的共价结合产物,是 DNA 化学损伤的最重要和最普遍的形式。目前认为外源化合物与 DNA 发生共价结合,形成的结合物一旦逃避自身的修复,就可能导致某些特异位点的基因突变,因此 DNA 加合物的形成被认为是致肿瘤过程的一个重要阶段。它可以作为接触生物标志,反映毒物到达靶位的内接触剂量;又可以作为一种效应标志,反映 DNA 受到有毒化学物损伤的效应剂量。近年来,DNA 加合物的研究已成为现代毒理学领域的热点,具有重要的应用价值,其检测技术的研究引起了人们越来越大的兴趣,并取得了极大的进展。测定 DNA 加合物是目前常用的一种方法,包括 32P 后标记法、免疫学方法、荧光测定法、色谱-质谱法、核磁共振法、碱洗脱法及序列测定法等。总之,DNA 加合物的检测对毒理学、职业病学和流行病学的发展日趋重要,分子生物学理论和技术的迅速发展已经并将继续给毒理学带来崭新的研究契机,给疾病的预防及控制带来无限发展的潜力。

六、 基因组学技术

基因组学技术的迅速发展以及人类基因组测序的完成,实现了从整体和器官水平向细胞和分子水平的飞跃,促进了毒理学各个研究领域的发展,对毒理学研究方法、技术的改进产生了重大影响。毒物基因组学信息库的建立,为毒理学的研究提供了许多便利。

毒物基因组学的基本方法是通过观察生物在接触毒物后基因表达谱的变化,筛选毒性相关基因,揭示毒作用的基因表达谱,快速筛选毒物,在基因组水平对化学物进行分类和筛选,检测基因多态性和基因突变,进行安全性评价等,从而解决化学物的联合作用、高通量筛选对人体有毒性作用或者潜在毒作用的化学物、研究毒作用机制等毒理学研究上的关键问题。毒物基因组学定义为遗传学、基因组水平上 RNA 表达(转录组学)、细胞和组织水平的蛋白表达(蛋白质组学)、代谢谱(代谢组学)、生物信息学等与传统毒理学相结合,以阐明化学物作用模式和基因-环境相互作用的潜在意义的科学。通常,毒理基因组学的主要研究平台有以下 4 个方面。

(一) 基因/转录组学

基因芯片(gene chip, DNA chip) 也叫 DNA 微阵列(DNA micorarray),是将几千个基因特异性探针或 cDNA 片段固定在一块芯片上,用于不同生理条件下基因表达调控和基因多态性的检测,是一种快速研究基因表达差异及遗传变异的高通量工具。其检测原理是按照预定位置固定在固相载体上很小面积内的千万个核酸分子所组成的微点阵阵列。在一定条件下,载体上的核酸分子可以与来自样品的序列互补的核酸片段杂交。如果把样品中的核酸片段进行标记,在专用的芯片阅读仪上就可以检测到杂交信号,通过计算机分析得出这些基因在不同组织中表达的差异。其主要优点是用微量样品可以一次性测定所有的 30 000 个人类基因;缺点是需要测定组织或器官,实验费用昂贵,还可能出现假阳性。转录水平的改变不能有效地预测蛋白质水平的改变,还需要对蛋白质表达加以分析。

基因芯片技术是一种建立在杂交测序基本理论上的技术,它利用固定在芯片上的几万至几十万条探针与样品进行杂交,在一步实验中可获取大量的信息。它的出现使基因序列测定、基因功能测定等工作的程序得到了简化,使许多原来根本不可能实现的检测成为可能。实现了实验的全部自动化,操作简便,可以节约大量的时间和实验成本。基因芯片技术充分利用了生物科学、信息学等学科的成果,以一种综合、全面、系统的观点来研究生命现象。基因芯片能一次检测大量的目标分子,自动化程度高、效率高、成本低,在研究基因表达、疾病诊断、发现新基因、DNA 测序和药物筛选中有广阔的应用前景。

(二) 蛋白质组学

蛋白质组(proteome)一词由澳大利亚学者 Wilkins 和 Willianms 于 1994 年首先提出,是指基因组表达的全部蛋白质,或细胞、组织、机体在特定时间和空间所表达的所有蛋白质。与基因组不同,某一生物体的所有细胞都是相似的,而在不同细胞中蛋白质组的差异很大。而且,对于蛋白质,还没有类似 PCR 的扩增机制被开发出来。因此,科学家也在不断地开发从极少量的样品中抽提、分离并检测蛋白质的方法。

蛋白质组学研究是以二维凝胶电泳蛋白质分离识别技术和质谱分析鉴定技术为核心的,例如,兴趣蛋白质点可用二维凝胶电泳-基质辅助激光解析电离飞行时间质谱(2DE-MALDI-TOF MS)法做肽段指纹谱鉴定,对于已知蛋白质还可以用免疫印迹法识别。常用的蛋白质分离方法是二维电泳,它可以一次分离,用计算机分析处理,能与质谱等分析鉴定方法相匹配。蛋白质分析技术包括质谱分析、蛋白序列分析、氨基酸组成分析等。

蛋白组学技术目前也存在瓶颈,制约着相关研究的深入,但其在相关研究中的应用已经为有关认识疾病的发病机制、寻找更佳诊疗手段提供了有价值的发现。将蛋白固定在固相物质上可制成蛋白质芯片,蛋白质芯片是一种高通量的蛋白质组学研究方法,能一次平行分析成千上万的蛋白质。但是,距离大规模应用尚需时日。

(三) 代谢组学

代谢组学关注的是各种代谢路径底物和产物的小分子代谢物,反映细胞或组织在外界刺激或是遗传修饰下代谢应答的变化。代谢产物的检测、分析与鉴定是代谢组学研究的主要内容,最常用的分析技术是核磁共振波谱(NMR)和质谱(MS)。基于 NMR 技术的研究方法,并不需要进行样品的提取、纯化,可以无损伤地监测组织代谢表达谱的变化和动态地评估代谢信息,并在此基础上定位相应的靶组织、作用过程以及生物学标记。NMR 技术是利用高磁场中原子核对射频辐射的吸收光谱鉴定化合物结构的分析技术,不同样品的代谢物图谱有其特征性;对这种特征性进行区分、鉴定,从而找出不同机体、组织代谢的共性与个性。

(四) 生物信息学

生物信息学(bioinformatics)是研究生物信息的采集、处理、存储、传播、分析和解释等的一门学科,通过综合利用生物学、计算机科学和信息技术揭示大量而复杂的生物数据所赋有的生物学奥秘。系统毒理学研究是建立在海量的基础研究数据之上的,最常用的统计分析方法有聚类分析和主成分分析(principal component analysis, PCA)两种。聚类分析主要分为样本聚类和指标聚类,较难环节在于特征抽取和模式表示。通过指标聚类分析,对多种差异表达基因、蛋白质和代谢物进行分类,可揭示不同基因、蛋白质和代谢物的内在生物学联系。通过样本聚类分析,可以依据各种变量如特异表达基因、蛋白质和代谢物,对不同来源的样本进行归类。利用公共数据库如 Gene Ontology(GO,即基因本体论)、GenMAPP 进行基因生物功能注释及通路模型绘制,直观地描述外源化学物作用到器官之后,根据其毒性机制而表现出来的行为。通路分析法利用的资源是许多已经研究清楚的基因之间的相互作用,即生物学通路。研究者可以把表达发生变化的基因列表导入通路分析软件中,进而得到变化的基因都存在于哪些已知通路中,并通过统计学方法计算哪些通路与基因表达的变化最为相关。

(常秀丽)

第五章 常规毒性测试及其替代实验

外源化学物的常规毒性(general toxicity),也称一般毒性,是指化学物以一定剂量、一定接触时间和一定接触方式下对生物体所产生的综合毒性效应的能力。常规毒性是相对于特殊毒性而言的,是化学物的基本毒性。常规毒性根据染毒时间的长短,可将产生的毒性作用分为急性毒性、亚慢性毒性和慢性毒性。在实际工作中,毒物的常规毒性作用测试是毒理学的经常性工作,是毒理学安全评价所依赖的主要资料来源。进入人类生态环境中和人体密切接触的物质,特别是新化学物,均需对其常规毒性进行观察和评价,如新的食品添加剂、药品、农药、工业化学品等。化学物的常规毒性测试对防治外源化学物所致的急慢性中毒、对毒理学的安全性评价和危险度评定以及管理毒理学的决策(如制定卫生标准)方面均具有十分重要的意义。

长期以来,开展毒性测试实验的目的是要预测人的情形,但下列几个问题一直困扰着我们:通常动物染毒剂量远远高于人体实际接触剂量,导致高剂量到低剂量推导的不确定性;少量实验动物到大量人群外推的不确定性;从单纯遗传背景的近交系实验动物中所得到的结果外推到复杂遗传背景人群的不确定性;传统毒理学实验使用大量实验动物,耗资、耗时、耗人力,难以适应实际需求;难以研究化学物暴露和基因的交互作用;以疾病或死亡为观察终点,不能提供足够的毒作用机制的信息;常规使用成年健康的大鼠,未考虑易感的年龄阶段对毒物作用的影响,难以制定可为社会接受的安全限值。有鉴于此,2007年美国国家研究院(NRC)发表了一份报告《21世纪的毒性实验:观念和策略》(Toxicity Testing in the 21st Century: a Vision and a Strategy),提出21世纪毒性测试的重点将由整体动物实验转向基于人类细胞、细胞系和(或)细胞组分等实验动物替代方法。该报告描绘了毒理学测试的最高理想是高通量、高灵敏度、低成本、预测能力强而且准确,并预言未来的毒性测试将主要依赖于体外实验和基于计算机、数学等模型的非生物学实验,而传统的动物实验将可能部分甚至全部被替代。

第一节 常规毒性及描述参数

在毒理学实验动物研究中可得到许多毒性参数(指标),其作用是定量描述或比较外源化学物的剂量-效应关系和剂量-反应关系。这些参数分为2种:①毒性上限参数,在急性毒性实验中以死亡为观察终点得到的各项毒性参数;②毒性下限参数,在急性、亚急性、亚慢性和慢性毒性实验中观察最低有害作用或最大无有害作用得到的剂量参数。

一、 致死剂量或浓度

1. 绝对致死剂量　绝对致死剂量(absolute lethal dose，LD_{100})是指化学物引起受试对象全部死亡所需要的最低剂量或浓度，如再降低剂量就有存活者。但是，由于个体差异的存在，受试群体中总是有少数耐受性或高敏感性的个体，故 LD_{100} 常有很大的波动性。所以，表示一种外源化学物的毒性高低或对不同外源化学物的毒性进行比较时，一般不用绝对致死量(LD_{100})，而采用半数致死量(LD_{50})。因为 LD_{50} 较少受个体耐受程度差异的影响，较为稳定。

2. 半数致死剂量　半数致死剂量(median lethal dose，LD_{50})是指化学物引起一半受试对象出现死亡所需要的剂量，又称致死中量。LD_{50} 是评价化学物急性毒性大小最重要的参数，也是对不同化学物进行急性毒性分级的基础标准。化学物的急性毒性越大，其 LD_{50} 的数值越小。与 LD_{50} 概念相似的毒性参数，还有半数致死浓度(LC_{50})，即能使一组实验动物在经呼吸道暴露外源化学物一定时间(一般固定为 2 小时或 4 小时)后死亡 50% 所需的浓度(mg/m^3)。

LD_{50} 是一个生物学参数，受多种因素影响。对于同一种化学物，不同种属的动物敏感性不同，如异氰酸甲酯对大鼠的 LD_{50} 为 69 mg/kg，对小鼠则为 120 mg/kg。接触途径不同也可影响 LD_{50} 值，如内吸磷对大鼠经口染毒的 LD_{50} 为 2.5 mg/kg，经皮染毒时 LD_{50} 为 8.2 mg/kg。因此，在表示 LD_{50} 时，必须注明动物种属和接触途径。对于某些化学物，同种不同性别动物的敏感性也不同，如有机磷农药马拉硫磷和甲基对硫磷对雄性动物毒性更大，而对硫磷和苯硫磷对雌性动物毒性更大。对于这样的化学物，还应标明不同性别动物的 LD_{50}。此外，实验室环境、喂饲条件、染毒时间、受试物浓度、溶剂性质、实验者操作技术的熟练程度等均可对 LD_{50} 产生影响。据 Web 报道，用 26 种化学物对大鼠灌胃染毒，并对每种化学物 LD_{50} 的最大值和最小值进行比较，结果相差小于 2 倍者有 12 种，2～2.5 倍者有 8 种，2.5～3 倍者有 3 种，大于 3 倍者有 3 种，这说明 LD_{50} 有较大的波动性。因此，在计算 LD_{50} 时，还要求给出 95% 可信限，以 $LD_{50} \pm 1.96\sigma$ 来表示误差范围。在各种急性毒性分级标准中，等级间的数值一般可相差 10 倍，就是充分考虑了 LD_{50} 的波动性。

3. 最小致死剂量　最小致死剂量(minimal lethal dose，MLD、LD_{01} 或 MLC、LC_{01})是指化学物引起受试对象中的个别成员出现死亡的最小剂量或浓度。从理论上讲，低于此剂量即不能引起死亡。

4. 最大耐受剂量　最大耐受剂量(maximal tolerance dose，MTD、LD_0 或 LC_0)是指化学物不引起受试对象出现死亡的最大剂量或浓度。若高于该剂量即可出现死亡。与 LD_{100} 的情况相似，LD_0 也受个体差异的影响，存在很大的波动性。上述 LD_0 和 LD_{100} 常作为急性毒性实验中选择剂量范围的依据。

二、 最低有害作用剂量

1. 阈剂量　阈剂量(threshold dose)是指化学物引起受试对象中的少数个体出现某种最轻微的异常改变所需要的最低剂量，又称为最小有作用剂量(minimal effect level，MEL)。分为急性和慢性 2 种：急性阈剂量(acute threshold dose，Lim_{ac})为与化学物一次接触所得；慢性阈剂量(chronic threshold dose，Lim_{ch})则为长期反复多次接触所得。由于在实际工作中，在哪个剂量水平才能发现化学物所致的损害作用受到所选观察指标、检测技术的灵敏度和精确性、实验设计的剂量组数以及每组受试对象数等多种因素的影响，准确地测定阈剂量是很困难的，故该概念只有理论上的意义。

2. 观察到损害作用的最低剂量(lowest observed adverse effect level，LOAEL) 在规定的接触条件下，通过实验和观察，一种物质引起机体(人或实验动物)形态、功能、生长、发育或寿命发生某种有害改变的最低剂量或浓度，此种有害改变与同一物种、品系的正常(对照)机体是可以区别的。LOAEL 是通过实验和观察得到的，是有害作用，应具有统计学意义和生物学意义。

三、 最大无有害作用剂量

1. 最大无作用剂量(maximal noeffect level，MNEL) 是指化学物在一定时间内，按一定方式与机体接触，用现代检测方法和最灵敏的观察指标不能发现任何损害作用的最高剂量。与阈剂量一样，最大无作用剂量也不能通过实验获得。

2. 未观察到损害作用剂量(no observed adverse effect level，NOAEL) 毒理学实验能够确定的是未观察到损害作用的剂量。NOAEL 是在规定的接触条件下，通过实验和观察，与适当的对照机体比较，一种物质不引起机体任何作用(有害作用或非有害作用)的最高剂量或浓度。它是毒理学的一个重要参数，在制订化学物的安全限值时起着重要作用。

需要指出的是，对于同一化学物，在使用不同种属动物、染毒方法、接触时间和观察指标时，往往会得到不同的 LOAEL 和 NOAEL。因此，在表示这 2 个毒性参数时应注明具体实验条件。另外，化学物的 LOAEL 和 NOAEL 不是一成不变的，随着检测手段的进步和选择更为敏感的观察指标，这 2 个毒性参数也会更新。

四、 安全剂量

1. 基准剂量(benchmark dose，BMD) 在计算参考剂量(RfD)的公式中，NOAEL 或 LOAEL 是关键参数，但它们往往受实验组数、每组实验动物数、各实验组的剂量间隔宽窄、对照组损害效应的发生率高低和实验数据的变异程度等因素的影响，准确性不高。另外，NOAEL 和 LOAEL 都只是一个实验选择的实际剂量，是剂量-反应关系中的一个点值，不能全面反映化学毒物有害效应的全部特征。NOAEL 或 LOAEL 相同或近似的物质，其剂量-反应曲线的斜率可能不同，这就会使推导出来的 RfD 产生较大误差。

用 BMD 来替代 NOAEL 或 LOAEL 计算，RfD 可较好地解决这个问题。BMD 是一个可使化学毒物有害效应的反应率稍有升高的剂量的 95% 可信限下限值。该反应率可以人为确定，通常选择 1%、5% 或 10%。此时，计算 RfD 的公式为

$$RfD = BMD/UFs \times MF$$

式中，UFs 为不确定系数，MF 为修正系数。由 BMD 计算 RfD，较之 NOAEL 或 LOAEL 有许多优点。首先，它是依据剂量-反应关系曲线的所有数据计算获得的，而不是仅仅依据一个点值，大大提高了可靠性与准确性；然后，BMD 要计算反应剂量 95% 可信限的下限值，就需要把实验组数、每组实验动物数以及终点指标观察值的离散度等均考虑在内。如果资料的质量不高(如每组受试对象反应太少或反应的变异大)，则可信限会变宽，BMD 也相应降低，表明存在较大的不确定性；反之亦然。最后，对于未直接观察到 NOAEL 的实验结果，仍可通过计算求出 BMD。BMD 既可通过分组的计数资料获得，也可通过连续的计量资料获得，故应用范围更为广泛。

2. 安全限值和实际安全剂量 安全限值，是对各种环境介质(空气、土壤、水、食品等)中

化学、物理和生物有害因素规定的限量要求,在低于此种浓度和接触时间内,根据现有的知识,不会观察到任何直接和(或)间接的有害作用。也就是说,在低于此种浓度和接触时间内,对个体或群体健康的危险是可以忽略的。制定安全限值的前提是必须从动物实验或人群调查得到LOAEL 或 NOAEL。安全限值可以是每日容许摄入量(ADI)、可耐受摄入量(TI)、参考剂量(RfD)、参考浓度(RfC)和最高容许浓度(MAC)等。

对毒作用无法确定阈值的化学物,根据定义,对无阈值的外源化学物在零以上的任何剂量都存在某种程度的危险度。这样,对于遗传毒性致癌物和致突变物就不能利用安全限值的概念,只能引入实际安全剂量(virtual safety dose, VSD)的概念。化学致癌物的 VSD 是指低于此剂量能以 99% 可信限的水平使超额癌症发生率低于 10^{-6},即 100 万人中癌症超额发生低于1 人。

3. 每日容许摄入量 每日容许摄入量(acceptable daily intake, ADI)是指允许正常成人每日由外环境摄入体内的特定化学物的总量。在此剂量下,终生每日摄入该化学物不会对人体健康造成任何可测量的危害,单位用 $mg/(kg \cdot bw)$ 表示。

4. 参考剂量或参考浓度 参考剂量(reference dose, RfD)由美国环境保护局(EPA)首先提出,用于非致癌物质的危险度评价。RfD 为环境介质(空气、水、土壤、食品等)中化学物的日平均接触剂量的估计值。人群(包括敏感亚群)在终生接触该剂量水平化学物的条件下,预期一生中发生非致癌或非致突变有害效应的危险度可低至不能检出的程度。

第二节　经典实验方法

一、急性毒性

急性毒性实验是了解外源化学物对机体产生急性毒性的主要依据,是毒理学研究中最基础的工作。不同机构对不同种类的外源化学物提出的急性毒性实验的程序和要求可能有所不同,但基本原则一致。

(一) 急性毒性的概念

1. 急性毒性(acute toxicity) 是指机体(实验动物或人)一次或 24 小时内多次接触外源化学物后在短期内所产生的毒作用,包括一般行为、外观、大体形态变化以及死亡效应。

关于急性毒性概念中的一次或 24 小时多次接触中的"一次",如果是经口、注射途径染毒时是指瞬间给予实验动物毒物,如果是经呼吸道与经皮肤染毒时则是指在一段规定的时间内使实验动物持续接触毒物的过程;而"多次"的概念是指,当外源化学物毒性很低,即使一次给予实验动物最大染毒剂量后仍无法观察到明显的毒作用,还不能达到充分了解该毒物急性毒性作用的目的,从而在 24 小时内分次染毒以达到规定的限制剂量,即"多次"。

2. 急性毒作用 一般是指机体接触化学物后,在较短时间内观察到的毒性症状。有的化学物在实验动物接触数分钟内即可产生严重中毒症状,甚至瞬间死亡;而有些化学物几天、十几天后动物才产生明显的中毒症状和死亡,呈现迟发性毒作用和死亡。有的化学物进入机体后很快出现剧烈的毒作用,并且快速恢复;有的化学物早期仅有轻微症状并很快恢复,但在几天后又出现严重中毒症状,甚至死亡。因此,不能仅以接触毒物后毒性症状出现的时间来判定该毒物的某种毒性效应是否属于急性毒性,而应以接触毒物的时间,即急性毒性定义中所规定的"一次"或"24 小时内多次"接触后所产生的毒作用。在实际工作中,大部分毒物的急性毒性症状在短期内出现,许多毒理学安全性评价程序中对急性毒性的观察时间一般规定为 7～14天,如有必要也可延长至 14 天以上。

为了观察到明确的急性毒作用,通常给实验动物一次性大剂量染毒,染毒后所表现出的一般行为、外观、大体形态的改变常常十分明显,中毒症状严重,常发生死亡。

（二）急性毒性实验的目的

急性毒性实验是认识和研究外源化学物对机体毒作用的起始阶段,可以提供短期接触毒物所致毒作用的许多信息和资料,归纳起来实验目的有如下 4 个方面。

（1）测试和求出毒物的致死剂量以及其他急性毒性参数,通常以 LD_{50} 或 LC_{50} 为主要参数,并以此划分其急性毒性的分级。

（2）通过观察受试动物中毒表现、毒作用强度和死亡情况等,初步评价毒物对机体的毒作用特征、靶器官、剂量-反应(效应)关系,并预测其对人体产生损害的危险性。

（3）为研究受试毒物的亚慢性、慢性毒性以及其他毒理实验染毒剂量和观察指标的选择提供依据。

（4）为研究受试毒物毒作用机制提供线索。

通过外源化学物的急性毒性实验,可以得到一系列毒性参数,包括外源化学物 4 种急性毒性上限参数:绝对致死剂量或浓度(LD_{100} 或 LC_{100})、半数致死剂量或浓度(LD_{50} 或 LC_{50})、最小致死剂量或浓度(MLD, LD_{01} 或 MLC, LC_{01})、最大非致死剂量或浓度(MNLD 或 LD_0 或 LC_0),这些参数是以死亡为终点的。另外,还可以得到以非致死急性毒性为终点的毒性下限参数,即 NOAEL 和 LOAEL。

（三）急性毒性实验设计原则

急性毒性实验应用很广,尤其对于和人类生活密切接触的化学物,如新的食品添加剂、药品、农药、化妆品、工业毒物等的毒理学安全性评价,通常是必做的实验,这是评估毒性大小的第一步工作。虽然急性毒性实验的程序(如食品、农药、化妆品、药物毒理学安全性评价程序)在国内外众多法令中有不同的规定,但总体实验设计原则是相似的,即保证随机、均衡和重复原则,具体内容主要包括实验动物的选择、染毒途径、染毒剂量、观察周期、观察指标的选择、计算方法和评价等。

1. **实验动物的选择**　尽量选择急性毒性反应与人近似的动物;选择易于饲养管理、实验操作方便、繁殖生育力强、数量较大、能保障供应、价格较低、易于获得的动物。在选择实验动物时要考虑动物的物种品系、年龄、体重、数量。在法规性毒理学评价工作中,必须按照其规范要求进行实验动物的选择,而在基础性研究工作中应按科研课题的具体设计进行选择。如采用经口途径染毒,实验动物胃肠道内食物的残留会对化学物的毒性产生一定的干扰,因此在实验给药前应作禁食处理。

从充分暴露药物毒性的角度考虑,在首次应用于人之前,应从啮齿类和非啮齿类动物中获得较为充分的安全性信息。实验所选用的动物数,应根据动物的种属和实验目的来确定。通常使用 3～5 个剂量组(其中包括阴性对照组),每组的动物数,一般小动物数目相对多于大动物(如啮齿类动物每性别不少于 5 只,非啮齿类动物不少于 2 只)。基本要求就是在获得尽量多信息的前提下,使用尽量少的动物数。

2. **染毒方式**　急性毒性实验染毒途径的选择应考虑以下几个方面因素:模拟人在生活和

生产环境中实际接触该受试物的途径和方式,有利于不同化学物之间急性毒性大小的比较,受试物的性质和用途,各种受试物毒性评价程序的要求等。最常用的染毒途径为经口、经呼吸道、经皮及肌肉注射途径。不同染毒途径对受试物急性毒性的大小影响很大,通常取决于不同途径的吸收量和吸收速率。吸收速率依次排列,一般是静脉注射>吸入>肌内注射>腹腔注射>皮下注射>经口>皮内注射>经皮肤。

3. 剂量选择

(1) 测试一个新化学物的急性毒性和LD_{50}:在设计剂量之前,首先要了解受试物的化学结构式,确定其属于哪一类已知化合物(或衍生物),了解有何特殊基团、相对分子质量、常温常压下的状态、溶解度、挥发度、水溶性、脂溶性、pH 值、比重等理化性质,以及其生产批号、纯度、杂质成分与含量等。然后根据该受试物的特点、研究目的和法规要求,确定用何种方法设计实验和计算 LD_{50} 值,以确定剂量分组。也可通过查阅文献,找到与受试物化学结构与理化性质近似的化学物毒性资料,比较采用相同或相近动物种类、染毒途径的 LD_{50} 值,或预期毒性剂量范围作为参考选择预实验剂量。每个剂量组间的组距可大些,以便寻找受试物的致死剂量范围。

(2) 剂量选择的总原则:是急性毒性实验成功的基础,也是能否以较少的动物消耗尽快得到准确的急性毒性参数的前提。总的原则是先用少量动物,以较大的剂量间隔染毒,找出 $10\%\sim90\%$(或 $0\sim100\%$)的致死剂量范围,然后即可设计正式实验的剂量和分组。剂量组数需根据实验设计选用的 LD_{50} 计算方法来确定,如寇氏法或 Bliss 法一般设 $5\sim8$ 个剂量组,霍恩(Horn)法设 4 个剂量组。

(3) 各组剂量计算公式:

$$i = [\lg(LD_{90} - LD_{10})]/(n-1) \text{ 或 } i = [\lg(LD_{100} - LD_0)]/(n-1)$$

式中,i 为组距,即相邻的两个剂量组对数剂量之差;n 为设计的剂量组数。

求得 i 值后,以最低剂量值的对数剂量加上一个 i 值,即第 2 个剂量组的对数剂量。以此类推,直至最高剂量组。查各自的反对数即可得出各组剂量的值。霍恩法可根据剂量选择表,选择连续的 $4\sim5$ 个剂量组。

(4) 有的化学物在急性毒性实验中当给予高剂量达到 $5\,000\,mg/kg$ 时,实验动物仍无明显毒性体征,或虽有毒性体征但仍无死亡,此时一般可不再加大剂量进行实验。

(5) 急性毒性实验除设立几个剂量组外,对是否设置正常和溶剂对照组也有不同意见。由于所用溶剂均为常见试剂,因此在实际工作中,除有特殊规定外均不设立对照组。

4. 毒作用的观察　　急性毒性实验不应简单地理解为 LD_{50} 的测定,实际上急性毒性实验的内涵和目的是很丰富的。在急性毒性实验过程中,要全面观察动物的各种反应和变化,仔细分析实验动物在染毒后出现的中毒表现、剂量效应、时间分布等,这对于了解新化学物的毒性作用特征,获取尽可能多的毒性信息非常重要,可以补充只以 LD_{50} 表示急性毒性的不足。

(1) 急性毒性实验的观察和记录内容

1) 中毒体征及发生过程:应详细观察和记录动物出现的中毒症状、发生时间和症状发展的经过。机体对毒物作用的反应可以表现出各个系统的特征,不同系统的毒性表现不一样,也有一些中毒体征和行为的改变是多个系统毒性共同反应的表现。可通过观察毒性表现初步确定该受试物的急性毒性靶器官。实验动物的毒性表现有一些规律,许多动物染毒后,往往出现兴奋-抑制-死亡,或者抑制-死亡的现象。高剂量组实验动物染毒后,中毒体征急剧发展,常来不及从容观察,动物很快死亡。不同的化学物引起的具体毒性表现常有所不同,正是这种不同提供了毒性机制的信息。

2) 死亡情况和时间分布:在急性毒性实验中,实验动物的死亡数是计算 LD_{50} 值的依据,动物死亡数量每增加或减少一只都会对 LD_{50} 值产生明显影响。通过分析中毒死亡时间的分布规律,也可以提供重要信息。例如,久效磷给小鼠经口与腹腔注射染毒,均出现随着染毒剂量增加、死亡时间缩短的现象,两者呈直线负相关,这提示实验动物致死原因是化学物原形所致。而过氧化二磷酸二环己酯给大鼠腹腔注射后,染毒剂量的对数值与死亡时间呈现明显的负相关关系;但给小鼠腹腔注射后,染毒剂量与死亡时间无明显相关。这提示可能与该化学物在大鼠和小鼠体内的代谢不同有关。

3) 体重:实验动物体重变化指标可以反映动物中毒后整体的综合性变化,是一个比较客观简便的量化指标。因此,在观察实验动物中毒体征的同时,对存活动物应定期多次称量体重的变化,一般为每周 1～2 次。体重降低或增长缓慢的原因是多方面的,如毒物影响了食欲或消化系统的功能受累而厌食或拒食,使体重改变;毒物影响食物的吸收和利用,也能导致体重变化;水的摄取受到影响或肾功能急性损伤,在体重上也有反映。

4) 病理形态学变化:在急性毒性实验中,对死亡动物应及时进行大体解剖,肉眼观察大体病理学变化(如脏器外观、大小、色泽的变化,以及有无充血、出血、水肿或其他改变),如有改变,必须取材进一步做组织病理学检查。在观察期结束时对存活动物也应进行解剖检查,必要时做组织病理学检查。

5) 其他:在急性毒性实验中,根据需要可进一步扩大观察项目,如体温、心电图、某些生化指标的测定。

(2) 急性毒性实验观察周期:一般为 14 天,给药当天应连续或多次观察,观察的间隔和频率应适度,以后可根据情况每天 2 次或多次观察,直到实验周期结束。不同的化学物其中毒体征出现的时间和特点各有不同,而且引起动物死亡的时间也存在很大的个体差异。有些化学物染毒后迅速引发中毒体征并致动物死亡,染毒后应即刻开始观察动物的中毒表现和死亡情况;而有些化学物质中毒症状发生迟缓,甚至出现症状暂时缓解,但 2～3 天后甚至更迟一些又出现明显的中毒症状。此外,有些化学物质对不同个体的毒作用也存在明显的差异。

5. 半数致死量 LD_{50} 的确定

(1) 寇氏法:LD_{50} 的计算方法很多,最常用的是改良寇氏法,又称 Karber 法。该法利用剂量对数与死亡率呈 S 形曲线的特征进行 LD_{50} 及其 95% 可信区间的估计。本法要求设定 5～6 个剂量组,各剂量组的组距呈等比级数,每组实验动物数相等(一般为 10 只),并要求死亡率呈近似正态分布,最低剂量组的死亡率小于 20%,最高剂量组的死亡率大于 80%。计算公式如下:

$$\lg LD_{50} = Dm - i\left(\sum p - 0.5\right)$$

$$S_{\lg LD_{50}} = i\sqrt{\sum \frac{pq}{n}}$$

LD_{50} 的 95% 可信区间为 $\lg^{-1}(\lg LD_{50} \pm 1.96 S_{LD50})$。

式中,Dm 为最大剂量的对数值;i 为相邻两个剂量组剂量对数的差值;p 为各组死亡率;q 为各组存活率;$\sum p$ 为各剂量组死亡率的总和;n 为每组动物数。

（2）霍恩（Horn）法：该法利用剂量对数与死亡率的转换数（即概率单位）呈直线关系，又称平均移动法或剂量递增法。相对于寇氏法，霍恩法使用的动物数较少，可依据剂量设计表的剂量设计和实验动物死亡数量直接查得 LD_{50} 值及其 95％可信区间，方法较为简便。但是，LD_{50} 的 95％可信区间范围较宽，方法的精确度较低。

6. 半数致死量 LD_{50} 的应用及急性毒性实验的局限性

（1）半数致死量 LD_{50} 值的应用：主要有以下 4 个方面：①通过 LD_{50} 值对化学物进行急性毒性分级；②评价化学物的急性毒性强弱；③比较化学物的急性毒性大小；④为其他毒理学实验提供剂量参考。

（2）急性毒性实验的局限性：通过经典的急性毒性实验虽然可以获得有关化学物毒性的重要数据 LD_{50}，但在实践中仍有一定的局限性：①实验消耗的动物数量较大，按经典方法的要求测定化学物的 LD_{50}，一次完整实验需要 60～100 只动物，而且不同实验方法的设计对动物的数量要求不同（如使用大鼠或小鼠，数量一般都在 20 只以上），因此造成了不必要的动物和资源的浪费，受到伦理学界和科学界的广泛批评。②实验所获得的信息有限，LD_{50} 的值不能等同于急性毒性，死亡仅仅是评价急性毒性的许多观察指标之一。化学物单次大剂量急性中毒，动物大多死于中枢神经系统及心血管功能障碍，不能显示出不同化学物的毒作用特征；由于实验动物死亡迅速，各种器质性变化尚未发展，不能显示出靶器官的病变。③测得的 LD_{50} 仅仅是一个近似值，依赖于多种内部和外部因素，95％可信区间较宽，尤其是经口 LD_{50} 的波动较大，并且常带有实验室间的差异，给化学物的毒性分级带来一定的困扰。④应用 LD_{50} 进行安全性评价，仅评价动物死亡和简单的症状观察是不够的，更需要生理学、血液学及其他化验检查提供的深入细致的毒性信息。⑤人和动物对药物的敏感性差别很大，不能期望使用急性毒性实验的结果来拟定人的临床剂量；且对于新药开发来说，通常没有必要求出精确的 LD_{50} 值，所要关注的是动物出现的毒性和剂量之间的量-效关系。

（四）化学物的急性毒性分级

通过急性毒性实验获得的 LD_{50} 值，其最主要的应用是用于急性毒性分级。世界卫生组织（WHO）推荐了一个 5 级标准（表 5-1）。中国在 2017 年颁布实施的《农药登记资料要求》中将农药急性毒性分为 5 级标准（表 5-2），2014 年颁布实施的国家标准《食品安全性毒理学评价程序和方法》中将急性毒性分为 6 级标准（表 5-3）。按急性毒性分级标准评价毒性大小是一种相对粗略的分级方法，根据 LD_{50} 参考标准将毒物急性毒性作大体上的分级。

表 5-1 WHO 急性毒性分级

毒性分级	大鼠一次经口 LD_{50}（mg/kg）	6 只大鼠吸入 4 小时死亡 2～4 只的浓度（ppm）	兔经皮 LD_{50}（mg/kg）	对人可能的致死剂量	
				单次剂量（g/kg）	总量（g/kg）
剧毒	＜1	＜10	＜5	＜0.05	0.1
高毒	1～	10～	5～	0.05～	3
中等毒	50～	100～	44～	0.5～	30
低毒	500～	1000～	350～	5～	250
实际无毒	5000～	10000～	2180～	15～	1000～

（引自：《WHO 化学物急性毒性分级标准》，2003）

表 5 − 2　中国农药的急性毒性分级

毒性分级	大鼠经口 LD_{50}（mg/kg）	大鼠经皮 LD_{50}（mg/kg）	大鼠吸入 LC_{50}（mg/m³）
剧毒	≤5	≤20	≤20
高毒	5～50	20～200	20～200
中等毒	50～500	200～2 000	200～2 000
低毒	500～5 000	2 000～5 000	2 000～5 000
微毒	＞5 000	＞5 000	＞5 000

（引自：《农药登记资料要求》，中华人民共和国农业部公告第 2569 号，2017）

表 5 − 3　中国食品安全性毒理学评价程序的急性毒性分级

级别	大鼠经口 LD_{50}（mg/kg 体重）	相当于人的致死剂量	
		mg/kg 体重	g/人
极毒	＜1	稍尝	0.05
高毒	1～50	500～4 000	0.5
中等毒	51～500	4 000～30 000	5
低毒	501～5 000	30 000～250 000	50
实际无毒	＞5 000	250 000～500 000	500

（引自：GB 15193.3—2014，《食品安全性毒理学评价程序和方法》）

不论何种急性毒性的分级标准都存在不少缺点和不足，实际应用中应注意急性毒性实验结束时，除报告该毒物的 LD_{50} 值和急性毒性级别外，还应对中毒和死亡特征加以报告。依据 LD_{50} 进行化学物的急性毒性分级只能作为急性毒性评价的依据之一，不应作为唯一的指标。

二、局部毒性作用

（一）局部毒性作用的概念

局部毒性作用（local toxic effect）也可称为局部刺激作用，是指机体暴露于外源化学物后，在其直接接触部位造成的局部损伤和刺激，如眼刺激、皮肤刺激以及皮肤变态反应。

（二）局部毒性实验的分类

1. 眼刺激实验　眼刺激实验（eye irritation test）用来确定外源化学物对实验动物眼睛是否有刺激作用或腐蚀作用及其程度。眼刺激性（eye irritation）是指眼球表面接触外源化学物后产生的可逆性炎症变化，眼腐蚀性（eye corrosion）是指眼球表面接触外源化学物后产生的不可逆性组织损伤。

（1）综合分析受试物已有信息：在实验前应全面分析受试物的已有信息以避免不必要的动物实验，这些信息包括现有的人体资料（如临床或职业接触方面的研究和病理报告）和（或）动物实验的资料（如单次或多次经皮染毒的毒性实验资料）、化学品的理化性质（pH 值、酸碱度）、现有的能够引起人产生严重眼损伤和眼刺激性化学品的实验数据、能引起皮肤腐蚀化学品的数据、化学品的（定量）构效关系分析等。若综合数据信息的证据权重分析不能确定化学品的分类,则进行一些体外眼刺激替代实验来进一步考察化学品的刺激性。只有在体外皮肤腐蚀性实验的结果为阴性时,才考虑进一步做体内眼刺激/腐蚀性实验。可对皮肤产生强刺激作用的强酸或强碱性物质,一般无需再做眼刺激实验。

（2）Draize 实验:眼刺激实验推荐的传统方法为家兔眼刺激实验,此方法由 Draize 提出,故称为 Draize 实验。实验原则是受试物以一次剂量滴入每只实验动物的一侧眼结膜囊内,以未作处理的另一侧眼作为自身对照。在规定的时间内观察对兔眼的刺激和腐蚀作用程度并按规定的分级标准进行评分。观察指标主要包括结膜（发红、球结膜水肿和分泌物）、角膜（混浊程度和范围）、虹膜（充血、肿胀和角膜周围充血）。观察期限应足以评价刺激效应的可逆性和不可逆性,一般为 7 天,必要时可延长至 21 天。Draize 法对实验结果的判定以主观判断为主,故不同实验室和操作者所得结果可能有一定差异,尤其对于有色物质和刺激性较小的物质更是如此。

（3）眼刺激体外实验方法:Draize 实验一直是公认的测定急性眼刺激性的国际标准。但随着"3R"原则的实施,体外替代方法逐渐成为眼刺激性评价研究的发展方向。传统眼刺激动物实验的替代方法研究已取得了很大进展,但迄今为止尚无一种体外替代方法能完全替代 Draize 实验,其中有 5 种替代实验得到了 OECD 的认可。值得注意的是,在使用体外替代方法时,由于单一方法不能包含所有的观察终点,所以应根据每种替代方法的特点及应用范围进行组合,以覆盖整个分层测试策略。

1) 牛角膜混浊和渗透性实验（bovine cornealopacity and permeability, BCOP）:BCOP 法属于离体器官实验,利用新鲜分离的牛角膜,将受试物直接加到角膜上皮的表面。通过定量检测角膜混浊度及渗透性改变,计算体外刺激性评分（in vivo irritancyscore, IVIS）,对受试物进行分类。

2) 离体鸡眼实验（isolated chicken eye, ICE）:ICE 属于离体器官实验,利用短期体外培养的鸡眼球,将受试物暴露于角膜表面。通过定量检测角膜厚度、角膜混浊度、荧光素滞留情况及肉眼观察形态学的改变来评价角膜上皮的损伤程度,还能够通过鸡眼球的组织病理学结果来评价角膜损伤的深度并预测损伤的可逆性,有助于提高判断结果的准确性。

3) 短时暴露实验（short time exposure, STE）:STE 利用单层兔眼角膜细胞（single layer of rabbit corneal cells, SIRC）将 2 种浓度（ 5％及 0.05％）的受试物溶解或混匀在 0.9％生理盐水中,SIRC 暴露于受试物 5 分钟后,采用噻唑蓝法（MTT 法）测定细胞存活率,从而对受试物进行识别。

4) 重组人角膜上皮模型实验（reconstructed humancornea-like epithelium, RhCE）:RhCE 是将来源于正常人的表皮角质细胞、人永生化角膜上皮细胞及原代人角膜上皮细胞培养成多层高度分化的鳞状上皮组织,形成与人角膜十分相似的 3D 模型。目前有 3 种模型获得了 OECD 的验证认可:The Epi-OcularTM EIT 模型、SkinEthicTM HCE EIT 模型及 Lab-Cyte CORNEA-MODEL24 EIT 型。

5) 荧光素渗漏实验（fluorescein leakage, FL）:属于基于细胞功能测定的实验。利用单层的犬肾小管上皮（madindarby canine kidney, MDCK）细胞暴露于受试物 1 分钟后,导致 MDCK 细胞单层上皮荧光素钠渗透性的增加情况来判断受试物引起眼毒性的强弱。

2. 皮肤刺激实验　皮肤刺激实验（skin irritation test）包括单次和多次皮肤刺激实验、完整皮肤和破损皮肤刺激实验等,其观察终点为皮肤刺激和皮肤腐蚀性。皮肤刺激性（dermal irritation）是指皮肤接触或涂敷受试物后,局部产生的可逆性炎症变化。皮肤腐蚀性（dermal

corrosion)是指皮肤接触或涂敷受试物后,引起局部的不可逆性组织损伤。

皮损皮肤刺激实验是指人为将动物皮肤某部位擦伤(不能伤及真皮和导致出血),比较受试物对完整皮肤及受损皮肤造成的刺激反应的差异。

(1) 经典皮肤刺激试验方法:经典的皮肤刺激实验由 Draize 等人(1944)首次提出,因此又称为 Draize 实验,现已将其列入化学物安全性评价方法之一。通常用家兔或豚鼠进行实验,将受试物一次或多次涂敷于受试动物的皮肤上,在规定的时间内观察皮肤反应。皮肤反应的表现从无红斑形成至有紫红色斑、水肿等,损伤严重时可形成焦痂。一般按红斑和水肿的严重程度评分,并与自身对照进行比较,从而评价受试物对皮肤的刺激作用。皮肤刺激实验的观察期限应足以评价其作用的可逆性或不可逆性,急性皮肤刺激实验的观察期一般不超过 14 天。

(2) 在以下情况下无需进行皮肤刺激实验:①受试物为强酸或强碱类腐蚀性物质(pH≤2 或≥11.5);②受试物有很强的经皮吸收毒性,经皮 LD_{50} 小于 200 mg/kg 体重;③在急性经皮毒性实验中,受试物剂量达 2 000 mg/kg 体重仍未出现皮肤刺激性作用。

(3) 皮肤刺激实验注意事项:①皮肤的完整性破坏后其吸收增强;②固态受试物的物理特性,如边缘锋利的颗粒状物质或硬质的纤维状物质可能对皮肤产生机械性刺激或引发原发性刺激反应;③固态受试物在溶解状态和非溶解状态下的实验结果可能不同,一般而言,溶解状态下的刺激作用更强;④如受试物可能用于人体受损的皮肤,应做破损皮肤刺激实验,即对受试动物皮肤做与人体试剂接触相似的处理;⑤随着实验动物的年龄增长,其皮肤敏感性会降低,雌雄动物皮肤厚度及皮肤血流等也有差异;⑥实验人员主观判断的差异可使皮肤刺激实验的结果有一定程度的差异。

(4) 皮肤腐蚀性体外实验方法:虽然经典的家兔或豚鼠急性皮肤刺激/腐蚀实验方法所得的结果比较可靠,但该方法是直接将受试物涂抹于动物皮肤上进行实验,有严重刺激或腐蚀性的受试物可致动物产生重度疼痛和痛苦,因此,有关替代实验的研究也已经得到了很大发展。目前,OECD 已验证并发布了 3 种皮肤腐蚀性体外实验方法,分别采用分离的大鼠皮肤、重建的人体皮肤、人工膜来模拟人体皮肤进行实验。OECD 还在皮肤/腐蚀性评价指南中规定,如果经过上述体外皮肤腐蚀试验发现受试物具有皮肤腐蚀作用时,可不再进行动物皮肤刺激/腐蚀实验,并可根据体外皮肤腐蚀性体外实验的二级结果进行危害程度分级;如果皮肤腐蚀性体外实验的结果为阴性,则需考虑进一步做动物刺激/腐蚀性实验。欧盟已经禁止采用动物实验来评价化妆品(包括成品和原料)的刺激性。目前较为成熟的皮肤刺激/腐蚀性体外实验方法有以下几类。

1) 单层皮肤细胞培养模型:目前应用较多的有皮肤角质形成细胞、皮肤黑色素细胞、皮肤成纤维细胞等。但单层细胞培养技术不具有皮肤完整性。正常表皮细胞排列紧密,表面膜结构对水溶性化学物质有一定阻滞作用,胶质细胞构成表皮的穿透屏障等,目前在体外细胞培养中都难以实现。而且单层细胞培养技术在皮肤刺激实验中仅考虑了对某种细胞的作用。由于其可消除物种差异,并有重现性好的特点,仍可应用于皮肤刺激物的初筛。

2) 表皮组织培养模型:气液交界面皮肤组织培养可模拟人类正常表皮,在很大程度上维持人表皮的结构及细胞排列。目前已建立了多种重组人表皮模型,如美国 MatTek 公司研发的 EpiDerm TM 人重组皮肤模型,使用正常人皮肤来源的表皮角质细胞培养后形成的多层、高分化的人表皮模型,已由欧洲替代方法确认中心认可用作皮肤刺激实验。

3) 器官型人工皮肤模型:即体外构建含表皮和真皮双层结构的器官型人工皮肤,由于其结构和功能更接近正常皮肤,故已成为体外替代法的研究热点。用于皮肤毒性实验的人工皮肤必须满足以下基本要求:皮肤结构完整,分化完全;能与受试物直接接触,且不受剂型和溶解性质的限制;与动物实验结果的相关性良好。

三、 皮肤变态反应实验

皮肤变态反应(skin sensitization)又称为过敏性接触性皮炎(allergic contact dermatitis)或皮肤致敏反应,是皮肤对化学物产生的免疫性皮肤反应。在人类这种反应以瘙痒、红斑、丘疹、水疱、融合水疱为特征,在实验动物,通常指皮肤红斑和水肿等反应。一般使用皮肤变态反应实验(皮肤致敏实验)来确定重复接触外源化学物是否可引起变态反应及其程度。

皮肤第一次接触外源化学物可能产生较轻的反应或无明显反应,但经过一段时间(致敏期,几周至几年)反复接触同一物质或类似物质,可能引起迟发性超敏反应(接触性皮炎),且还可发生在最初接触或染毒的部位以外的皮肤。其机制可能是外源化学物在穿透皮肤的过程中,可作为半抗原与体内某些特定的载体蛋白共价结合,形成完全抗原,诱导抗体形成,产生免疫记忆,此后再次接触较低量的相同或结构相似的物质,即能引发皮肤变态反应。

(1) 传统的皮肤变态反应实验方法:有局部封闭涂皮法(buehlertest, BT)和豚鼠最大值实验(guinea pig maximization test, GPMT)。GPMT采用完全福氏佐剂皮内注射染毒,实验动物为豚鼠。分为诱导式接触和激发接触两部分。诱导式接触是以较低或中等浓度受试物对皮肤重复染毒,该阶段一般需要10~14天(诱导阶段)。间隔10~14天后,用激发剂量(低于诱导剂量)的受试物处理未染毒的皮肤部位,然后观察24小时、48小时和72小时后有无皮肤反应以及对反应程度进行评分,比较诱导及激发后的皮肤水肿、红斑出现的情况,判断受试物是否能产生皮肤变态反应。

(2) 局部淋巴结(local lymph node assay, LLNA)试验:作为一种优化的皮肤变态反应实验方法,经过长期的科学验证,并证实与豚鼠最大值实验有良好的一致性,故目前已得到广泛使用,并已于2002年列入欧盟化虚无检测指南。LLNA的原理为:致敏化学物涂拭在局部,能引起该部位淋巴结中淋巴细胞的分裂增殖,使DNA合成增加,通过测定一定时间内分裂淋巴细胞DNA中的放射性同位素掺入量,即可反映这种淋巴细胞增殖(及致敏)的程度。

(3) 皮肤致敏体外实验方法:目前正在研究的皮肤致敏体外实验方法主要有:①基于树突状细胞及T细胞等在过敏性接触性皮炎发生过程中"免疫识别"化学过敏原的关键免疫细胞,利用这些细胞系建立相关模型;②建立化学物渗透表皮生发层/真皮层的皮肤模型;③角质形成细胞培养模型。

四、 亚慢性毒性

(一) 亚慢性毒性的概念

亚慢性毒性(subchronic toxicity)是指实验动物或人较长期连续重复接触外源化学物所产生的中毒作用。所谓"较长期"是相对于急性、慢性毒性而言,并没有统一的严格的时间界限,通常为1~3个月。为减少歧义,通常直接说明染毒期限。

(二) 亚慢性毒性实验的目的

亚慢性毒性实验以化学物连续反复的染毒、比较充分而适当的接触时间、较大的剂量范围和广泛深入的检测为特点,可以观察受试物在实验动物体内所产生的生物学效应,获得较丰富的毒理学信息。亚慢性毒性实验的目的有以下5个方面。

（1）研究亚慢性毒性剂量-反应（效应）关系，确定未观察到有害作用的剂量（NOAEL）和观察到有害作用的最低剂量（LOAEL），提出安全限量参考值。

（2）观察亚慢性毒作用谱、毒作用特点和毒作用靶器官。

（3）观察亚慢性毒作用的可逆性。

（4）为慢性毒理实验的剂量设计和观察指标选择提供依据。

（5）为在其他实验（急性、亚急性、其他动物物种的亚慢性实验等）中发现的或未发现的毒作用提供新的信息，比较不同动物物种毒作用的差异，为受试物毒性机制研究和将研究结果外推到人类提供依据。

（三）亚慢性毒性实验的设计原则

1. **实验动物的选择和要求** 亚慢性毒性实验一般要求选择 2 种实验动物，一种是啮齿类，另一种是非啮齿类。从理论上说，亚慢性毒性实验选择的实验动物应是对受试物的生物转化、生理生化、毒性反应与人类相当或相似的物种，但是在实际工作中往往不易满足。基本上均使用大鼠和犬，有时选用猴，这取决于受试物的重要性和实验条件。亚慢性经皮毒性实验可用兔或豚鼠。实验动物品系多用纯系动物，大鼠常用 Wister 和 Spraque Dawley。

亚慢性毒性实验一般要求选用 2 种性别，每组雌雄各半。特殊情况下，如研究某种受试物的性腺毒性或生殖毒性，可选用单性别的动物。一般选择刚断乳不久的动物，大鼠 6～8 周龄（体重 80～100 g）。同组动物体重相差不应超过平均体重的 10%，组间平均体重不超过 5%。大鼠、小鼠每组不少于 20 只，犬、猴每组不少于 6 只。若实验要求在实验中期处死部分动物做中期检测，则每组动物数量要相应增加。对照组和剂量组动物数应相同，体重（年龄）一致。

亚慢性毒性实验周期较长，观察指标较多，实验动物的质量、喂饲条件和实验环境明显影响受试物的毒性反应。应尽可能使用高等级实验动物，在符合国家实验动物标准的实验环境中进行，使用清洁级及以上等级的大鼠、小鼠，并饲养在屏障环境内进行实验。

2. **染毒方式** 亚慢性毒性实验染毒途径的选择主要考虑 2 点：①应当尽量选择和人类接触途径相似的方式；②应当与预期进行的慢性毒作用研究的接触途径相一致。一般以经口、经呼吸道和经皮染毒为多。染毒频率通常为每日一次，连续给予；如果实验期为 3 个月或超过 3 个月时，也可每周 6 次。经口染毒途径常采用灌胃法、喂饲法、胶囊法。经呼吸道染毒的时间通常为每日 2～6 小时，根据设计需要可缩短或延长。工业毒物可以缩短至 1 小时，环境污染物可延长至 8 小时。在进行亚慢性毒性实验时，最好结合毒代动力学血外源化学物浓度的监测。为了维持实验动物体液中有一个准确的外源化学物血浓度水平，保持受试物生物学效应的每日相似性，亚慢性毒性实验每日染毒的时间应保持一致，一般在每日上午进行，给药后喂食。

3. **剂量选择和分组** 在亚慢性毒性实验的设计中，染毒剂量的选择是最重要的和最难的问题之一。为了得出准确的剂量-反应关系，应充分观察受试物亚慢性毒作用，至少应设 3 个剂量组和 1 个阴性（溶剂）对照组。高剂量组应能引起明显的毒性或少量动物的死亡（少于 10%）；低剂量组应无中毒反应，相当于未观察到有害作用剂量（NOAEL）；高低剂量组间设置 1 个中剂量组，比较理想的中剂量组相当于观察到有害作用的最低剂量（LOAEL）。通常可根据 2 个参数确定高剂量，即急性毒性的阈剂量或 $1/5～1/20$ 的 LD_{50} 剂量。高、中、低剂量组距以 3～10 倍为宜，一般不少于 2 倍。

4. **毒作用的观察** 对经外源化学物染毒后的实验动物进行全面、系统、深入的观察检测是亚慢性毒性实验必做的工作，检查的时间包括实验过程中、染毒结束时。在有些情况下，还需在染毒前和染毒结束后的恢复期做检查。检查的项目包括一般性指标、实验室指标、系统尸检和组织病理学检查、其他特殊指标检查。

（1）一般性指标：主要是指外观体征和行为活动、粪便性状、食量及体重变化等，常常能综合反映毒物对机体的毒作用，往往是敏感的综合毒作用指标。

1）外观体征、行为活动：每日观察实验动物出现的外观体征和行为改变，记录各体征出现的时间和先后次序，包括食欲、活动、被毛、分泌物、排泄物、呼吸等，尤其要留意动物被毛的光洁度与色泽、眼分泌物、呼吸、神态、行为等，这些资料有助于分析化学物损害动物的部位及程度。

2）动物体重：动物体重是一个相当重要且比较敏感、客观的指标，反映了受试物对实验动物的生长发育及一般状态的影响。与对照组处于相同的喂饲条件下，如果受试组动物体重增长比对照组低10%，可以提示是由受试物引起的毒作用；如果各剂量组体重增长改变有剂量-反应关系，则可以肯定是一种毒作用。一般每周称重一次，3个月以后也可每2周称重一次。

3）饲料消耗量：亚慢性实验期间必须每周观察并记录动物的饲料消耗量，并计算食物利用率。在经喂饲法染毒时，可计算各组动物实际染毒剂量，比较各染毒组与对照组动物的食物利用率，有助于了解化学物的毒作用，尤其应将体重指标和食物利用率结合起来分析。如果受试物影响食欲，则每日进食量减少，体重增长会受影响，但食物利用率不一定改变。如果受试物干扰了食物的吸收或代谢，虽然不一定影响食欲，但体重增长却减慢，说明食物利用率也会有改变。

（2）实验室检查：通常包括血常规、尿常规和血液生化指标检测，在亚慢性毒性实验中，这是不可缺少的检查。血、尿等体液的实验室检查的目的是发现受试物所致的器官损伤和功能紊乱，体内生化转化和排泄的重要器官——肝和肾的功能是检查重点，血液是另一个重要靶点。

（3）系统尸检和组织病理学检查：实验结束时，处死实验动物做系统解剖，进行详细的肉眼检查，测定脏器重量并做组织病理学检查。在实验中间死亡或处于濒死状态的动物，亦应做及时的系统尸解和病理学检查。

1）脏器重量和脏器系数：一般称取心、肝、脾、肺、肾、肾上腺、卵巢或睾丸、脑等脏器湿重，并计算其脏器系数。该指标比较适用于实质性脏器。若某脏器的脏器系数增大或减小，则反映该脏器肿大或缩小，如增生、充血、水肿、萎缩等变化。

2）病理学检查：组织病理学检查是亚慢性毒性实验中最重要的检测指标之一，目的是确定化学物对机体毒作用的靶部位、损害的性质和程度，从病理学角度寻找化学物与病理改变的剂量-效应关系，为了解化学物的毒作用及其机制提供依据。病理学检查包括大体检查、常规组织病理学检查、酶组织化学检查、免疫组织化学检查、细胞超微结构检查等，分别从大体、组织、细胞、亚细胞，甚至分子水平等多个方面发现化学物的毒作用。

（4）其他指标的检查：在亚慢性毒性实验中，除了上述通常的检查指标外，常根据受试物毒性资料、实验中观察和受试物的结构等线索增加一些检查项目。如果推测受试物可能对心血管系统有毒性，可进行心电图、血压、眼底检测；对神经系统有影响，可进行神经行为、神经反射等检查；对电解质、微量元素代谢有毒作用，则检测血钙、血磷等含量；还可增加眼科、骨髓象等检查。

五、 慢性毒性

（一） 慢性毒性的概念

慢性毒性（chronic toxicity）是指实验动物或人长期（甚至终身）反复接触外源化学物所产生的毒作用。所谓"长期"一般是指 2 年。对大鼠相当于终身染毒，对兔相当于生命期的 36%，对犬相当于生命期的 20%，对猴相当于生命期的 13%。

（二） 慢性毒性实验的目的

（1）研究慢性毒性剂量-反应（效应）关系，确定长期接触造成有害作用的最低剂量（LOAEL）或阈剂量和未造成有害作用的剂量（NOAEL），为制定人类接触时的安全限量标准如最高容许浓度（MAC）和每日容许摄入量（ADI），以及危险度评价提供毒理学依据。

（2）观察慢性毒作用谱、毒作用特点和毒作用靶器官。

（3）观察慢性毒作用的可逆性。

（4）为毒性机制研究和将毒性研究结果外推到人类提供依据。

（三） 慢性毒性实验的设计原则

1. 实验动物的选择和要求　慢性毒性实验选择实验动物的原则与亚慢性毒性实验相同，应使用 2 种哺乳动物。实际工作中多用大鼠、犬和猴，经皮染毒也可使用豚鼠和家兔。动物数量要明显多于亚慢性实验，每组大鼠 40～60 只，犬 8～12 只，雌雄各半。如在实验过程需要分批处死部分动物时，则应适当增加每组的动物数。实验结束时每个剂量组每种性别的啮齿类动物数不少于 10 只，非啮齿类不少于 4 只。慢性毒性实验周期长，故应选择年龄较小的动物，一般选初断奶的动物，即小鼠出生后 3 周（体重 10～15 g），大鼠出生 3～4 周（体重 50～70 g），犬一般在 4～6 月龄时开始实验。

2. 染毒方法　从理论上来说，染毒途径应选择和人类实际接触相似的途径，但在长达 2 年多的慢性实验中有些染毒途径很难进行，多选择饲料拌饲或饮水加入方式。这 2 种方式虽方便，但存在摄入剂量较难精确掌握等问题。实际工作中也采用经口染毒，一般每周染毒 5～6 天。也可根据需要经皮肤染毒和经呼吸道染毒。慢性毒性实验动物染毒的期限究竟以多长为宜，应根据实验具体要求和所选用的动物物种而定。研究工业毒物一般认为染毒 6 个月或更长时间，环境毒物与食品的慢性毒性实验染毒期则要求 1 年以上或 2 年，也有学者主张动物终身染毒，这样求得的阈剂量或 LOAEL 和 NOAEL 更能准确反映化学物的慢性毒作用。

3. 剂量选择和分组　慢性毒性实验一般设 3 个染毒剂量组和 1 个对照组，必要时另设 1 个阴性（溶剂）对照组。一般认为以亚慢性毒性实验的 LOAEL 确定染毒剂量，以其 1/5～1/2 为高剂量组，以 1/50～1/10 为中剂量组，1/100 为低剂量组。如果无亚慢性实验资料，可以参照 LD_{50} 值设计剂量，如以 1/10 LD_{50} 为高剂量组，1/100 为中剂量组，1/1 000 为低剂量组。各染毒剂量组间剂量的间距应当大一些，一般以 5～10 倍为宜，最低不小于 2 倍。

慢性毒性实验由于周期长，人力、物力、财力消耗很大，如果剂量设计不合理极易造成实验失败和结果不理想。合理的剂量设计应能得到如下结果：足够高的剂量能观察到受试物的毒作用，阐明毒性靶器官，同时实验能顺利进行；有明确的剂量-反应关系，得到理想的 LOAEL 和 NOAEL。

4. 毒作用的观察　慢性毒性实验的观察和亚慢性毒性实验相似，亦需进行一般性指标、实验室检查、病理学检查及其他特异性指标 4 个方面的检查，每个方面观察指标的选择应更多更全面。以亚慢性毒性实验所提供的毒作用和靶器官为基础,重点观察在亚慢性毒性实验中已经显现的阳性指标,优先采用亚慢性毒性实验筛选出来的敏感指标或特异性指标。在慢性毒性实验中,组织病理学检查是必不可少的,是最客观和最有说服力的指标。

慢性毒性实验的时间长、代价高,必须给予特别的关注。实验过程中动物容易发生自发性疾病,干扰实验结果;实验人员出现操作错误的可能性较大;检测仪器和试剂的变化不易控制;长期低剂量染毒,实验动物处在不断损伤、不断适应和恢复的过程中;观察指标的变化程度较小,变化规律复杂。为确保实验的顺利进行,保证实验结果的准确性和可信性,必须严格规范所有实验条件,在符合国家实验动物标准的环境中进行,全过程实施严格的质量控制,重视实验前和对照组的检测,实验全过程在优良实验室规范(good laboratory practice,GLP)下进行并严格执行 GLP 要求。

六、蓄积毒性

(一)外源化学物的蓄积作用

通常,外源化学物进入机体后,经过代谢转化排出体外,或直接排出体外。但当外源性化学物反复多次进入机体,且其进入机体的速度(或总量)超过代谢转化和排泄的速度(或总量)时,化学毒物或其代谢物在机体内逐渐增加并贮留的现象称为化学毒物的蓄积作用(accumulation)。外源化学物的蓄积作用是发生慢性毒性的基础。

(二)蓄积作用的分类

1. 物质蓄积(material accumulation) 当人或动物连续或反复多次接触化学毒物一定时间之后,用化学分析的方法能够测得机体内存在该化合物或其代谢产物时,称为物质蓄积。

2. 功能蓄积(functional accumulation) 当人或动物连续或反复多次地接触化学毒物一定时间之后,虽不能测出该物质或其代谢产物,但机体有慢性中毒的症状出现,这种情况称为功能蓄积。功能蓄积是化学毒物引起损害效应不断积累的结果,也可能是由于贮留于机体内的化学毒物或其代谢产物数量极低,用现有的分析方法不能检出。

两者的划分是相对的,既有差别,又互有联系。功能蓄积可能是由于贮存于体内的化合物或代谢产物的数量极微,目前分析方法尚不能检出的一种物质蓄积,或是由于每次机体接触化合物后所引起的损害累积所致。

3. 储存库(depot) 化学物毒物容易蓄积的组织和器官称为储存库。机体常见的储存库有血浆蛋白、脂肪组织、肝、肾和骨骼。但储存库不一定是毒物的靶器官,例如骨骼是铅的储存库。蓄积作用是发生亚慢性、慢性毒作用的物质基础。

4. 蓄积作用的研究方法 常用的方法包括蓄积系数法和生物半减期法。

(1)蓄积系数法:蓄积系数法是以生物效应为指标,用经验系数(K)评价蓄积作用的方法。

蓄积系数是指多次染毒使半数动物出现某种效应的总剂量($ED_{50(n)}$)与一次染毒引起同一效应的剂量,即半数效量($ED_{50(1)}$)的比值(K 值),$K = ED_{50(n)}/ED_{50(1)}$。若以死亡为毒作用指标,则 $K = LD_{50(n)}/LD_{50(1)}$。此种方法的原理是,在一定期限之内以低于致死剂量(小于 LD_{50} 剂量)每日给予实验动物,直至出现预计的毒作用(或死亡),计算达到预计效应的总累积剂量,求出此累积剂量与一次接触该化合物产生相同效应的剂量的比值,即 K 值。在卫生毒理学的实际工作中,蓄积作用实验多采用小鼠或大鼠,一般以死亡为指标。虽然蓄积系数法具有一定使用价值，但是某些外来化合物的慢性中毒作用无法用 K 值表示；这种方法也不易区分是物质蓄积，还是功能蓄积。

（2）蓄积系数的测定

1）固定剂量法：由 Kagan 和 Stankevic（1964）提出，即固定每天染毒剂量为 1/20～1/5 LD_{50}，连续染毒，直至实验动物半数死亡。如果染毒剂量累计达到 5 个 LD_{50} 时死亡仍未达半数，则停止实验。因为此时总剂量已达 5 个 LD_{50}（指每天 1/10 LD_{50}），表示仅有轻度蓄积作用。

2）递增剂量法：由 Lim 等（1961）提出，即先测定 $LD_{50(1)}$，然后对另一组动物每天染毒，以 4 天为 1 个周期。在同一周期中，每天剂量相同，第一周期每天为 0.1 $LD_{50(1)}$，下一周剂量为上一周剂量的 1.5 倍，直至动物半数死亡为止，计算总剂量即为 $LD_{50(n)}$。如果到 28 天，死亡动物仍不到半数，应停止试验。因为这时总剂量已达 12.8LD_{50}，$K > 12.8$，可认为无蓄积性。

3）20 天蓄积试验法：通常将试验动物分为 5 组，每组 10 只，雌雄各半。各组剂量分别为 LD_{50} 的 1/20、1/10、1/5、1/2，另设对照组。分别对每组进行染毒，每日 1 次，共 20 天。如果 1/20LD_{50} 组动物有死亡，且有剂量-反应关系，则受试物有较强的蓄积作用；如果 1/20 LD_{50} 组无死亡，但各剂量组死亡呈剂量-反应关系，表明有中等蓄积毒性；如果 1/20 LD_{50} 组无死亡，各剂量组死亡无剂量-反应关系，可认为无明显蓄积毒性。

（3）生物半减期法（biological half-life，$t_{1/2}$）：是用毒物动力学原理阐明外源化合物在机体内的蓄积作用特征。$t_{1/2}$ 反映了外源化学物在体内消除一半所需的时间，$t_{1/2}$ 愈短，表明从机体内消除愈快。如外源化学物吸收速度超过消除速度时，就会引起化学物的蓄积。通常而言，在等间距、等剂量染毒的条件下，化学物在体内经 5～6 个生物半减期即可达到蓄积极限，此时理论蓄积量为极限值的 96.9%～98.4%。研究方法：将受试物静脉注入，按一定时间间隔，连续多次测定接触受试物后实验动物血浆中该物质的浓度，以时间为横坐标，以血浆中物质浓度的对数值为纵坐标绘图，依图求出直线的斜率 ke，$t_{1/2} = 0.693/ke$。蓄积极限值 L（mg）$= 1.44 \times$ 化学物吸收量 $\times t_{1/2}$。

第三节　替代实验

在毒理学研究中使用正常动物的实验存在不敏感、周期长、所需受试物样品多、所需实验动物量大、难以揭示毒作用位点和毒作用机制，以及结果可靠性差等问题，而模型动物也存在制造价格昂贵、受世界动物保护法限制等不足之处。因此，在"3R"原则的指导下，一些发达国家率先开展了替代实验方法的研究。目前体外替代实验的研究已成为毒理学领域研究的新方向，主要包括离体器官实验和体外细胞培养实验。这类方法的应用，一方面解决了整体动物实验大量使用实验动物且以动物濒死或死亡为终点的伦理问题，另一方面增加了实验过程中的可控因素，提升了实验结果的可靠性。

一、"3R"原则的含义

1959 年，英国动物学家 William Russell 和微生物学家 Rex Burch 在《人道动物实验技术原则》一书中提出了著名的"3R"人道主义实验原则，即替代（replacement）、减少（reduction）和优化(refinement)。其中,替代是指尽可能采用计算机模拟、细胞培养等实验技术替代动物实验,采用低等动物替代高等动物(如无脊椎替代脊椎动物、啮齿类替代灵长类动物等);减少是指采用最少数量的实验动物获取具有统计学意义研究数据,利用一批动物完成多项实验;优化是指周密设计实验步骤,全程监测并采取措施降低动物痛苦及疼痛。近20年来,随着动物福利运动及现代科学技术的推动,3R理念已逐渐成为生命科学研究中遵循的重要原则。由于细胞培养、低等生物筛查技术、分子生物学、组学技术(基因组、转录组、蛋白质组、代谢组)、组织工程技术、干细胞技术、生物标志技术、图像分析、高通量实验、计算机模拟技术等生物科学技术的发展,为替代实验的实施提供了技术支撑。2007年,美国国立卫生研究院(NRC)描绘了具有划时代意义的"21世纪的毒理学观念和策略",提出了毒理学应当由原来的体内动物研究向体外实验转变,NIH前主任Elias Zerhouni评论到"动物实验并不会在旦夕之间消失,但是各研究机构的工作预示着其终结的开始。"

二、 替代实验的方法及意义

欧洲替代方法验证中心(European Centre for the Validation of Alternative Methods,ECVAM)完成验证的已获OECD认可并颁布实验指南的替代方法主要涉及急性毒性实验、局部毒性实验、发育毒性实验、遗传毒性实验4个领域。

1. 急性毒性实验的替代方法　即急性毒性分类法、固定计量法和上下法。可有效减少实验动物的使用,有着巨大的应用价值和发展前景。

(1)固定计量法:不以死亡为观察终点,而以明显的毒性体征作为终点进行评价;动物数的使用只有传统LD_{50}方法的61%。缺陷是与LD_{50}方法比较,仍有约20%的结果无法匹配。

(2)上下法:又称阶梯法、序贯法,其优势是节省实验动物;不但可以进行毒性表现的观察,还能估算LD_{50}及其可信限,适合于能引起动物快速死亡的受试物。上下法又分为限度实验和主实验。限度实验主要用于有资料提示受试物毒性可能较小的情况;主实验用于相关毒性资料很少或没有,或预期受试物有毒性时。上下法仅需实验动物5只,且效能与固定计量法接近,但仍以死亡为观察终点,且实验要求分阶段进行,比较耗时,无法像传统方法那样提供剂量-效应曲线的数据,只适合于评价那些染毒后动物在48小时内出现毒性症状并死亡的化学物质的急性毒性。

(3)其他:急性毒性的替代方法还有探针剂量法、累积剂量设计法、近似致死剂量法、限量试验等。

2. 皮肤刺激/腐蚀性实验、皮肤光毒性实验、眼刺激/腐蚀性实验的替代方法　这3类实验经典的评价方法多采用家兔、豚鼠作为实验动物。皮肤或眼刺激/腐蚀性实验分为一次染毒或重复染毒实验,现有的替代方法仅能用于一次急性作用的研究,对于重复染毒后的刺激作用及可逆性的刺激变化过程则无法观察。虽然这类模型正在研发中,但现阶段仍然需要动物实验的数据与经验予以客观评价。整体动物实验用于局部毒性的评价不可避免地会引起动物皮肤或眼部角膜严重不适和痛苦,因此皮肤刺激/腐蚀性实验的替代方法主要是运用人工皮肤模型。现在这些人工皮肤已实现商品化,如 EPISKINTM(EPISKINC)、EpiDermTM(MatTek)、SkinEthicTM(SkinEthic)、EST-1000TM(Cell Systems公司)等,这4种皮肤模型均已纳入OECD指南431。

在皮肤光毒性实验的替代方法中,3T3中性红摄取光毒性实验(3T3-NRU-PT)是测试急性光毒性的核心测试方法,也是欧盟法规要求的光毒性测试的唯一方法,欧盟已完全弃用动物实验来进行皮肤光毒性的评价。但由于该法的缺陷是无法提供光毒性机制的信息,且使用的是 Balb/C 小鼠的成纤维细胞系,对紫外线的敏感性较人体或动物的角质细胞更高,故需要与另外 2 种替代方法结合来完整评估受试物质,分别是联合血红细胞光毒性测试(RBC-PT)与人体三维皮肤模型的体外光毒性测试(H3D-PT)方法。RBC-PT 不是独立方法,但能获得光毒性机制信息;H3D-PT 方法可用 3 种类型的皮肤模型进行实验,包括真皮模型、表皮模型和全层皮肤模型,后 2 种包含角质细胞,细胞类型较 3T3-NRU-PT 丰富,主要用途是验证 3T3-NRU-PT 的阳性结果。

眼刺激性 Draize 实验多选用兔作为实验动物,但兔眼与人眼结构有差异,结果受主观判定影响大,给动物带来痛苦。其替代方法主要是离体器官实验,如牛角膜混浊和渗透性实验、离体鸡眼实验,ECVAM 与 ICCVAM 均于 2007 年通过对该 2 种方法的验证和认可,但这 2 种方法也无法替代 Draize 实验。

3. 大鼠、小鼠致畸实验的替代方法　胚胎干细胞实验(embryonic stem cell test, EST)已纳入 OECD 指南 43。EST 具有高通量检测和评价的特点。但是,由于生殖过程的复杂性,各种替代方法均不能单独作为评价方法对外源性化学物质进行安全性评估。须强调的是,由于现行的方法仍不能满足安全评价的需要,必须加强新方法的开发。

4. 遗传毒性实验的替代方法　遗传毒性的评价程序是一组体内实验与体外实验的组合,这种观点在国际上已被广泛认同。这是因为化学物质的致突变机制相当复杂,遗传毒性实验不仅是描述性毒理研究,同时也是机制性毒理研究,且作用的靶细胞可能是体细胞,也可能是生殖细胞。通常认为,体外实验可检测化学物质本身是否具有遗传毒性,体内实验则可观察化学物遗传毒性作用的内部相关因素。遗传毒性实验的替代方法——用于体外染色体畸变检测的体外微核实验,已于 2009 年被 OECD 接受并形成 OECD 指南 487。

三、替代实验的应用原则

替代实验的应用领域虽相当广泛,但仍须谨慎扩大。对于关系到人类健康和生命安全的实验,如人类疾病模型的实验、关键药效学实验和新药安全评价中的中药毒理学实验等,实验动物仍是最客观、科学、参考意义最大的观察对象。因此,替代方法不是绝对替代的概念,而是囊括替代、减少、优化和实验组合的多重概念。动物实验替代方法是在经典的动物实验基础上发展而来,但并不是每种动物实验都有相对应的替代方法。各个行业进行替代方法研究和推广的速度都不一样。从替代方法在国外的发展历史来看,欧盟的替代方法主要用于化妆品,因为化妆品人用量有限,其健康风险可以控制在有限范围。在药品、生物制品、化学品、农药等行业,替代方法的研究与推广步伐明显缓慢,原因之一是这些化学物与人体接触机会、频率都较化妆品多,且接触途径也更广泛、直接,随之带给人类的潜在风险也成倍增加。因此,在对这些化学物进行毒性评价时,仍倾向于采用与人体更为相似的整体实验动物进行研究,或者将动物实验作为最后的实验手段,以期待能得到每种化合物最科学、客观的数据。

（张　婷　常秀丽）

第六章

化学致癌性

肿瘤是世界各国第一或第二位的死亡原因,全球每年约有 700 万人死于肿瘤,已成为一类严重影响人类健康和生命的疾病。人类研究肿瘤的历史主要有以下几个里程碑式的事件:1775 年,英国人 Pott 发现扫烟囱工人易患阴囊癌,推测与煤烟灰过度暴露有关。1879 年,Haerting 和 Hesse 描述了铀矿工人肺癌的发生情况,这是将人体内脏肿瘤与环境致癌因素暴露相联系的首次报道。1895 年,德国的 Rehn 发现染料厂工人患职业性膀胱癌明显多于其他行业,怀疑是化学物引起的肿瘤。1915 年,日本学者山极胜三郎和市川厚一用煤焦油多次涂抹兔耳成功地诱发皮肤癌,从此开始了实验性化学致癌的研究。1934 年,英国人 Kennway 从煤焦油中分离出多种多环芳烃化合物,有些对动物有致癌性。1938 年,美国人 Heupper 使用苯胺染料生产工人接触的 β-萘胺和联苯胺诱发犬膀胱癌获得成功。1945 年,英国人 Case 对染料工业中的膀胱癌进行流行病学调查,证实 β-萘胺具有致癌性。至此,化学物对动物和人致癌的概念得以确立。目前已有约 1 700 多种化学物经动物实验发现对动物有致癌性,确定对人类致癌性的有 120 种。一般认为,80%～90%人类癌症和环境因素有关,其中主要是化学因素。因此,研究化学致癌具有重要意义。

第一节　化学致癌概念与分类

肿瘤(neoplasm, tumor)是机体在各种致瘤因素作用下,局部组织的细胞在基因水平上失去了对其生长的正常调控,导致克隆性异常增生而形成的新生物。肿瘤分为良性肿瘤和恶性肿瘤两大类。良性肿瘤呈膨胀生长,与周围组织有明显的界线,多有包膜,它们生长常有"自限性",对机体破坏较小。恶性肿瘤包括癌和肉瘤,癌(carcinoma)是来源于上皮细胞的恶性肿瘤,肉瘤(sarcoma)是来源于间质细胞的恶性肿瘤。

化学致癌作用(chemical carcinogenesis)是指化学物质引起或诱导正常细胞发生恶性转化并发展成为肿瘤的过程。具有化学致癌作用的化学物质称为化学致癌物(chemical carcinogen)。

化学致癌物种类多、对致癌性的确认复杂,为便于研究和管理,人们提出了不同的分类方法。

一、 根据致癌物在体内发挥作用的方式分类

根据致癌物在体内发挥作用的方式可分为直接致癌物和间接致癌物。有些致癌物可以不经过代谢活化即具有活性，称为直接致癌物（direct acting carcinogen）；而大多数致癌物必须经代谢活化才具有致癌活性，称为间接致癌物（indirect acting carcinogen），在其活化前称为前致癌物（procarcinogen），经过代谢活化后的产物称为终致癌物（ultimate carcinogen），在活化过程中接近终致癌物的中间产物称为近（似）致癌物（proximate carcinogen）。

二、 根据致癌物的作用机制分类

根据化学致癌物的作用机制，化学致癌物可分为遗传毒性致癌物、非遗传毒性致癌物。遗传毒性致癌物的特点为：遗传毒性实验显示具有致突变性、致癌性有剂量依赖性、理论上无阈值。非遗传毒性致癌物的特点为：遗传毒性实验显示无致突变性，致癌性有剂量依赖性，有阈值和可逆性，可作用于肿瘤促长阶段，不直接引起 DNA 损伤，有物种、品系、组织特异性。

1. 遗传毒性致癌物　直接以 DNA 为作用靶，属于遗传毒性致癌物的有以下 3 类。

（1）直接致癌物：烷基和芳香基环氧化物、亚硝酰胺、亚硝基脲、内酯、硫酸酯等。

（2）间接致癌物：多环芳烃类化合物、芳香胺类、亚硝胺类、硝基杂环类、偶氮化合物、黄曲霉毒素 B1 等。

（3）无机致癌物：钴、镭、氡可能由于其放射性而致癌，镍、铬、铅、铍及其某些盐类均可在一定条件下致癌。

2. 非遗传毒性致癌物　不是直接以 DNA 为作用靶，但可能间接地影响 DNA 并改变基因组导致细胞癌变，或通过促长作用或增强作用导致癌的发展。主要有以下 6 类。

（1）促长剂：促长剂本身不能诱发肿瘤，但能引发细胞克隆扩增。已知的促长剂有苯巴比妥、灭蚁灵、DDT、氯丹、丁基羟甲苯、二噁英（TCDD）、雌激素、胆酸、巴豆油提取的佛波醇酯（TPA）等。

（2）激素：由于激素稳态机制紊乱打破了内分泌系统平衡，可引起细胞分化异常，起促长剂作用。如雌二醇和己烯雌酚可诱发动物和人肿瘤，己烯雌酚还具有经胎盘的致癌作用。抑制甲状腺激素合成或分泌的物质可使体内促甲状腺素水平升高并导致宿主甲状腺瘤，如长期大剂量使用抗甲状腺物质（如硫脲、某些磺胺类药物）可诱发肿瘤。

（3）细胞毒性剂：可通过引起细胞死亡，导致细胞代偿性增殖活跃而诱发肿瘤。如氮川三乙酸（nitrilotriacetic acid，NTA）可引发大鼠和小鼠肾癌及膀胱癌。初步发现其作用机制是将血液中的锌带入肾小管超滤液，并被肾小管上皮重吸收。由于锌对这些细胞具有毒性，可造成损伤并导致细胞死亡，从而引起增生和肾肿瘤形成。在尿液中 NTA 还与钙络合，使钙由肾盂和膀胱的移行上皮渗出，刺激细胞增殖，并形成肿瘤。

（4）过氧化物酶体增生剂：具有使啮齿动物肝的过氧化物酶体增生的各种物质都可诱发肝肿瘤，如降血脂药物安妥明，增塑剂二（2-乙基己基）邻苯二甲酸酯、二（2-乙基己基）己二酯，某些卤代烃化合物如三氯乙烯、全氟乙烯及分支链烷烃 2,2,4-甲基戊烷等。目前认为，肝过氧化物酶体及 H_2O_2 增多，可导致活性氧增多，造成 DNA 损伤并启动致癌过程。

（5）免疫抑制剂：免疫抑制过程从多方面影响肿瘤形成。如咪唑硫嘌呤、巯嘌呤和环孢素A可诱发人或动物的白血病或淋巴瘤等。

（6）固态物质：各种化学物的薄片可导致肿瘤形成，其化学成分并不重要，关键是大小和形状，而且光滑者比粗糙者更有效，有孔的比无孔的效果差。其作用机制可能是固态物质对上皮成纤维细胞增殖提供基底。另外，石棉和其他矿物粉尘，如铀矿或赤铁矿粉尘，可增强吸烟致肺癌的作用。

3. 致癌方式尚未完全阐明的致癌物　例如四氯化碳、氯仿、某些多氯烷烃和烯烃等。这些物质在致突变实验中为阴性或可疑，体内和体外研究也未显示出能转化为活性亲电子性代谢产物。硫脲、硫乙酰胺、硫脲嘧啶和相似的硫酰胺类都有致癌性，其靶器官是甲状腺，有时也可能是肝脏。抗组胺药噻吡二胺（methapyrine）能诱发大鼠肝癌。

4. 助癌物（cocarcinogen）　本身没有致癌性，但在接触致癌物之前或与致癌物同时接触，助癌物可增加肿瘤发生率。如芘苯并(a)芘[benzo(a)pyrene，B(a)P]对皮肤肿瘤起助癌作用，纸烟烟雾中的儿茶酚等酚类兼具助癌物和促长剂的作用。助癌作用的机制可涉及增强致癌物的吸收、增强间接致癌物的代谢活化或抑制致癌物的代谢解毒、耗竭内源性结合底物（如谷胱甘肽等）、抑制 DNA 修复以及促进细胞增殖等。

5. 其他分类　近年，根据对致癌机制的认识也有将致癌物分为：①DNA 反应性致癌物（DNA-reactive carcinogen），包括依赖活化和不依赖活化的致癌物；②表观遗传致癌物（epigenetic carcinogen），指不依赖化学反应性，不形成 DNA 加合物，而产生致癌性组织的靶细胞或间接导致肿瘤转化或增强，从原因不明性的转化细胞发展为肿瘤，包括促癌剂、内分泌调节剂、免疫抑制剂、细胞毒素和过氧化物酶体增生剂等；③矿物和金属。

三、 根据对人和动物的致癌性分类

（一）WHO 国际癌症研究所的分类

2019 年，WHO 国际癌症研究所（IARC）根据对人类和对实验动物致癌性资料，以及对实验系统和人类其他有关资料（包括癌前病变、肿瘤病理、遗传毒性、结构-活性关系、代谢和动力学、理化参数及同类的生物因子）进行综合评价，将环境因子和类别、混合物及暴露环境与人类癌症的关系分为下列 4 类。

1 类：对人类具有致癌性。有足够的证据证明对人类具有致癌性；人类暴露有强有力的证据，同时在实验动物中显示出重要的致癌物特征和足够的致癌性证据。目前确定的有 120 种。

2 类：对人类很可能或可能致癌，又分为 2A 和 2B 两类。

2A 类：对人类很可能（probably）致癌，至少符合下列 2 项评价，包括至少一次涉及人体或人体细胞或人类组织的评价：①人类致癌性证据有限；②实验动物有足够的致癌证据；③强有力的证据显示具有致癌物质的关键特征。这类物质或混合物对人体致癌的可能性较高，在动物实验中发现充分的致癌性证据，对人体虽有理论上的致癌性，但实验性的证据有限。目前评价的有 83 种。

2B 类：对人类可能（possible）致癌，该类别存在下列评价之一的情况：①人类致癌性证据有限；②动物实验中有足够的致癌证据；③强有力的证据表明具有致癌物关键特征（无论是暴露于人类还是人体细胞）。目前评价的有 314 种。

3 类：对人的致癌性尚无法分类。不属于以上任何类别的因素通常被放在此类别。当在动物实验和人类致癌性证据均不足时，通常放在此类别；当有强有力的证据表明在实验动物中有致癌性机制但不能在人类身上起作用,且人类身上的证据还不够时,也可放在此类别。目前有 500 种。

(二) 其他机构的分类

还有一些机构或国家针对人和动物的致癌性提出了不同的分类方法,如联合国全球化学品统一分类和标签制度(GHS)、美国国家毒理学项目(NTP)将致癌物分为 2 类,第 1 类为已知或假定的人类致癌物,第 2 类为可疑的人类致癌物;美国政府工业卫生学者协会(ACGIH):将致癌物分为确认的人类致癌物、可疑的人类致癌物、确认的动物致癌物、与人类关系不详的致癌物、未分类的人类致癌物、未疑为人类致癌物 5 类;欧盟将致癌物分为已知人类致癌物、应视为人类致癌物和引起关注的物质 3 类。

此外,还有根据人工合成还是自然产生分为人工合成致癌物和天然致癌物;根据致癌物作用的靶器官分为肝致癌物、肾致癌物等;根据化学物的结构或类型分为烷化剂、多环芳烃类、芳香胺类、氨基偶氮染料、亚硝胺类化合物、植物毒素和金属类致癌物等分类方法。

第二节　化学致癌机制

一、代谢活化

致癌物通过不同途径进入人体后,有些可直接与靶分子起作用,有些需经过代谢,所产生的代谢产物才有致癌活性(代谢活化)。各种有活性的致癌物再经历不同的代谢过程成为致癌性减弱、极性增高的产物排出体外(代谢灭活)。不同致癌物代谢活化与代谢灭活的过程不同,但都受一系列 Ⅰ、Ⅱ 相酶所催化。

一般将未经代谢活化、不活泼的间接致癌物称为前致癌物;经过体内代谢转变为化学性质活泼、寿命极短的致癌物称为近致癌物。近致癌物进一步转变为带正电荷的亲电子剂(electrophlic reagent),称为终致癌物。终致癌物与 DNA、RNA、蛋白质等生物大分子共价结合而导致它们的损伤,从而引起细胞癌变。其中 DNA 是终致癌物攻击的主要目标。终致癌物与 DNA 结合导致 DNA 的化学修饰,形成致癌物-DNA 加合物。在间接致癌物的代谢过程中涉及一系列的酶类,其中最重要的活化酶是混合功能氧化酶系统,包括细胞色素 P450 和 P448。如 B(a)P 本身无致癌活性,必须在体内经混合功能氧化酶(细胞色素 P450 单加氧酶如 CYP1A1、CYP1A2)代谢活化后才呈现致癌作用。其代谢活化过程一般为:①被 CYP450 氧化,在 7,8 碳位上形成环氧化物,即 7,8-环氧苯并(a)芘;②7,8-环氧苯并(a)芘经环氧化物水解酶作用生成 7,8-二氢二醇苯并(a)芘;③经 CYP1A1 进一步氧化生成二氢二醇环氧苯并芘[benzo(a)pyrene-trans-7,8-dihydrodiol-9,10-epoxide,BPDE]、反式二氢二醇环氧苯并芘(anti-benzo[a]pyrene trans-7,8-dihydrodiol-9,10-epoxide,anti-BPDE)。BPDE 和 anti-BPDE 为终致癌物。几种经典致癌物的代谢活化过程见表 6-1。

表6-1　几种经典致癌物的代谢活化过程

致癌物	代谢反应	代谢产物
黄曲霉毒素 B1	脱甲基、羟化、环氧化反应	羟化代谢:产物与谷胱甘肽、葡萄糖醛酸、硫酸结合由尿和胆汁排出 环氧化反应:终致癌物黄曲霉毒素 B1,2,3-环氧化物可与 DNA 脱氧鸟嘌呤第7位 N 结合形成加合物
苯并(a)芘	羟化、环氧化反应	羟化代谢:产物与谷胱甘肽结合排出 环氧化反应:主要终致癌物 7,8-二羟-9,10-环氧苯并(a)芘可与 DNA 结合
二甲基亚硝胺	脱亚硝基反应、脱甲基	脱亚硝基代谢:细胞色素 P450 催化下生成醛和胺 脱甲基代谢:终致癌物甲基碳鎓离子可使核酸和蛋白质的亲核部位甲基化

化学致癌物的一般代谢特点:①以氧化过程为主,形成的终致癌物具有亲电子性(图6-1),能与 DNA 结合;②可在多种组织、器官中进行,具有组织器官特异性,主要以肝为主;③人和动物对化学致癌物的代谢在种属、品系、家族和个体上的差异与遗传因素决定的代谢酶系的多态性有关,致癌物代谢酶的活性因人而异,个体间可相差30~100倍,个别甚至可以达到1 000倍。

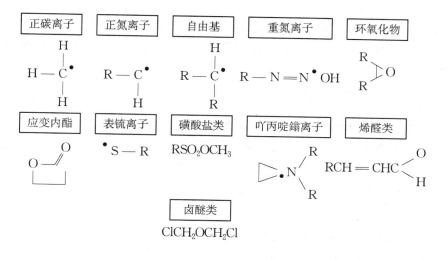

图6-1　常见的亲电子剂

二、 化学致癌机制

长期以来癌变的体细胞突变理论占主导地位,认为肿瘤是从单个体细胞、经过突变积累的多阶段过程而形成的,每个癌细胞均有形成新肿瘤的能力。但该理论暴露的问题越来越多,且在其指导下的肿瘤临床治疗未能取得重大突破,随着不符合体细胞突变理论事实的增加,近年来一些学者提出了不同的癌变机制。

(一) 多阶段致癌过程

目前较公认的学说是化学致癌作用至少包括3个阶段:引发(或启动)阶段(initiation)、促长阶段(promotion)和进展阶段(progression)。该学说已在动物实验模型中得到证实,而在人体中也得到间接证据。

1. 引发阶段 该阶段是一个相对迅速的过程,是指化学致癌物或其活性代谢物与DNA作用,导致体细胞突变为引发细胞的阶段。在引发过程中至少有3个细胞功能是重要的,即致癌物的代谢、DNA修复和细胞增殖。通常化学致癌物对靶细胞DNA产生损伤作用,如果细胞中原有修复机制对DNA损伤不能修复或修而不复,那么这些DNA损伤经细胞分裂增殖固定下来,造成单个或少量细胞发生永久性不可逆转的遗传性改变,成为引发细胞。在此阶段,可使原癌基因活化或抑癌基因失活,使细胞发展成为具有肿瘤潜能的引发细胞。具有引发作用的因素,称为引发剂。引发剂没有阈值。

2. 促长阶段 此阶段是引发细胞增殖成为癌前病变或良性肿瘤的过程。由于引发细胞改变了遗传信息的表达,加上各种因素的作用,引发细胞以相对于周围正常细胞的选择优势进行克隆扩增,形成镜下或肉眼可见的细胞群,即良性肿瘤(如乳头状瘤或腺瘤)。促长剂可致引发细胞的增殖,导致良性局灶性病理损害,因此,促长阶段癌细胞的表型发生变化,恶性肿瘤细胞的各种性状得以表达。

促癌剂的作用机制主要有以下几个方面:①通过细胞毒性或激素作用刺激细胞增殖。如高脂肪饮食可使催乳素分泌增多,而催乳素对乳腺癌的发生有促进作用。②抑制细胞间的信息互通。由于解除细胞生长的接触抑制,使细胞能逃脱周围正常细胞的抑制,出现增殖失控。③免疫抑制。免疫受到抑制以后,机体便不能对肿瘤细胞进行免疫监视。

促长剂单独使用不具致癌性,存在阈剂量和最大效应。促长阶段历时较长,早期有可逆性,晚期为不可逆,故必须持续给予促长剂才能使肿瘤得以发展。如巴豆油的佛波醇酯(TPA)为经典的促长剂。

3. 进展阶段 该阶段是指从促长阶段产生的细胞群(癌前病变、良性肿瘤)转变成恶性肿瘤的过程。当细胞开始失去维持核型稳定的能力并出现染色体畸变时,即进入进展期。核型不稳定性进一步促进肿瘤细胞的生长和恶性表型的发展,同时引起细胞代谢调节功能的改变,逃避机体免疫监视等功能。在此阶段,细胞表现出不可逆的遗传学改变,其标志为遗传不稳定性增加和恶性变化,在形态上、功能代谢和行为方面逐渐表现出恶性肿瘤的生物学特征,如生长速度、侵袭性、转移能力,以及生理生化、免疫性能的改变等。

(二) 基因与癌变

从本质上说,肿瘤是一种遗传物质改变导致的体细胞遗传病。大多数环境因素的致癌作用都是通过影响遗传基因发生的,肿瘤是细胞中多种基因突变累积的结果。已知致癌作用的启动主要导致细胞基因组的突变或表观遗传的改变,而其靶基因主要是癌基因和抑癌基因,以及细胞信号转导、细胞周期和凋亡调控基因。

1. 癌基因 癌基因(oncogene,亦称为致癌基因)是一类会引起细胞癌变的基因,参与细胞从正常生长状态到肿瘤的过程。存在于正常细胞中未被激活的癌基因,称为原癌基因(protooncogene)。当原癌基因被激活后才能转变为癌基因。

(1)癌基因分类:癌基因可分为两大类,一类称病毒癌基因,是反转录病毒中能够使细胞发生恶性转化的基因;另一类为某些原癌基因突变而来的细胞转化基因,它存在于正常细胞中并能使其转化为肿瘤细胞。按原癌基因产物的功能,可以把癌基因分为生长因子与生长因子受体类、蛋白激酶类、G蛋白功能类和核内蛋白类等4类。癌基因属于调控基因,其产物与细胞内的信号传递、蛋白质活化、酶的激活、转录的启动和调节、细胞分裂与分化过程等各个环节相关。

（2）原癌基因的激活方式

1）点突变：如 *RAS* 基因家族，均以点突变为主，如膀胱癌细胞中克隆出来的 *C - HA - RAS* 基因与正常细胞相比仅有一个核苷酸的差异。

2）DNA 重排：原癌基因在正常情况下表达水平较低，但当发生染色体易位或倒位时，处于活跃转录基因强启动子的下游而产生过度表达。如 Burkitt 淋巴瘤细胞的染色体易位，使 *C -MYC* 与免疫球蛋白 IG 重链基因的调控区为邻，由于 IG 的启动子为强启动子，且在 CH - VH 之间还有增强子区，因此可以使 *C -MYC* 过度表达；另外，在良性甲状旁腺肿瘤患者的染色体中，*CYCLIN D1* 基因倒位处于甲状旁腺素基因启动子的下游而过度表达，使细胞出现异常增殖。染色体易位的主要原因是人类染色体存在脆性位点，而染色体重排的断裂热点多位于脆性位点。恶性肿瘤的染色体重排是获得性体细胞的变化，而非发生在生殖细胞的变化。

3）插入激活：某些不含 *V - onc* 弱转化反转录病毒，其前病毒 DNA 可以插入宿主 DNA 中，引起插入突变。如反转录病毒 MoSV 感染鼠类成纤维细胞后，病毒两端各有一个相同的长末端重复序列（LTR），该重复序列不能编码蛋白质，但是含有启动子、增强子等调控成分；当病毒基因组的 LTR 整合到细胞癌基因 *C - mos* 邻近位置时，*C - mos* 处于 LTR 的强启动子和增强子作用之下而被激活，导致成纤维细胞转化为肉瘤细胞。再如鸟类白血病病毒（ALV）不含 *V - onc*，但可以插入 *C - myc* 的上游，导致该基因的过度表达。

4）基因扩增：在某些造血系统恶性肿瘤中，癌基因扩增是一个极常见的特征，如在前髓细胞性白血病细胞系和这类病人的白血病细胞中，*C - MYC* 扩增 8～32 倍。癌基因扩增往往导致染色体结构异常，常出现双微体（double minute chromosomes，DMs）、均染区（homogenously stained region，HSR）、姊妹染色单体非均等交换（unequal sister chromatid exchange，USCE）等，其中 DMS 和 HSR 是最常见的类型。如具有 DMS 或 HSR 的直肠癌患者，其 *C - MYC* mRNA 含量是正常人的 30 倍。

（3）原癌基因激活后的结局：一是导致基因的过度表达；二是其终产物（癌蛋白）活性增强，使细胞过度增殖而形成肿瘤。癌蛋白与正常蛋白质的氨基酸组分差异不大，可根据癌蛋白在细胞中的定位分为两类：一类分布在细胞膜和细胞质中；另一类在细胞核中，称细胞核癌蛋白。细胞膜和细胞质中的癌蛋白可作为酶活化细胞第一信号系统，使外界信号传递到细胞内；也可破坏细胞周期调控，促使其向肿瘤细胞转化，如在肝癌中 *CYCLIN A* 过度表达、在乳腺癌中常有 *CYCLIN A*、*B*、*D1*、*E* 等过度表达；还可影响细胞内信号系统，干扰 DNA 合成和细胞分化。而细胞核癌蛋白则可能通过激活控制细胞增殖的基因发挥作用。

2. 抑癌基因　抑癌基因也称为抗癌基因，是一类抑制细胞过度生长、增殖从而遏制肿瘤形成的基因。抑癌基因的功能是抑制细胞增殖，促进细胞分化和抑制细胞迁移，即起负调控作用。对于正常细胞，调控生长基因（如原癌基因等）和调控抑制生长基因（如抑癌基因等）的协调表达是调控细胞生长的重要分子机制之一，2 类基因相互制约，维持正负调节信号的相对稳定。当细胞生长到一定程度时，会自动产生反馈抑制，此时抑制性基因高表达，调控生长基因则不表达或低表达。通常认为抑癌基因的突变是隐性的。

（1）抑癌基因的产物：①转录调节因子，如 RB、P53；②负调控转录因子，如 WT；③周期蛋白依赖性激酶抑制因子（CKI），如 P15、P16、P21；④信号通路的抑制因子，如 RAS GTP 酶活化蛋白（NF - 1）、磷脂酶（PTEN）；⑥DNA 修复因子，如 BRCA1、BRCA2。⑥与发育和干细胞增殖相关的信号途径组分，如 APC、AXIN 等。

（2）抑癌基因失活的途径：①等位基因隐性作用：失活的抑癌基因中的等位基因在细胞中起隐性作用，即一个拷贝失活，另一个拷贝仍以野生型存在，细胞呈正常表型，只有当另一个拷贝失活后才导致肿瘤发生，如 RB 基因。②显性负作用（dominant negative）：抑癌基因突变的拷贝在另一野生型拷贝存在并表达的情况下，仍可使细胞出现恶性表型和癌变，并使野生型拷贝功能失活。如近年来证实突变型 P53 和 APC 蛋白分别能与野生型蛋白结合而使其失活，进而转化细胞。③单倍体不足假说（haplo-insufficiency）：某些抗癌基因的表达水平十分重要，如果一个拷贝失活，另一个拷贝就可能不足以维持正常的细胞功能，从而导致肿瘤发生。如 DCC 基因一个拷贝缺失，就可能使细胞黏附功能明显降低，进而丧失细胞接触抑制，使细胞克隆扩展或呈恶性表型。

（三）细胞增殖、死亡与致癌

在恶性肿瘤和癌前病变中通常存在细胞增殖（cell proliferation，CP）与细胞凋亡的动态平衡失调。CP 可通过多种途径影响致癌过程，如启动、促长、进展以及转移各个过程。引发过程中，被致癌物损伤的 DNA 分子在修复前进行了复制，这种复制使 DNA 分子的损伤得以被固定，从而在新合成的 DNA 中增加了核苷酸序列改变的机会。在此基础上，经过细胞分裂才可能出现各种形式的基因突变、染色体畸变，可见 CP 是一个影响致癌过程的重要因素。若细胞暂时停止进入细胞分裂周期，细胞 DNA 就会有较充分的时间进行修复，突变就可能不出现。即使有引发细胞出现，没有 CP，启动细胞的数目亦不会增加。受损细胞的数目愈多，得到下次遗传性损害的机会愈大，发展为可见肿瘤的机会亦愈大。

促长和进展阶段中 CP 的作用更为明显，其机制也更为复杂，大致和以下几种机制有关：端粒调控与细胞永生化、生长因子及其受体的异常表达、细胞周期的异常分子调控，以及癌基因激活和抑癌基因失活。

永生化（immortalization）是指体外培养细胞自发或受外界因素的影响从增殖衰老危机中逃离，从而具有无限增殖能力的过程。端粒（telomere）是真核细胞线形染色体末端的一种特殊结构，由端粒 DNA 和端粒蛋白质构成，端粒 DNA 是富含 G 的高度保守的重复核苷酸序列。Harley 等提出的"端粒假说"认为，在细胞分裂的过程中，端粒序列会不断丢失，导致端粒长度缩短；当细胞分裂一定次数后，端粒缩短到一定长度，细胞进入第一死亡期（M1）。如果某些抑癌基因（如 p53、RB）发生突变，或细胞被某些病毒转化（如 SV40T 抗原），细胞便越过 M1 期继续分裂，端粒便继续缩短，最终达到第二死亡期（M2），此时大部分细胞由于寿命达到极限而死亡，只有少数细胞在此阶段激活了维持端粒长度的端粒酶，端粒酶以自身携带的 RNA 为模板，反转录合成端粒 DNA 并添加于染色体末端，从而使细胞维持端粒长度的稳定、逃避 M2 期危机、获得永生化。发生永生化的细胞往往是致病细胞，即癌细胞。

生长因子是一类对细胞生长有高效调节作用的多肽物质，是导致细胞生长的信息分子，一般通过与细胞膜上特异受体结合而产生效应。生长因子还具有调节细胞分化及一些与细胞生长无关的功能。生长因子通过多种途径把细胞生长增殖信息传到核内，使相关基因转录加强，从而产生细胞生长增殖效应。因此，生长因子直接或间接参与了细胞生长的生理、病理过程，在组织再生、创伤愈合、炎症反应、肿瘤等过程中起着重要作用。许多生长因子和生长因子受体是原癌基因编码的产物，它们促进机体不同发育阶段的细胞增殖，但当原癌基因发生突变或激活，可生成或过量表达癌基因产物，将导致细胞增殖失控，引起肿瘤。

细胞周期是细胞生命活动的基本过程，是指从细胞分裂结束开始到下一次细胞分裂结束的过程。细胞在细胞周期中依次经过 G1 期、S 期（DNA 合成期）、G2 期、M 期（有丝分裂期），完成其增殖过程。与细胞周期调控有关的分子包括细胞周期蛋白(cyclin)、细胞周期蛋白依赖性激酶(cyclin dependent kinase, CDK)、细胞周期蛋白依赖性激酶抑制因子(CDK inhibitor, CKI)。细胞周期调控是一个极其复杂的过程,一方面,细胞正常分裂生长需要 cyclin 的合成与累积,需要 CDK 的催化作用;另一方面又需要 P53、P16 等参与细胞周期的监控。细胞周期的调控紊乱是许多肿瘤发生的机制之一。*CYCLIN* 和 *CDK* 是原癌基因,其表达失调可能导致癌变;*CKI* 则是肿瘤抑制基因,其功能失活也会导致细胞的无限制生长,成为肿瘤形成的原因。

大量无控制的细胞增殖固然是致癌过程不可缺少的条件,而细胞死亡调控的失调亦是导致肿瘤形成的一个重要(甚至可以说是必要)条件。细胞凋亡广泛存在于正常组织的不同形态发生、生长与发育阶段,它在肿瘤的发生过程中也发挥着重要作用。如果凋亡相关基因表达活跃,可以使细胞的凋亡增加;通过细胞凋亡,机体及时清除体内过多、受损的细胞,如癌前细胞和癌细胞。如果凋亡受到抑制,则可能导致细胞的异常增生,从而引发肿瘤的形成。

(四) 非遗传机制与致癌

传统上将致癌过程中致癌因素对于 DNA 所引起的一系列启动作用列为遗传机制,而对于 DNA 以外的靶所起的作用称为非遗传或非遗传毒性机制。这类机制涉及的因素很多,如表观遗传变异、免疫监视和免疫编辑、内分泌失衡等。

表观遗传变异与致癌:近年来,表观遗传学(epigenetics)研究取得了突破性进展,发现 CpG 岛甲基化和组蛋白修饰对基因的表达起重要调节作用,这种基因的非序列性变化具有可遗传性,是表观遗传的物质基础。表观遗传在胚胎发育、基因印迹(imprinting)、X 染色体失活、病毒等寄生性核酸序列灭活等方面发挥着重要功能;但如果这种修饰出现异常,则可能导致肿瘤等疾病的发生。肿瘤相关基因的表观遗传变异是癌变的重要机制之一,与基因序列变异会导致原癌基因活化和抑癌基因失活一样,CpG 岛的异常甲基化会导致众多抑癌基因、DNA 修复基因和转移抑制基因的失活,而 CpG 岛的低甲基化则会导致原癌基因的活化。在肿瘤组织中能够检测到各种各样的肿瘤相关基因 CpG 岛异常甲基化,例如,细胞凋亡相关基因 *Dap* 激酶、*CASP8* 等,细胞周期调控基因 *RB*、*CDKN2B*、*P27/KIP1* 等,以及细胞分化相关基因、DNA 修复基因、转移相关基因、信号传导基因、转录因子等。这种异常甲基化可能发生在癌变的各个阶段,从而影响肿瘤的发生和发展。

表观遗传中的非编码 RNA(non-coding RNA, ncRNA)在肿瘤发生与发展中也发挥重要的作用。ncRNA 包括核糖体 RNA(rRNA)、转运 RNA(tRNA)、小核 RNA(snRNA)、小干扰 RNA(siRNA)、核仁小 RNA(snoRNA)、Piwi-interacting RNA(piRNA)、核外 RNA(exRNA)、小分子 RNA(microRNA)、长链非编码 RNA(lncRNA)、环状 RNA(circRNA)等多种。ncRNA 可以通过多种遗传机理来发挥作用,如 ncRNA 调控 DNA 的结构、RNA 的表达和稳定性、蛋白质的翻译和功能,lncRNA 与 miRNA 之间相互调控,circRNA 对 miRNA 的"海绵"吸附等。ncRNA 既可作为癌基因,也可作为抑癌基因,对肿瘤的发生、发展产生重大的影响;同时,ncRNA 又有希望成为肿瘤诊断的标志物和肿瘤治疗的新靶点。

1970 年,Burnet 提出了"肿瘤免疫监视"(cancer immunosurveillance)这一理论假说,该理论的核心是"机体胸腺来源的哨兵细胞会持续不断地监视新生的转化细胞",即正常细胞癌变的过程在基因组发生变化的同时,还会发生一系列表型的改变,如表达一些正常细胞没有的肿瘤抗原,癌细胞的肿瘤抗原可以被免疫系统识别,启动免疫应答机制并将其清除掉。后来的研究发现,该理论有较大的局限性,按照此理论,肿瘤可以很好地被机体的免疫功能控制,而事实则是肿瘤不断地出现。2002 年，Schreiber 等在肿瘤免疫监视理论的基础上提出了"肿瘤免疫编辑"（cancer immunoediting）学说，即"3E 学说"。该学说认为，在肿瘤发生初期，肿瘤细胞被免疫系统清除（elimination）；之后出现肿瘤生长与免疫清除的平衡（equilibrium）；在后期，外周免疫出现漏洞，肿瘤细胞逃逸（escape）免疫监视机制，最终发展为临床可见的肿瘤。肿瘤细胞免疫逃逸的机制为：表达 T 细胞抑制性受体的配体蛋白（这是免疫治疗的基础）"囚禁"T 细胞于骨髓、淋巴结等器官，分泌含有程序性死亡配体-1（PD-L1）的外泌体，影响代谢等。

内分泌激素致癌的研究成果主要来自动物实验；在人类，因所需剂量大、潜伏期长，且遗传体质和环境因素特别复杂，累积的资料主要来自流行病学调查和临床观察。女性乳腺癌更年期前发病者被认为与雌激素刺激有关，在欧美乳腺癌远较中国和日本多见。有人认为与雌激素中不同成分的比例有关，雌酮（E_1）和雌二醇（E_2）有促癌作用，而雌三醇（E_3）能与 E_1、E_2 起竞争抑制作用。激素在人类癌症的发病中不占主导地位，但不能忽视其在某些激素感应组织肿瘤的病因中有一定作用。动物实验的资料虽不能生搬硬套到人类肿瘤，但其阳性实验结果仍然值得借鉴。激素的促癌作用主要限于能促进靶细胞生长的激素，如雌激素、促卵泡激素、雄激素、促甲状腺激素等，激素的促癌作用还与其化学结构有关。

内分泌干扰物（endocrine disrupting chemicals，EDCs）可能是通过改变激素依赖细胞的 DNA 一级结构和功能，表现出遗传不稳定性，如出现染色体断裂、DNA 加合物、原癌基因突变以及抑癌基因表达受阻等现象。流行病学研究表明，生产多氯联苯类（PCBs）产品的工人，其肿瘤患病率和死亡率显著高于常人；PCBs 和滴滴涕（DDT）与乳腺癌的关系已在许多研究中得到证实；二噁英是 PCBs 的一类，其中 2,3,7,8-TCDD 对动物有极强的致癌性。

另外，研究得比较多的还有细胞间隙连接通信、信号传导系统，其中特别是蛋白激酶 C 作用、激素作用等方面的因素，它们在不同方面不同程度地参与了多阶段的致癌过程。对于某些致癌因素来说，这些非遗传机制对于它们所诱导的致癌过程起着关键的作用，是不容忽视的方面。

（五）癌干细胞理论

癌症干细胞（cancer stem cell，CSC），又称癌干细胞、肿瘤干细胞，是指具有干细胞性质的癌细胞，也就是具有"自我复制"（self-renewal）以及"具有多细胞分化"等能力。通常这类细胞被认为有形成肿瘤、发展成癌症的潜力，特别是癌症转移以后，CSC 成为产生新的癌细胞的来源（图 6-2）。

癌干细胞理论主要有以下 2 个重要内容：①癌干细胞起源于类似组织干细胞的、具有自我更新能力的一小群细胞，然后通过遗传和表观遗传的改变而获得了致癌性；也可能是增殖祖细胞（progenitor）通过遗传和表观遗传的改变获得了自我更新和致癌性而成为癌干细胞。以上 2 种机制都可能起作用，因器官的位置不同而机制不同。在癌变过程早期，因自我更新调节过程的失控而导致干细胞的扩增，是关键事件。②只有很少量的癌干细胞才具有自我更新能力并参与肿瘤维持和转移，而其余的大部分癌细胞不具有这一能力。与组织干细胞一样，癌干细胞除可通过对称分裂和不对称分裂来扩增和维持癌干细胞库、产生不同分化程度的癌细胞外，还可通过对称分裂产生 2 个祖细胞，这些祖细胞的产生可致癌干细胞耗尽，因此，促进这类分裂有望成为新的肿瘤治疗策略。

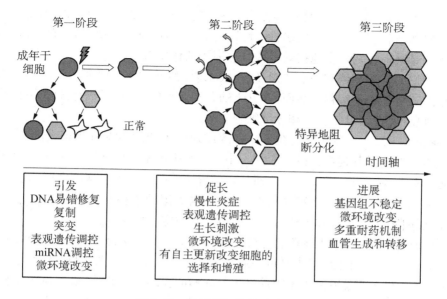

图 6-2　基于干细胞的致癌模型

第三节　化学致癌的影响因素

一、营养因素

1. **蛋白质**　如蛋白质每天摄入量超过日参考摄入量(RDI)的50％时,可减少肿瘤发生;如低于正常值,对偶氮染料致癌性的易感程度增高;完全缺乏蛋白质可减少某些致癌物诱发特异器官肿瘤的可能性。

2. **脂肪**　动物实验证实,食物脂类可影响肿瘤的生成,特别是乳腺和结肠。其机制可能为:微粒体单氧酶可能受动物食物中脂肪的种类和量的影响;食物脂肪可影响肠道内菌群,使胆汁酸和中性类固醇发生代谢变化,并将其转化成可能冲击癌生成过程的化合物;食物脂肪可能转化成反应性和诱变性过氧化物;食物脂肪可能改变正常激素平衡的稳定性。人类流行病学研究证实,食物脂肪与癌发生率相关联,尤其是乳腺肿瘤。

3. **碳水化合物**　人类结肠癌的发生与低渣易消化食物有关。动物试验证实高溶解度的碳水化合物可增加饲料中致癌物的吸收;麦麸、米糠和果胶能降低某些结肠致癌物的致癌性。

4. **矿物质与维生素**　许多矿物质与维生素是体内一些酶的辅酶或辅因子,缺乏可对机体产生影响,使之对致癌物反应异常。如硒有抗氧化作用,有研究表明,硒能降低肿瘤发生率。核黄素对偶氮染料诱发大鼠肝癌有影响,还与口腔的肿瘤诱发过程有关。维生素 C 和维生素 E 能防止亚硝胺和亚硝酰胺形成,可降低肝、呼吸道和上消化道的肿瘤形成。维生素 A 摄入不足使人类易患宫颈癌或膀胱癌,维生素 E 和其他合成抗氧化剂可减轻某些致癌物对一些靶器官诱发肿瘤。

二、宿主因素

1. **性别和年龄因素**　不少肿瘤的发生在性别上存在差异,除乳腺癌和生殖器官肿瘤女性明显多于男性外,甲状腺、胆囊、膀胱等器官的肿瘤也是女性多于男性;而鼻咽癌、食管癌、肺癌、胃癌、肝癌和结肠癌等则以男性多见。性别上的差异,除部分与雌激素有关外,还可能与性染色体的不同和某一性别较多地接受某种致癌因子的作用有关。

年龄在肿瘤的发病上也有一定的意义,一般来说,肿瘤的发生概率随年龄的增大而增加,这可用体细胞突变累积来解释。然而,多见于幼儿和儿童的肿瘤常与遗传性的基因损害有关,如视网膜母细胞瘤、神经母细胞瘤和肾母细胞瘤等。

2. 种族和地理因素 某些肿瘤在不同种族或地区中的发生率有相当大的差别。在中国广东、四川、香港等地及其他国家的广东籍人中,鼻咽癌相当常见,而且发病年龄较轻;欧美国家的乳腺癌年死亡率是日本的 4~5 倍,而日本的胃癌年死亡率比美国高 7 倍。以上说明肿瘤与种族有一定的关系。但是也有移民材料表明,移居美国的华侨和日侨中胃癌的发生率在第三代已明显地下降,因此地理和生活习惯可能也起到一定的作用。

3. 内分泌因素 内分泌功能紊乱与某些器官肿瘤的发生发展有密切的关系,如乳腺癌的发生发展可能与患者体内雌激素水平过高或雌激素受体的异常有关;乳腺癌在妊娠期和哺乳期发展得特别快,切除卵巢或抗雌激素治疗可使肿瘤明显缩小。此外,激素与恶性肿瘤的转移及扩散也有一定的关系,如垂体前叶激素可促进肿瘤的生长和转移;肾上腺皮质激素对某些造血系统的恶性肿瘤会抑制其生长和转移。

4. 免疫功能 机体免疫功能对肿瘤的发生起着重要的作用。同样,在肿瘤转移的过程中,免疫状态的正常与否对转移发生的早晚及转移瘤生长的快慢发挥主导作用。免疫状态好者可抑制肿瘤转移,使肿瘤长时间的稳定而处于自限状态,而若机体免疫系统抗御肿瘤的能力降低时则可出现早期转移。

三、 联合作用

除促癌剂除可增强致癌作用外,在实际情况下,可同时或先后暴露两种或两种以上的致癌物或致癌物和辅致癌物或致癌物和抗致癌物等,因而可呈现多种联合作用的类型。

1. 协同致癌作用(syn-carcinogenesis) 两种致癌物同时作用或先后作用时会显著增强诱发肿瘤的作用。如乙型肝炎病毒和黄曲霉毒素都可分别诱发肝癌,同时接触则肝癌发生率相对增高。

2. 辅致癌作用(co-carcinogenesis)或助致癌作用 有些化学物质既非引发剂,也非促长剂,本身并不致癌,但能增强引发剂和促长剂的作用,即能加速致癌作用的过程,此物质称为辅致癌物(助致癌物)。辅致癌物在致癌物之前接触或与致癌物同时接触的情况下增强整个致癌过程。比较常见的辅致癌物有二氧化硫、乙醇、儿茶酚、芘和十二烷等;具有促长作用的巴豆醇二酯同时也是一种辅致癌物。辅致癌物与促长剂不同,促长剂只能促进已发生癌变细胞的增殖,对引发剂并无影响;而辅致癌物对与其同时接触机体的引发剂和促长剂都有增强促进作用。辅致癌物的作用机制可能有:增强致癌物的吸收、增强遗传毒性致癌物的代谢活化或使其解毒减弱、抑制 DNA 修复、选择性增强 DNA 受损细胞的增殖等。

3. 抗致癌作用(anticarconigenesis)或致癌抑制作用 非致癌物和致癌物共同存在时往往出现相互拮抗的现象,导致致癌作用减弱。这种作用多发生于非致癌物的化学结构与致癌物相似的情况下,特别是前者的剂量远较后者高时。如多环芳烃经部分羟化后失去致癌活性,再与原先完整的芳烃结构物质同时存在时,将抑制后者的致癌性。拮抗作用的机制可能是:在靶器官中发生竞争性的取代、活化作用酶系统活力发生改变、全身作用使解毒效果和受体比例发生改变。

第四节　外源化学物致癌性的测试和评价

一、外源化学物致癌性的测试方法

（一）计算毒理学预测致癌性

计算毒理学(computational toxicology)是运用数学和计算机模型以帮助评价化学物对人和环境的危害性与危险度的一门毒理学分支学科。而致癌物的种类繁多、化学结构复杂,因此,可以运用计算毒理学的方法,从分析一种同系物着手,找出该系物质化学结构中与致癌性关系最密切的结构成分,以及其他结构成分改变时所产生的影响。如通过对数百种多环芳烃类化合物的小鼠皮肤癌诱发实验结果做的定量-构效关系(QSAR)分析,表明不仅化学结构的微小变化关系着致癌性的强弱,而且与其立体结构性的变化也有密切关系。迄今,有很多学者运用计算毒理学的方法对化学物的致癌性进行了预测,如利用基于相对同义密码子使用度方法预测抑癌基因 $p53$ 突变后的致癌性;运用对数拓扑指数预测多环芳烃的致癌性等。

另外,数据挖掘(data mining)方法是很有潜力的预测化学物致癌性的方法。可以结合因子分析、最大正交旋转法、改进的决策森林、支持向量机和 TOPKAT 数据库等方法,模拟、描述和预测分别来自不同数据库的结构多样化学物的致癌性。

（二）体外短期筛检实验

1. 致突变筛检实验　由于诱变性与致癌性有一定的相关性,因此可用这类实验进行致癌物质的筛选。但致突变实验仅能检测某种因素的致突变性,筛检实验结果为阳性的受试物,既可能是遗传毒性的致癌物,也可能是遗传毒性的非致癌物,不能完全排除致癌性。从已测试的有致癌潜力的化学物来看,60%的啮齿动物致癌物有遗传毒性,40%的啮齿动物致癌物无遗传毒性。从某些致突变实验对动物致癌物的检出率来看,Ames 实验、小鼠淋巴瘤细胞突变实验和小鼠体内微核实验的敏感性/特异性分别为 58.8%/73.9%、73.1%/39.0%、78.7%/30.8%,而采用 2 种或 3 种遗传毒性组合实验,其敏感性增加,但特异性减低。

目前常用的致突变实验还不能可靠地检测出以下遗传学终点:①能活化原癌基因的基因扩增;②线粒体 DNA 突变;③可使癌基因截短的重组;④非整倍性或重组所导致的隐性癌基因的纯合子或半合子。然而,这些单独或组合的改变很可能是致癌机制之一,因此有必要改进或建立新的致突变实验以适应对致癌物进行筛检的需要。

2. 细胞转化实验　细胞转化是指外源因素对培养细胞所诱发的恶性表型改变。此种表型改变是因致癌物所致核型改变的结果,包括细胞形态、细胞生长能力、染色体畸变、生化表型,以及移植于动物体内形成肿瘤的能力等变化。目前恶性转化试验可按所用的细胞分为 3 类:①原代或早代细胞转化实验,常用叙利亚仓鼠胚胎细胞(SHE 细胞)、人类成纤维细胞、小鼠皮肤或大鼠支气管上皮细胞等。②细胞系转化实验,常用 BALB/C - 3T3、C3H10T1/2 和 BHK - 21。③病毒感染细胞转化实验,常用 RLV/RE 细胞(劳舍尔白血病病毒感染的 Fisher 大鼠胚胎细胞)和 SAT/SHE 细胞(猿猴腺病毒感染的 SHE 细胞)。

进行恶性转化实验的目的在于,揭示体外培养细胞接触受试物后细胞生长自控能力丧失的某些机制。细胞生长自控能力表现为接触抑制,在液体培养基中的细胞贴壁后,正常克隆为单层且排列有序的细胞,而转化克隆往往为多层且排列紊乱。恶性转化细胞往往偏大且大小不等、核大而畸形、核浆比例倒置、核膜粗厚、核仁增生而肥大、染色质深染而粗糙,核仁和胞质均由于 RNA 增多而偏酸性,故呈嗜碱性染色而偏蓝,核分裂多见。

本实验的观察终点是细胞的恶性变,如将此种细胞移植于动物体内可形成肿瘤。因此,其可靠性超过致突变实验,但仍存在假阳性和假阴性问题。

(三) 动物实验

1. **哺乳动物短期致癌实验** 又称有限动物实验(limited in vivo bioassay),是指在有限的短时间内完成而不是终生,并且将观察的靶器官限定为一个而不是全部器官和组织的哺乳动物致癌实验。目前较受重视的实验包括大鼠肝转变灶实验、小鼠肺肿瘤诱发实验、雌性 SD 大鼠乳腺癌诱发实验、小鼠皮肤肿瘤诱发实验。

由于肺和肝是常见的发生肿瘤器官,也是许多致癌物的靶器官,因此在大鼠肝转变灶和小鼠肺肿瘤实验应用较广。至于小鼠皮肤肿瘤与 SD 大鼠乳腺癌 2 种实验,仅适用于部分类型的化学物质。进行这些实验时,除特定要求外,应遵从长期动物致癌实验的一般要求。上述任何实验的阳性结果,其意义与长期动物致癌实验相当。由于实验期短,又未检查其他器官和系统,特别是皮肤肿瘤和乳腺癌的诱发实验似乎仅适用于较小范围的化学物质类型,所以哺乳动物短期致癌实验阴性结果的意义较差。

2. **长期动物致癌实验** 又称哺乳动物终生实验,是目前公认的确证动物致癌物的经典方法。实验采用啮齿动物,通常是大鼠和小鼠。理想情况下该品系应具有低的自发致癌率,而又要对人致癌物敏感。通常用的大鼠是 Sprague Dawley、Fisher F344 和 Wistar 品系,小鼠用 CD-1 或 C57BL 品系。除相应对照组外,应设 3 个剂量组;应保证在实验结束时,每个剂量组和相应的对照组的动物数量至少有雌雄各 50 只;染毒方法取决于受试物的理化性质和人的主要接触方式。一般情况下,实验期限小鼠和仓鼠 18 个月,大鼠 24 个月。所有组织器官均进行大体和组织病理学检查。通过以下情况来判断受试物是否有致癌性:与对照组相比,实验组同类型肿瘤发生率是否增加;是否出现对照组中没有的肿瘤类型;实验组肿瘤发生是否早于对照组;实验组每个动物的平均肿瘤数是否增加。

3. **促癌剂的检测** 在哺乳动物长期致癌实验中,有时检出的是促癌剂,但在该实验中不能与其他类型的致癌物区分。在前述哺乳动物短期致癌实验的 4 种方法中,除大鼠乳腺癌诱发实验外,其余 3 种都适用于促癌剂的检测。具体方法是:选用适当的启动剂,启动后 1～2 周开始用受试物染毒。对于启动剂,在小鼠皮肤肿瘤诱发实验中可用多环芳烃类,在小鼠肺肿瘤诱发实验中可用氨基甲酸乙酯,在大鼠肝转变灶诱发实验中可用二甲苯并蒽。启动剂的剂量应较低,单独使用时不应引起或仅引起很少肿瘤形成。

由于不少促癌剂可能存在器官特异性,所以有时难于在 3 种实验中做出正确的选择。从这个角度来看,体外实验也许更好,因为此时受试物直接与细胞接触,而不会表现出亲器官的特性。有 2 个实验稍加更改即可被应用,即恶性转化实验和哺乳动物细胞正向突变实验。

4. **转基因动物和新生鼠致癌实验** 目前被一些管理机构采用的转基因动物模型有:①过量表达(原)癌基因的转基因动物,如表达 $v-ras$ 原癌基因突变的 TG. AC 小鼠、在不同组织表达人 $c-Ha-RAS$ 原癌基因突变和扩增的 $Tg-RAS\ H2$ 小鼠。②缺失某些基因的转基因动物(基因敲除动物),如表达 $p53$ 肿瘤抑制基因杂合性失活的 $p53+/-$小鼠等。

(1) TG. AC 转基因小鼠致癌实验:采用 8～9 周龄小鼠,设 3 个剂量组和阴性、阳性对照组，每个组、每种性别 15 只；实验期限为 26 周。

（2）$p53+/-$基因敲除小鼠致癌实验：采用 6～10 周龄小鼠，设 3 个剂量组和阴性、阳性对照组，另设 2 个野生型小鼠组，分别给予阴性对照物和高剂量的受试物，每组、每种性别 15 只；实验期限为 18～24 周。

（3）新生鼠致癌实验：始于 20 世纪 50 年代末，新生鼠与成年鼠相比对致癌物（尤其是遗传毒性致癌物）的测试有较高的敏感性和特异性，且肿瘤自发率低；可缩短实验周期，减少动物数。目前已被国际协调委员会（ICH）和美国、日本的管理机构采用。实验采用 8～15 天龄的 CD-1 小鼠，设 3～4 个剂量组和阴性、阳性对照组，每组、每种性别 24 只；实验期限为 12 个月。

（四）人群流行病学调查

要判别化学物是否为人类致癌物，人群流行病学资料具有决定意义，因为它是确定人类致癌物的唯一手段。通常的做法是，先进行动物致癌试验，根据阳性结果检出潜在的人类致癌物，或先进行描述流行病学调查或临床观察发现可疑人类致癌物，再进行队列研究或病例-对照调查。当肿瘤流行病学调查的结果为阳性时，如果另一同样调查也得出阳性结果并有剂量-反应关系，又可得到动物实验的验证，则意义较大。当调查结果为阴性时，也不能完全确定受试物为非致癌物，仅能认为未观察到致癌作用的接触条件（剂量和时间）的上限。因此，当接触年限较短或剂量较低时，流行病学调查的阴性结果不能否定对同一受试物进行另一调查的阳性结果。

二、外源化学物致癌性的评价方法

从 20 世纪 80 年代开始，各国陆续制定了各类化学品致癌性评价指导原则或指南，规定了对各类化学品哺乳动物长期致癌实验测试要求和实验方法。如以药物为例，日本规定，如果临床预期连续用药 6 个月或更长时间，则需要进行致癌实验；尽管连续用药少于 6 个月，如果存在潜在致癌性因素，也可能需要进行致癌实验。美国规定，一般药物使用 3 个月或更长时间，需要进行致癌实验。欧洲规定，长期应用的药物，即至少 6 个月的连续用药或频繁的间歇性用药，以致总的暴露量与前者相似的药物需要进行致癌实验。中国规定，预期临床用药期至少连续 6 个月的药物一般应进行致癌实验；连续用药没有 6 个月，但以间歇的方式重复使用，如治疗慢性和复发性疾病（包括过敏性鼻炎、抑郁症和焦虑症）而需经常间歇使用的药物，一般也需进行致癌实验；某些可能导致暴露时间延长的释药系统，也应考虑进行致癌实验。另外，在存在以下潜在致癌的担忧因素时也要考虑可能需要进行致癌实验：已有证据显示此类药物具有与人类相关的潜在致癌性；其构效关系提示致癌的风险；重复给药毒性实验中有癌前病变的证据；导致局部组织反应或其他病理生理变化的化合物或其代谢产物在组织内长期滞留。

对活性不明的化学物通常要求使用 2 种动物长期致癌实验进行评价，应优先选择大鼠和小鼠。ICH 又进一步提出除 2 种啮齿动物长期致癌实验外，也可采用一种啮齿动物长期致癌实验（大鼠）加一项短期或中期啮齿动物致癌实验，短期动物实验为引发-促长作用的两个阶段致癌实验，中期啮齿动物实验为转基因动物或新生鼠致癌实验。

由于通过动物致癌实验确定的致癌物，迄今只有极少量经肿瘤流行病学调查证实并在国际上公认的对人类致癌物。所以，评价致癌物时应分为人类致癌物和动物致癌物。

关于如何确定人类致癌物的问题，各国认识比较统一。主要根据为：①流行病学调查结果能够重复；②有剂量-反应关系；③有动物致癌实验阳性结果支持。

对于动物致癌物的确定,不同机构的制定标准尚不完全一致。IARC 提出的致癌性证据充分的条件,即确定受试物与肿瘤发生率的增加有因果关系,同时:①见于两种或两种以上种系动物;②一个种属但经两次或多次独立的实验(包括不同时间或不同实验室或在不同实验方案条件下);③一个种属一次实验,但恶性肿瘤发生率、出现肿瘤的部位、肿瘤类型或出现肿瘤的时间等方面极为突出。

第五节　外源化学物致癌的预防

一、避免接触致癌物

在工业生产中,工人长年累月地接触某些化学致癌物质后导致"职业性肿瘤",如多环芳烃是最早被确认的化学致癌物,当年许多扫烟囱工人患阴囊癌就是这类致癌物长期刺激阴囊皮肤所致。又如长期接触石棉的工人可导致胸膜间皮瘤,染料生产工人由于接触芳香胺类化学物而致膀胱癌。电离辐射能增加肿瘤发病率,辐射所致的肿瘤有白血病、乳腺癌、甲状腺肿瘤、肺癌和皮肤癌等。由于"职业性肿瘤"病因比较明确,预防措施也就容易落实,如改变生产某些致癌物质的生产过程,采取防护措施以避免接触致癌物质,以及加强卫生监督等。

在生活环境中,焦油、沥青中的二甲苯蒽、苯并芘、二苯蒽等是分布最广的环境致癌物,常污染空气、水体和土壤。各种交通工具和工厂排出的废气中也含有很多重金属、有机致癌物,所以对工业生产中的废气、废水、废渣要进行科学管理、综合利用。

黄曲霉毒素在霉变花生中含量较高,致癌的靶器官主要是肝,导致肝细胞癌;根据中国江苏等地肝癌流行病学调查,显示黄曲霉毒素与当地肝癌的发生有密切关系。重要的预防措施是防止食物霉变、不吃霉变的粮豆类食品。另外,食品加工过程中要严防致癌性添加剂的加入,如奶油黄就是一种化学致癌物。

由于人类皮肤长期暴露在日光和紫外线下,可以诱发皮肤癌和黑色素瘤。因此,长期在室外的工作人员都应戴遮阳帽和穿长衣长裤,以避免过度的日光紫外线和热辐射。另外,中国西北地区的人有睡火炕的习惯,其背部皮肤长期受热辐射刺激可诱发背部皮肤癌。

二、保护高危人群

高危人群有:①职业易感人群;②家族有癌患者人群,其中有些肿瘤有家族聚集性和遗传易感性;③中老年人群,虽然癌症在各个年龄段都有发生,但肿瘤发病高峰还是在 50 岁以上中老年人群,也就是说肿瘤发病风险会随着年龄增加而增加;④个性易感人群,如精神长期处于抑郁、悲伤、自我克制及内向的人群易患癌症;⑤不良嗜好人群,如长期吸烟的人群易患肺癌、胃癌,喜饮过热的水、汤及吃刺激性强或粗糙食物的人群易患食管癌,喜抱怀炉(手暖炉)或坐热炕的人易患皮肤癌,长期酗酒者易患食管癌、肝癌;⑥与癌有关疾病的人群,如长期患有慢性胃炎、宫颈炎、乙型肝炎、皮肤溃疡的患者易患癌症。以上人群应该针对他们各自的特点进行防护,同时采取普查、体检等措施,争取做到早期发现。

三、化学预防

癌症化学预防(chemoprevention)这个名词在 1976 年由 Michael Sporn 创造,现在美国国立癌症研究所(NCI)以及其他多个机构所公认的定义为:利用天然、合成或生物物质来阻止、减缓或者逆转癌症发生发展过程,从而降低癌症发生率和死亡率。

预防癌症最理想的方法是消除或避免致癌因子,如戒烟、防止紫外线照射等。但在许多情况下,致癌因素并不完全清楚或不能避免。因此,在致癌因素使正常细胞演变成癌的这一较长过程中,给予药物进行化学预防有现实意义。

目前,用于化学预防的药物主要是根据作用于致癌过程的时间来进行分类:①抑制致癌物形成的药物,如维生素C可抑制亚硝酸类化合物生成亚硝胺。②致癌阻断剂,如半胱氨酸抑制游离氨基酸致癌,谷胱甘肽灭活致癌剂,黄酮类可通过诱导单功能氧化酶抑制致癌物二甲苯蒽、苯并芘等。③致癌抑制剂,最常见的是维生素A类化合物,对已受到致癌物作用后的细胞仍有作用,有一定器官特异性;硒盐是另一类致癌抑制剂,可抑制病毒及多种化合物致癌;蛋白酶抑制剂和花生四烯酸的代谢物也有抑制致癌的作用。

（朱勇飞　张天宝）

第七章

遗传毒性

生物界以遗传为常，变异为变，遗传和变异是生物界普遍的生命现象。遗传使生物物种以相对稳定的状态存在于自然界，保证世代生命的延续，而变异使物种不断进化，是生物进化之源。

外源化学物对生物体的毒性，除了有一般毒性之外，还可以对机体的遗传物质及其调控产生影响，引起遗传毒性。遗传毒理学（genetic toxicity）是毒理学的一个分支，研究外源化学物和辐射及其他环境因素对生物体遗传物质和表观遗传的有害作用，探讨遗传毒物与基因及表观调控因素的交互作用及其诱发遗传毒性的机制，评定对人体和其他生物的影响与危险度，探索检测遗传毒性的早期生物标志，建立遗传毒性预警体系，防止外源化学物对遗传物质的损伤、降低生物的遗传负荷，保护生态平衡和人体的健康。

第一节 概 述

一、 基本概念

遗传（heredity）是指生物物种以相对稳定的状态存在于自然界，亲代的性状在子代重现的现象。DNA 是遗传的物质基础，生物的一切遗传特性均由基因控制。生物体历代之间或同一代不同个体之间出现的不同程度的差异称为变异（variation）。细胞内遗传物质结构发生的可以遗传的变异称为突变（mutation），能引起突变的化学物质称为诱变剂（mutagen），引起生物体遗传物质发生突变的效应称为致突变作用（mutagenesis）。生物发生自发突变的过程长、发生频率低，是物种进化的源泉；而外源化学物诱发突变的过程短、发生频率高，在一定条件下会对生物造成不可逆的危害。

基因（gene）是 DNA 分子中携带有遗传信息的一个片段，在染色体上占有一定位置。基因信息的完整性、准确性及其表达量决定了后代的性状特征。基因分显性和隐性，隐性基因代表的性状只有在纯合子的情况下才能显现出来。遗传性状的相对稳定性依赖于 DNA 的特殊结构、精确复制以及高保真修复能力。性状与基因相对，基因控制性状，如在基因 Aa 中，A 为显性，a 为隐性，故性状与 A 一致。基因型（genotype）是某一生物个体全部基因组合的总称（即从双亲获得的全部基因总和），反映了生物体的遗传构成。表型（phenotype）是指一个生物体（或细胞）可以观察或检测出来的所有性状或特征（结构、功能和行为方面）的总和，是特定生物体基因型与环境相互作用的产物,如身高、肤色、血型、酶活性、药物耐受力乃至性格等。表型与基因型相对,是生物体中全部基因的表达情况总和,决定生物体表现出来的所有性状,即表型。

经典遗传学(genetics)是指由于基因序列改变(如基因突变等)而引起的基因功能的变化,从而导致表型发生可遗传的改变,如基因突变、基因杂合丢失和微卫星不稳定等。以前普遍认为基因组 DNA 决定了生物体的全部表型,但随着研究的深入,人们逐渐发现有些现象无法用经典遗传学理论解释,如基因完全相同的同卵双生双胞胎在同样的环境中长大后,他们在性格、健康等方面仍存在差异。这说明在 DNA 序列没有发生变化的情况下,生物体的一些表型却发生了改变。因此,与经典遗传学相对应,科学家们提出了表观遗传的概念。

表观遗传学(epigenetics)是研究在基因的核苷酸序列不发生改变的情况下,基因表达的可遗传变化的一门遗传学分支学科。在基因的 DNA 序列没有发生改变的情况下,只是因为对遗传物质的修饰,控制基因的表达以及表达量,导致可遗传下去的表型变化,有时甚至是在隔代遗传中保持稳定,但并不涉及基本 DNA 的改变。表观遗传学研究基因组 DNA 的修饰以及基因表达调控方面的因素,如 DNA 甲基化(DNA methylation)、染色质构象变化、基因组印记(genomic imprinting)、母体效应(maternal effects)、基因沉默(gene silencing)、休眠转座子激活和 RNA 编辑(RNA editing)等,它提供了何时、何地、以何种方式去应用 DNA 遗传信息的指令。由此可以看出,表型是经典遗传与表观遗传共同作用的产物。无论是经典遗传还是表观遗传发生改变,都有可能使生物体发生表型的改变,如肿瘤、畸形、生长缓慢等。

二、 遗传毒性的研究简史

窦佛里斯(Hugo De Vries)于 1904 年指出 X 线能改变生殖细胞的遗传物质。1927 年,美国的马勒(Hermann Joseph Müller)报道 X 线是一种明确的诱变因子,提出了"突变率"的概念,发明了用果蝇检测突变的方法。

20 世纪 40 年代,科学家发现许多化学物质具有诱变性(如芥子气、氨基甲酸乙酯、环氧乙烷、乙烯亚胺、环氧丙烷、重氮甲烷、二乙基硫酸等),Müller 指出放射线诱发的体细胞突变可导致癌症和白血病。鉴于许多具有诱变性的化学物被应用于医药、食品和化妆品领域的状况,德国植物学家艾尔弗雷德(Alfred)于 1956 年提出不仅要研究它们的疗效和一般毒性,还应该考虑其细胞遗传毒性。1968 年,克利弗发现着色性干皮病病人的皮肤易光致癌化,并认为是由于患者缺乏修复 DNA 损伤的功能所致,指出了环境因素、DNA 的损伤修复与癌症之间的关系。

1973 年,艾姆斯(Ames)创立了一种可以简便快速地检测物质诱变性的方法,并且发现约 90% 的致癌物具有诱变作用。因此,研究致突变、致癌和致畸之间的关系,以及根据诱变作用检测结果预测致癌和致畸的可能性成为一段时期的研究课题。当前,对于表观遗传毒性的研究方兴未艾,是 21 世纪初的研究热点之一。

三、 遗传毒性的类型

遗传毒性通常是指损伤 DNA、改变 DNA 序列以及干扰基因表达的能力。DNA 的损伤如不能及时正确地修复,DNA 序列也会发生改变并导致突变,引起单个基因或基因组的信息结构改变、基因功能丧失或改变。如果这些损伤是非致死性的,将导致可遗传性的改变。

遗传毒性的分类至今尚无一致意见。广义的遗传毒性可分为 DNA 损伤、基因突变、染色体结构改变和染色体数目改变、表观遗传效应四类。狭义的遗传毒性仅指 DNA 损伤。当今毒理学多采用广义的概念。从遗传信息结构角度来看,可分为基因突变、染色体结构改变和染色体数目改变 3 类;而从作用机制的角度来看,可分为以 DNA 为靶的损伤和不以 DNA 为靶的损伤,前者包括基因突变(gene mutation)和染色体结构畸变(strctural chromosome aberration),后者主要指染色体数目畸变(numerical chromosome aberration),包括整倍体(euploidy)和非整倍体(aneuploidy)改变;从遗传损伤能否为光学显微镜所见分为细胞水平和分子水平损伤等。

(一) 狭义的遗传毒性

狭义的遗传毒性仅指 DNA 损伤,既包括 DNA 分子一级结构中的碱基、脱氧核糖和磷酸的改变,也包括 DNA 分子二级结构、三级结构及其构象动态变化的异常改变等。其中以碱基损伤最常见,对生物个体的影响也最严重,因为碱基序列决定了 DNA 编码的正确性。DNA 损伤的主要类型有基因突变、染色体畸变、DNA 单链断裂、双链断裂、DNA 链内(碱基)交联、DNA 链间(碱基)交联、DNA(碱基)与蛋白质的交联以及化学物与 DNA 碱基间的交联等。

1. 基因突变 基因是遗传信息的贮藏、传递与实现单位,信息的具体内容包含在其核苷酸碱基的线性序列中,核苷酸的置换、增加或缺失都可导致 DNA 序列的改变。这种改变可发生于生殖细胞或体细胞内,发生于生殖细胞内的突变可以遗传给下一代,发生于体细胞内的突变可以遗传给该细胞经过有丝分裂而产生的子代。

(1) 根据基因结构的改变分类

1) 点突变(point mutation):点突变可以是碱基的替代、插入或缺失,点突变的回复突变率很高。从嘌呤到嘌呤或从嘧啶到嘧啶的变化叫做转换(transition),而从嘌呤到嘧啶或从嘧啶到嘌呤的变化叫做颠换(transversion)。单次点突变对蛋白质功能影响一般不明显。

2) 移码突变(frame shift mutation):由于一个或两个碱基的插入或缺失,或者由于扁平碱基染料分子的嵌合,如果引起了读码框的改变,则称为移码突变。移码突变不但改变产物的氨基酸组成,也可使蛋白质合成过早终止,使蛋白质丧失原有功能。如果移码突变发生在关键部位,则可导致发生此类突变的细胞或处于早期发育阶段的生物体死亡。

3) 三核苷酸重复(triplet repeats):指特定的三联核苷酸被扩增、重复的数目超过正常。如 CCG 三联体核苷酸,在正常 FMR-1 基因中只重复 6~54 次,而在有脆性 X 综合征的人体中可扩展到 50~1 500 拷贝。突变的速率与拷贝数有关,重复序列的拷贝数越多,其子代发生进一步突变的危险越大,这种突变方式称为动态突变(dynamic mutation)。三核苷酸重复可发生在编码区或非编码区,也可发生于减数分裂或有丝分裂。减数分裂的不稳定性表现为世代间拷贝数的改变,有丝分裂的不稳定性表现为同一个体不同组织或细胞系间拷贝数的不同。

4) 大段损伤(large fragment damage):DNA 序列上较长的一段序列被重排分布,包括大段碱基的插入、缺失、取代、放大和倒位等。以 10^4 个碱基对作为基因突变与染色体畸变之间的界限。DNA 重排以缺失较为常见,若缺失的片段远小于光学显微镜所见的染色体缺失,则称为小缺失,它往往是 DNA 链断裂重接的结果。在减数分裂过程中发生错误联会和不等交换也可造成小缺失。

(2) 根据遗传信息改变分类:基因突变可分类为同义突变(synonymous mutation)、错义突变(missense mutation)、无义突变(nonsense mutation)和终止密码子突变。同义突变没有引起基因产物氨基酸序列的改变,与密码子的简并性有关。错义突变改变了产物的氨基酸序列,有些错义突变可严重影响蛋白质的活性,甚至导致活性完全丧失,影响表型。如果是必需基因,常可致死。当然,也有极小概率导致生物的进化。渗漏突变是指错义突变产物有部分活性,表型介于完全的突变型和野生型之间。中性突变是指错义突变不影响或基本不影响蛋白质的活性,不表现明显的性状变化。中性突变与同义突变常统称为无声突变或沉默突变。无义突变是指某个碱基的改变,使某个代表氨基酸的密码子变为蛋白质合成的终止密码子,导致多肽链在成熟之前终止合成。移码突变、插入突变和缺失突变也能导致无义突变。如果终止密码子突变为氨基酸编码,导致产生过长的肽链,称为终止密码子突变或延长突变。

(3) 根据突变表型对外界环境的敏感性分类:根据突变表型对外界环境的敏感性差异,可以将突变分为条件突变与非条件突变。广义上说,任何突变体都是条件型的,因为生物体任何基因的表达都依赖于各种体内和环境条件。

在实际研究中,人们常常选择容易控制的条件,如温度、必需营养素、抗生素等作为控制特定基因表达的控制条件。温敏突变体可通过改变温度来开关某一基因。抗性基因被用于生物工程菌质粒转化成败的筛选条件之一。选择性培养基被用作杂交瘤细胞融合是否成功的筛选程序。

环境敏感性突变型,在现代生物工程领域具有重要的应用价值,如单克隆抗体的生产、工程疫苗的研发、抗生素的工业化生产等。

对于非关键基因,既可以选择条件突变也可以选择非条件突变来研究;而对于关键基因,只能选择条件突变体来研究。条件突变体表现为条件致死,被用来研究基因在细胞生存、生长、分化和个体发育中的作用。

(4) 根据突变效应与野生型之间的关系分类:根据突变效应与野生型之间的关系,可以将突变分为正向突变、回复突变及抑制突变 3 类。

正向突变是指改变了野生型性状的突变,但突变体失去的野生型性状也可以通过第二次突变恢复,这第二次突变叫做回复突变。

但回复突变真正恢复到野生型 DNA 序列原位的很少,大多数是在第二个位点发生了突变,而原来的突变基因座依然存在,只是它的表型效应被基因组的第二次突变所抑制,又称为抑制突变。

(5) 其他:基因突变通常发生在编码区,但也可发生在基因调控区。启动子区域的点突变可改变转录水平。增强启动子对于转录的发动作用称为启动子增效突变;降低启动子功能的称为启动子减效突变。

如果突变发生在操纵子上,导致阻遏蛋白不能识别其作用位点,或调节基因发生突变导致阻遏蛋白功能受损,均使结构基因失去负向调控,导致组成型表达,叫做组成型突变。

其他还包括剪接信号点的突变将造成 mRNA 前体加工异常;转录终止点的突变将改变mRNA 的结构;polyA 加合位点的突变将影响 mRNA 的转运;5′端非翻译区的突变将影响核糖体与 mRNA 的结合;起始密码的突变会导致编码蛋白不能在该位点起始翻译等。

2. 染色体畸变　染色体畸变包含染色体缺失、重复、倒位、易位等,严重的可以导致细胞死亡。断裂或交换发生的部位通常不是随机分布,而有易发位点。杂合体是指一对同源染色体中一条是正常的,而另一条发生了结构变异。纯合体是指一对同源染色体产生了相同的结构变异。

带有裂隙、缺失、对称性互换、臂间倒位等畸变的染色体具有与正常染色体一样的着丝粒,细胞的复制不受影响,仍能进行有丝分裂,畸变将继续留在体内,称为稳定性染色体畸变,并可通过细胞分裂传给子代。

染色体带有双着丝粒(环)或无着丝粒,则在细胞分裂过程中容易丢失,称为非稳定性染色体畸变。由于这种畸变存在有丝分裂的机械障碍或者丧失了重要的遗传物质,通常导致细胞死亡。

S期依赖断裂剂(如紫外线)只能诱发DNA单链断裂,需经S期复制才能在中期相细胞中出现染色单体畸变。S期不依赖断裂剂(如电离辐射)可诱发DNA双链断裂,能在细胞周期任何时期发挥作用,并可在随后到来的中期相观察到染色体结构的改变。

3. 染色体数目异常　染色体数目异常称为异倍体(heteroploid),包括整倍体改变和非整倍体改变。前者包括单倍体和多倍体,后者在人类常见的为单体、三体和四体。而如果某号染色体一对均缺失则叫做缺体。

同源染色体在第一次减数分裂联会复合体中不分离,或姐妹染色单体在有丝分裂中或第二次减数分裂中因着丝粒受损未纵裂而不分离,会导致纺锤体一极接受2个同源染色体而另一极没有那条染色体,细胞分裂后就形成非整倍体;由于纺锤体形成的不完全障碍或着丝粒受损,可使个别染色体在细胞分裂由中期向后期发展的过程中行动滞后,没有进入子细胞核中而丢失,也可能由于联会复合体形成障碍和第一次减数分裂时着丝粒早熟分离而产生非整倍体。

整倍体是由于核内复制引起的。在有丝分裂的过程中,染色体及其着丝粒虽已完成正常复制,但纺锤体形成完全障碍,全部姐妹染色单体不能分开,细胞不能分裂,在间期形成一个有四倍体的细胞核。这个细胞在下次有丝分裂时又恢复正常的复制和分开,于是在中期细胞便可见每4条染色单体整齐排列的现象。

如生殖细胞在有丝分裂期间出现核内复制,则在随后的减数分裂中出现二倍体配子,当与正常单倍体配子结合,就可形成三倍体的受精卵。如果核内复制发生于受精卵的早期卵裂,则可形成具有四倍体和二倍体2个细胞系的嵌合体。

4. 重组效应　同源DNA序列之间的遗传重组是减数分裂的一部分,是遗传变异的基础。在有丝分裂中也可发生重组,只是其自然发生率非常低。能加大生物体有丝分裂重组频率的物质称为重组剂。有丝分裂重组可能与某些疾病及肿瘤的发生有关。

(二) 表观遗传毒性

1. DNA甲基化　所谓DNA甲基化,是指在DNA甲基化转移酶的作用下,在基因组CpG二核苷酸的胞嘧啶5′碳位共价键结合一个甲基基团。

在正常情况下,人类基因组"垃圾"序列中的CpG二核苷酸相对稀少,并且总是处于甲基化状态,而在人类基因组中大小为100～1 000 bp且富含CpG二核苷酸的CpG岛则总是处于未甲基化状态,并多与人类基因组的编码基因相关。CpG岛的数目与基因密度有关。由于DNA甲基化与人类发育和肿瘤疾病的密切关系,特别是CpG岛甲基化导致抑癌基因转录失活的问题,使得DNA甲基化成为表观遗传学的重要研究内容。

2. 组蛋白修饰　组蛋白修饰包括乙酰化、赖氨酸甲基化、精氨酸甲基化、磷酸化、泛素化、SUMO化,ADP核糖基化、脱氨、脯氨酸异构化和赖氨酸2-羟基异丁酰化。组蛋白的乙酰化与基因活化以及DNA复制相关,组蛋白的去乙酰化和基因的失活相关。乙酰化转移酶(HATs)主要在组蛋白H3、H4的N端赖氨酸加上一个乙酰基团,去乙酰化酶(HDACs)则相反,不同位置的修饰需要特定的酶完成。乙酰化酶家族可作为辅激活因子调控转录,调节细胞周期,参与DNA损伤修复,还可以作为DNA结合蛋白。去乙酰化酶家族则和染色体易位、转录调控、基因沉默、细胞周期、细胞分化和增殖以及细胞凋亡相关。

3. 染色质重塑　染色质重塑复合物依靠水解ATP提供能量来驱动核小体运动、调控染色体结构。根据水解ATP的亚基不同,可将复合物分为SWI/SNF复合物、ISW复合物以及其他类型的复合物。染色质重塑复合物及相关蛋白可能与转录的激活和抑制、DNA甲基化、DNA修复以及细胞周期相关。

4. 基因组印记　　基因组印记是指来自父方和母方的等位基因在通过精子和卵子的结合传递给子代的过程中发生了修饰，使带有亲代印记的等位基因具有不同的表达特性，这种修饰常为DNA甲基化修饰，也包括组蛋白乙酰化、甲基化等修饰。

在生殖细胞形成早期，来自父方和母方的印记将全部被消除。父方等位基因在精母细胞形成精子时产生新的甲基化模式，但在受精时这种甲基化模式还将发生改变；母方等位基因甲基化模式在卵子发生时形成。因此，在受精之前来自父方和母方的等位基因具有不同的甲基化模式。

已发现的印记基因大约80%成簇，这些成簇的基因被位于同一条链上的顺式作用位点调控，该位点称为印记中心（imprinting center）。印记基因的存在反映了性别竞争，从发现的印记基因来看，父方对胚胎的贡献是加速发育，而母方则是限制胚胎发育速度；亲代通过印记基因影响其下一代，使它们具有性别行为特异性，以保证本方基因在遗传中的优势。

5. 染色体失活　　女性有2条X染色体，而男性只有1条X染色体，为了保持平衡，女性的1条X染色体被永久失活。

哺乳动物雌性个体X染色体的失活遵循$n-1$法则，即不论有多少条X染色体，最终只能随机保留一条X染色体有活性。研究发现，在有多条X染色体的个体中，有活性的染色体比无活性的染色体提前复制。哺乳动物受精以后，父本X染色体（paternal X chromosome，Xp）首先在所有的早期胚胎细胞中失活，然后在细胞群内选择性恢复活性，最后父本或母本X染色体再随机失活。

X染色体随机失活受X失活中心（X inactivation center）调控。这是一个顺式作用位点，包含辨别X染色体数目的信息和Xist基因，前者可保证仅有一条染色体有活性，后者编码Xist RNA。Xist RNA包裹在合成它的X染色体上，引发X染色体失活；随着Xist RNA在X染色体上的扩展，DNA甲基化和组蛋白的修饰马上发生，这对于X染色体的失活有重要作用；失活的染色体仍然持续合成Xist RNA，维持本身的失活状态。但有活性的X染色体如何阻止Xist RNA的结合，其机制还不明确。

第二节　遗传毒性的形成机制及影响

虽诱变物可诱发基因突变、染色体畸变、非整倍体和多倍体等所有效应，但多数诱变物只表现一定程度的特异性。基因突变和染色体畸变的靶标主要是DNA，而非整倍体和多倍体的靶标主要是纺锤体。表观遗传毒性的靶标有组蛋白、表达调控蛋白、非编码RNA等。目前比较公认的致突变机制是DNA损伤-修复-突变模式，即任何DNA损伤只要修复无误，突变就不会发生；如果修复错误或未经修复，损伤就会固定下来产生突变。

一、DNA损伤

在遗传毒物的作用下，DNA的结构和功能发生改变，阻碍了DNA的复制与转录或复制与转录产物发生改变，包括DNA分子一级结构（脱氧核糖、磷酸损伤、碱基类似物取代和碱基烷化等）、二级结构、三级结构及构象改变（共价结合、链间嵌入、DNA链断裂、DNA碱基修饰、

DNA-DNA 交联、DNA-蛋白质交联等）。

DNA 损伤的原因可分为 2 类：内源性机体因素引起的 DNA 自发性损伤和外源性环境因素引起的 DNA 损伤。自发性损伤包括 DNA 合成时的碱基错配、DNA 碱基发生的化学自发性改变、细胞内代谢产物活性氧类对 DNA 的氧化损伤、自由基对糖残基攻击引起的 DNA 链断裂以及对碱基残基攻击产生的损伤等。

1. 在 DNA 复制时碱基类似物的掺入　除了标准碱基外某些类似物也能在 DNA 复制时掺入，抵抗 DNA 聚合酶 3′—5′外切核酸酶的校对作用。这些碱基类似物掺入后常发生酮式与烯醇式互变异构，在 DNA 复制时引起配对改变，造成碱基替代性突变。所有碱基类似物引起的替代都是转换而不是颠换。

5-溴尿嘧啶作为胸腺嘧啶类似物，通常情况下以酮式结构存在，能够与腺嘌呤配对，但它有时也以烯醇式结构存在而与鸟嘌呤配对。虽然胸腺嘧啶也有酮式和烯醇式互变异构现象，但其烯醇式的发生率极低。

有些化学物质通过修饰 DNA 碱基的化学结构而改变其配对性质。如含有 NH_2 的碱基可被亚硝酸氧化脱氨，使氨基变为酮基，从而改变配对性质，造成碱基转换突变。而在亚硝基作用下，胞嘧啶可变为尿嘧啶、腺嘌呤变为次黄嘌呤、鸟嘌呤变为黄嘌呤。虽然糖基酶修复系统可以修复这些转变，但如果修复系统还未来得及修复时 DNA 就开始复制，则可能导致突变。

另外，诱变剂对作用靶点的专一性程度也不一样，如乙酰氨基芴仅特异地作用于鸟嘌呤的 C-8 位，在中性环境中烷化剂几乎能与核苷酸链上的全部氧和氮原子产生烷化作用，烷化硫酸酯多数攻击鸟嘌呤的 N-7 位，而烷基-N-亚硝基化合物多攻击鸟嘌呤的 O-6 位。

不同碱基被烷化的位置不同，如鸟嘌呤是 N-3、N-7 和 O-6；腺嘌呤是 N-1、N-3 和 N-7；胞嘧啶是 N-3 和 O-2；胸腺嘧啶是 N-3、O-2 和 O-4；DNA 链上磷酸酯键上的氧也可烷化。鸟嘌呤 O-6 位的烷化常引起碱基错配，由原来的 G：C 转换为 A：T，从而诱发肿瘤。鸟嘌呤 N-7 位的烷化一般不致引起错配，但有时发生碱基脱落；导致移码突变。如果在碱基缺失的互补链相应位置随机接上一个碱基，可能导致转换或颠换。腺嘌呤的 N-7 位有时也可以烷基化成一个带正电荷的季胺基团，从而促进第一位氨基上氢的解离，使 G 不再与 C 配对而与 T 配对。

大部分的无嘌呤位点可以被无嘌呤内切酶系统所修复，但如果复制在修复之前进行，则在无碱基位置上可以插入任何一个碱基。N-甲基-N′-硝基-N-亚硝基胍是一种诱变能力很强的烷化剂，产生的突变体常常含有多位点突变，而且这些突变位点往往在同一个基因内或相邻基因内成簇分布。

2. DNA 加合物和交联分子的形成　亲电子剂极易与蛋白质或核酸等大分子物质中的亲核位点发生共价结合，形成加合物或交联分子。在生理条件下，虽然 DNA 以双链互补的形式形成多级螺旋结构并与组蛋白结合，使这些部位得以隐蔽，从而避免受伤，但仍有相当数量的基因处于暴露状态。如核小体之间的连接段及处于转录/复制状态的 DNA，都易受到损伤。黄曲霉毒素 B 和苯并(a)芘就是经过生物活化后才与 DNA 发生共价结合形成加合物，从而诱发突变并最终致癌。

有些化学物如亚硝酸、丝裂霉素 C、芥子气等，可使 DNA 分子一条链上的碱基与互补链上的相应碱基形成共价连接(DNA-DNA 交联)，使得 DNA 在复制中不能解链，影响复制和转录，甚至导致细胞死亡。

紫外线和电离辐射可使2个相邻的嘧啶相互交联形成嘧啶二聚体,生物毒素、多环芳烃和芳香胺类可使DNA形成大加合物,使DNA立体构象发生明显变化,阻断DNA复制和转录。

3. DNA修饰　DNA修饰是指DNA共价结合一个修饰基团,使具有相同序列的等位基因处于不同的修饰状态。DNA甲基化是目前研究最充分的表观遗传修饰形式。正常的DNA甲基化对于维持细胞的生长及代谢是必需的,而异常的DNA甲基化则会引发疾病(如肿瘤)。因为异常的甲基化可能使抑癌基因无法转录,也会导致基因组不稳定。因此,研究DNA甲基化对于了解生物生长发育及疾病治疗非常有帮助。

烷化剂和亚硝基化合物使碱基发生甲基化、乙基化等烷化加合反应,形成小加合物,虽不阻断DNA复制,但易导致碱基的错误配对。

DNA的损伤还可发生在磷酸核糖骨架上,导致磷酸二酯键的断裂,单链断裂还能被细胞所修复,而双链断裂往往会引起染色体的缺失或重排。多功能烷化剂可使DNA链内、链间或DNA与蛋白质之间发生交联,发生交联后的DNA链不易修复或发生易错修复。

4. 组蛋白修饰　真核生物DNA被组蛋白组成的核小体紧密包绕,组蛋白上的许多位点都可以被修饰,尤其是赖氨酸。组蛋白修饰可影响组蛋白与DNA双链的亲和性,从而改变染色质的疏松和凝集状态,进而影响转录因子等调节蛋白与染色质的结合,影响基因表达。

5. 非编码RNA调控　非编码RNA(non-coding RNA)是指转录组中不翻译为蛋白质的但具有调控作用的功能性RNA分子,该类分子在基因表达过程中发挥着重要调控作用。功能性非编码RNA按照链的长短可以分为短链非编码RNA和长链非编码RNA(long non-coding RNA,lncRNA)两大类。前者又可以根据功能的不同,分为核内小分子RNA(small nuclear RNA,snRNA)、核仁小分子RNA(small nucleolar RNAs,snoRNA)、微小RNA(microRNA,miRNA)、与Piwi蛋白相互作用RNA(Piwi-interacting RNA,piRNA)、小干扰RNA(small interfering RNA,siRNA)等。

snRNA:是真核生物转录后加工过程中RNA剪接体(spliceosome)的主要成分,参与mRNA前体的加工过程。

snoRNA:是由内含子编码,分布于真核生物细胞核仁的小分子非编码RNA,具有保守的结构元件,在核糖体RNA的生物合成中发挥作用,还能够指导snRNA、tRNA和mRNA的转录后修饰,有可能参与调节某些细胞的死亡。

miRNA:是一类由内源基因编码长度约为22 nt的非编码单链RNA分子,由不完整的发卡状双链RNA经Drosha和Dicer酶加工而成。通过与靶标mRNA的3′端非翻译区(3′-untranslated region,3′-UTR)特异性结合,从而引起靶标mRNA分子的降解或翻译抑制,在动植物中参与转录后基因表达调控,可能与细胞自噬有关。

piRNA:是从哺乳动物生殖细胞中分离得到的长度为24~32 nt的小RNA,有很强的正义链和反义链专一性,其5′端第一个核苷酸有尿嘧啶倾向性,3′端被2′-O-甲基化修饰,这类末端修饰可防止成熟体piRNA的降解。piRNA主要与Piwi亚家族成员Piwi蛋白或AGO3蛋白质结合而发挥作用,可能与生殖细胞的生长发育有关。

siRNA:是一种外源性小RNA分子,多来源于病毒感染、转座子或转基因靶点。是由完全互补的长双链RNA经Dicer酶剪切后形成的21~25 nt双链RNA。siRNA可抑制与其互补的mRNA翻译。

lncRNA:是长度大于200个核苷酸的非编码RNA。lncRNA具有细胞和组织特异性,某些长链非编码RNA仅在真核生物发育过程的特定阶段表达。lnc RNA在基因簇甚至整个染色体水平发挥顺式调节作用。研究发现，lncRNA 在剂量补偿效应、表观遗传调控、细胞周期调控和细胞分化等众多生命活动中均发挥重要作用。

如在果蝇中调节"剂量补偿"的是 roX RNA，该 RNA 还具有反式调节的作用，它和其他蛋白共同构成 MSL 复合物，在雄性果蝇中调节 X 染色体活性。

在哺乳动物中 Xist RNA 可和一些蛋白共同作用，实现 X 染色体的失活。Tsix RNA 是 Xist RNA 的反义 RNA，对 Tsix 起负调节作用，在 X 染色体随机失活中决定究竟哪条链失活。长链 RNA 常在基因组中建立单等位基因表达模式，在核糖核蛋白复合物中充当催化中心的角色，对染色质结构的改变发挥作用。

短链 RNA 在基因组水平对基因表达进行调控，可介导 mRNA 的降解，诱导染色质结构的改变，决定细胞的分化命运，还对外源的核酸序列有降解作用，以保护本身的基因组。常见的短链 RNA 有 siRNA 和 miRNA，前者是 RNA 干扰的主要执行者，虽然后者也参与 RNA 干扰，但其有着自己独立的作用机制。

6. **染色质重塑**　染色质重塑是由染色质重塑复合物介导的一系列以染色质上核小体变化为基本特征的生物学过程，是重要的表观遗传学机制。

ATRX、ERCC6、SMARCAL1 均编码与 SWI/SNF 复合物相关的 ATP 酶。ATRX 突变引起 DNA 甲基化异常，导致数种遗传性智力迟钝疾病。如 X 连锁 α-地中海贫血综合征、Juberg-Marsidi 综合征、Carpenter-Waziri 综合征、Sutherland-Haan 综合征和 Smith-Fineman-Myers 综合征，这些疾病与核小体重新定位异常引起的基因表达抑制有关。

ERCC6 突变将导致 Cerebro-Oculo-Facio-Skeletal 综合征和 B 型 Cockayne 综合征。前者表现为出生后发育异常、神经退行性变、进行性关节挛缩、夭折；后者表现为紫外线敏感、骨骼畸形、侏儒、神经退行性变等。这 2 种病对紫外线诱导的 DNA 损伤缺乏修复能力，表明 ERCC6 蛋白在 DNA 修复中具有重要作用。

SMARCAL1 突变可引起 Schimke 免疫性骨质发育异常，表现为多向性 T 细胞免疫缺陷，SMARCAL1 蛋白可能调控细胞增殖相关基因的表达。BRG1、SMARCB1 和 BRM 编码 SWI/SNF 复合物特异性 ATP 酶，可通过改变染色质的结构，使视网膜母细胞瘤蛋白（retinoblastoma protein，RB 蛋白）调节细胞周期、抑制生长发育、维持基因的失活状态，这 3 个基因的突变可导致肿瘤形成。

CREB 结合蛋白（CREB binding protein，CBP）、E1A 结合蛋白 p300（E1A binding protein p300，EP300）和锌指蛋白 220（zinc finger 220，ZNF220）均为乙酰化转移酶。CBP 是 cAMP 应答元件结合蛋白的辅激活蛋白，通过乙酰化组蛋白使 cAMP 应答元件作用的启动子开始转录，它的突变导致 Rubinstein Taybi 综合征，患者智力低下、面部畸形、宽拇指和踇趾短粗、身材矮小。CBP 和 EP300 均可抑制肿瘤的形成，在小鼠瘤细胞中确定了 CBP 的突变，在结肠和乳房瘤细胞系中确定了 EP300 的突变。另外，ZNF220 的异常和人急性进行性髓性白血病相关。

如果突变导致了错误地激活去乙酰化酶或错误地与去乙酰化酶相互作用，将可能导致疾病的发生。如甲基化 CpG 结合蛋白-2（methyl cytosine binding protein-2，MeCP-2）可募集去乙酰化酶到甲基化的 DNA 区域，使组蛋白去乙酰化，导致染色质浓缩，MeCP2 的突变可导致 Rett 综合征，患者出生即发病、智力发育迟缓、伴孤独症。

染色质重塑异常引发的人类疾病是由于重塑复合物中的关键蛋白发生突变，导致染色质重塑失败，即核小体不能正确定位，并使修复 DNA 损伤的复合物、基础转录装置等不能接近

DNA,从而影响基因的正常表达。如果突变导致抑癌基因或调节细胞周期的蛋白出现异常,将导致癌症的发生。

7. 核小体定位　核小体是基因转录的障碍,被组蛋白紧密缠绕的 DNA 无法与众多的转录因子及活化因子结合。因此,核小体在基因组位置的改变对于调控基因表达有着重要影响。随着 DNA 的复制、重组、修复以及转录控制等,染色质上的核小体定位一直处于动态变化中,这些变化需要一系列染色质重塑复合体的协助。

8. 嵌合剂的致突变作用　吖啶类染料原黄素、吖啶橙、吖黄素等分子大小与碱基相近,长度是 DNA 单链相邻碱基距离的 2 倍,能以静电吸附的形式嵌入碱基之间或 DNA 双螺旋结构的相邻核苷酸之间,称为嵌合剂。如果嵌入新合成的互补链上,就会使之失去一个碱基;如果嵌入模板链的两碱基之间,就会使互补链插入一个多余的碱基,引起移码突变。

9. 转座成分的致突变作用　生物体内数百至数千 bp 大小的转座成分可以通过一种复杂的方式复制,一个拷贝留在原位,而另一个拷贝插入另一位点,复制插入第二个部位的过程称为转座。DNA 病毒和反转录病毒都可整合到 DNA 中,导致基因失活或结构改变。较大 DNA 片段的插入不仅会引起移码突变,还会导致插入处基因的中断、失活及结构改变,甚至会带入有害基因,增加基因突变的频率。

10. 增变基因　生物体内有些基因与整个基因组的突变率相关。当这些基因突变时,整个基因组的突变率明显上升,如 DNA 聚合酶的 $3'—5'$ 校对功能丧失或降低,或 dam 基因和 mut 基因的错配修复功能丧失都会引起突变率升高。

11. DNA 构象改变　Hoffmann 于 1991 年指出,不仅 DNA 的化学变化与突变有关,而且构象改变也与突变有关。例如,乙酰氨基芴(AAF)和 N-2-氨基芴(AF)均可作用于鸟嘌呤的 C-8 位形成加合物,但后果不一样。AAF 主要导致移码,而 AF 主要引起颠换。Bichara 于 1985 年发现,在形成加合物时,AAF 插入 DNA 中使鸟嘌呤突出,发生 DNA 双螺旋的局部变性,而 AF 却保持在双螺旋之外不引起变性。另外,AAF 可对 GGCGCC 序列中的某一鸟嘌呤作用形成加成物,在产生移码突变的同时还使局部的 DNA 构象发生改变。

12. 突变热点　理论上讲,DNA 分子上的每一个碱基都能发生突变,但实际上突变位点并非完全随机分布,基因中极易受攻击的位置称为突变热点。形成突变热点的主要原因是 5-甲基胞嘧啶(5 mC)在突变剂的作用下脱氨氧化生成 T,造成 G、T 不配对状态。如果这种状态发生在正在复制的模板链上,则引起突变;如果发生在 DNA 复制期的新生链上,则可以被错配修复系统修复。如果发生在 DNA 非复制期,由于两条链的甲基化程度相同,错配修复系统就失去了判别标准,只能随机地切除一个,就有一半的可能发生突变。

突变热点与突变剂有关,不同的突变剂作用机制不一样,引起的突变热点也有区别。一般认为,染色体断裂发生在常染色质和异染色质的联结点。常染色质修复较快而少畸变,异染色质修复较慢且受阻滞而较多出现畸变。诱变剂对染色体的损伤有一定特异性,如丝裂霉素 C 是已知唯一能损伤着丝粒的化学物,其对人染色体的损伤主要分布在 1 号、9 号和 16 号染色体的次缢痕。

二、DNA 损伤的修复

一般认为蛋白质新陈代谢较快,严重受损的蛋白质在失去功能后将被分解,蛋白质损伤对机体的危害较小。但是,如果诱变剂攻击的是 DNA 聚合酶、错配修复酶等对 DNA 合成和修复有关的酶系统,也可间接导致 DNA 损伤,从而发生基因突变或染色体畸变。

1. 光修复　紫外线损伤可形成胸腺嘧啶二聚体引起突变,光裂合酶可切除 DNA 上的嘧啶二聚体,将毗连的嘧啶接回到原结构上。

2. 核苷酸切除修复　核苷酸切除是所有生物体内最常见的修复机制,基本上可修复所有种类的 DNA 损伤。在 DNA 损伤点的两侧切开损伤链,除去含有受损的寡核苷酸链,切除留下的间隙在修复聚合酶作用下,以对应的 DNA 链为模板进行合成填补,经 DNA 连接酶封闭恢复原有 DNA 序列。

3. 碱基切除修复　比核苷酸切除的专一性更强。DNA 糖苷酶可识别异常的碱基,通过切断碱基与脱氧核糖之间的键使受损碱基脱落,产生一个无嘌呤或无嘧啶位点(即 AP 位点)。由 AP 内切酶将 DNA 链切断,在聚合酶及连接酶作用下完成修复。

4. 错配修复　即可识别并除去在复制过程中错误地出现或者通过碱基活性修饰而形成的错配碱基对。如鸟嘌呤 O-6 位烷化易造成碱基错配。O-6 烷基鸟嘌呤-DNA 烷基转移酶可将鸟嘌呤 O-6 位甲基转给蛋白质,使鸟嘌呤恢复正常碱基配对。

5. 复制后修复　又称重组修复,是指 DNA 分子损伤后,先修复损伤部分,通过填补损伤部位使复制得以继续进行,在复制完成后再修复。这种修复完成后,DNA 的损伤部位仍然存在。所以,严格说来复制后修复不是修复,而是一种以容忍损伤继续存在和以高突变率为代价换取细胞继续生存的耐受过程。

三、　整倍体和非整倍体的形成

染色体复制异常或行动异常是染色体数目异常的原因,其具体作用机制,目前尚未完全明晰,不同的化合物作用机制也不一致。如秋水仙碱、鬼臼素、长春碱和长春新碱可与微管蛋白结合、妨碍微管的正确组装,发生细胞分裂的完全抑制;苯基汞与着丝粒微管结合、甲基汞与极间微管结合,使细胞分裂发生不完全抑制;灰黄霉素、秋水仙碱、长春碱等能与微管结合蛋白结合,导致组装好的微管解聚;氨基甲酸酯使微管失去定向能力;秋水仙碱妨碍有丝分裂早期 2 对中心粒的分离和向两极移动的过程等。

四、　影响遗传毒性的因素

(一)　损伤的类型

不同器官和细胞修复能力不同,而同一细胞内不同基因片段的损伤得到修复的机会也不均等,如表达基因的修复优于静止基因、调控基因的修复优于功能性基因。

DNA 损伤类型不同,修复途径各异,DNA 损伤的修复可分为染色体修复、基因修复和核苷酸修复,不同的修复突变率有差异。细胞在 G1 晚期存在检测 DNA 完整性的关卡,使得带 DNA 损伤的细胞无法进入 S 期;细胞内的错配修复体系,专门用于修正 DNA 合成时配对错误的碱基。直接修复、切除修复和错配修复基本属于无误修复,而重组修复属于易错修复。

DNA 上的嘧啶二聚体和大加合物会阻断 DNA 的半保留复制,如果发生双链交联,DNA 合成将终止。如果局限在一条链上,聚合酶复合体将跳过这一障碍重新开始合成新的 DNA 片段,在新合成的 DNA 链上留下一段缺口。以含损伤链为模板合成的带缺口 DNA 分子,可能在半保留复制完成后的基因重组过程中,以 2 条姐妹染色单体 DNA 分子之间的单链互换方式修复,继续保留在子链 DNA 上的损伤位点可能在细胞进入下一个 S 期前经切除修复。由于子链上的缺口不是以正常的互补链 DNA 为模板进行修复的,修复损伤位点的模板也不是原来的正常互补链,这种修复过程的准确性很差,容易引发基因突变。这是生物在遇到某些

DNA 复制障碍时避免死亡的一种应激机制。当一对姐妹染色体或一对同源染色体中有一条结构异常时,可以通过基因重组途径修复。

(二) DNA 损伤修复能力

当参与 DNA 修复的基因发生突变时,细胞内各种基因包括肿瘤相关基因的突变频率将大幅增加。若细胞的另外一个等位基因也发生突变,则很容易引发癌变。错配修复基因遗传性缺陷,可能与肿瘤细胞的进展有关,例如,能将恶性结肠癌的潜伏期由正常人的 20~40 年缩短为 3~5 年。肿瘤细胞中的微卫星体不稳定性增加,可能是细胞错配修复功能降低的表现。

(三) 细胞增殖

在突变形成过程中,细胞增殖是 DNA 损伤转变为永久性突变的必要步骤。细胞增殖还能增强诱变物的效率:因为缩短了可用于清除 DNA 加合物的时间,其效力比不诱致细胞增殖时高得多。

五、遗传毒性的后果

维持基因组的稳定对细胞的生存和增殖至关重要。遗传毒性物质可能损害机体细胞基因组的完整性,导致细胞周期异常,影响细胞的增殖和分化。遗传毒物可以通过许多途径诱发细胞凋亡,如 DNA 损伤可经 $p53$ 诱发细胞凋亡;紫外线和烷化剂可激活细胞表面 TNF 和 Fas 受体;有些遗传毒物可通过促进细胞内活性氧生成,引发细胞氧化应激,导致细胞凋亡;线粒体膜通透性的改变也可触发细胞凋亡。

遗传毒性的后果因遗传毒性的靶标及遗传毒性的类型而异(图 7-1)。体细胞发生突变只影响接触诱变剂的个体,而不影响后代。生殖细胞发生的突变则通常影响后代。同义突变既无益处,也无害处。非同义突变可分为 3 类:第一类不影响产物的功能发挥;第二类对机体有益;第三类对机体有害或致命,该类后果占多数。从进化的观点来看,突变与生物的进化、新物种的产生有密切关系,对生物种群的生存与进化非常重要。但目前人们尚不能有效控制突变的方向,对于个体而言,多数情况下短期内突变的频率过高往往是有害的。

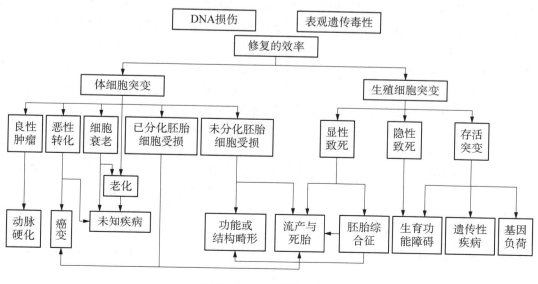

图 7-1 突变后果示意图

（一）体细胞突变的后果

体细胞突变可导致肿瘤、衰老、动脉粥样硬化等。

1. 肿瘤　大多数致癌环境因素都是通过影响遗传基因而起作用的，如癌基因、抑癌基因和增变基因（mutator gene）。多数肿瘤的基因变异发生在体细胞，但也有少数肿瘤是因为亲代基因的变异而发生的。致癌物诱致的遗传学改变包括基因突变、基因扩增、染色体重排和非整倍性。

2. 衰老　关于衰老的学说众多、衰老的机制复杂，目前尚未形成共识。如有人认为衰老是由于体细胞基因组的突变累积以及功能丧失增加所致；根据放射线可诱发突变，也有人提出衰老可能是由于长期暴露于低剂量、天然本底的放射线或环境诱变物所致；内外环境因素引起的 DNA 损伤通过 DNA 的复制、修复和重组，最终产生突变，突变的累积可能导致细胞死亡、细胞转化和细胞衰老。

3. 动脉粥样硬化　关于动脉粥样硬化的致病机制目前尚不完全清楚。1973 年，Benditt 根据动脉粥样硬化斑内细胞是单克隆性的发现而提出了一种假说，即动脉粥样硬化斑可被看作动脉壁的一种良性单克隆赘生物，认为动脉粥样硬化起始于某一突变或病毒感染，经转化形成增殖克隆的祖细胞。

（二）生殖细胞突变的后果

生殖细胞的突变可以是致死的也可以是非致死的，有些非致死突变会在生物的世代传递与选择过程中固定下来，增加遗传负荷。

1. X 染色体的不对称失活　因为携带有突变等位基因的 X 染色体在多数细胞中具有活性所致。Wiskott-Aldrich 综合征表现为免疫缺陷、湿疹、伴血小板缺乏症，该病是由于 wasp 基因突变所致。因为染色体随机失活导致女性为嵌合体，携带有 50% 的正常基因，通常无症状表现，该病的患者多为男性。存在女性患病的原因在于不对称 X 染色体失活，即携带有正常 wasp 基因的染色体过多失活。但女性体内还存在另一种机制，通过不对称失活使携带有突变基因的 X 染色体大部分失活。对 Pelizaeus-Merzbacher 病的研究表明，带有突变 plp 基因的 X 染色体倾向于失活，一部分基因可能逃避失活而存在 2 个有活性的等位基因，但逃避失活的等位基因与正常基因的表达水平有很大差异。由于逃避失活，使某些抑癌基因丧失功能，这是引发女性癌症的一个重要原因。某些逃避失活的基因过量表达可能增加某些疾病的易感性，如 timp1 基因随着年龄的增加表达量逐渐增加，导致迟发型疾病。女性易感的自身免疫性疾病也和 X 染色体失活相关，因为女性为嵌合体，如果自身免疫性 T 细胞不能耐受 2 个 X 染色体所编码的抗原，则会导致自身免疫缺陷性疾病，如红斑狼疮等。

2. 神经功能失调　Prader-Willi 综合征（PWS）表现为肥胖、身材矮小和轻度智力发育迟缓；Angelman 综合征（AS）表现为共济失调、过度活跃、严重智障、少语、表情愉悦，这 2 种疾病都和神经功能失调相关。PWS 是由于突变导致父本印记基因在大脑中高表达所致，如 snrnp 基因高表达。AS 是由于母本 ube3a 基因的缺失或受到抑制所致。父本表达的 snrnp 基因的缺失可导致 PWS，而在其上游的进一步缺失可导致 AS，这说明这 2 个区域就是印记中心所在的位置。如果缺失父本染色体上的 PWS 印记中心，将导致 snrnp 基因以及附近的父本表达的等位基因被抑制，而缺失父本染色体上的 AS 印记中心则没什么变化，但若缺失母本染色体上的 AS 印记中心将导致 ube3a 被抑制而发生 AS。

3. 基因组印记的丢失　不仅影响胚胎发育，也可诱发出生后的发育异常，导致癌症发生。

如果抑癌基因有活性的等位基因失活便提高了癌症发生的概率,例如 IGF2 基因印记丢失将导致多种肿瘤,如 Wilm's 瘤等。与基因组印记相关的疾病常常是由于印记丢失导致 2 个等位基因的同时表达,或突变导致有活性的等位基因失活所致。调控基因簇的印记中心发生突变将导致一系列基因不表达,引发复杂综合征。基因组印记的本质仍为 DNA 修饰和蛋白修饰,所以和印记相关的蛋白发生突变也将导致表观遗传疾病。许多印记基因对胚胎和胎儿出生后的生长发育有重要的调节作用,对大脑的功能和行为都有很大影响,印记基因的异常同样可诱发癌症。

4. 显性突变　有些显性突变引起受精卵或胚胎在胎儿成熟之前死亡,称为显性致死突变。有些显性突变并不引起胚胎的死亡,只在子代出现一定的特征,如多趾(指)病、先天性成骨不全、遗传性舞蹈病等。显性遗传可传给后代,影响生物种基因库。

5. 隐性突变　杂合子不表现特征只有纯合子才会表现出来特征的突变,如白化病、半乳糖血症、全色盲、先天性聋哑等。隐性突变大大增加了人群中致病基因的携带者数量,影响人类素质,增加遗传负荷,影响人类基因库。

6. 非编码 RNA 异常　染色体着丝粒附近有大量的转座子,转座子可在染色体内部转座导致基因失活,而引发多种疾病甚至癌症。然而,在着丝粒区存在大量有活性的短链 RNA,它们通过抑制转座子的转座而保护基因组的稳定性。当细胞分裂时,短链 RNA 异常将导致染色体无法在着丝粒处开始形成异染色质,使细胞分裂异常,如果干细胞发生这种情况可能导致癌症。siRNA 可在外来核酸的诱导下产生,通过 RNA 干扰清除外来的核酸,对传染病的预防有重要作用。RNA 干扰已大量应用于疾病的研究,为某些重大疾病的治疗带来新的希望。

非编码 RNA 不仅能对整个染色体进行活性调节,也可对单个基因活性进行调节,对基因组的稳定性、细胞分裂、个体发育都有重要的作用。RNA 干扰是研究人类疾病的重要手段,通过其他物质调节 RNA 干扰的效果以及实现 RNA 干扰在特异性组织中发挥作用是未来 RNA 干扰的研究重点。

第三节　遗传毒性的检测方法

用于识别体细胞诱变剂、生殖细胞诱变剂、潜在致癌剂的方法超过 200 种。根据检测遗传毒性的终端靶标可把它们分为四大类:基因突变检测、DNA 损伤标记检测、染色体畸变检测和表观遗传学检测。

一、基因突变检测

基因突变主要有正向和反向两类。正向突变是改变野生型基因,使得有关基因失活而表现出可检测的表型变异。相反,回复突变是通过突变使原来已经突变失活的基因功能恢复,从而表现野生型的表型。

1. 微生物突变分析　检测速度快、费用低、突变检出相对容易,在遗传毒性物质的初步筛检中占有重要地位。如鼠伤寒沙门氏菌/组氨酸回复突变实验(Ames 实验)、大肠杆菌 WP2/色氨酸回复突变实验、酵母菌正向/回复突变分析等。

2. 哺乳动物细胞突变分析及昆虫突变分析　如果蝇性连锁隐性致死实验以及果蝇的体细胞突变分析等。

3. 哺乳动物体内突变分析　虽然昂贵且敏感性低,但体现了受试物在整体动物中的真实效应,并能体现整体动物对受试物的吸收、分布、代谢、受试物及其代谢物的排泄状况,在安全性评价中起着举足轻重的作用。常用的检测方法有:①生殖细胞突变分析,如小鼠特异基因座测试;②体细胞突变分析,如小鼠体细胞皮毛斑点突变分析、转基因动物与突变检测等。

二、 DNA 损伤标记检测

检测 DNA 损伤的试验称为指示性试验(indicator test),所以它不能像致突变试验那样作为评价之用。指示性试验也称为补充或辅助试验(supplemental tests)不能直接测试突变但可检测与突变过程相关的效应。如单细胞凝胶电泳实验、脉冲场凝胶电泳用于检测 DNA 断裂;酿酒酵母 D7 菌株可以同时检测有丝分裂交换和有丝分裂基因转换;体细胞重组过程能使杂合的体细胞产生纯合子,导致杂合状态的隐性基因在子代得以表达;DNA 加合物的检测可以采用免疫法和 ^{32}P 后标记法;以标记物掺入细胞量的增加来判断程序外 DNA 合成实验等。

三、 染色体畸变检测

染色体畸变包括染色体结构和数目的改变。

1. 染色体结构改变的检测　染色体结构改变包括断裂、断片、倒位、易位、重复、无着丝粒环、双着丝粒或多着丝粒染色体等。一般用高等生物检测染色体的结构异常。缺失(除染色单体缺失外)须进行核型分析,倒位、插入、重复及易位须进行显带分析。

染色体结构畸变的检测可以进行微核实验。而哺乳动物体内细胞遗传学分析可以体现遗传毒物在哺乳动物体内的代谢过程、DNA 修复和药物动力学特征,实验考虑了有效剂量、最适途径、染毒和取样的间隔时间、足够的动物数目和分析细胞等因素。体内微核检测通常在啮齿类骨髓嗜多染红细胞或外周血细胞中进行,而生殖细胞微核分析还能分析减数分裂过程中的染色体损伤。可使用 C 分带技术、着丝粒探针实施的 FISH 技术、动粒蛋白的 CREST 抗体免疫技术等鉴别微核是否含有着丝粒 DNA 或动粒蛋白。显性致死试验通过对雄性动物染毒,观察一个精子发育周期中各个阶段雌鼠胚胎早期死亡发生率的变化,判断受试物对雄性生殖系统的损害及敏感阶段。

2. 染色体数目改变的检测　染色体分离异常需要在染毒后经过一次细胞分裂才能发现。常用微生物、哺乳动物体外细胞和哺乳动物体内系统检测染色体的数目异常。数目异常有整倍性改变也有非整倍性改变。

多倍体动物通常只能生存一代,而非整倍体可引起自发流产、子代遗传异常和癌变,故检测多倍体的实际意义不如非整倍体。

非整倍体的发生与中心粒成熟、复制与分离,着丝粒复制分离、纺锤体结构与功能、微管蛋白组装与解聚、细胞膜及某些膜受体的功能、细胞信号传递系统、拓扑异构酶Ⅱ的功能抑制等相关。可以根据标记染色体异常分离后子代菌落的性状改变来观察。如酵母菌 D6 在完全培养基上形成红色菌落并对放线菌酮敏感,而如果携带的 7 号染色体丢失,则表现为白色菌落并对放线菌酮有抗性;构巢曲霉杂合二倍体菌株 Pl 正常情况下菌落为亮绿色,当携带的 1 号染色体丢失时则出现黄色菌落;将 X 及 Y 染色体上带有选择性标记的黑腹果蝇染毒后观察后代的表型,来判断标记染色体在形成配子过程中是否发生了异常分离。也可以利用纺锤体和染色体的分化染色、着丝粒特异性 DNA 探针与微核杂交、抗动粒抗体检测微核中的动粒等来检测非整倍体。

四、 表观遗传学检测

表观遗传毒性检测主要以分子生物学与分析化学技术为主,少见传统毒性检测方法。主要包括染色体免疫共沉淀,也称结合位点分析法,用于测定体内结合在特定 DNA 序列上的蛋白质,用于研究体内蛋白与 DNA 的相互作用。如人体组蛋白的保守性很高,可以利用其中富含带正电荷的碱性氨基酸能够与 DNA 中带负电荷的磷酸基团的相互作用提取相关蛋白。组蛋白的末端易被翻译后修饰,其中 N 末端是修饰的主要位点。其末端在相应酶作用下的乙酰化、磷酸化、甲基化、泛素化与去乙酰化状态,影响特定基因的转录。酶联免疫反应可用来测定乙酰化组蛋白、磷酸化组蛋白的丰度。

转录后的表观遗传调控可采用 RNA 结合蛋白免疫沉淀技术分离相关蛋白,研究体内蛋白与 RNA 的相互作用。

在碱性条件下用重亚硫酸氢钠和氢醌处理 DNA,可使非甲基化的胞嘧啶脱氨转变为尿嘧啶,而甲基化的胞嘧啶不发生变化,可以根据这一特性来研究 DNA 的甲基化。其他如甲基化特异性的 PCR、甲基化敏感的限制性内切酶印迹、微阵列技术等都可用于研究基因的甲基化水平。

至于端粒,既可检测端粒的长度,也能检测端粒酶的活性。杂交保护分析法、DNA 印迹法、原位杂交分析法、定量 PCR 技术等可以测定端粒的长度,PCR 的端粒酶活性检测法能够检测端粒酶的活性。

五、 现代分子生物学技术在基因突变检测中的应用

基因突变检测的“金标准”是 DNA 测序。而对基因突变的筛查可以使用如 PCR–单链构象多态性分析、变性梯度凝胶电泳、双链构象多态性分析、特异性等位基因扩增、变性-高压液相色谱分析等方法,也可以采用化学裂解错配碱基法、酶错配切割法、限制性酶切位点突变分析、微卫星 DNA 分析、单核苷酸多态性分析、限制性内切酶片段长度多态性分析、DNA 芯片技术等来筛查。

当前,对于肿瘤患者突变基因的检测,以及由此进行的靶向药物的研发与使用已成为本世纪进行肿瘤治疗的一大突破。

(韩光亮)

第八章　生殖与发育毒性

　　生殖和发育既是生物体的基本特征之一，也是密切相关的 2 个生物学过程，两者相辅相成，共同参与生物体的进化与繁衍。生殖对亲代而言，是从配子生成、受精到胎体分娩的过程。而发育对子代而言，是从受精卵到性成熟的青春期，甚至一直到衰老的发育过程。外源化学物对生殖发育过程的任何环节，包括对内分泌系统，均可能造成损害。

　　畸胎学作为描述性学科在文字记载之前已经出现，如公元前 6 500 年，土耳其的联体婴儿石刻，5 000 年前埃及壁画所描述的唇腭裂和软骨发育不全等。现代科学的畸胎学是 20 世纪 30 年代随着实验畸胎学的兴起而发展起来的，但直到 20 世纪 60 年代初，沙利度胺（反应停）引起灾难性短肢畸形儿事件才引起社会的广泛关注。1966 年，美国 FDA 提出三段生殖毒性试验指南，由此开始将致畸性测试正式纳入各类化学品安全性评价中。发育毒性曾经一直作为生殖毒性研究的内容，直到 20 世纪 80 年代，美国 EPA 提出了可疑发育毒物危险度评价指南，才从生殖毒理学中完全分化出来。

　　March of Dimes 的《关于全球出生缺陷的报告》估计，全球每年约有 790 万儿童（即世界每年出生人口的 6%）出生时就有严重的出生缺陷，每年约有 330 万 5 岁以下的儿童死于严重的出生缺陷。先天畸形现已成为婴儿死亡、儿童/成人残疾的主要原因之一。在我国婴幼儿死亡原因中，先天畸形占第二位，而在发达国家和我国的一些大城市先天畸形已占首位。先天畸形给家庭和社会带来沉重的精神、经济负担。此外，越来越多的证据表明，除出生缺陷外，很多成年慢性疾病如肥胖症、糖尿病、血脂异常、高血压、心血管疾病、癌症、神经退行性疾病、不育、多囊卵巢综合征等也与生命早期暴露于环境危险因素有关。

　　根据 20 世纪 90 年代 Carlsen 等报道，在 1938～1990 年间，人类精液量和精子密度减少约 1/2，并发现男性睾丸癌、隐睾和尿道下裂等泌尿生殖器异常发生率逐年增加，自此环境化学物对生殖健康的危害受到世界各国的重视。美国科普名著《失窃的未来》(Our Stolen Future)更进一步促进了民众和社会对此问题的关注。环境内分泌干扰物的男性（雄性）生殖毒性成为研究的重点。与此同时，越来越多的研究发现，雌性生殖异常，如早青春期、月经周期紊乱、子宫内膜异位、卵巢衰退提前、多囊卵巢的增加与环境中内分泌干扰物的增加有关联。

　　生殖发育关乎人类和动物的繁衍，不仅影响当代还可影响子代，关乎家庭的幸福和社会的稳定。生殖和发育功能障碍已成为严重影响人体健康的重大公共卫生问题之一，是当前毒理学的重点研究内容之一。

第一节　概　述

一、基本概念

　　生殖与发育过程包括配子(精子与卵子)的发育形成、交配、受精、合子形成与植入、胚胎形成与发育、分娩等阶段。生殖与发育过程的每个阶段涉及的细胞或器官都可能成为外源化学物毒作用的靶点。有害因素造成亲代的生殖功能及对子代发育过程的有害影响分别称为生殖毒性和发育毒性。两者关系密切,侧重点不同。生殖毒性着重研究外源化学物对亲代生殖功能的有害作用,发育毒性着重研究母代或(和)父代外源化学物暴露对子代生长发育的有害作用。

　　生殖和发育过程是完整连续的过程,为测定各阶段暴露所致的毒作用,其观察应持续一个完整的生命周期,该周期可以分为以下 6 个阶段,各阶段和子代的暴露分期见图 8-1。

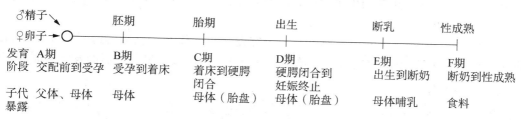

图 8-1　从生殖和发育毒理学角度看生命周期的 6 个阶段及子代的暴露途径

(引自:周宗灿主编. 毒理学教程. 第 3 版. 北京大学医学出版社,2010)

　　A 期:从交配前到受孕(成年雄性和雌性生殖功能、配子的发育和成熟、交配行为、受精)。
　　B 期:从受孕到着床(成年雌性生殖功能、着床前发育、着床)。
　　C 期:从着床到硬腭闭合(成年雌性生殖功能、胚胎发育、主要器官形成)。
　　D 期:从硬腭闭合到妊娠终止(成年雌性生殖功能、胎仔发育和生长、器官发育和生长)。
　　E 期:从出生到断奶(成年雌性生殖功能、幼仔对宫外生活的适应性、断奶前生长和发育)。
　　F 期:从断奶到性成熟(断奶后发育和生长、独立生活的适应能力、达到性成熟)。

(一) 发育毒性

　　发育毒性(developmental toxicology)是指出生前经父体和(或)母体接触外源性理化因素引起的在子代到达成体之前出现的有害作用。能造成发育毒性的物质称为发育毒物(developmental toxicant)。发育毒物一般是在未诱发母体严重毒性的剂量下产生发育毒性的物质。发育毒性主要表现如下。

　　1. 发育生物体死亡(death of the developing organism)　受精卵未发育即死亡或胚泡未着床即死亡,或着床后生长发育到一定阶段死亡,然后被吸收或自子宫排出。

　　2. 生长改变(altered growth)和生长迟缓(growth retardation)　即在发育毒物的影响下,胚胎(胎仔)的发育过程较正常缓慢,低于正常对照组均值的 2 个标准差。

　　3. 功能缺陷(functional deficiency)　为器官系统、生化、免疫等功能的变化。功能缺陷往往要在出生后经过相当时间才能诊断,如听力或视力异常、行为发育迟缓等。

4. 结构异常(structural abnormality)　由于发育毒物的干扰,活产胎仔(胎儿)出生时某种器官表现形态结构异常,包括畸形和变异。畸形(malformation)是指永久性的结构改变,可能会对生存、生长或功能有害。变异(variation)是用来表示不同于正常结构的改变,该改变可能不会对生存或健康产生有害影响。变异和畸形的区别较为困难,因为从正常到不正常是一个连续反应过程。

(二) 生殖毒性

生殖毒性(reproductive toxicology)是指能够对人类的生殖器官、相关的内分泌系统和妊娠结局产生的有害作用。这些有害作用包括对性成熟、配子发生(gametogenesis)及其转运、性周期、性行为、受精、着床、胚胎形成与发育、妊娠、分娩和哺乳等不良影响或依赖于生殖系统完整性的其他功能的改变。

(三) 生殖毒理学与发育毒理学

生殖毒理学(reproductive toxicology)主要研究环境因素对生殖系统损害作用的原因、机制和后果。这些损害作用包括对生殖器官、相关的内分泌系统或妊娠结局的改变,表现为对性成熟、配子生成和转运、正常的生殖周期、性行为、生育力、妊娠、分娩和哺乳等的不良影响或依赖于生殖系统完整性的其他功能的改变。

发育毒理学(developmental toxicology)研究发育生物体在受精卵、妊娠期、出生后、性成熟的发育过程中,由于出生前接触导致异常发育的理化因素或环境条件后的发病机制和结果。

(四) 致畸作用

致畸作用(teratogenesis)是指发育毒物影响胚胎发育和器官分化,使子代出现先天性畸形的作用。能引起畸形的因子称为致畸物或致畸原。

(五) 不良妊娠结局

不良妊娠结局(adverse pregnancy outcome)是指妊娠后不能分娩出外观和功能正常的子代,包括流产、死胎、死产、宫内发育迟缓、发育异常、新生儿和婴幼儿期死亡等。

(六) 胚体-胎体毒性

外源性理化因素造成的孕体着床前后直到器官形成期结束的有害影响称为胚体毒性(embryotoxicity),孕体器官形成后的有害影响为胎儿毒性或胎体毒性(fetotoxicity)。在动物发育毒性实验中,也有不区分胎儿与胚体,统称为胚胎毒性(embryofetal toxicity)。但两者的毒性表现、作用机制或后果都有可能不同,最好加以区分。

二、 生殖毒性与发育毒性的特点及影响因素

(一) 毒性特点及靶器官

1. 性腺毒性(gonadal toxicity)　又称亲性腺作用,即某些化学物作用于性腺,影响生殖器官的发育与性腺成熟,或造成性腺组织病理学改变。例如,氯乙烯单体可使睾丸曲细精管萎缩,氯化镉可引起小鼠卵巢出血,抑制排卵。某些化学物可影响配子的发生、增殖和成熟,使生殖细胞数量减少、功能减退及突变,如过量暴露于二硫化碳的男员工多见性功能减退,表现为性欲下降、阳痿等。目前已知的亲性腺的毒物有许多,包括固醇类药物、化疗药物、有机磷和有机氯农药、镉、铅、汞和二硫化碳等。

2. 亲胚胎毒性(embryo-fetal toxicity)　某些化学物可作用于胚胎,对胚胎发育产生有害

作用。某些化学物可以引起胚胎的体细胞突变,引起的畸形不具备遗传性。某些化学物可以降低胚体对必需营养素的利用度,如氨甲蝶呤降低胚体对叶酸的利用度。出生前暴露引起孕体不同阶段的任何有害影响称为胚体、胎体毒性,包括结构和功能异常,或在出生以后出现异常表现。

3. 胎盘毒性(placental toxicity) 某些化学物可对胎盘造成损害,如改变胎盘血流量、降低胎盘对营养物质的转运、干扰胎盘功能(如内分泌和代谢功能)。如甲基汞可改变人胎盘滋养层微绒毛对氨基酸的摄取,导致功能障碍。

(二)发育毒性的敏感期和终末点

不同的发育毒物可作用于不同发育阶段,产生不同的效应。因此,孕体发育不同阶段接触各种发育毒物所引起的发育毒性表现不一样(表8-1),最容易引起畸形的阶段是器官形成期。

表8-1　各发育阶段暴露与妊娠结局之间的关系

发育阶段	靶系统	观察到的毒作用
精子	整个孕体	低出生体重,新生儿期死亡
卵母细胞	整个孕体	细胞死亡,先天畸形
胎盘	心血管系统 代谢	干扰主动转运,改变母体-胎体循环 改变营养素的生物合成,外源化学物生物转变改变
胚体	整个孕体	子宫内生长迟缓,先天畸形,死亡
胎体	整个孕体 生殖系统和肾骨	生长迟缓,死亡,经胎盘致癌 泌尿生殖器畸形 骨骼畸形
婴儿	中枢神经系统 生殖系统 呼吸器官 肌肉组织 整个机体	神经、行为异常(断癌症状、心理能力改变) 生育力改变 呼吸抑制 肌张力减退 新生期死亡

(引自:王心如主编.毒理学基础.第6版.人民卫生出版社,2013)

1. **着床前期** 又称为分化前期,即从受精时起,到完成着床之前。其期限在人类为第11~12天,啮齿动物为前6天。卵子受精后,细胞迅速分裂而形成胚囊,分化很少,受损的是相对未分化的细胞。一般认为,此时很少发生特异的致畸效应,通常是未分化细胞受化学毒物损伤而导致胚泡死亡,称为着床前丢失(preimplantation loss)。

2. **器官形成期** 着床后孕体即进入器官形成期,直到硬腭闭合。还可细分为原肠胚形成期和各器官结构的形成期。人类是妊娠3~8周。一般认为大鼠、小鼠、兔的着床时间为妊娠第6~7天,硬腭闭合时间为妊娠第15~18天。器官形成的迅速变化需要细胞增殖、细胞移动、细胞与细胞交互作用和发生组织形态改造。研究表明,器官形成期是发生结构畸形的关键期(critical period),也称为致畸敏感期。各物种妊娠期长短不一,敏感期也不同。图8-2总结了人、大鼠、家兔的致畸作用敏感期及不同器官诱发畸形的"靶窗"。一胎多仔动物(如啮齿类)胚胎死亡后被吸收,称为吸收胎(resorption)。在人类和灵长类则以流产告终。这一时期,外源化学物表现出发育毒性,以结构畸形最突出,也可有胚胎死亡、生长迟缓。

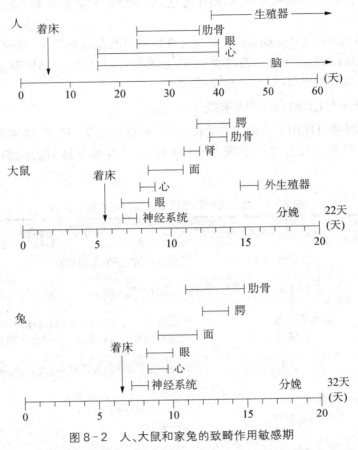

图 8-2　人、大鼠和家兔的致畸作用敏感期

(引自:Ecobichon DJ. The Basis of Toxicity Testing. 2ed. CRC Press,1997)

3.　胎儿期　器官形成结束(以硬腭闭合为标志)后进入胎儿期(人类从受精第 56～58 天起),直到分娩。胎儿期以组织分化、生长和生理学的成熟为基本特色。在胎儿期,接触发育毒物很可能对生长和功能成熟产生效应,如免疫系统、中枢神经系统和生殖系统的功能异常,包括行为、精神、运动的缺陷和生殖力降低等。这些表现在出生前不易觉察,需要在出生后对子代仔细观察和测试。某些结构变化在胎儿期也能发生,通常是变形(干扰先前正常的结构)或异常而非畸形。在胎儿期毒性暴露的一些效应可能需要多年才变得明显。所以,胎儿期外源化学物的不良作用主要表现为全身生长迟缓、特异性功能障碍、经胎盘致癌性,甚至死胎。

4.　围生期　包括妊娠后期、分娩过程和新生儿早期。国内定义为胎龄满 28 周至出生后 7 天,是小儿生命最易受到威胁、最为脆弱的重要时期。该期对致癌物最为敏感,可能由于细胞生长速度快、药物代谢酶个体发育不全、免疫监视功能较低,许多儿童期肿瘤(如急性淋巴细胞白血病、神经母细胞瘤、骶骨前畸胎瘤等)的发生都可能与这段时间接触有害因素有关。

5.　出生后发育期　自胎儿娩出脐带结扎时开始,人类发育进入新生儿期、婴儿期、幼儿期、学龄前期、学龄期直到青春发育期。早期阶段,人类生长发育极其旺盛,但器官系统的功能不够成熟完善。遗传代谢缺陷病、内分泌障碍、染色体畸形与遗传直接相关,环境、营养、家庭和社会因素都会对生长潜力产生影响。这期间颇受关注的是免疫、神经行为发育毒性和儿童期肿瘤。如幼儿出生后经母乳、空气、食物、玩具和环境摄入过量铅,会引起认知和学习功能障碍。据报道5岁以下儿童在家庭内接触氯氰菊酯和有机磷类杀虫剂,脑癌发生的相对危险度增高。

(三) 发育毒性的剂量-反应模式和阈值问题

1. 剂量-反应模式　发育毒性的剂量-反应关系十分复杂,可因化学物的类型、暴露时间窗和剂量而改变。常见有以下3种类型(图8-3)。

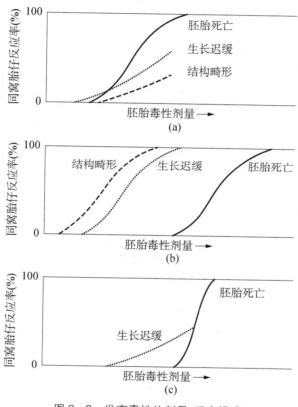

图8-3　发育毒性的剂量-反应模式

(引自:王心如主编. 毒理学基础. 第6版. 人民卫生出版社,2013)

(1) 常见型(图8-3(a)):低剂量即可引起生长迟缓、胚胎吸收和畸形;剂量增加,胚胎死亡占优势,直至整窝胚胎死亡。这种反应类型较常见,多为细胞毒性致畸物,包括烷化剂、抗癌药及很多致突变物。

(2) 剂量-反应曲线陡峭的致畸作用(图8-3(b)):在远低于胚胎致死剂量下即可出现致畸,甚至全窝致畸,致畸胎儿常有生长迟缓症状。当剂量增加到远远超过全窝畸形时才出现胚胎死亡,后者的剂量范围常与明显的母体毒性剂量范围重叠。这种模式表示受试物有高度致畸作用。

(3) 有生长障碍和胚胎死亡但不伴随畸形(图8-3(c)):有生长迟缓和胚胎致死但没有畸形发生。往往生长迟缓首先出现,曲线较平缓;较大剂量时才出现胚胎死亡,其曲线较陡,近于

"全或无"，表明胚胎的存活有明显的界线值。

2. 发育毒性阈值（阈剂量） 由于胚胎生长的高可塑性、细胞内稳定机制和母体的代谢防御功能，理论上小于母体暴露剂量不会发生不良的妊娠结局。发育毒性是否真正有阈值尚未清楚，原因是实验动物样本数的限制，很难通过实验找出一个发生率很低的剂量-反应关系。而且现代研究认为基因突变是发育异常的机制之一，关键基因点的突变可由一次攻击或一个分子诱导导致基因产物有害变化和发育异常，即一个化学物的任何水平暴露，都有可能导致发育毒性。

在化学物与人群健康之间的危险性评估中，一个群体的阈值是由该群体中最敏感个体的阈值决定的，但由于人群的个体差异性，必须考虑到个体阈值和群体阈值存在的差异。

（四）发育毒性的影响因素

发育毒性是孕体在细胞和器官水平的损伤，影响因素可能是对胚胎/胎盘的直接作用、对母体或（和）胎盘的间接作用或其他直接和间接效应等联合作用产生发育危害。不利的母体因素（如宫内血流下降、贫血、糖尿病、电解质/酸碱平衡紊乱等）会直接影响发育中的机体，而毒物对这些母体因素的诱导或恶化以及它们引起异常发育的程度取决于母体的遗传背景、年龄、营养状况、疾病、其他暴露等（图 8-4）。发育毒物可经一种或多种途径引起发育异常。由该过程产生的孕体不利影响称为母源性发育毒性（maternal developmental toxicity）。

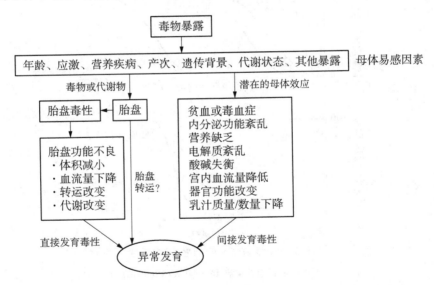

图 8-4　母体易感因子、代谢、母体生理或功能变化的诱导、胎盘转运和毒性与发育毒性的相互关系

1. 影响发育的母体因素

（1）遗传：已知孕母的遗传结构是孕体发育结果的一个决定性因素，如唇腭裂的发病率依赖于母体，而非胚胎的基因型，白种人的发病率比黑种人高。在 2 个相关的小鼠品系 A/J 系和 CL/Fr 系中，自发腭裂率分别为 8%～10% 和 18%～26%。

（2）疾病：母体未控制的糖尿病、母体的某种感染和经过间接疾病相关的母体变化或直接经胎盘的感染对孕体有不利的影响，如巨细胞病毒感染与胎儿死亡、小头畸形、心智发育迟滞、盲目和耳聋有关联。过高热是实验动物的强致畸因子；在人类妊娠最初 3 个月内，母体发热与中枢神经系统畸形有关。

（3）营养：蛋白质、热量、维生素、微量元素及辅酶因子的缺乏对妊娠有不利的影响。美国医学研究会（MRC）的研究发现，有生育神经管缺陷（NTD）婴儿危险的妊娠妇女，补充 4 mg 叶酸可减少超过 70% NTD。

（4）应激：不同形式的母体毒性可能通过诱导生理学的应激反应产生发育毒性，如妊娠大鼠和小鼠对贯穿妊娠期的噪声应激可产生发育毒性。

2. 胎盘毒性　胎盘是母体和孕体进行物质交换的器官，提供营养、气体交换和废物移出。胎盘是维持妊娠的关键因素，而且能代谢和（或）储存外源化学物。胎盘毒性物质能直接造成胎盘功能受损，并进一步对胎体产生间接影响。如 5-羟色胺使小鼠动、静脉狭窄，胎盘血流量减少及其转运功能障碍，导致死胎、畸形。甲基汞改变人体胎盘滋养层微绒毛对不能代谢的氨基酸的摄取，引起功能障碍，出现先天性水俣病，患儿严重神经迟钝、共济失调、步行困难、语言障碍、咀嚼及下咽困难，可伴有大发作性癫痫。某些化学物可经母血-胎盘进入胎儿，引发后代肿瘤。第一个确认的人类经胎盘致癌物是己烯雌酚，孕妇在早期作为保胎药服用时，女性后代可发生阴道透明细胞腺癌、阴道腺癌、阴道和子宫隆起，男性后代可出现附睾囊肿、睾丸营养性衰竭、睾丸囊性硬结、小阴茎畸形及精子异常。

3. 母体毒性　母体毒性（maternal toxicity）是指外源化学物在一定剂量下，对受孕母体产生的损伤作用，表现为增重减慢、功能异常、临床症状，甚至死亡。目前常用增重减慢和死亡率来表示。外源化学物的母体毒性与发育毒性的关系如下。

（1）母体毒性和致畸作用在一定暴露水平下都不出现。原因是受试物无致畸作用，也没有母体毒性，或者是动物暴露的剂量未达到致畸阈剂量（致畸作用的最小有作用剂量）。如果对一种外源化学物的致畸实验未观察到致畸作用，也无母体毒性表现，则应在动物可耐受范围下，最大限度地增加剂量，使其远远高于人类可能接触的水平；如仍未出现致畸作用，才可得出结论。一般致畸作用剂量比母体毒性剂量小。

（2）母体毒性和胚胎毒性同时出现。该受试物可能对胚胎有特定致畸机制，也对母体有损害作用。其原因可能是母体正常生理稳态受损，对胚胎也有非特异性影响，引起畸形。如乙醇和可卡因可在母体毒性水平对胚胎/胎仔产生有害影响。

（3）有母体毒性，无致畸作用。多见于妊娠期。

（4）无母体毒性，有致畸作用。提示该外源化学物有特定的致畸作用机制，与母体毒性无关，如沙利度胺致畸作用较强。

4. 父源性发育毒性　人类发育包括两性配子的发生、出生后直至性成熟，在这期间暴露于有害因素都有可能导致发育障碍。精子被喻为"生命的种子"，劣质的精子与卵子结合后可引起子代发育异常，如流产、死胎、低出生体重、畸形、功能障碍，甚至与儿童期肿瘤有关。据报道有烟酒嗜好，且职业性接触铅、镉、二溴丙烷等化学物的男员工，容易出现少精、无精和生殖细胞发育不全，其妻子流产、死产的发生率增加。

越来越多的流行病学调查显示，某些出生缺陷与父亲的遗传、年龄和暴露因素等有关，称为父源性出生缺陷（paternal birth defect）。有出生缺陷的父亲及其子代患出生缺陷的概率是正常对照组的 2 倍，比母亲有出生缺陷的后代高，其患有与父亲相同缺陷的危险性是正常人群的 7 倍。与 25～29 岁父亲的后代相比，20～24 岁父亲的后代腹裂畸形现患比（prevalence ratio，PR）为 1.47，大于 40 岁父亲的后代患 13 号染色体三体综合征的 PR 为 0.40。

第二节　生殖毒性与发育毒性的机制

发育毒物引起发育毒性的机制十分复杂。严格来说，目前为止还没有一个发育毒物毒作用的分子机制是完全清楚的，其主要原因是哺乳动物正常发育的分子机制尚不清楚。Wilson在1977年最早提出了畸形发生的9种机制，包括突变、染色体断裂、有丝分裂改变、改变核酸完整性或功能、减少前体或底物的补给、减少能量支持、改变膜特性、渗透压不平衡和酶抑制作用。这些损伤并非特异性地针对发育，但可能更容易在胚胎中引起独特的病理反应。虽然胚胎有代偿机制弥补外源性化学物的影响，是否产生畸形依赖于在致病过程中的每个步骤在损伤和修复之间的平衡。近年来，随着现代细胞分子生物学和分子胚胎学的发展，对发育毒物作用机制的认识也在不断深化。

一、基因突变与染色体畸变

突变能诱发畸形认为大多数诱变剂可致畸（以及发育毒性的其他表现），但致畸物不一定是诱变剂。有必要强调的是，只有诱发生殖细胞突变所致的畸形才能遗传，对体细胞诱发突变所致畸形不能遗传。对于生殖细胞诱发染色体断裂和非整倍体，大多数在受精后导致着床前死亡（着床数减少）和吸收胎增多。

环磷酰胺（cyclophosphamide，CP）是一种烷化剂，也是典型的发育毒物，常作为动物致畸实验的阳性对照，其致畸作用机制研究得比较充分。妊娠第13天的大鼠胚胎羊膜内注入CP及其2个具有致畸活性的代谢产物丙烯醛（acrolein，AC）或磷酰胺氮芥（phosphoamide，PM）后，CP和AC引起脑积水、露眼、腭裂、小颌畸形、脐疝、尾部和肢体缺陷；而PM仅仅引起脑积水、尾部和肢体缺陷。^{3}H标记CP的实验显示，大约87％的放射性与蛋白质结合，5％与DNA结合，8％与RNA结合。使用碱洗脱证实，CP和PM引起单链DNA断裂以及DNA-DNA和DNA-蛋白质交联。进一步的实验证明，AC易与蛋白质结合，而PM易与DNA结合。PM和AC对培养中的肢芽有明显的不同效应。这些结果提示PM和AC在胚胎中有不同的靶点，PM主要诱导DNA损伤，而AC可能通过与蛋白质结合而致畸。

有报道染色体畸变占人类发育缺陷原因的3％左右。这数字可能比实际低得多，因为常染色体数目改变常导致孕体死亡，着床前丢失难以被发现，自然流产的胚胎中至少有50％存在染色体畸变。两性生殖细胞各种染色体结构和数目异常引起的流产、死胎、畸形、智力低下或功能缺陷已为人们所知。

二、干扰基因表达

胚胎发育过程受到各种基因在时间、空间上高度有序表达的调控。在发育的不同时期，基因表达的调控可能发生在不同水平（转录、转录后加工、翻译），并以各种不同的机制进行。其中，一些机制与遗传物质本身的改变（基因的缺失、放大、移位重组、修饰以及染色体构造变化等）有关，另一些则没有这些改变，而只涉及基因表达过程的不同环节（基因及其转录RNA的选择和利用、mRNA存活时间长短等）的调节。发育相关基因的表达受到干扰，也可以影响基因的功能，引起包括畸形在内的各种发育异常。据报道，在小鼠胚胎中用反义寡核酸探针抑制原癌基因 Wnt-1 或 Wnt-3a 的表达，都可产生中脑、后脑和脊髓的畸形。反之，如向小鼠胚胎中加入鸡的β-肌动蛋白启动子时，*Hox-1.1*基因表达并可产生多种颅脸部和颈椎的畸形。

除了基因序列改变以外，表观遗传改变，即非基因序列改变所致基因表达水平和基因功能的改变，也可以影响胚胎的发育。目前已经明确的表观遗传学修饰过程包括DNA甲基化，组蛋白乙酰化、磷酸化、泛素化和泛素样修饰，以及染色质重塑等，其中对DNA甲基化的研究最为深入。孕鼠饲料中添加染料木黄酮等可诱发DNA甲基化的化合物，可以改变子代的毛色。人工合成的己烯雌酚是典型的内分泌干扰物，可以引起人和啮齿动物生殖道发育异常和子代肿瘤易感性增加。

以往认为多数表观遗传学修饰发生在配子形成时和受精后，在下一代中会消除。但Skinner（2005）发现，这些表观遗传学改变可以在后代中持续存在。妊娠大鼠短期接触高水平的杀虫剂甲氧氯（methoxychlor）和杀菌剂乙烯菌核利（vinclozolin），可以引起子鼠精子生成减少和不育，其作用机制之一是DNA甲基化；同时发现在F1～F4代所有检查的后代中，有90%存在不良影响。

三、 细胞损伤与死亡

在胚胎发育过程中，细胞增殖、分化和死亡都是必要的，它们之间存在微妙的平衡，每种过程的抑制或促进都可能影响正常发育。研究发现细胞死亡在正常胚胎发育中，尤其是在形态发生中扮演着重要角色，包括系统匹配（system matching）、躯体塑造（body sculpting）、残留结构去除（outlived structure removing）等。不同动物的不同组织在发育过程中都存在细胞死亡。

细胞死亡的研究近年来取得长足的进展，学者们发现了多种程序性细胞死亡的方式，除了已被熟知的凋亡（apoptosis），还有自噬（autophagy）、副凋亡（paraptosis）、胀亡（oncosis）、裂亡（mitotic cell death）或有丝分裂突变等。研究最多的是细胞凋亡，近年来自噬与发育关系的研究也逐渐增多，还有哺乳动物产后黄体细胞退化等，其他几种细胞死亡方式与胚胎发育的研究报道尚少。

高温、电离辐射、化学致畸物、病毒感染等可以通过不同机制影响细胞凋亡，干扰正常发育，引起胚胎畸形。典型的致畸物沙利度胺就是一种强烈的致凋亡原，可以诱导胚胎细胞凋亡，并能通过抑制胰岛素样生长因子-1（IGF-1）及成纤维细胞生长因子（FGF）的基因复制而阻止其表达，从而抑制血管生成，导致胎儿畸形。全反式视黄酸（RA）的致畸作用也与凋亡有关，RA可以通过box等一类凋亡基因编码的信号通路诱导胚胎细胞凋亡。小鼠胚胎暴露于致畸剂量的RA，发现在出现畸形部位的细胞凋亡增加，RA受体-β2（RAR-β2）转录上调。妊娠第12天的小鼠胚胎体外接触环磷酰胺能增加肢顶尖外层嵴（AER）区域的细胞凋亡，可能与其诱导的短趾、少趾、无趾有关。甲基汞可以通过细胞凋亡引起胚胎脑部畸形。乙醇、生长激素等也可以通过促进细胞凋亡引起畸形。

四、 干扰细胞-细胞间的交互作用

细胞-细胞间的相互作用主要通过细胞通信来实现，包括缝隙连接（gap junction）通信、膜表面分子接触通信等直接的细胞间通信和由受体介导的细胞信号传导系统。当一个细胞发出信号后可以通过缝隙连接直接到达相邻细胞，也可以与相邻细胞的膜表面蛋白、糖蛋白、糖脂等表面分子特异性识别、相互作用，还可以与另一细胞的跨膜受体蛋白结合，使后者的状态发生改变,并从其细胞内转录一个信号,启动信号通路。信号通路是细胞内的一些中间体,当第一个中间体被信号激活后,可转而激活下一个中间体,而其自身恢复到非激活状态,如此逐一传递,形成信号通路。在通路的末端,所传递的信号使靶蛋白激活或抑制,从而调控基因转录表达、细胞增殖、分化、迁移、存活等。因此,细胞通信在胚胎发育尤其是组织器官发生过程中具有十分重要的作用。

研究发现胚胎发育的各个阶段都有不同的细胞通信方式存在。细胞通信受到破坏就会影响正常的细胞生物学过程,引起畸形或发育毒性。小鼠早期胚胎在囊胚早期分化出滋养层和内细胞团,这一分化与细胞晚期细胞间形成的间隙连接有关。将大鼠肝细胞缝隙连接的纯化蛋白抗体注入蟾蜍胚和单个细胞中,这些抗体在没有出现细胞毒性或抑制细胞分裂的水平下,就可以使细胞产生异常形态,并在成熟蝌蚪中出现可重复的特征性畸形。

五、 通过胎盘毒性引起发育毒性

已知对卵黄囊或绒(毛)膜尿囊胎盘有毒性的毒物至少有 46 种,包括镉(Cd)、砷、汞、香烟烟雾、乙醇、可卡因、内毒素和水杨酸钠等。如 Cd 在妊娠中晚期通过胎盘毒性(引起坏死和血流减少)和抑制对营养物质的传送导致发育毒性。

实验发现,在妊娠晚期大鼠体内注入 Cd 会造成胎儿死亡,但几乎没有 Cd 进入胎儿体内,而是在 10 小时内伴随子宫胎盘血流减少而发生胎儿死亡。如胎儿直接注射 Cd,尽管胎儿的 Cd 负荷比母体给药后高几乎 10 倍,胎儿死亡率仅有轻微升高。此外,Cd 可在胎盘诱导金属硫蛋白(MT),MT 对锌有高亲和力,可在胎盘中结合锌而干扰锌转移通过胎盘。Cd 的理化性质与锌相似,可竞争性抑制人类通过胎盘微泡吸收锌跨膜转运,以及竞争性地在胎盘中抑制其他锌依赖的过程。联合给予锌可以改善 Cd 的发育毒性。

六、 干扰母体稳态

某些化学物引起 C57BL/6J 小鼠出现母体毒性后,方才引起发育毒性,说明它们的发育毒性及致畸作用是通过干扰母体稳态实现的。二氟苯水杨酸能引起兔的中轴骨骼缺陷,其发育毒性剂量引起严重的母体贫血并损耗红细胞的 ATP 水平。孕第 5 天给单剂量的二氟苯水杨酸可引起母体贫血,持续到孕第 15 天,而这正是缺氧引起类似的中轴骨骼缺陷的关键日期,胚胎中血药浓度低于母体血药峰浓度的 5%。因此,二氟苯水杨酸对家兔的致畸性或许是由于母体贫血造成缺氧的结果。

苯妥英(二苯乙内酰脲)在实验动物中能影响母体的叶酸代谢而致胚胎畸形。据报道,孕第 10 天,苯妥英能剂量依赖性地降低易感 A/J 小鼠的心率,实验性给氧可减少苯妥英对小鼠的致畸性;而拮抗性的 C57B1/6J 小鼠心率未降低。因而,认为苯妥英诱导的畸形与母体心率降低、胚胎缺氧有关。

减少子宫的血流被认为是羟基脲引起致畸的一种机制,它提高收缩压,改变心率,减少心脏血液输出,严重地减少子宫的血流,而且在妊娠家兔中增加血管的阻力,给药后胚胎立即显示颅面和心包出血。通过夹紧妊娠家兔子宫血管 10 分钟可引起同样的胚胎异常。

七、 宫内重编程

重编程(reprogramming)是指在不改变基因序列的情况下,通过表观遗传修饰如 DNA 甲基化来改变细胞命运的过程。原指哺乳动物生殖细胞发育过程中消除其亲本携带的表观遗传标志的过程,后被证实,胚胎的体外操作如核移植、细胞融合也能改变其原本的表观遗传特征。目前重编程主要指 2 个过程:其一,分化的细胞逆转恢复到全能性状态的过程;其二,从一种分化细胞转化为另一种分化细胞的过程。由于围生期的不良暴露,胎儿发育期间宫内暴露在各种不利条件下,如宫内生长受限和宫外生长受限,可能会导致胎儿组织的表观遗传学变化,使这些组织在以后的生命中容易受到疾病的影响。据报道,表观遗传重编程参与了由次优环境或营养因素引起的人类疾病的发展。营养因子和其他环境信号可以通过表观遗传修饰调节基因表达,导致宫内胎儿生长发育迟缓,印记中心 1(imprinting center 1,IC1)超甲基化可能是一种宫内重编程机制,通过增加胰岛素样生长因子-2(Insulin-like growth factor-2,IGF-2)表达来促进其生长发育。多囊卵巢综合征(polycystic ovarian syndrome,PCOS)是一种内分泌、代谢、生殖功能障碍和心血管风险表现的异质性疾病,表观遗传证据涉及 PCOS 起源的宫内影响,一项实验性研究通过剖析 12 例接受体外授精的受试者中提取的脐带血(umbilical cord blood,UCB)的 DNA 甲基化来识别表观遗传性 PCOS 重编程特征,其可诱发由三因素强加的宫内疾病引起的胎儿表观遗传学重编程。

母体炎症可能在多个水平上诱导代谢重编程。从受孕期开始,影响卵母细胞经历胚胎和胎盘发育的早期阶段,在各种不利条件下可能会导致胎儿组织的表观遗传学变化,使这些组织在以后的生命过程中容易受到疾病的影响,如妊娠期糖尿病对胎儿卵巢的 CART 启动子重编程,导致成年后卵巢功能障碍和不育症。使用辅助生殖技术(assisted reproductive technology,ART)受孕的儿童有较高的生长和出生缺陷发生率,部分原因是表观遗传干扰,与双亲不孕相关的 ART 和生殖系缺陷都可能干扰生殖细胞或早期胚胎的表观遗传重编程。并且,宫内暴露与母体年龄相关的产科并发症对子代的大部分影响可能是由胚胎或胎儿发育关键期的表观遗传 DNA 重编程引起的。随着表观遗传标记在发育中的卵母细胞中经历擦除和重编程,胎盘形成也将最终控制基因组印记和代际表观遗传信息传递到母体。基因表达研究显示蜕膜化过程中子宫内膜成纤维细胞的"分类重编程"。这种重新编程表明蜕膜细胞是一种不同的细胞类型,而不受子宫内膜成纤维细胞的调节。这些相互作用是调节蜕膜基因表达所必需的,特别是 HOXA11 和 CEBPB 与 FOXO1A 之间的相互作用。

随着高通量测序技术的出现,宫内胎儿重编程被引入来描述有害的宫内环境对成长中的胎儿的长期影响,对胎儿重编程进行量化的研究取得了重大进展。此外,由于胎儿重新编程而发现的差异表达的基因在开发转录生物标志方面取得了重要进展,可用于临床检测胎儿对胎盘功能不全的反应。

八、 内分泌干扰化学物的发育毒性

内分泌干扰物已经广义地被定义为"干扰稳态维持和发育过程的天然激素的产生、分泌、转运、代谢、结合、作用或消除的外源化学物"。由于激素在很多组织中有引导分化的关键性作用,发育中的机体对有激素(或抗激素)活性的化学物接触时间和强度上的波动特别敏感。内分泌干扰物至少通过 4 种涉及内分泌系统的作用模式来诱发发育毒性:①通过作为甾体类激素受体的配体起作用;②修饰类固醇激素代谢酶类;③干扰下丘脑-垂体促激素的释放;④通过到目前为止还不清楚的近似激素的模式作用。

第三节 生殖毒性与发育毒性的评价

动物实验研究和人群流行病学监测在生殖与发育毒性评价中是十分必要的,为提供充分的公共卫生防护措施奠定了扎实基础。外源化学物生殖毒性的评价方法包括:①动物整体生殖毒性实验;②体外实验,对受试外源化学物影响亲代生殖系统和子代的安全性进行评估,新化学物生殖毒性的评价则主要通过动物整体生殖毒性实验;③人群流行病学调查。

一、经典的生殖与发育毒性实验

(一)生殖发育毒性实验

生殖发育毒性实验旨在揭示外源化学物对哺乳动物生殖的有害影响,并结合其他资料推测其对人体可能造成的生殖危险。生殖发育毒性实验可以全面反映外源化学物对性腺功能、发情周期、交配行为、受孕、妊娠过程、分娩、授乳以及幼仔断乳后生长发育可能产生的影响。评价的主要依据是交配后母体受孕情况(受孕率)、妊娠过程情况(正常妊娠率)、子代动物分娩出生情况(出生存活率)、授乳哺育(哺育成活率)以及断乳后发育情况等。

1. 生殖发育毒性实验方式

(1)致畸实验:妊娠后一定时期给予受试物,以检查出生前胎仔发育情况为重点,主要观察化学物是否有使胎仔出现形态、功能异常的作用。行为致畸实验是指出生后仔代发育观察,包括体格、行为发育的观察。

(2)一代生殖实验:检查受试物能否对配子发生和形成产生影响的生殖实验,旨在观察受试物能否影响动物的发育成长、性功能、妊娠、分娩和授乳能力等。

(3)多代生殖(繁殖)实验:对子代进行多代的观察。

生殖发育毒性实验根据化学物与人的接触方式以不同的实验方式来进行。药物的生殖发育毒性评价主要用三段生殖毒性实验,由药品登记技术要求国际协调会议(ICH)、美国食品药品监督管理局(FDA)、中国食品与药品管理局(SFDA)等组织规定使用。一些外源化学物如食品添加剂、农药以及环境污染物等人类长期连续反复接触,与仅在患病期间使用的药品不同。因此,查明这些化合物对生殖有关的影响,仅做三段生殖毒性实验是不够的,还应进行多代生殖(繁殖)实验。

生殖发育毒性实验研究应包括成年动物和从受孕到子代性成熟的各个发育阶段接触受试物。为检测接触所致的即发和迟发效应,应通过一个完整的生命周期,即从亲代受孕到子一代受孕。生殖发育过程的不同阶段(A~F阶段)的组合可以构成许多可能的测试方案,各个国家和国际机构均发布了不同的实验准则和研究设计细则。本节介绍ICH准则和我国新药评价、农药及健康相关产品安全性评价中推荐的三段生殖毒性实验、一代和多代生殖(繁殖)毒性实验。

2. 生殖发育毒性实验的原则

(1)动物的选择:必须以哺乳动物为实验对象。原则上实验动物对受试物的动力学、毒效学及其他有关参数应与人最接近,如代谢过程与生物转化方式应与人体相近、胎盘结构与人体相似,包括健康、生育力强、多产、孕期短、自发畸形率低、价廉、易得和操作方便。首选啮齿类——大鼠。在胚体-胎体毒性研究中,传统上要求用第二种哺乳动物进行实验。家兔因其有较广泛的背景资料和比大鼠更接近人体的代谢类型而作为"非啮齿类"优先使用。

（2）分组与剂量的选择：剂量选择应根据急性、慢性毒性以及动力学研究得到的资料，一般设 3 个剂量组和适当的对照组。最高剂量组的剂量应该超过预期人类实际接触水平，应该使亲代动物产生轻度中毒（如进食量显著减少、体重明显下降），但不出现死亡或死亡率不超过 10%，也不应完全丧失生育能力。低剂量组亲代动物不应观察到任何中毒症状，中间剂量组仅出现极为轻微的中毒症状。最高剂量也可以略高于亚慢性毒性实验中最大无作用剂量，或相当于 LD_{50} 的 1/10；最低剂量可相当于最高剂量的 1/30；中剂量组应在高、低剂量之间按等比级数定位。

（3）接触途径与频率：参照人类实际的接触途径，如果采用其他接触途径，必须依据动力学资料。接触频率一般是每日 1 次，每日在相同时间染毒，按体重调整染毒剂量。

（二）三段生殖毒性实验

三段生殖毒性实验（three segment reproduction toxicity test）包括生育力和早期胚胎发育毒性实验、胚体-胎体毒性实验（致畸实验）和出生前后发育毒性实验（围生期毒性实验）（图 8-5）。三段的划分是按有害作用诱发的时期来确定的。3 个有关联的阶段接触受试物时期至少有一天重叠，能直接或间接地评价生殖全过程。生育力和早期胚胎发育毒性实验，在交配前和妊娠前期给药，主要检查受试物对受胎能力、生殖系统有无不良影响；胚体-胎体毒性实验是检查受检物是否有胚胎毒性或致畸性；出生前后发育毒性实验是检查围生期及授乳期给予受检物是否对胎仔出生后引起发育障碍。

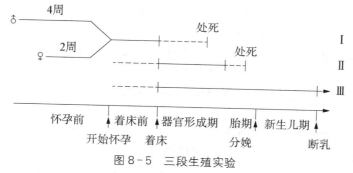

图 8-5　三段生殖实验

注：Ⅰ生育力和早期胚胎发育毒性实验；Ⅱ胚体-胎体发育毒性实验；Ⅲ出生前后发育毒性实验。实线表示染毒期。

1. 生育力和早期胚胎发育毒性实验

（1）研究目的：评价化学物对配子发生和成熟、交配行为、生育力、胚体着床前和着床的影响（包括生殖发育过程 A 和 B 阶段的评价）。雌性包括对动情期、输卵管运输、着床和胚体着床前阶段发育的影响，雄性包括对功能的影响（如性欲、附睾精子成熟等）。

（2）实验动物：至少一种，首选大鼠，每组每性别 16～20 只（窝）。

（3）给药时间：应说明交配前染毒时间，一般采取雄性交配前 4 周开始染毒，直至交配成功。若要保证雌性受孕成功，雄性也可继续染毒，同笼至处死。雌性交配前 2 周开始染毒（至少 2 个完整的动情期）至着床。

（4）交配及受孕检查：雄性大鼠给药 4 周，雌性大鼠给药 2 周后开始同笼。交配期 2～3 周，交配比例 1∶1。实验程序应能识别出各窝的 2 个亲本，以避免不正确结果的分析和解释。

（5）终末处死：雄性在交配受孕成功后处死检查。雌性在孕第 13～15 天终止妊娠。

（6）观察项目

1）染毒期间：观察雌、雄亲代（F_0）体征和死亡（至少 1 次/天），体重和体重改变（至少 2 次/周），摄食量（1 次/周），镜检雌性阴道涂片（交配期间 1 次/天）和其他毒性研究中见到的靶效应。

2）处死时：尸体解剖和肉眼观察所有动物生殖器官，包括睾丸、附睾、卵巢和子宫的组织学检查，附睾或睾丸精子计数、精子存活率及活力测定。检测雌性的黄体数、着床数、吸收胎、死胎和活胎数。留存肉眼有改变的脏器，以便进行可能的组织学评价，留存足够对照组的相应脏器，以供比较。

（7）结果评定：综合对 F_0 代观察的各项指标和参数，用合适的统计方法分析和评价。在分析对胎体（子一代，F_1）的影响时，应考虑下述参数：各组受影响的窝数比、每窝受影响的胎体平均百分率、受影响胎体总数比。

2. 胚体-胎体发育毒性实验　又称致畸实验。详见本节"发育毒性及其评价"。

3. 出生前后发育毒性实验（围生期毒性实验）

（1）研究目的：评价母体从着床至断乳期间接触化学物对妊娠或哺乳母体、孕体及子代发育直至性成熟的影响（C～F 阶段）。在这期间引起的毒性反应会推迟发生，故观察应继续到性成熟。

（2）动物：至少一种，首选大鼠，每组 16～20 窝。

（3）给药时间：雌性从着床至哺乳期结束，大鼠为孕 15 天至产后 28 天。

（4）实验程序及终末处死：允许分娩和抚养子代到断乳。子代出生当天为出生后 0 天。在子代断乳时，每窝选出部分雄性和雌性子代抚育至成熟、交配。有些实验室将亲代（F_0）动物分组，分别或联合进行行为实验和生殖功能评价。

亲代于 F_1 代断乳时处死。F_1 代动物处死日龄以及窝大小因实验室而异，尚未统一。有些实验室在 F_1 代出生 0、3 或 4 天调整窝大小，每窝 8 只，尽可能雌雄各半，并在出生第 21 天或断乳时陆续处死。评价生殖能力的 F_1 代雄/雌同笼至子二代（F_2）出生后处死。

（5）观察项目

1）染毒期间：观察亲代（F_0）体征和死亡（至少 1 次/天）、体重、体重增长（至少 2 次/周）和在前述有评价价值的靶效应、妊娠的时间、分娩情况。

2）处死时：对所有亲代和 F_1 代成体进行尸解，肉眼检查任何存在的结构异常或病理改变，尤其注意生殖器官，留存有变化的脏器，进行组织学评价。留存足够对照组相应脏器供比较。检查着床数，对明显未孕大、小鼠可用硫化铵子宫染色，以证实胚胎着床前已死亡。

3）子代检查：每窝出生时活仔数、死仔数、畸形数、出生时和断乳前后存活率、体重、身长、身体发育、性成熟和生育力、感觉功能、反射和行为等；断乳前还包括张耳、开眼、出毛、出牙；断乳后包括雌性阴道张开和雄性龟头包皮分开。功能实验主要有感觉功能、反射、运动能力、学习和记忆的检测。

（6）结果评定：综合亲代（F_0）和子代（F_1）各项观察指标结果，对围生期给药的毒性及影响程度做出综合评价。

（三）一代和多代生殖（繁殖）毒性实验

生殖毒性是最复杂毒性表现之一，除有母体受孕、妊娠哺乳及幼仔形态结构异常外，还可出现行为、生理状况异常，且出现时间也不一样。一代生殖（繁殖）实验（single-generation reproduction test）是将实验动物在出生或断乳时处理，仅对一个生殖周期进行观察。多代生殖（繁殖）实验（multi-generation reproduction test）可弥补一代生殖实验的不足（未能观察生殖毒性在子代的表现)。同时,在整个生命期内接触受试物更符合人类长期低剂量接触的情况。多代生殖(繁殖)实验一般只观察两代或三代,观察指标同一代繁殖实验。一、二或三代研究的定义是按直接与受试物接触的成年动物的代数来确定的。两个实验区别在于给予受试物时间和观察时间的不同,应根据实验目的、经费及条件选择。除了家兔胚体-胎体发育实验外,上述各段实验都可合并成一代或多代研究以代替分开进行的每段实验。

1. 一代生殖毒性实验　美国 FDA 的两窝生殖实验以及三段生殖实验中的第一段实验属于一代生殖实验,其主要目的在于检查受检物对受孕能力、胚胎及胎仔的发育或死亡、新生仔的发育、畸形发生以及乳汁分泌等的影响。从一代生殖实验仅能获得有关受检物质对性腺功能、动情周期、交尾、受孕能力、分娩、授乳,以及对新生仔死亡率及畸形发生上的影响等方面的资料,为进一步深入实验做参考,但不能阐明发生影响的特定时期和原因。

一代生殖毒性实验是指亲代(F_0 代)动物直接接触受试物,子一代(F_1)在宫内及经哺乳接触受试物,主要评价受试物对亲代青春期前后和成年动物亚慢性暴露的影响。如生育力研究和出生前后研究的染毒期合并,雄性在交配前 4 周,雌性在交配前 15 天直至断乳接触受试物,构成典型的一代生殖毒性研究(即 A~E 阶段的评价)。假如该研究包括胚体-胎体期检查,部分孕鼠在分娩前一天处死,检查胎鼠形态与结构,另一部分正常分娩和继续接触受试物至断乳和对子代进行生化、生理或行为的评价(图 8-6)。

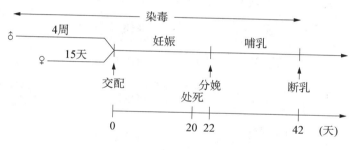

图 8-6　一代生殖毒性实验

2. 两代(多代)生殖毒性实验　与一代生殖实验相似,从配子形成受影响致后代发育可能发生障碍的观点出发,进行传代实验以检测受试物对多代的综合影响。亲代从交配前开始给予受试物,子代自断乳后开始给予受试物,60~100 天后交配,再继续给予受试物,直至获得预期的子代为止。根据实验目的,可进行两代、三代或更多代的繁殖实验。

(1) 两代生殖(繁殖)毒性实验是指对两代动物染毒,即 F_0 代直接接触受试物,F_1 代有直接接触,也有经母体间接接触,子二代(F_2)在宫内和哺乳期接触受试物。三代及多代的研究也依此类推。

(2) 实验程序:F_0 代雄性于交配前 4 周接触受试物,雌性于交配前 2 周接触受试物并延续至哺乳期,以便 F_1A 代经胎盘转运和经乳汁接触受试物。F_1A 代在断乳时处死,尸体解剖检查出现的异常、畸形。断乳第 2 周,仍然接触受试物的 F_0 代雌鼠再繁殖产生第 2 窝 F_1B 代。F_1B 代断乳后,随机选出部分 F_1B 进行生殖毒性研究。即 F_1B 代在同一周龄接受同一剂量受试物,繁殖并开始下一个周期,产生 F_2A 代。F_2A 代断乳时处死、检查。F_1B 代再繁殖,产生第二窝 F_2B 代。如此提供了不断接触受试物的子代来源和开始下一代 F_3A 和 F_3B。图 8-7 表示三代生殖实验。

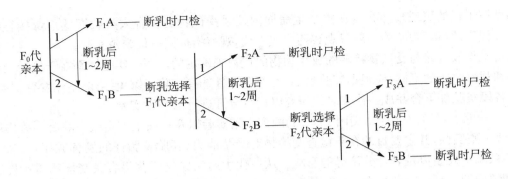

图 8-7　多代(三代)生殖毒性实验

（3）结果评定：应依据观察到的毒作用、尸检和镜检结果对生殖毒性研究的发现进行评价，包括受试物剂量与生育力、体征、体重改变、死亡数以及其他毒作用异常及其严重性的关系。生殖毒性实验应提供 NOAEL 的良好估计和对生殖、分娩、哺乳和出生后生长等的了解。生殖毒性实验中的主要观察指标见表 8-2。

表 8-2　一代或多代生殖(繁殖)实验的受孕和生殖评价指标

评价指标	公式	评价指标	公式
交配指数(%)	$\dfrac{\text{阴道检出精子雌鼠数}}{\text{用于交配雌鼠数}}\times100$	活产率(%)	$\dfrac{\text{出生时活产胎仔数}}{\text{胎仔总数}}\times100$
受精指数(%)	$\dfrac{\text{与雄性交配受精雌鼠数}}{\text{与雄鼠同笼雌鼠数}}\times100$	妊娠率(%)	$\dfrac{\text{妊娠出生活胎鼠数}}{\text{受孕鼠数}}\times100$
受孕率(%)	$\dfrac{\text{妊娠雌鼠数}}{\text{交配雌鼠数}}\times100$	存活率(%)	$\dfrac{\text{出生第一天存活鼠数}}{\text{胎仔总数}}\times100$
正常分娩率(%)	$\dfrac{\text{正常分娩雌鼠数}}{\text{妊娠雌鼠数}}\times100$		

多代生殖毒性实验的主要优点是能检测对生殖直接或间接的毒作用。交配前观察为支配后检测评价提供背景资料，交配早期的观察可确定性欲缺乏或激素(动情)周期紊乱，此后的资料表明繁殖力、生育力、出生前的毒性、分娩、哺乳、断乳和子代出生后的生长和发育、青春期至性成熟的毒作用。

在生殖毒性实验中，可能需要交叉交配(即未处理的雄性与处理的雌性交配，或反之)，以查明不育配偶的性别。一旦确定不育性别后，生殖系统的组织病理学检查可以提供表明毒作用种类的报告。

出生后仔鼠的生长速度和存活率受多种因素的影响，包括母体饲养、宫内开始的效应、母体哺乳减少、乳汁中毒物。当出现仔鼠死亡或体重降低时，首先应对死亡仔鼠进行组织病理学检查。如果哺乳受到影响，应进行交叉抚养研究，即处理母鼠的仔鼠由未处理的母鼠抚养，或反之。

(四) 生殖毒性检测常用指标

1. 雄性生殖毒性的检测指标　许多指标可用于评价雄性生殖毒性，多个细胞位点或生殖过程对于外源化学物和药物的作用很敏感。一般检测雄性生殖毒性可能需要连续反复多次暴露。大多数实验一般限于动物而不适用于人类,且有损伤性。雄性生殖毒性的检测方法与指标见表8-3。

表8-3　雄性生殖毒性检测方法与指标

睾丸	精液
原位大小	总体积
重量	无凝胶体积
精子细胞储量	精子浓度
大体与组织学评价	精子总数/射精
非功能性精小管(%)	精子总数/禁欲日
具有精子的生精小管(%)	肉眼观察精子活率(%)
生精小管直径	录像磁带上精子活率(%)和速率
细线期精母细胞计数	大体精子形态学
附睾	详细精子形态学
重量级组织学	内分泌
附睾体精子数	黄体生成素
附睾尾精子活力(%)	卵泡刺激素
附睾尾大体精子形态学(%)	睾酮
附睾尾详细精子形态学(%)	促性腺激素释放激素
生化分析	生育率
附属性腺	暴露率:妊娠率
组织学	每个孕妇(或怀孕动物)胚胎数或产仔数
比重测定(重量分析)	胚胎成活率:黄体数
2~8细胞卵	精子活率
每卵精子数	时间-暴露照相术
体外试验	多重-暴露照相术
介质中精子孵育	显微电视照相术
仓鼠卵穿透试验	精子膜特征
其他检测	精子代谢评价
睾丸密度张力测量	精子中荧光 Y 小体
睾丸定性组织学	流式细胞术检测精子
睾丸定量组织学	人精子原核核型
精子释放循环周期	宫颈黏液穿透实验

　2. **雌性生殖毒性的检测指标**　对雌性哺乳动物生殖过程的评价比雄性动物要复杂,许多

实验也可用于评价雌性生殖毒性,其检测方法见表8-4。

表8-4　雌性生殖毒性检测方法指标

体重	输卵管
卵巢	组织学
重量	配子转运
组织学	受精
卵母细胞数	早期胚胎转运
卵泡闭锁率	子宫
卵泡类固醇生成	细胞学和组织学
卵泡成熟	宫腔液分析(外源化学物,蛋白质)
卵母细胞成熟	脱膜反应
排卵	功能障碍性出血
黄体功能	子宫颈/外阴/阴道
下丘脑	细胞学
组织学	组织学
神经递质	黏液生成量
神经调节剂和神经激素合成与释放	黏液质量(精子穿透实验)
垂体	生育率
组织学	暴露率:妊娠率
营养激素合成与释放	每个孕妇(或怀孕动物)胚胎数或产仔数
内分泌	胚胎成活率:黄体数
促性腺激素	着床率:黄体数
绒毛膜促性腺激素水平	2～8细胞卵
雌激素和黄体酮	体外实验
	应用超排卵的卵子与化学物共培养
	或用处理组雌性动物卵子进行体外授精

二、 发育毒性与替代实验

外源化学物发育毒性的安全评价包括动物实验和人群监测,化学物的结构和理化性质也是评价其安全性的基础资料。

(一) 体内动物实验(致畸实验)

1. 实验方案　评估发育毒性最常用的方法是器官形成期的妊娠动物(大鼠、小鼠或家兔)暴露于受试物,然后观察整个妊娠期母体的反应、妊娠末期母体和子宫的各种变化、子代特定器官和系统发生的畸变等,即传统致畸实验。此外,发育毒性还可以评价受精之前的父母一方或双方暴露、妊娠期间的孕体暴露、跨代暴露、产前和断乳前的胎儿暴露的影响。

(1)动物选择:实验动物除满足一般原则外,宜选择妊娠过程较短、每窝产仔数较多和胎盘构造及厚度与人类接近的动物。一般首选大鼠,其次是小鼠或家兔。

大鼠对一般外源化学物代谢速度往往比小鼠和家兔快,因此对化学致畸物耐受性强、易感性低,有时出现假阴性结果。在器官发生期初期,大鼠胎盘有卵黄囊,称为卵黄囊胎盘。在器官发生期后期,转变为绒膜尿囊胎盘。如锥虫蓝可以经卵黄囊胎盘干扰胚胎的正常营养过程,产生致畸阳性结果。人类胎盘没有卵黄囊胎盘阶段,不存在上述问题,所以有时该结果对人类为假阳性。小鼠自然畸形发生率比大鼠高,比家兔低,对形成腭裂的致畸物更为敏感。家兔是草食动物,与人类代谢功能差异较大,妊娠期不恒定,有时延长至 36 天,自然畸形发生率也较高。

（2）剂量分组:由于致畸作用剂量-效应(反应)关系曲线较为陡峭,斜率较大,NOAEL 与引起胚胎大量死亡、母体中毒死亡的剂量很接近。因此,在确定剂量时,首先要找出 NOAEL 以及致畸阈剂量;其次要保持母体生育能力,不致大批流产和过多胚胎死亡;第三次应避免较多母体死亡。一般预试找出引起母体中毒的剂量,然后根据预试结果确定正式实验剂量。正式实验最少设 3 个剂量组,1 个溶剂对照组,必要时设阳性对照组。原则上最高剂量组可以引起母体轻度中毒,即进食量减少、体重减轻、死亡不超过 10%。最低剂量组不应观察到任何中毒症状;中间剂量组允许母体有某些极轻微中毒症状。一般受试物最高剂量不超过 LD_{50} 的 $1/5 \sim 1/3$,低剂量是 LD_{50} 的 $1/100 \sim 1/30$,中间组剂量与高、低剂量呈等比级数关系。每组受孕雌性动物数量为:大鼠或小鼠 $15 \sim 20$ 只,家兔 $10 \sim 12$ 只。阳性对照组大鼠或小鼠可给予维生素 A、阿司匹林、敌枯双、五氯酚钠等,家兔可用 6-氨基烟酰胺。

（3）动物交配处理:性成熟雌雄动物按雌雄 1:1 或 2:1 比例同笼交配。每日将已确定受孕雌鼠随机分入各剂量组和对照组。确定交配的方法是阴栓检查或阴道涂片精子检查。

（4）受试物给予方式:大鼠和小鼠一般可自孕第 6 天开始给予受试物,每日一次,持续到孕第 15 天;兔持续到孕第 $6 \sim 18$ 天。受试物给予方式应与人体实际接触情况一致,通常经口给药。实验期每 $2 \sim 3$ 天称取母鼠体重,据体重变化调整受试物剂量,并可判断胚胎发育情况。

2. 观察指标　自然分娩前 $1 \sim 2$ 日将受孕动物处死,剖腹取出子宫及活产胎体,并记录死胎、吸收胎。小、大鼠、家兔分别在孕后第 18、第 20、第 29 天处死,取胎检查。剖腹取出子宫体,称量胎盘,记录并检查吸收胎、早死胎、晚死胎及活胎数。大鼠和家兔还应取出卵巢,记录黄体数(代表排卵数)。活产胎取出后进行以下畸形检查。

（1）肉眼检查外观畸形:记录胎鼠性别、体重、体长、尾长,检查其外观有无异常,主要有头部、四肢、躯干畸形,尾畸形,肛门畸形,双胎畸形,以及其他全身情况(如有无水肿、血肿、出血、肿块等)。

（2）取一半活胎体经 Bouin 氏液固定,肉眼检查内脏及软组织畸形。

（3）取一半活胎体经茜素红染液染色,做软骨和骨检查,主要包括头部骨骼、颈椎骨、胸腰椎骨和尾椎骨、胸骨骨化中心、肋骨、四肢骨等。

3. 结果评价　母体终点评价指标有体重及其变化、食物消耗量、母体毒性体征及其畸胎出现率。胎体评价包括受影响的窝比数、每窝受影响胎体数的组间均数、受影响的胎体总比数、畸胎率和某单项畸胎率等。在致畸实验结果评定时,应以窝(或孕鼠)为实验单位,主要计算母体畸胎出现率。按下列指标将各剂量组与对照组结果进行比较,并分析其剂量-效应(反应)关系。

（1）母体畸胎出现率:出现畸形胎体母体在妊娠母体总数中占的百分率,即母体畸胎出现率(%)＝发现畸胎的母体数/妊娠母体数×100%

（2）活产幼仔平均畸形出现数:根据出现的畸形总数,计算每个活产幼仔出现的畸形平均数。对较为重要的畸形,还可分别单独进行计算。

(3) 畸胎出现率:即出现畸胎的幼仔在活产幼仔总数中所占的百分率。

(二) 发育毒性替代实验

替代实验的目的是使用更加优化、更少数量或是替换一些标准哺乳动物实验的方法来评价受试物的发育毒性,主要包括细胞培养实验、体外胚体培养实验和短期体内实验。然而,这些替代实验的证实尚未解决。由于缺乏公认的标准,评价这些实验结果的敏感性和特异性也存在一定问题。人们最初的想法是希望将替代实验普遍用于所有化学物,并逐级完成全部实验。事实上,考虑到胚胎发生的复杂性以及致畸物作用的多重机制和靶点,通过单独一个实验或少数几个实验就准确地筛选出所有活性化学物的想法可能并不现实。

1. 体内初筛实验(C/K 实验) 1982 年,Chernoff 和 Kavlock 改进的发育毒性体内预筛实验称为 C/K 实验。1995 年列入 OECD 化学品测试准则,推荐用大鼠。其原理是大多数出生前的损害在出生后表现为存活力下降和(或)生长障碍,故在仔鼠出生后,观察其外观畸形、胚胎死亡、生长迟缓等发育毒性表现,而不进行常规实验中内脏和骨骼检查,就可以达到初筛目的。该法用的动物数少、检测终点少、实验周期短,能提供有关化学物对生殖和(或)发育可能产生影响的初步信息,有效地用于初筛化学物。

2. 体外初筛实验 近年来,完成了大鼠胚体肢芽微团实验、大鼠全胚胎培养实验和小鼠胚胎干细胞实验等体外胚胎毒性实验的确证实验。与整体动物实验结合,它们可为相应的筛查或解释发生机制提供有价值的资料,并间接减少动物数量。

(1) 大鼠胚胎肢芽微团实验(embryonic limb bud cell micromass culture test):从大鼠胚体分离中脑和肢芽细胞团培养 5 天,对细胞增殖和分化的生化指标进行评价。

(2) 大鼠全胚胎培养实验(whole embryo culture test):将植入后的胚体在体外旋转培养 2 天,培养液中含有受试物,以评价其对生长和发育的影响。以胚胎心跳和血液循环是否存在作为胚胎存活指标,以卵黄囊直径、颅臀长、头长、体节数和胚胎重量作为生长发育指标;以 Brown 评分对器官形态分布进行评价。该实验可以筛查化学物的发育毒性,并探讨其剂量-反应关系和可能作用机制。

(3) 小鼠胚胎干细胞实验(mouse embryonic stem cell test, EST):小鼠胚胎内细胞团衍生的胚胎干细胞(embryonic stem cell, ES)在特定条件下,可定向分化为机体多种细胞(心肌细胞、内皮细胞、胰岛细胞、神经细胞等),接着以这些细胞系作为生物测试模型,用于评价哺乳动物细胞分化和组织形成过程的发育毒性机制。

(三) 发育毒物的确定和危险性评价

目前,约 4 000 多种化学物质经过动物致畸实验检测,其中至少 1 000 种以上有致畸作用,引起人类发育异常的毒物约 40 种。其原因可能是人群暴露剂量没有达到阈值水平,或可能是物种之间的差异,动物模型不完全合适。美国毒理学家 Wilson 曾提出确定人类致畸物的新标准:①一种特殊的缺陷或几种缺陷并发(综合征)的频率突然增加。②缺陷增加与某种已知环境改变(如一种新药的广泛使用)相关。③在妊娠的特殊阶段已知暴露在某种环境的改变,产生有特征性缺陷的综合征。④缺少妊娠时引起特征性缺陷婴儿的其他共同因子。

在发育毒物危险性评价过程中,发育毒性实验资料主要用于:①药物对人体危险性(暴露多是自愿、剂量较高)的评价;②环境物质对人体影响(暴露多是被动、剂量较低)的评价。

1. 药物 1979 年,美国 FDA 在药物评价中使用"孕期用药"分级法,用字母 A、B、C、D

和 X 将化学物对人类孕体的危险性进行分级。

A 级：在严格控制条件下，受试药物对孕母无任何危险性。

B 级：较 C 级药物的危险度低。

C 级：不能排除危险性。如药物无人类实验资料，动物毒性资料暂无或有一定的胎体毒性，但其治疗作用大于不良影响。

D 级：药物的危险度比 C 级高。

X 级：妊娠期禁用。是指经过动物或人体观察、流行病学研究或药物上市后的调查报告提示药物的胎儿毒性大于对患者的治疗作用。

2. 环境化学物　发育毒性实验危险度评价旨在确定能使相关实验动物模型产生效应的最低染毒剂量、途径、频度和时间，获得 NOAEL。将其结果外推到人类需要经过安全系数或不确定系数的修正。当把动物实验结果外推到人类时，若无确切的直接外推证据，一般需设立一些缺省的猜测值。设立猜测值的条件：①实验动物发育毒性物质对人类胎儿发育期可能有潜在的危险性；②考虑到发育毒性的 4 种表现；③人类发育毒性表型与实验动物可能不一致；④若符合条件，用最适当的动物种类评价受试物的人类危险度，否则用最敏感的物种；⑤通常应评估发育毒物剂量-反应关系曲线的阈值。值得注意的是，儿童暴露于环境毒物的形式与成人不同（如儿童在地板上爬、把手指或其他异物放入嘴里等），对发育毒物的敏感性使他们更易受到影响。1996 年，美国在《食品质量保护法案》中规定，在推算允许摄入剂量时，如果考虑儿童、有蓄积效应的毒物、综合暴露（同一化学物多种暴露方式）以及内分泌干扰物等因素，安全系数是通常情况的 10 倍。

化学物发育毒性机制尚未完全明了，故无完全统一的危险度评定方法。环境化学物发育危害一般参考致畸性大小，实际应用中可根据具体情况选择以下评价和分类方式。

（1）按致畸指数评价和分类：致畸指数是指化合物对母体动物的 LD_{50} 与胎体最小致畸剂量的比值。通过致畸指数可判断致畸带宽窄和致畸性大小。致畸指数小于 10 为一般不具致畸作用；10～100 为有致畸作用；大于 100 为强致畸作用。

（2）按致畸潜力和安全系数评价和分类：1989 年，国际生命科学学会（ILSI）根据动物实验中发育毒性的效应类型、致畸严重性和发生率，将化学物的致畸作用分为 A、B、C 和 D 共 4 类。具体分类标准如表 8-5 所示。2005 年，GHS 也列出了生殖性毒物的健康危害分类和分级标准。

表 8-5　化学物致畸作用参考分类标准

分类	最小母体中毒剂量与最小致畸量的比值	畸胎率	较低剂量时畸形类型	靶细胞	安全系数范围
A	远>1	高，与剂量有关	有特定的器官系统	特定细胞	～400
B	>1 或两剂量间有很多重叠	高，与剂量有关	一般为多发性，也可能有特点	特定细胞	～300
C	<1	低，与剂量有关	无特异性，广泛多发	泛化，非特定细胞	～250
D	母体中毒时无致畸	—	—	不详	～100

三、 人群研究与危险度评价

利用流行病学调查方法,研究外源化学物接触人群,可获得有关人群接触外源化学物的生殖毒性资料。生殖流行病学研究是父体和母体、孕体特定暴露与生育结局之间统计学关联的科学。由于动物生殖毒性实验结果在外推到人类时涉及诸多不确定因素,生殖流行病学调查对于评价外源化学物的生殖毒性更为可信。

1. 评价化学物对男性生殖功能影响　在开展男性生殖功能受影响的人群流行病学调查时,一般可通过精液调查、男员工妻子生育史及其子代发育情况进行评价。

2. 评价化学物对女性生殖功能影响　在进行女性生殖功能影响的人群流行病学调查时常用指标有:①月经情况,主要包括月经周期、月经量的改变以及并发症,如痛经、经前紧张等情况。②妊娠结局,主要包括不孕、先兆流产、死胎(产)、早产及妊娠恶阻、妊娠高血压综合征、贫血。③子代发育影响,主要包括流产、先天缺陷、低出生体重儿、围生期死亡、性别比等情况。

原则上,人体研究的数据是发育毒性评价的首选。人群流行病学研究生殖结局异常的主要目的是:①通过个案报道或同类现象集中报道分析的信息,探讨出生缺陷的病因。②广泛地监测世界各国的出生缺陷,了解出生缺陷发生趋势,寻找预防措施。③引起世人注意,保护公众健康。然而,获得人体研究数据很复杂,有很多潜在毒物的数据难以获得。

人群研究包括流行病学调查、个别案例和群体事件报告。流行病学调查的环境暴露水平测定对于估计暴露-反应关系占有最大的权重。个别案例或群体事件报告是在暴露与结局关系的假说基础上产生的,但是需要流行病学调查和实验室研究来进一步证实。不过,一些极少见的暴露,如沙利度胺和异曲替酯等,其发育毒性较强,引起的结果十分罕见,一般不需要用流行病学研究来确定病因。在其他情况下,需要通过病例-对照研究或队列研究来寻找因果关系。

需要注意的是:①这2种方法都要十分肯定的结局,而且需要十分明显的毒作用和研究人群样本量足够大才能得出相对可靠的结果。在美国,丙戊酸暴露率不到1‰,其导致脊柱裂畸形的危险度是对照组的2倍,如果想发现有统计学意义的丙戊酸暴露引起的畸形率上升至少需要监测100万例分娩者。②由于人群的妊娠失败率高,约有31%的妊娠失败发生在植入期前后,临床上可见的流产约占15%。因此,一般人群中特定暴露导致的妊娠失败很多被忽略。此外,随着产前检查的普及,很多人选择性地及早将畸胎流产。由此可见,"出生缺陷发病率"一词可能不能真实反映孕体发育异常的比例。用"患病率"也许更好,因为其分母是出生活产数而不是妊娠数。③研究的同质性、记录的专业性以及对混杂,对因素的处理等。随着人类基因组计划的完成,对遗传易感性与出生缺陷之间关系的了解不断加深,掌握环境因素诱导出生缺陷的遗传学基础能扩大危险度评价范围,从而更好地认识发育毒性物质的作用机制。

(杨惠芳)

第九章

免疫毒性

第一节 免疫毒性概述

免疫(immunity)是指机体免疫系统识别自身与异己物质,并通过免疫应答排除抗原性异物,以维持机体生理平衡的功能。免疫系统对大量潜在的病原微生物提供快速和高度特异性的应答,具有免疫防御、免疫监视和免疫自稳功能。免疫系统由免疫器官、免疫细胞和免疫分子组成,构成天然免疫系统和获得性免疫系统。天然免疫系统包括自然杀伤细胞(natural killer cell,NK 细胞)、多形核细胞(polymorphonuclear cells,PMN)、巨噬细胞(macrophage),免疫分子为急性期蛋白和补体,天然免疫系统的特征为非特异性。获得性免疫系统又分为细胞免疫应答(celluar immune responses)和体液免疫应答(humoral immune responses),T 细胞、B 细胞可准确地识别外来抗原并介导细胞免疫应答和体液免疫应答,获得性免疫系统的特征为特异性和记忆性。免疫系统因原发或继发因素造成的功能紊乱或功能不全可导致缺陷、超敏反应和自身免疫病等免疫性疾病。

外源化学物(药物、环境化学物和其他化学物)可能是引起免疫系统功能障碍的重要因素,在其他器官、系统还未观察到毒性作用时,免疫系统已经表现为受到损害(如淋巴结细胞构成改变、淋巴细胞亚群改变、宿主抵抗力下降、特异免疫功能应答改变等)。由于免疫系统在维持个体健康中产生的重要作用,因此了解外源化学物诱导免疫调节的细胞的分子机制,进行敏感、可重复地和可预测地免疫毒性检测,可作为药物和化学品常规安全性评价的重要附加资料。免疫毒理学(immunotoxicology)是毒理学的一个分支学科,主要研究外源化学物对机体免疫系统产生的有害作用及其机制。

一、免疫毒性的主要研究内容

1. **免疫毒性及作用机制研究** 采用各种有效的研究手段,从整体、器官、细胞和分子等不同水平研究外源性因素对人和实验动物的免疫损伤,包括功能性损伤及器质性损伤,以及引起免疫损伤的类型,包括免疫抑制、超敏反应和自身免疫反应;并通过作用机制研究建立特定免疫毒性损伤的不良结局通路(adverse outcome pathway,AOP),为建立新的评价方法、开发新型免疫毒性治疗药物提供更多的途径。

2. **免疫毒性评价的方法学研究** 改进和完善已有的免疫毒理学实验方法,探索更具灵敏性、特异性、更有预测价值的新方法和更全面合理的实验组合；进一步发现和建立更适用于人群免疫抑制检测的生物标志及建立新的体外替代性评价方法。

3. 免疫毒性的危险度评价　研究实验动物和人群免疫毒性的特性和剂量反应规律，研究适合用于人群危险度评价的免疫毒性实验的观察终点，建立合理的外推模型，分析免疫毒性的人群易感性和不同免疫损害作用的可接受危险度水平等。

二、外源化学物对免疫系统的作用及特点

1. 反应的灵敏性　很多外源化学物对免疫系统造成损害作用的剂量往往低于它们的一般毒性作用剂量。如长期接触低剂量甲基汞、四乙基铅和砷酸钠的小鼠，在表现出明显毒性反应之前，就已出现免疫功能改变。前苏联学者在研究大气和水体中的化学污染物毒性时发现许多污染物引起超敏反应的浓度远低于出现一般毒性的浓度。

2. 反应的选择性　外源化学物可选择性地损伤免疫反应的某一部分或某种免疫细胞的亚类。例如皮质类固醇损伤辅助 T 细胞；环孢素对各类 T 细胞均有损伤作用；环磷酰胺主要对活化增殖的细胞有毒性，而且对 B 细胞的毒性大于 T 细胞；黑炭（大气颗粒物中固型成分有机碳的代表）作用于 T 细胞会影响调节性 T 细胞（regulatory cells，Treg）的分化，但对其他细胞亚型未见明显影响。

3. 反应的复杂性　构成免疫系统的细胞种类繁多，因此在免疫应答的过程中，抗原接触的时间不同，化学物引起的免疫损伤效应就可能不同。表现为一种外源化学物对免疫反应作用的双重性，即可产生免疫增强或免疫抑制 2 种效应。具体效应取决于外源化学物剂量的大小、进入机体的途径以及检测时间。如小鼠先暴露于镉，其后抗原接触，表现出抗体生成的细胞数量增加；但如果先接触抗原，两天后再暴露于镉，则会表现出抗体生成的细胞数量降低。

第二节　免疫系统的毒性反应与机制

免疫系统的主要功能是识别并清除入侵的病原体及其产生的毒素和体内产生的早期肿瘤细胞，保持机体内环境稳定。在神经内分泌系统的调节下，免疫系统不同的免疫细胞和免疫分子协同作用，产生适当的免疫应答，这时免疫系统处于"正常状态"。在这种状态下，免疫系统能够充分发挥其免疫防御和免疫监视功能，又不至于产生不适当的应答。外源化学物可以直接损伤免疫细胞的结构和功能，影响免疫分子的合成、释放和生物活性，或通过干扰神经内分泌网络等间接作用，使免疫系统对抗原产生不适当的应答，即过高或过低的应答，或对自身抗原的应答都会导致免疫病理过程，发展为免疫性疾病，具体分为免疫抑制、超敏反应和自身免疫 3 类。

由于机体免疫系统异常应答造成组织损伤，结果产生自身疾病，可分为两类：超敏反应（hypersensitivity）和自身免疫（autoimmunity）。超敏反应是由于免疫系统以过度的或不适当方式产生的应答，导致组织损伤和疾病。自身免疫是由于自身识别故障以及免疫球蛋白及 T 细胞受体与自身抗原发生反应，导致组织损伤和疾病。

一、外源化学物引起的免疫抑制

外源化学物以一定剂量暴露后，引起免疫系统的功能抑制，称为免疫抑制（immunosuppression)，表现为宿主对病原体或肿瘤的易感性增加，严重时表现为免疫缺陷。临床上也利用某些具有免疫抑制效应的化学物作为特殊药物，用于肿瘤的治疗和器官移植后防止移植排斥的药物，包括具有免疫抑制效应的糖皮质激素，也在临床上用于免疫细胞功能的抑制。

外源化学物对免疫功能的抑制作用包括对体液免疫功能、细胞免疫功能、巨噬细胞功能和NK 细胞功能的抑制，以及集体宿主抵抗力的下降。NK 细胞功能及宿主抵抗力等的抑制作用，降低机体对细菌、病毒、肿瘤及寄生虫的抵抗力。

由于人群接触某些潜在免疫抑制剂的剂量和时间较难估计，并存有很多混杂因素，有时医生难以做出准确的评价，此时可从临床试验中得到较为可靠的证据。如自身免疫性疾病、结缔组织病、慢性炎症和器官移植的病人使用免疫抑制剂后，发生细菌、病毒、真菌和寄生虫感染性合并症的发生率增高。使用免疫抑制剂的器官移植病人继发肿瘤的发生率增高，例如一项大规模临床研究发现，存活 10 年的肾移植病人癌症发生率可高达 50%，其中皮肤癌和唇癌的发病率较普通人群高 21 倍，非霍奇金淋巴瘤高 28～42 倍，卡波西肉瘤高 400～500 倍。

1. 引起免疫抑制的外源化学物　可以引起免疫抑制的外源化学物种类繁多，目前研究较充分、结论比较肯定的有上百种，美国国立环境卫生科学所（NIEHS）公布的有近 50 种。常见的免疫抑制因子如表 9-1 所示。

表 9-1　常见的免疫抑制因子

来源	种类
药物	肿瘤细胞减灭剂（化疗药等）、组织和器官移植用药物、麻醉药、抗艾滋病药
工业化学物	有机溶剂、多卤代芳烃、多氯联苯、多环芳烃、乙二醇醚类
环境污染物	重金属及其化合物、空气污染物、紫外线、粉尘（二氧化硅、石棉等）、农药、真菌毒素（如胶毒霉素）
嗜好品	酒（乙醇）、烟草（香烟）、大麻、鸦片、可卡因

2. 外源化学物引起免疫抑制的机制　不同的外源化学物引起免疫抑制的机制不同，可分为直接作用和间接作用两大类。外源化学物可以直接作用于免疫器官、免疫细胞和免疫分子，干扰正常的免疫应答，从而引起免疫抑制；也可以通过影响神经内泌系统的调节功能，造成免疫功能紊乱，或者继发于其他靶器官毒性而间接引起免疫抑制。由于免疫系统、神经系统和内分泌系统构成维持机体自身稳态的复杂网络，外源化学物对该网络某一环节的损害都有可能影响正常的免疫功能。例如，慢性疲劳综合征（chronic fatigue syndrome，CFC）就被认为是由神经-内分泌-免疫系统网络功能紊乱所致。

二、 外源化学物引起的超敏反应

超敏反应（hypersensitivity）亦称过敏反应，是机体产生异常的、过高的免疫应答，在攻击抗原的同时，机体自身组织由于炎性介质或者免疫分子及细胞介导产生病理学改变，引起损伤。其中变态反应（allergic reaction）是少数个体对某些外来抗原（变应原）反应过于强烈的结果，是超敏反应的特殊表现形式。超敏反应分为 4 种类型，即由免疫球蛋白 IgE 和肥大细胞介导的 Ⅰ 型超敏反应，以黏膜下肥大细胞的迅速激发为主要特征；Ⅱ 型、Ⅲ 型超敏反应由免疫球蛋白 IgM 或 IgG 介导，Ⅳ 型超敏反应则由记忆 T 细胞（Th1）介导。

（一）可诱发超敏反应的外源化学物

生活中可以引起超敏反应的物质种类繁多，这些物质引起的超敏反应表现为异质性，即并非所有个体接触后都会出现超敏反应，且发生超敏反应的强弱与接触剂量未表现出明确的剂量-反应关系。常见的致敏因子如表9-2所示。

表9-2 常见的致敏因子

来源	种类
药物	头孢类、青霉素类、磺胺类、新霉素、哌嗪、螺旋霉素、氨普罗胺、抗生素粉尘、抗组胺药、奎尼丁、麻醉药、血浆代用品等
食品成分	大豆、花生、乳类、蓖麻子、生咖啡豆、木瓜蛋白酶、胰提取物、谷物和面粉、食品添加剂、真菌等
化妆品	美容护肤品、香水、染发剂、脱毛剂、指甲油、除臭剂等
工业化学品	乙二胺、邻苯二甲酸酐、偏苯三酸酐、二异氰酸酯类（TMI、HDI、MDI、TDI）、金属盐类、有机磷、染料（次苯基二胺等）、重金属（镍、汞、铬酸盐等）、抗氧化剂、增塑剂、鞣革制剂（甲醛等）等
植物	青常青藤、橡树、漆树、豚草、花粉等
混合有机物	棉尘、木尘、动物产品

（二）外源化学物引起超敏反应的表现

1. **过敏性皮炎** 对过敏原的暴露途径没有明确的限定，可以是经皮肤、呼吸道、消化道或者注射途径的接触，主要为职业接触性皮炎，常见的过敏原有油漆、染料、农药、化妆品、药物、金属等。主要表现为皮肤表面红肿、皮疹和水疱，常伴有瘙痒。该超敏性损伤可能包括Ⅰ型和Ⅳ型超敏反应。

2. **过敏性哮喘** 由于吸入花粉、尘螨、真菌、动物毛屑等变应原或发生呼吸道感染而引起。在生产作业环境中吸入某些外源性化学物质可引起职业性哮喘（occupational asthma, OA），其是一类以肥大细胞反应和嗜酸性粒细胞浸润为主的慢性呼吸道炎症。该超敏性损伤属于Ⅰ型超敏反应。

3. **药物过敏** 药物引发的过敏反应往往比较复杂，从Ⅰ型到Ⅳ型超敏反应都有可能。以青霉素为例，典型的青霉素皮试是Ⅰ型超敏反应，表现为皮疹和风团，严重时可引起过敏性哮喘及休克；反复大量静脉注射引起的溶血性贫血属于Ⅱ型超敏反应；局部注射导致的Arthus反应属于Ⅲ型超敏反应；反复局部皮肤用药所致的接触性皮炎则属于Ⅳ型超敏反应。

（三）外源化学物引起超敏反应的机制

相对分子质量小于1000的小分子物质进入机体与蛋白结合，可形成完全抗原，使自身抗原被误认为是异源性抗原，导致机体免疫系统异常识别，引起过敏反应及自身免疫损伤。

化学物诱导皮肤致敏的一个关键分子是蛋白质半抗原化。某些致敏化学物是活性外源物质，可对皮肤蛋白进行化学修饰，使其具有免疫原性，进而激发特异性T细胞介导的免疫应答。很多致敏化学物本身不具有免疫原性，但可能通过空气氧化或者在皮肤代谢形成半抗原，从而具有致敏作用。

三、 外源化学物引起的自身免疫

自身免疫(autoimmunity)是指由于免疫系统对自身细胞及组织的抗原产生免疫应答的现象。自身免疫性疾病(autoimmune disease)是指机体对自身组织的免疫耐受异常可造成正常组织细胞的免疫性损伤,产生全身性或器官特异性的疾病。

1. 可引起自身免疫的外源化学物 外源化学物引起的自身免疫性疾病在停止接触后,患者往往可以恢复。很多能诱发Ⅱ型、Ⅲ型和Ⅳ型超敏反应的外源化学物可以引起自身免疫,其中多数是药物。例如多种抗生素和苯妥英等抗惊厥药能引起中性粒细胞减少症、血小板减少症和免疫性溶血。系统性红斑狼疮(systemic lupus erythematosus, SLE)患者10%~20%有使用普鲁卡因的历史,使用肼苯达嗪的患者,5%~20%出现药物诱发的 SLE。可引起人群自身免疫性疾病的常见外源化学物如表9-3所示。

表9-3 引起人群自身免疫性疾病的常见外源化学物

自身免疫性疾病	外源性化学物
系统性红斑狼疮/免疫复合物型肾小球肾炎	肼苯哒嗪、青霉胺、氯丙嗪、抗惊厥药、异烟肼、普鲁卡因酰胺、紫花苜蓿芽、重金属、有机溶剂
溶血性贫血	甲基多巴、青霉素、甲灭酸、苯妥英、干扰素-α、磺胺药
血小板减少症	乙酰唑胺、氯噻嗪、利福平、奎尼丁、氨基水杨酸、金盐
硬皮病类	氯乙烯、石英、L-色氨酸
天疱疮	青霉胺、吡啶硫胺素
甲状腺炎	多氯联苯、多溴联苯、碘、锂、IL-2

2. 自身免疫的表现 自身免疫是自身免疫性疾病的先决条件,但发生自身免疫反应并不意味着出现疾病状态,引起自身免疫性疾病还有其他许多相关的因素。自身免疫性疾病的临床表现很复杂,目前已知的至少有20多种,可以分为器官特异性和器官非特异性两大类。器官特异性自身免疫性疾病常局限于某一特定器官,对该器官特异性抗原进行免疫应答,典型的有胰岛素依赖型糖尿病(insulin-dependent diabetes mellitus, IDDM)和多发性硬化症(multiple sclerosis,MS)。器官非特异性自身免疫性疾病又称为全身性或系统性自身免疫性疾病,病变可出现在多种器官和结缔组织,因此又称为结缔组织病或胶原病,典型的有 SLE 和类风湿性关节炎(rheumatic arthritis,RA)。其他常见的自身免疫性疾病还有免疫复合物型肾小球肾炎、自身免疫性血小板减少性紫癜、自身免疫性溶血性贫血、自身免疫性甲状腺病等。在引起自身免疫性损伤中,细胞免疫应答及体液免疫应答都参与其中。

3. 外源化学物引起自身免疫的机制 有2种主要的细胞类型参与自身免疫性疾病的发生,一种是主要表达 CD5 的 B 细胞,这种细胞主要出现于胚胎期,在发生自身免疫性疾病后,这类细胞增加,产生高水平的 IgM,且多数是自身抗体;不表达 CD5 的 B 细胞在受到经抗原刺激活化的 T 细胞作用后,主要产生 IgG、IgA 和 IgE。另一种是能够针对自身抗原识别的 T 细胞。在正常状态下,多数 T 细胞在胸腺中经过阴性选择凋亡清除,少数可以存活并进入外周淋巴器官,但基本上以无活性的状态存在。

自身免疫的出现一般认为有2种情况:一种是出现新的抗原,这种抗原在胚胎发育期胸腺中没有出现过,因此抗原特异性 T 细胞没有受到阴性选择而引起自身免疫反应;另一种是失能的自身识别细胞的激活,即自身耐受的破坏,往往是体内发挥免疫抑制功效的细胞因子或细胞数量减少、功能降低。

芳香烃受体(aromatic hydrocarbon receptor,AhR)可能是一些化学物引起免疫耐受破坏的一个环节。AhR 可以影响调节性 T 细胞(Treg)的分化。其可能机制是:降低 T 细胞 CD62L 的表达,调节 FoxP3 的表达,调节树突状细胞抗原的呈递。其中,树突状细胞的抗原呈递过程在初元 T 细胞向 Treg 细胞转化的过程中发挥着重要作用。二噁英(TCDD)可通过诱导 AhR 活化引起 T 细胞 CTLA-4 的表达增加,从而诱导耐受性树突状细胞形成。在缺乏适当的细胞因子环境下,树突状细胞会诱导克隆清除、失能或者耐受性 Treg。另外,来源于 AhR 的信号会上调 TGF-b 信号,增强 Treg 细胞的扩增和功能。AhR 在 Th17 细胞的分化中也发挥重要作用。Th17 细胞能促进免疫应答,而 Treg 细胞会降低免疫应答活性。因此 Treg/Th17 细胞的平衡在有效免疫应答和维持自我耐受以免出现自身免疫中发挥着重要作用。

参与自身免疫性疾病效应机制类似于 II 型和 III 型超敏反应的效应机制。当免疫系统活化后,激活 $CD8^+$ 细胞毒性 T 细胞(CTL),CTL 细胞可直接破坏和溶解组织细胞的细胞膜,也可通过释放细胞因子来破坏组织细胞。与超敏反应一样,通常自身免疫性疾病是几种机制同时作用的结果。因此,自身免疫性疾病在病理上是抗体依赖细胞毒作用、补体依赖抗体介导的细胞毒作用以及 CTL 细胞直接或间接作用的结果。

第三节　免疫毒性实验的方法与评价

免疫毒性常采用体内/体外实验来评价外源性化学物对免疫系统的作用及其在细胞和分子水平上的作用机制。尽管标准的毒理学终点如器官重量、细胞构成及细胞亚类的数目是评价免疫损伤的重要部分,但免疫毒性最敏感的指标还是激发各类免疫细胞对外源性刺激产生应答功能方面的实验。

啮齿动物免疫毒性检测实验内容包括:①检测免疫器官重量和组织形态学的改变;②检测淋巴组织、骨髓和外周血白细胞的细胞结构的变化;③检测免疫细胞效应和调节功能的损害;④对病原体和移植瘤的敏感性增加。此类组合主要检测免疫抑制作用。

一、免疫病理学检查

1. 免疫器官的组织病理学检查　免疫病理学检查首先要观察免疫器官的大体形态和大小(重量),然后进行组织病理学检查。一般先用常规染色法染色,根据需要可选择免疫组化等特异性方法。主要观察器官包括胸腺、脾、淋巴结和骨髓的组织结构和细胞类型。淋巴结的观察需要检查与结合受试物暴露途径相应的局部淋巴组织。如呼吸道暴露需关注肺门淋巴结;消化道暴露需关注肠系膜淋巴结;皮肤暴露需关注局部回流淋巴结。

2. 免疫细胞学检查　检测外周血或免疫器官的免疫细胞亚类和数量,可利用荧光标记的单克隆抗体和流式细胞仪观察免疫细胞表面标记。细胞表面抗原可以特异性地与相应的单克隆抗体结合,用单一的荧光素标记或 2 种荧光素标记抗体(双色荧光染色法),根据不同荧光物质的最大激发和发射波长,可定量每种荧光物质强度,从而推算出相应细胞表面抗原的表达量,也可以检测待定抗原阳性细胞的比例。双色荧光染色法可以同时检测 $CD4^+$ 和 $CD8^+$ 细胞,以确定哪种 T 细胞是外源性化学物毒作用的靶细胞,还可以了解外源性化学物是否影响 T 细胞的成熟。

二、免疫功能评价

免疫功能评价包括固有/非特异性免疫应答(innate/nonspecific immunity response)和适应性/获得性免疫应答(adaptive/acquired immunity response)的评价。固有免疫应答主要评价 NK 细胞活性和巨噬细胞功能,获得性免疫应答主要评价体液免疫功能和细胞免疫功能。

(一)非特异性免疫功能测定

1. NK 细胞活性测定　主要是观察 NK 细胞对敏感的肿瘤细胞(小鼠 NK 细胞敏感的 YAC - 1 细胞株或人 NK 细胞敏感的 K562 细胞株)的溶细胞作用。常用的方法有以下 2 种。

(1) 乳酸脱氢酶(LDH)释放法:活细胞的胞质中含有乳酸脱氢酶(Lactate dehydrogenase, LDH),正常情况下 LDH 不能透过细胞膜。当靶细胞受到 NK 细胞的攻击后,细胞膜的通透性发生改变,LDH 释放到细胞外,这时释放出来的 LDH 在催化乳酸生成丙酮酸的过程中,使氧化型辅酶 I(NAD^+)变成还原型辅酶 I(NADH2),后者再通过递氢体-吩嗪二甲酯硫酸盐(PMS)还原碘硝基氯化氮唑蓝(INT)或硝基氯化四氮唑蓝(NBT)形成有色的甲簪类化合物。运用酶标仪在 490 nm 波长处进行比色测定,根据培养液中释放的 LDH 量的多少,了解 NK 细胞对靶细胞的破坏能力。

(2) 放射性核素释放法:用放射性核素标记靶细胞,并将其与 NK 细胞共同培养一段时间,当靶细胞被 NK 细胞破坏时,放射性核素被释放出来,通过测定释放或残留在未被破坏细胞内放射性核素的放射活性,即可计算和推测 NK 细胞的细胞毒活性。常用的放射性核素有 ^{51}Cr、$^3H - Dr$、$^{125}I - UdR$ 等。

2. 巨噬细胞功能检测

(1) 流式细胞仪检测:从小鼠腹腔直接获得巨噬细胞,然后在体外与荧光胶珠按照一定比例混合培养。由于巨噬细胞具有较强的吞噬功能,荧光胶珠会被吞噬到巨噬细胞内,再用流式细胞仪检测巨噬细胞,可测得具有荧光信号的细胞比例和细胞内荧光信号的强弱,由此判断巨噬细胞的吞噬能力。

(2)炭粒廓清试验:正常小鼠肝脏枯否细胞可吞噬清除 90% 炭粒,脾巨噬细胞约吞噬清除 10% 炭粒,给小鼠定量静脉注射印度墨汁(炭粒悬液),间隔一定时间反复取静脉血,测定血中炭粒的浓度,根据血中炭粒廓清的速度,判断巨噬细胞的功能。

(3)巨噬细胞溶酶体酶测定:巨噬细胞富含溶酶体酶,如酸性磷酸酶、非特异性酯酶、溶菌醇等,测定这些酶的活性也可反映巨噬细胞的功能。

(4)巨噬细胞促凝血活性测定:激活巨噬细胞可产生一种与膜结合的凝血活性因子,加速正常血浆的凝固,取出预温 37℃ 的正常兔血浆和 CaCl,制成混合液,加入粘附单层巨噬细胞的试管中,移至 37℃ 的环境下,即时记录血浆凝固时间。当巨噬细胞与 LPS、肿瘤相关抗原或 HbsAg 等温育后,可见血浆凝固时间明显缩短。

(5)巨噬细胞表面受体检测:成熟的巨噬细胞表面具有 Fc 受体和 C3b 受体,这些受体能识别和结合经 IgG 和 C3b 调节的颗粒,促使巨噬细胞对相应颗粒的吞噬,检测这些受体可间接判断巨噬细胞的功能。常用抗红细胞的 IgG 抗体与鸡红细胞结合后,用其悬液作指示物进行 EA 花环试验,也可用抗原(E)抗体(A)补体(C)复合物做 EAC 花环试验。

（二）体液免疫功能评价

一般采用特异性抗原免疫动物,刺激脾B细胞活化并分泌抗体,然后观察抗体生成量或抗体形成细胞数。

1. 空斑形成细胞(plaque forming cell,PFC)实验　是检测体液免疫功能敏感的实验方法,反映宿主对特异性抗原产生抗体的能力。将洗涤后的绵羊红细胞注入小鼠腹腔,4～5天后将小鼠处死,制成脾细胞悬液,内含抗体形成细胞。然后将脾细胞、绵羊红细胞、补体混合孵育。由于PFC分泌的抗体和绵羊红细胞结合形成抗原-抗体复合物,在补体作用下可使红细胞溶解,形成肉眼可见的溶血空斑。一个空斑代表一个抗体形成细胞。

2. 血清溶血素测定　用绵羊红细胞(SRBC)免疫动物,其淋巴细胞产生抗SRBC抗体(溶血素),免疫一定时间后取外周血并分离血清。将血清稀释后在体外与SRBC共温孵育,有补体参与下可发生溶血反应,释放血红蛋白,通过测定血红蛋白量反映动物血清中溶血素的含量。血红蛋白可以直接与都氏试剂反应生成红色氰化血红蛋白,通过分光光度计比色法可知溶液中血红蛋白的含量。

（三）细胞免疫功能评价

可用T细胞表面标记、CTL杀伤实验、T细胞增殖实验、迟发型变态反应(DTH)和皮肤移植排斥反应等。其中CTL、DTH和T细胞增殖实验是最常用的3种方法。

1. CTL杀伤实验　评价脾T细胞识别和溶解经抗原处理靶细胞的能力。经丝裂霉素C预处理的P815肥大细胞瘤细胞作为靶细胞,与脾淋巴细胞共同孵育,CTL识别靶细胞并出现增殖。5天后收集致敏CTL,与放射性标记的Cr-P815肥大细胞瘤细胞共同孵育,此时CTL获得记忆,识别P815肥大细胞瘤细胞上的MHC-Ⅰ型抗原,并将其溶解,放射性核素释放到培养液中。反应结束时吸出培养液,测定放射性强度,与对照组比较可反映CTL活性。

2. DTH　也称迟发型超敏反应,是由T细胞介导的超敏反应。它的发生无需抗体或补体参与,在变应原作用下形成致敏淋巴细胞。当再次接触相同变应原时,可表现出迟缓的(至少约12小时后才出现,24～72小时达高峰的反应)、以单个核细胞浸润和细胞变性坏死为特征的局部变态反应性炎症。如接触性皮炎、移植排斥反应、结核分枝杆菌引起的组织损伤、卡介苗接种等。

3. T细胞增殖实验　检测淋巴细胞增殖功能一般选用不同有丝分裂原刺激体外培养的淋巴细胞,然后观察淋巴细胞的增殖情况。植物血凝素(PHA)和刀豆素(ConA)主要刺激T细胞。观察淋巴细胞增殖一般用放射性核素示踪法和比色法。放射性核素法采用H-TdR掺入,然后液闪仪定量。比色法根据活细胞能代谢染料四甲基偶氮唑盐(MTT),产生紫色的甲䐶(formazan),然后比色定量。

三、超敏反应的评价方法和自身免疫反应检测方法

1. 鼠局部淋巴结试验(LLNA)　用于检测局部淋巴细胞增殖,其结果与传统的豚鼠皮肤致敏实验有良好的相关性,且能定量。在化学物引起致敏的过程中,首先会发生淋巴细胞的大量增殖,同时相关细胞因子释放,从而引起一系列细胞转移、聚集的变化,出现过敏反应。致敏物通过小鼠耳表面皮肤经皮吸收后使结缔组织中免疫相关细胞致敏,当再次接触该化学物时,由于细胞记忆作用,会促进接触局部回流淋巴结的T细胞大量增殖。通过测定受试物耳部涂抹后耳淋巴结细胞的增殖程度强弱,可预测该化学物的致敏性。淋巴结增殖程度可以用不同

方法来进行观察,包括淋巴结重量、细胞数量以及细胞增殖时 DNA 合成量的增加来测定。

2. 检测药物自身免疫反应的标准方法　　鼠腘窝淋巴结实验(PLNA)是目前研究较为广泛的实验之一,将待检物质皮下注射到小鼠或者大鼠的足跖部,6~8 天后,取出腘窝淋巴结(PLN)并与对照侧的淋巴结进行对比,淋巴结重量和细胞数量的增加表明该物质具有刺激免疫活化的效果。

四、 检测细胞因子的方法

细胞因子在免疫应答的全过程中都起着重要的作用。目前检测细胞因子的方法主要有生物学测定、免疫学测定、流式细胞仪等。

1. 生物学测定　　也称为生物活性测定,主要根据各种细胞因子的不同生物活性检测,如 IL-2 促进淋巴细胞增殖、TNF 杀伤肿瘤细胞、CSF 刺激造血细胞集落形成、IFN 保护细胞免受病毒攻击等。

2. 免疫学测定　　是目前使用最为广泛的方法,其中常用的有酶联免疫吸附试验(ELISA)、放射免疫试验(RIA)和蛋白质印迹法(Western blotting)等。

3. 流式细胞仪　　检测的基本原理是用荧光标记的抗细胞因子抗体标记细胞,在流式细胞仪上观察荧光染色细胞的数量、比例和荧光强度等。

五、 转基因动物模型

转基因动物在免疫毒理学中的应用可以为外源性化学物的免疫毒性检测和免疫毒作用机制研究提供重要的工具。如利用转基因技术,可以建立对免疫毒物更为敏感的动物模型,用于免疫毒性的筛检和实验;通过对目的基因的导入或敲除,可以了解这些基因在免疫应答中的作用机制或外源性化学物的免疫毒作用机制。但转基因动物作为免疫毒性检测和机制研究的工具,还有待标准化方法的建立及长足的发展。

第四节　免疫毒性检测方案

由于免疫系统组成和功能的高度复杂性,以及免疫毒性化学物种类繁多、毒性机制复杂,目前还没有一种免疫毒理学实验方法能够全面地反映外源性化学物对整个免疫系统的影响。为了全面准确地检测外源性化学物的潜在免疫毒性及其免疫毒性机制,不同国家和组织分别设计了多个检测免疫毒性的体内/体外实验组合方案,如美国国家毒理学规划委员会(National Toxicology Program,NTP)的小鼠免疫毒性检测方案、美国 FDA 评价和研究中心(CDER)的免疫毒理学评价方案及 WHO 推荐的人群免疫检测方案等。

一、 美国 NTP 推荐的小鼠免疫毒性检测方案

该方案主要用于免疫抑制检测。采用分级检测形式,一级实验主要用于筛查和鉴定潜在的免疫毒性化学物;二级实验用于进一步证实其免疫毒性或进行机制研究。美国 NTP 推荐的小鼠免疫毒性检测方案(Luster,1988)如表 9-4 所示。

表 9－4　美国 NTP 推荐的小鼠免疫毒性测试方案

实验分级	检测项目	检测内容
一级	免疫病理	血液学:白细胞总数及分类 脏器重量:体重、脾、胸腺、肾、肝 组织细胞学:脾、胸腺、淋巴结
	体液免疫	T 细胞依赖抗原(sRBC)IgM 抗体生成细胞数 有丝分裂原 LPS 的反应
	细胞免疫	有丝分裂原 ConA 的反应及混合淋巴细胞反应
	非特异性免疫	NK 细胞活性
二级	免疫病理	脾 T、B 细胞数
	体液免疫	T 细胞依赖抗原(sRBC)IgG 抗体生成细胞数
	细胞免疫	CTL 溶细胞作用和 DTH
	非特异性免疫	巨噬细胞功能
	宿主抵抗力	不同肿瘤和感染因子的抗性

二、美国 FDA/CDER 的新药免疫毒性评价规范

美国 FDA 药品评价和研究中心(CDER)于 2002 年 10 月公布了新药研究中的免疫毒理学评价规范。具体内容如下。

(1) 该规范根据药物的特点,采取了较灵活的办法,指出在常规非临床毒理学研究中,需要评价药物对免疫功能影响的指征、需要检测的项目和参数。

(2) 提出要考虑药物对免疫系统 5 个方面的影响,包括免疫抑制、超敏反应和自身免疫、免疫原性(immunogenecity)和不良免疫刺激(adverse immunostimulation)。免疫原性是指药物及其代谢产物引起免疫反应的能力,药物的免疫原性越大,越有可能引起超敏反应或自身免疫性疾病。此外,一些具有免疫原性药物可引起抗药免疫反应,影响药物在体内的药效学或药物动力学过程,如一些糖尿病患者体内产生抗胰岛素抗体,可降低外源性胰岛素的疗效。不良免疫刺激指药物对免疫系统某些成分的任何抗原非特异性或难以控制的活化作用,可能与药物的免疫佐剂作用或慢性炎症有关。由于经皮或经呼吸道给药时的药源性超敏反应较多,因此对采用上述 2 种给药途径的药物均应进行致敏性实验。在免疫抑制毒性检测方面,若在常规的非临床毒理学研究中发现了下列潜在免疫毒性表现,应进一步研究：①骨髓抑制,如全血细胞减少、白细胞减少、淋巴细胞减少或其他血液异常；②免疫器官重量或组织学改变,如胸腺、脾、淋巴结或骨髓细胞过少；③血清球蛋白降低；④感染发生率增加；⑤肿瘤发生率增加。

(3) 美国 FDA 的 CDER 方案要求注意区分免疫毒性是药物本身的药理作用还是不良反应,这是药物与其他外源性化学物免疫毒性评价的不同之处。如用于抗移植排斥反应的药物,其免疫抑制作用就是其治疗作用；许多抗肿瘤药物的骨髓抑制作用在治疗实体瘤时是不良反应,而治疗恶性血液疾病时则是正常的治疗作用。但有时两者难以区分,如某些非甾体抗炎药的免疫抑制作用。在该指南中还讨论了免疫原性、超敏反应、自身免疫、不良免疫刺激。

三、 WHO 推荐的人群免疫毒性检测方案

人群免疫毒性检测对于确定外源性化学物对人体健康危险度评价具有十分重要的意义。WHO 对人群免疫毒性检测提出建议,WHO 推荐的方案包括 7 个方面:血液学检查、体液免疫、细胞免疫、非特异性免疫、淋巴细胞表面标记、自身抗体、临床化学检查。美国国家研究委员会(National Research Council,NRC)在 20 世纪 80 年代提出的人群免疫毒性检测方案分为 3 个阶段,所有接触免疫毒物的人均需进行第一阶段检测,发现有异常的及选择部分接触人群进行第二阶段检测,第三阶段检测则在第二阶段中有异常的人群中进行。

四、 中国推荐的实验动物免疫毒性测试方案

北京医科大学薛彬教授领衔的团队根据中国实践工作的具体情况,同时参考国外学者推荐的免疫毒性测试方案,于 1991 年推荐了中国进行免疫毒性检测的方案如表 9-5 所示。

表 9-5　中国推荐的实验动物免疫毒性检测方案(北京医科大学毒理室,1991)

项目	检测内容
病理毒性	脏器重量:体重、脾、胸腺 一般血液检查:白细胞总数及分类
体液免疫	对胸腺依赖抗原:羊红细胞的抗体空斑反应(PFC) 血清抗体滴度(血凝法、ELISA 法) 用有丝分裂原(如 LPS)刺激淋巴细胞转化
细胞免疫	T 细胞数 用有丝分裂原(ConA、PHA)刺激淋巴细胞转化 DTH
巨噬细胞功能	单核-巨噬细胞对碳粒的廓清能力 腹腔巨噬细胞吞噬功能
宿主抵抗力	对肿瘤细胞的敏感性($TD_{10\sim20}$) 对内毒素的过敏反应($LD_{10\sim20}$)

(张　洁)

第十章　肝肾毒性

第一节　肝毒理学

肝毒理学(hepatotoxicology)是靶器官毒理学的重要研究领域之一,是利用毒理学的原理和方法,研究外源性有害因素对肝损害作用及其作用机制,以及健康损害的诊断、治疗和预防的科学。肝是人体的主要代谢器官,大多数外源性化学物进入人体后均可通过血液循环到达肝。肝细胞代谢旺盛,因此很容易受到外源性化学物的影响,引起肝损伤。

一、肝的生理与肝损伤

大量工业化合物和治疗药物已被证实能损害肝,一些植物提取成分的保健品长期服用也具有一定肝毒性。研究已确认部分化学物损伤特定人群的肝细胞的作用机制。外源性有害因素对肝损害作用的研究需要认识肝的主要功能、组织结构和肝排泄(即胆汁的形成)过程。

1. 肝的解剖与生理学

(1) 肝的主要功能:肝在肠道和其他器官之间,处于非常重要的位置,这有助于维持人体内环境的稳定。静脉血从胃和肠流入门静脉,再进入肝,继而进入体循环。肝是处理摄入的营养物质、维生素、金属元素、药物、环境毒性物质和细菌代谢废物的第一器官。肝可通过吸收过程,摄取血液中的物质,并将其代谢分解、储存或排泄入胆汁,达到解毒的目的。但苯并(a)芘、氯乙烯等部分外源性化学物可经肝转化后生成毒性更强的代谢产物。

当毒性物质抑制或阻止肝的转化和合成过程时,即使没有可察觉的细胞损伤和临床症状,也会发生肝功能不全;当毒性物质引起较多肝细胞死亡和慢性损伤导致细胞被无功能的瘢痕组织取代时,就会出现肝功能障碍。

(2) 肝的组织结构:肝被经典地划分为六边形的小叶,肝小叶分为3个部分:中心小叶、中间带状区和门静脉周围区。肝的功能单位是腺泡,腺泡基质由肝门静脉终端分支和肝动脉形成,并沿肝门向外延伸。腺泡有3个区带:区带Ⅰ接近于血液入口,区带Ⅲ邻接肝门静脉终端,区带Ⅱ介于它们之间。这3个区带几乎和肝小叶的3个部分重叠。

肝窦状隙是肝细胞索之间的通道。窦状隙内的3种主要细胞是窦内皮细胞、库普弗细胞(Kupffer 细胞)和 Ito 细胞(常称为贮脂细胞和星状细胞)。窦状隙是由稀疏不连续的拥有大量孔隙的内皮细胞排列而成。这些孔隙允许相对分子质量小于 250 000 的分子通过内皮细胞和肝细胞之间的间隙(组织间隙)。库普弗细胞是肝巨噬细胞,能够吸收和降解微粒物质,分泌细胞因子,也可充当抗原呈递细胞。Ito 细胞位于内皮细胞和肝细胞之间,能够合成胶原,也是体内维生素 A 的主要储存场所。

(3) 胆汁的形成:胆汁是从小肠吸收脂类营养物质,保护小肠免受氧化损伤和清除内源性和外源性物质的必要条件。胆汁形成初期为肝细胞转运胆盐、谷胱甘肽和其他溶质进入胆小管。胆小管在肝细胞之间形成通道并且互相连通,在肝内形成一连串更大的通道或管道,最后与大的肝外胆管合并形成胆总管。胆汁释放进入十二指肠之前储存在胆囊并在胆囊中浓缩。部分动物没有胆囊,例如大鼠、马等。

与毒性物质有关的胆汁形成障碍可能对某些人群产生不利的影响。例如,新生儿因胆盐合成功能不全,窦状隙、小肠转运体的表达延迟,在使用拮抗胆红素胆道分泌的药物时,更易出现黄疸。

(4) 肝损伤和肝毒物的类型:外源性化学物对肝的损害与化学物的理化性质、暴露强度与时间、遗传和化学物的联合作用有关。肝损伤的表现取决于损伤的强度、影响细胞的数量以及损伤的急缓(急性或慢性)。常见的损伤类型如下。

1) 脂肪肝:又称为脂肪变性,是由肝中脂质的沉积所致。脂肪肝源于脂质的代谢紊乱。脂肪变性是许多排泄的毒性物质急性损伤后的常见反应。毒素诱导的脂肪变性常常是可逆的,不会导致肝细胞死亡。比如代谢抑制剂乙硫氨酸、嘌罗霉素和环己亚胺能引起脂肪的聚集,但不会引起细胞的死亡。

2) 细胞死亡:肝细胞可以通过 2 种不同的方式导致死亡,即坏死和凋亡。当肝细胞发生坏死时,有关的肝细胞膜渗漏可以通过生化手段检测到,如测定血浆或血清中来源于肝细胞质的丙氨酸转移酶(ALT)和 γ-谷氨酰转移酶(GGT)。

肝细胞的坏死以灶性、区带或全小叶性的形式出现。灶性细胞坏死的特点是单个或小簇肝细胞随机、散在的坏死。区带坏死是在某功能区域的肝细胞坏死。全小叶性坏死是大量肝细胞的死亡,只有极少数存活。毒素诱导的肝细胞损伤机制包括脂质过氧化、与细胞大分子结合、线粒体损伤、细胞骨架的破损和大量钙的流入。

3) 胆汁淤积:生理学将其定义为胆汁形成量的减少或胆汁溶质的分泌减少,胆汁阻塞的生化特点是正常情况下在胆汁中浓缩的物质,尤其是胆盐和胆红素的血清水平升高。当胆汁分泌微黄色胆红素的功能出现障碍,色素将聚集在皮肤和眼,产生黄疸进入尿液,使其变为亮黄色或暗黑色。毒素诱导的胆汁淤积可能是短暂的,也可能是慢性的;当出现大量的胆汁淤积,伴随细胞肿胀、细胞死亡和炎症发生。许多不同类型的化学物质均可引起胆汁淤积。

4) 胆管的损伤:肝内胆管的损伤也称为胆管破坏性胆汁淤积,反映胆管损伤的生化指标为血清中碱性磷酸酶的活性,除此之外,血浆中胆盐和胆红素的水平也会升高。在使用单剂量的胆管破坏性物质后,最初的损伤表现为胆管上皮细胞膨胀、胆管管腔内损伤细胞的碎屑残留和门静脉中炎症细胞的侵入。引起胆管损伤的毒性物质可导致胆道增生和纤维化,类似于肝硬化。胆管损伤的另一标志为胆汁缺乏,即胆汁消失综合征。这种情况在接受抗生素治疗的患者中已有报道。

5) 窦状隙损伤:窦状隙腔道的扩张、堵塞或其内皮细胞壁的进行性损伤,会破坏窦状隙功能的完整性。当血红细胞进入窦状隙时腔道将发生堵塞,进而可能导致肝淤血。窦状隙内皮质的持续损伤将导致内皮质出现缝隙,继而使屏障的完整性瓦解,伴随红细胞困于窦状隙内。这些窦状隙的破坏被认为是血管紊乱,即所谓的静脉闭塞病的早期结构特征,这种疾病可发生在吡咯双烷生物碱如草本茶类和被化疗药物暴露后。

6) 肝硬化:肝硬化的特征是直接损伤或炎症导致的大量胶原蛋白纤维的沉积。由于长期的胶原蛋白沉积,肝的结构被分割为相互连接的纤维组织。当纤维瘢痕包绕、再生肝细胞形成假小叶时,纤维化进展为肝硬化,这时肝脏通过残余正常肝组织来完成其重要的功能。肝硬化通常是由于反复暴露于化学毒素而引起的不可逆且预后差的肝损伤。

7) 肿瘤:化学物诱导的肿瘤包括起源于肝细胞或胆管细胞的肿瘤,以及起源于窦状隙线性细胞的罕见恶性血管肉瘤。肝癌已被证明与雄性激素的滥用以及过多食用黄曲霉污染的食物有关。另外,二氧化钍(放射性钍元素的二氧化物)在库普弗细胞和窦状隙的巨噬细胞中聚集,在相当长的半衰期内释放出放射活性物质,引发多种肝肿瘤。

8) 体质依赖性肝损害:是由于机体存在遗传多态性,导致某些基因缺失、表达过多或者过少、酶活性增强或减弱,造成肝对某种外源化合物的毒性特别敏感。该类肝损害比较少见,但是具有不可预测而造成肝功能严重损伤的潜在危险。麻醉药氟烷、抗生素呋喃妥因、抗惊厥药苯妥英、镇痛药双氯酚胺、曲格列酮等是现在已经发现存在体质依赖性肝损害的物质。值得注意的是,少部分中草药制剂和食品补充剂也可引起体质依赖性肝损害。

2. **肝损伤相关因素** 肝是一个解毒器官。由于存在首过效应,肝毒性物质的位点特异性是很明确的。摄入的位置和特定过程,以及胆汁分泌都会导致肝比身体其他组织的毒物暴露水平要高,尤其在某些类型的肝细胞中暴露水平更高。其次,生物活化反应的巨大活性影响近似毒物的暴露速率。

(1) 摄取和浓缩:窦状隙具有膜孔的上皮细胞,使血液循环中的分子和肝细胞之间发生紧密的联系。因此,亲脂性药物和环境污染物很容易分布到肝细胞中。富含生物膜的肝脏可浓缩亲脂性物质,作为窦状隙转运体的底物,其他毒性物质能快速地从血液循环中分离出来,鬼笔(来自一种蘑菇)和微囊藻素(来自一种蓝绿色藻类)可作为两个典型的例子,用来阐述毒素通过肝窦状隙广泛地被肝细胞摄取,进而损害肝脏的过程。维生素 A 的肝毒性最初是影响窦状 Ito 细胞,该细胞可主动地摄取、储存维生素 A 和钙,而金属镉的肝毒性在肝细胞不能用金属硫蛋白来结合时,会表现得非常明显。肝细胞有助于维持铁的稳态,它是通过受体介导的过程从窦状隙中摄取这种必需金属,并以三价铁蛋白的形式储存。

(2) 生物活化和减毒:肝细胞的 I 相酶能将外源性物质转化为活性亲电代谢产物。此外,肝细胞 II 相酶可为分子添加极性基团,这有助于将后者从体内消除。II 相酶的反应常产生稳定的、无活性的代谢产物。一般而言,在 I 相酶和 II 相酶作用之间的平衡决定了一种活性代谢产物是否会激发肝细胞损伤或安全解毒。

1) 乙醇:与生物活化/解毒活性的平衡有高度临床相关性的遗传条件是指控制乙醇两步代谢酶的多态性。乙醇由乙醇脱氢酶变为乙醛而具有活性,有活性的乙醛由乙醛脱氢酶催化变为乙酸而解毒。两种酶都呈现遗传的多态性——具有快速活性的乙醇脱氢酶(ADH)和作用缓慢的线粒体酶乙醛脱氢酶(ALDH),结果导致高浓度的乙醛产生。将近 50% 的亚洲人拥有慢速乙醛脱氢酶,而白种人没有。具有这种慢速乙醛脱氢酶的人食用乙醇后,会出现由高浓度乙醛引起的脸红、恶心等不适症状。

2) 细胞色素 P450 酶:细胞色素 P450 酶依赖的生物活化作为肝毒性的作用机制,即使对于所谓安全的化合物来说,也是非常重要的,因为一些细胞色素 P450 酶在生物转化反应中会产生活性氧,后者可导致肝损害。CYP2E1 产生的活性氧和其他自由基是晚期肝损害病因学的一个重要因素。除了 CYP2E1 外,CYP3A 被证明与民间药用的石蚕属植物(唇形科,

chamaedrys L)引起的肝毒性有关,尤其是CYP3A在将石蚕属植物成分转化为活性亲电物质的过程中起着至关重要的作用。

3）四氯化碳:细胞色素P450依赖的CCl_4转变为$·CCl_3$,然后变为$CCL_3OO·$的过程是将外源性物质生物转化为自由基的典型例子,并可引发氧化损伤。在细胞色素P450减少的情况下,暴露于CCl_4下的肝损害会减轻。

4）对乙酰氨基酚:大量应用止痛剂引起的肝毒性是已明确的因素（食物、药物、糖尿病、肥胖症）如何增强肝毒性的范例。对乙酰氨基酚一般的治疗剂量是没有肝毒性的,因为大部分对乙酰氨基酚经葡萄糖醛酸化或磺化后解毒,只有极少数药物活性增强。大剂量使用对乙酰氨基酚的肝损害在空腹及其他使谷胱甘肽耗尽的条件下更为严重,也可通过N-乙酰半胱氨酸加速谷胱甘肽细胞合成的治疗方法来减轻。使用大剂量对乙酰氨基酚导致肝毒性后,乙醇可使对乙酰氨基酚的肝毒性作用增强,这种增强作用常常由于乙醇诱导CYP2El,而后者介导对乙酰氨基酚活化为亲电的N-乙酰冬氨酸-P-苯醌亚胺（NAPQI）。CYP3A的诱导剂包括许多药物和食用化学物,潜在地影响对乙酰氨基酚的毒性。值得注意的是对乙酰氨基酚肝毒性的"两次攻击"理论。该理论指出:一种药物的活性代谢产物初始作用于肝细胞,使其易受到活性含氮物质（比如过氧化亚硝酸盐）的毁灭性打击。

5）金属和类金属:大多数金属和类金属往往靶向多个器官,其中包括肝脏。例如砷和铜进入肝脏后可产生大量的活性氧导致损伤。当镉进入肝细胞的量超过其金属结合蛋白螯合镉的能力时,毒性也变得明显。此外,过量铁的积累也会引起肝损伤。

（3）窦状腺细胞活化:在急性和慢性暴露于肝毒性物质后,库普弗细胞和Ito细胞出现形态学上的激活表现。激活或灭活库普弗细胞的预处理可适当减轻主要毒性物质的损害程度。维生素A激活的库普弗细胞可提高CCl_4的急性毒性而当动物被给予库普弗细胞灭活剂时,这种增强作用不会出现。活化的库普弗细胞可分泌一定量的可溶性细胞毒素,包括活性氧和活性含氮物质。长期和短暂暴露在乙醇中可直接或间接地影响窦状隙细胞。

（4）炎症和免疫应答:中性粒细胞、淋巴细胞和其他炎症细胞迁移至已受损的肝部位是许多化学物质导致肝毒性的识别特征。事实上,令人误解的术语"肝炎"指的是任何侵害导致的肝损伤,与受损后肝细胞的坏死与炎症细胞的侵入有关。

反复暴露于化学物（通常是药物）导致的肝毒性中,偶尔可观测到免疫应答反应,个别人偶尔发生的、不可预期的免疫应答即认为是高敏反应。当治疗停止时,毒性反应停止,而再次给予药物或治疗重新开始时,毒性反应再度发生,这时就要考虑免疫介导反应。尽管这种理论已被广泛接受,但免疫应答只见于乙醇、氟烷和其他几种肝毒性物质。

二、肝毒物的毒性评价

1. 整体动物实验　整体动物实验评价外源性化学物对肝毒性作用是常用方法,对损伤进展和慢性损伤反应的评价非常重要。常用的受试动物为大鼠和小鼠、家兔、犬类等。由于物种的不同往往导致肝脏生理结构和代谢能力与人类存在一定差别,因此选择合适的动物非常重要。肝脏的毒性作用检测主要分为2个方面:一是对肝损害的形态学评价;二是对肝损害的功能学评价。

（1）肝损害的形态学评价

1）大体解剖:化学物质通过不同途经、时间、剂量给实验动物染毒,要了解化学物质对实验动物的肝损伤程度,首先要对实验动物进行大体解剖,通过肉眼对肝脏进行仔细观察,并称重计算脏器系数。

2）光学显微镜检查：进行病理解剖取材并用甲醛浸泡的肝组织石蜡包埋、苏木素和伊红染色，然后再切成 $5\sim6\,\mu m$ 的肝组织切片，用光学显微镜读片。

3）电子显微镜检查：在化学毒物引起的各种亚细胞结构的改变中以内质网的改变最早，粗面内质网的损害以核糖体脱落为主，线粒体的受损表现为肿胀。

4）免疫组化：目前免疫组化技术用于蛋白质包括肝相关酶的检测已经非常成熟，很多检测需要使用冷冻切片。

（2）肝损害的功能学评价：肝损害的功能评价实验主要分为3类，即血清酶检测技术、肝脏排泄功能检测以及肝脏组织化学成分的检测。

1）血清酶学方法：肝受到损伤之后会引起相应的酶的变化，通过检测释放入血的肝酶活性，可以了解肝损伤情况。对于肝损害的特异性和敏感性的不同，将血清酶分为3组：第一组，主要包括碱性磷酸酶（AP）、5′-核苷酸酶（5′-NT）和γ-谷氨酰转移酶（GGT）；第二组，天冬氨酸转移酶（AST）、乳酸脱氢酶（LDH）、丙氨酸转移酶（ALT）、鸟氨酸氨基甲酰转移酶（OCT）、山梨糖醇脱氢酶（SDH）；第三组，磷酸肌酸激酶（CPK）和胆碱酯酶（ChE）。

2）肝排泄功能：化学物可以原形或代谢产物经肝排泄，经胆汁排泄的化合物根据排泄时所测得的胆汁/血浆浓度比值被划分为3类：①A类物质，包括钠离子、钾离子、氯离子以及葡萄糖，其比值大约为1.0；②B类物质，如胆盐、胆红素、BSP和许多外源物，其比值大于1.0；③C类物质，为一些大分子，如菊粉、磷脂、黏蛋白和白蛋白，其比值小于1.0，其中靛青绿排泄实验为一种实用的方法。

3）肝脏分泌功能测定：外源性化学物引起的肝损伤也可以导致胆汁分泌发生障碍，血液中的胆汁酸增加。检测血液中的甘胆酸对于肝功能评价具有一定的价值。

4）肝组织化学成分的改变：包括肝脂质含量、脂质过氧化产物、蛋白质合成、DNA合成、DNA复制和活性代谢产物的测定。

2. 肝损害的体外实验及评价　肝损害的体外测试方法，在评价某些特定化学物对肝脏的毒机制有重要价值，主要是实验条件可以被人为地控制，因此实验结果的重复性也相应增加。使用独立的灌流肝脏技术，独立的肝细胞和细胞块的体外系统可以在没有其他系统的影响下进行不同水平的观察，对于确定肝损伤的因素和机制是非常有用的。使用共同培养或可灭活指定细胞类型的物质的模型能够证明某种细胞的作用及不同类型细胞间的相互作用。

（1）离体灌流：离体灌流肝实验是介于体内与体外实验之间的实验。它运用体外肝灌流技术，在保持肝组织结构完整的情况下，研究毒物对肝生物合成功能、物质代谢、转运与排泄等过程的影响。

（2）肝匀浆实验：常用于毒物代谢、蛋白合成能力及脂质过氧化作用的研究。但是该实验有一定的缺点，主要是失去了存在于正常肝细胞内各细胞器之间的生理调节关系。

（3）肝薄片孵育实验：近年来，大鼠的肝薄片实验改进后被用来观察毒物对大鼠肝细胞膜的损伤和对脂质分泌功能的抑制作用。

（4）原代肝细胞培养实验：分离大鼠的肝细胞，也可以是人的肝细胞，进行常规培养，细胞在培养一段时间后，细胞的形态和数量达到实验要求时即可用于检测化学物对肝细胞的毒性研究。

三、 肝毒性的生物标志

1. **分类** 肝脏毒性的生物标志多用血清酶类。最早使用各种氨基转移酶,以后又逐渐发展到其他酶类,如腺苷脱氨酶、山梨醇脱氢酶、异柠檬酸脱氢酶、谷胱甘肽－S－转移酶等。血清蛋白和生化物质如胆汁酸、胆红素、透明质酸等也可作为肝脏毒性的生物标志。按照检测意义,肝脏毒性生物标志可分为以下 5 大类。

(1) 肝细胞损害的标志:血清丙氨酸转移酶、天冬氨酸转移酶、腺苷脱氨酶、谷胱甘肽 S 转移酶、乳酸脱氢酶、谷氨酸脱氢酶、精氨酰琥珀酸裂解酶、异柠檬酸脱氢酶、山梨醇脱氢酶、醛缩酶等。

(2) 肝分泌和排泄功能的标志:血清胆红素、血清总胆汁酸、吲哚氰绿滞留率等。

(3) 肝合成功能的标志:总蛋白、白蛋白、前白蛋白、胆碱酯酶、总胆固醇、凝血酶原时间、卵磷脂胆固醇酰基转移酶、凝血因子等。

(4) 肝代谢转化能力的标志:氨基比林、非那西汀和色氨酸代谢试验等。

(5) 肝纤维化和硬化的标志:单胺氧化酶、脯氨酸肽酶、Ⅲ 型前胶原、层黏蛋白、Ⅳ 型胶原、透明质酸、抗线粒体抗体等。

2. **肝细胞损害标志** 血清酶标志常被用来反映肝细胞受损情况。细胞膜的通透性增加或肝细胞坏死,细胞内的酶释放入血液循环,使血液中酶的水平升高,因此检测血清酶水平可评估肝细胞受损的程度。为了提高诊断率,目前从 3 个方面进行研究:①寻找更特异性、更敏感的酶;②观察 2 个酶的比值;③检测同工酶。

(1) 氨基转移酶:血清 ALT 参考值小于 50 单位,是肝细胞实质损害的主要标志。它存在于肝、肾、心肌、骨骼肌、胰、脾、肺、红细胞和血清中,以肝含量最高,主要存在于胞质中。肝细胞内 ALT 浓度比血清高 1 000～5 000 倍,如果释放的酶全部保持活力,只要 1% 的肝细胞坏死,可使血清酶活性增加 1 倍。但 ALT 缺乏特异性,与肝脏病理组织改变缺乏一致性。AST 广泛分布于体内,以心肌含量最高,肝、肾次之,故血清 AST 活性升高应排除心肌病变后才考虑肝损害。测定同工酶则意义更大。

肝细胞内 ALT 主要分布于胞质中,而 AST 主要分布于线粒体,为了提高血清氨基转移酶测定的诊断价值,可进一步测定 AST/ALT 比值。在肝细胞内,AST/ALT 比值为 0.6∶1,而在整个肝细胞内,两者之比为 3∶1。当轻度肝损害时,AST/ALT 比值下降;当重度肝损害时,AST/ALT 比值上升。因此测定该比值可作为判断肝损害程度的指标。

(2) 腺苷脱氨酶:腺苷脱氨酶(ADA)以同工酶的形式广泛存在于人体各组织中,肝细胞内 90% 存在于胞质内,血细胞内酶活性约为血清的 40～70 倍,故检测时应避免溶血。对于反映急性肝损害,该酶与氨基转移酶的意义相似。但血清 ADA 测定有氨基转移酶不具备的优点:临床上发现急性肝炎恢复期 ADA 升高的阳性率高于氨基转移酶,提示在反映肝炎的残余病变方面较后者为优。慢性肝病,尤其肝硬化的 ADA 阳性率高于氨基转移酶。阻塞性黄疸时 ADA 正常,故有助于鉴别黄疸。

(3) 乳酸脱氢酶:LDH 在体内广泛分布,肝病时血清 LDH 升高,但其敏感性远逊于氨基转移酶,且许多肝外疾病如心肌梗死、肺梗死、溶血时 LDH 也升高,故对肝损害缺乏特异性。就肝病而言,LDH 同工酶的测定更有价值。LDH 共有 5 种同工酶(LDH1～LDH5)其中 LDH1 主要存在于心肌内,LDH5 主要存在于横纹肌和肝内。正常人血清 LDH_2>DH_1>LDH_3>DH_4>LDH_5,心肌病变时 LDH 升高,LDH_1>LDH_2,肝病时以 LDH_5 增加为主,

$LDH_5 > LDH_4$。

（4）谷胱甘肽 S 转移酶：GST 在肝细胞中主要分布于胞质，参与肝细胞对胆红素、胆汁酸等的摄取、转运。GST 相对分子质量较氨基转移酶小，更易透过肝细胞膜，肝损害时血清峰值出现比氨基转移酶早且高，因此测定 GST 是反映急性肝细胞损害的敏感指标。但由于其半衰期短（$1\sim8$ 小时），所以峰值出现后迅速下降，比氨基转移酶早降至正常，这有助于识别肝细胞损害的终止时间，即使氨基转移酶仍高，但当 GST 活性下降时，提示肝细胞损害不再继续。目前认为血清 GST 活性是反映肝细胞坏死最敏感的指标，其敏感性优于氨基转移酶。

（5）其他肝细胞损害标记

1）山梨醇脱氢酶（SDH）：其活性增高与肝病的特异性明显高于 ALT 和 AST，可作为肝功能检测的特异性指标。异柠檬酸脱氢酶（ICD）存在于肝、肾、骨骼肌、肠、红细胞内，在肝细胞内存在于胞质中，血清中酶活性升高实际上仅见于肝病。在急性、慢性肝细胞性病变时 ICD 的改变类似氨基转移酶，但不如后者敏感。

2）谷氨酸脱氢酶（GDH）：主要存在于肝脏，且仅存在于线粒体中，理论上血清 GDH 的特异性较氨基转移酶高。酒精性肝病时肝损害主要发生于肝中央小叶，故血清 GDH 活性可作为反映酒精性肝病的良好指标。

3）甘胆酸（CG）：反映肝细胞的损害比目前临床上常用的 ALT 等更为敏感，当肝细胞受损或胆汁淤积时，血清中 CG 含量明显增高，这样有助于早期发现轻度肝损害，并确定慢性肝损害的严重程度。

（6）肝损伤标记的探索：肝分泌的物质有很大一部分进入血液。近来在血液中发现了多种具有标志潜力的物质，例如外周血中长链非编码 RNA、miRNA，外周血血清中 DNA 甲基化的变化，外泌体包裹形式出现的蛋白质、RNA 或者 DNA，这些物质与肝脏的关系需要进一步探索。

第二节　肾毒理学

肾毒理学（nephrotoxicology）是利用毒理学的原理和方研究外源性有害因素对肾的毒性作用及其作用机制，以及中毒诊断、治疗和预防的一门学科。肾是一个重要的排泄器官，大量的外源性化学物最终由肾排出，进入肾的重金属、类金属、药物、环境污染物及其代谢产物均可引起肾功能损害。

一、肾的解剖及病理生理

肾脏可将代谢产物排出体外，还可合成和释放肾素和促红细胞生成素，调节细胞外液量和血浆渗透压，维持水、电解质和酸碱平衡，因此哺乳动物肾功能的完整性对维持整个机体内环境的稳定起着重要作用。

1. 功能解剖　肾的冠状切面上可见肾实质分为皮质和髓质 2 部分。皮质要接收 90% 的血流量，髓质接收 $6\%\sim10\%$，乳头接收 $1\%\sim2\%$。肾脏的功能单位可分成 3 部分：血管部分、肾小球部分和肾小管部分。

2. 肾脏的病理生理反应

（1）急性肾衰竭（ARF）：肾毒性损害最常见的表现是急性肾衰竭，其特征是肾小球滤过率

（GFR）急剧减少（超过 50%），导致氮质血症或血液中出现含氮废物，表现为少尿或者无尿、高血钾症和代谢性酸中毒。

管状结构的完整性依赖于细胞与细胞间及细胞与基质间的连接。假设当受到化学物质或低氧血症的损伤后，非致命性损伤、凋亡和肿胀的细胞与基膜的粘附力受损均会导致上皮细胞间出现裂隙，发生滤液回漏和 GFR 降低。这些分离的细胞可能聚集在管状系统的内腔（细胞与细胞黏附）上或粘附于上皮细胞下游，导致管路堵塞。

（2）中毒后的调节：肾脏有很强的代偿能力。单侧肾切除术后，残余肾的 GFR 能增加40%～60%。单肾 GFR 代偿性的增加，同时伴有近曲小管水和溶质的重吸收成比例增加，以维持球管平衡。

两个最明显的细胞适应性反应是诱导产生金属硫蛋白和应激蛋白。热休克蛋白（HSP）和糖调节蛋白（GRP）在肾脏不同类型的细胞及亚细胞结构内的分布有差异。这些蛋白参与维持正常的蛋白结构和受损蛋白的降解均有助于复原和修复肾脏功能，因此是毒性损害的重要防御机制。

（3）慢性肾衰竭：长期暴露于各种化学物质可使肾功能出现渐进性恶化。肾单位受损后，肾小球压力和血流量适应性增加，从而增加残余的有功能肾单位的 GFR，进而维持全肾的GFR。随着时间的推移，这些改变就会失代偿，发展为局灶性肾小球硬化，然后导致肾小管萎缩和间质纤维化。残余肾单位的肾小球压力和血流量代偿性地增加，还可能会造成毛细血管的机械性损伤，导致通透性改变。

（4）免疫介导肾小球疾病：可能的原因是循环的抗体与抗原相互作用所产生的沉淀物所导致。其特征是肾小球基膜上有 IgG 沉着或者抗原-抗体复合物的沉着。许多药物或者环境污染物的暴露与此类肾小球肾炎有关，如汞、D-青霉胺、丙卡巴肼等。

二、 易感性及生化机制

1. 肾组织对毒物损伤的易感性　肾脏的解剖和生理特性决定了它对毒物的易感性。虽然肾脏重量约为身体的 0.5%，但它接受了 20%～25% 的心脏静息搏出量，因此体循环中大量的化学物或药物可随血流到达肾脏；化合物重吸收后在肾小管中被浓缩，使某些在血浆里无毒的化合物在肾小管内达到中毒浓度；肾小球滤过的毒物在肾小管内不断浓缩，使一些相对不可溶的化合物在肾小管的管腔内沉积而引起阻塞，进而产生急性肾衰竭。

2. 肾细胞损伤的生化机制

（1）细胞死亡：肾细胞损伤最终导致细胞死亡，可以是坏死，也可以是凋亡，两者在形态和生理上有很大的差别。一般肾性毒作用由细胞坏死而引起的细胞死亡。

（2）毒性介质：一种化学物质可以通过各种机制引起细胞损伤。可与细胞内大分子物质发生内在的反应而产生毒性，也可通过肾脏的生物转化而变为一种活性中间体，也可能通过增加活性氧（ROS）的生成，如超氧阴离子、超氧氢化物和氢氧根基团，诱导氧化应激间接损伤细胞。活性氮也可引起损伤，例如过氧化亚硝酸盐（$ONOO^-$）可以吸附蛋白质、脂类物质和DNA 而引起毒性。

（3）细胞容积和离子稳态：细胞容积和离子稳态有密切联系，对于肾小管上皮的重吸收也至关重要。毒物一般都是通过与细胞膜作用，增加离子通透性和抑制能量产生而影响细胞容量和离子内稳态。正常情况下，膜的转运可维持细胞内离子的平衡和跨膜离子运动，ATP 的失代偿可以抑制膜的转运。随着 ATP 的耗竭，钠钾 ATP 酶活性受到抑制，引起钾外流、钠氯内流、细胞肿胀,最终细胞溶解。

（4）细胞骨架和细胞极性:外源化学物早期暴露就可破坏细胞膜的完整性。这与毒性物质诱导细胞骨架的组成成分发生改变以及细胞骨架-细胞膜之间的相互作用,或与能量代谢、钙或磷脂的稳态紊乱有关。正常情况下肾小管上皮细胞对于一定的转运体和酶而言是有极性的,然而在体内缺氧和体外 ATP 耗竭的情况下,钠钾 ATP 酶与肌动蛋白之间脱偶联,从肾近曲小管细胞膜的底部转到顶端。

（5）Ca^{2+} 稳态:Ca^{2+} 在肾细胞内的分布是错综复杂的,包括与大分子物质的阴离子位点结合和分散在亚细胞器内。存在于细胞溶胶中游离 Ca^{2+} 浓度大约为 100 nmol/L,也是细胞内起重要调节作用的钙库,这个浓度水平是通过位于细胞质膜和内质网的一系列通道和泵来维持的。细胞溶胶中游离 Ca^{2+} 浓度的异常升高可以引起 Ca^{2+} 依赖性酶降解,如磷脂酶和蛋白溶解酶,而这些酶可以保护细胞骨架成分的结构和功能的完整性。

（6）线粒体损伤:细胞中的许多生化过程均依赖 ATP 的合成,外源化学物可以通过干扰该过程影响肾细胞。线粒体损伤的主要形式是线粒体通透性的改变,膜上小孔开放、允许相对分子质量小于 1500 溶质分子通过。例如,金属铊和氯化汞等物质都会影响氧化磷酸化的过程而干扰代谢,引起肾细胞线粒体的损伤。

三、肾毒性物质

引起肾毒性的化学物很多,主要有以下几类:①重金属和类金属,如镉、铋、锑、镓、铟、铅、汞、镍、铬、硅、砷;②卤代烷烃,如溴化苯、一溴二氯甲烷、四氯化碳、氯仿、二溴氯丙烷、1,2-二溴乙烷、1,2-二氯乙烷、环氯丁二烯、戊氯乙烷、三氯乙烯、四氯乙烯、四氟乙烯;③生物毒素,如黄曲霉素 B、细菌内毒素、桔霉素、蛇毒;④农药,如五氯苯酚、百草枯、敌草快、甲醚菊酯、氯丹;⑤有机溶剂,如乙烯二乙二醇、二乙烯乙二醇、甲苯、汽油、煤油、柴油;⑥药物,如庆大霉素、万古霉素、丝裂霉素、头孢菌素、非那西丁。下面介绍常见的几种肾毒物。

1. 汞　环境中存在元素汞(蒸汽)、无机汞盐和有机汞化合物。元素汞进入体内在红细胞和组织中迅速氧化成无机汞,在组织中无机汞和元素汞的分布是一样的。由于汞对巯基有特殊亲和力,因此血液中的无机汞均可与细胞白蛋白、含巯基的蛋白及谷胱甘肽和胱氨酸结合形成复合物存在。

肾脏是无机汞蓄积的主要靶器官,近曲小管的 S_3 节段是毒性始发部位,随着剂量和接触时限的增加也可累及 S_1 和 S_2 节段。无机汞引起的急性肾毒性,一般在接触后 24～48 小时内发生,引起近曲小管坏死和急性肾功能衰竭,尿中刷状缘酶的增加可作为氯化汞造成肾功能不全的早期生物标志,如碱性磷酸酶和 γ-谷氨酰转移酶。而随着小管损伤的发展,某些细胞酶也可在尿中增加,如乳酸脱氢酶和天门冬氨酸转移酶。

2. 镉　慢性接触镉的主要途径是食物和吸烟,可引起肾脏毒性。职业人群也可吸入含镉粉尘和烟尘。镉的生物半衰期长达十年或几十年,可在体内长期蓄积,体内负荷的 30%～50% 蓄积在肾脏。起源于日本富山县的痛痛病即含镉饮食引起的慢性中毒,其症状与镉对近曲小管的损伤密切相关,近曲小管的损伤主要在 S_1 和 S_2 节段,引起糖尿、氨基酸尿、尿钙和尿酶增加,进而发展成慢性间质性肾炎。对于人类镉肾毒性的早期预测,可用尿镉、钙、氨基酸、白蛋白、β_2-微球蛋白、N-乙酰-D 氨基葡萄糖苷(NAG)结合蛋白作为生物标志。在镉肾毒性中,金属硫蛋白起到了重要的作用。镉进入人体后在血液里和白蛋白相结合,在肝脏中诱导金属硫蛋白的合成,并与镉结合成镉金属硫蛋白。

3. 氯仿　氯仿引起的肾毒性种属差异大,有的种属比较敏感。氯仿引起的肾毒性主要由于它通过肾细胞色素 P450 代谢形成活性中间代谢物,后者与细胞大分子的亲核基团共价结合。细胞色素 P450 将氯仿生物转化成不稳定的三氯甲烷,释放出 HCl 并形成光气。光气能与水反应产生 $2HCl$ 和 CO_2,并与 2 个分子的谷胱甘肽反应产生二硫碳酸谷胱甘肽,从而造成肾近曲小管的损伤。氯仿毒性的性别差异是由不同性别的细胞色素 P450 同工酶差异所造成的,而这些同工酶在氯仿造成的肾毒性中起了重要的作用。

4. 四氟乙烯　四氟乙烯在肝脏中由 GSSH 转移酶代谢成 $1,1,2,2$-四氟乙烯谷胱甘肽,随胆汁分泌到胆囊和小肠,降解成胱氨酸 S 结合物,最后通过有机阴离子转运系统和钠非依赖性转运系统转运到肾脏,作为胞质和线粒体中胱氨酸结合物 β 溶酶的底物,分解产生氨、丙酮酸和活化巯基,后者能与细胞大分子共价结合。这种胱氨酸结合物与肾细胞蛋白的再结合和肾脏毒性密切相关。造成的损害在形态学上以肾近曲小管坏死为特征,主要影响 S_3 节段功能,引起糖尿、蛋白尿和尿酶增加。

5. 溴化苯　溴化苯除了肝脏毒性外,还有肾脏毒性。与卤烷类毒物一样,引起肾脏毒性与其生物转化有关。溴化苯经肝细胞色素 P450 氧化成溴化酚,并进一步氧化成溴化氢醌(BHQ),再与谷胱甘肽相结合,形成二谷胱甘肽结合物。这种结合物的肾毒性比溴化苯要大上千倍,造成 S_3 节段形态学的改变和尿糖、尿蛋白、尿酶的增加。它也是 γ 谷氨酰转移酶的底物,最终可转化成胱氨酸和 BHQ 与 N-乙酰胱氨酸的结合物。

四、肾损伤的检测与评价

肾毒性检测有多种方法,但多数检查首先考虑采用非创伤性检测,其采集的生物样本是尿。尿的标准检测指标包括尿量、尿渗透压、尿蛋白、尿 pH 值,以及电解质 Na^+、K^+ 等排泄的检测。如有尿糖、尿蛋白及尿沉渣的改变均提示肾功能损伤。

检测结果提示有肾功能的损伤,则需要对肾功能做进一步检测。高分辨率的 ^1H-NMR 色谱法可以初步筛查尿液异常代谢产物。用模式识别的方法检测肾脏毒性可以得到化学物的作用位点相关资料。取少量血液可以检查血浆肌酐或血尿素氮的浓度,以观察肾脏的分泌功能。

1. 常见的临床检查

(1)肾小球滤过率:GFR 可以通过测定经肾小球滤过后既不被肾小管重吸收、又不由肾小管分泌的化学物的排泄和血浆水平而获得。正常成年人 GFR 为 125 ml/min,菊糖的清除通常作为评价肾功能的常用指标,血肌酐和血尿素氮也是临床上常规用于评价肾小球功能的指标。

(2)肾血流量:血浆中 80%～90% 的对氨基马尿酸(PAH)都被转运入肾脏内,因此 PAH 等有机酸可以用来研究化学物的肾清除功能,以确定流经肾的血浆总量。正常健康成年男性平均肾血流速率约为 650 ml/min。

(3)排泄比:排泄比是肾内化学物质的血浆清除速率(ml/min)/正常人的 GFR(ml/min)的比值,是一种评价肾损伤的有效指标。如果比值小于 1.0,提示化学物质部分滤过,部分重吸收,也可能存在肾小管分泌;如果比值大于 1.0,则提示化学物的肾小管分泌。葡萄糖等完全重吸收物质,排泄比为 0;完全被清除的物质如 PAH,排泄比可达 5.0。

(4)尿成分检查:尿中有多种成分,例如各种蛋白质、糖类、RNA 类以及代谢产物,其含量与肾功能相关。尿蛋白在生理情况下,来源是原尿中未被肾小管完全吸收的少量小分子蛋白质以及肾小管脱落的细胞。若尿中以白蛋白等大分子为主,提示肾小球的选择性滤过功能变化。在尿糖生理情况下,当原尿中葡萄糖的浓度未超过肾阈时,能被肾小管全部吸收。如果血糖不高而出现尿中葡萄糖浓度增高,提示肾小管功能障碍。尿酶是肾损伤的早期和敏感的指标之一。不同的酶来自肾脏不同的部位,可以作为肾脏损害标记酶。例如碱性磷酸酶(AKP)和 γ-谷氨酰转移酶(GGT)活性增高,是刷状边缘受到损害的标记酶。

2. **动物实验** 急性或慢性动物实验结束时,需常规称量动物肾脏和体重,计算脏器系数。如果脏器系数改变,提示可能有肾脏损害。对肾脏进行组织病理学检查,可以明确化学物是否造成了肾脏结构的改变或破坏,这可以给我们提供第一手有价值的资料。用电子显微镜可以检测肾毒物接触后肾小管损伤的亚细胞定位、肾小球或肾乳头的改变以及线粒体的改变、滑面内质网增生或其他细胞器的改变等。

3. **离体实验** 在体外进行的实验中,可以将化学物或其代谢产物直接与之接触观察效果。离体灌注肾小管技术(isolated perfused tubule):此项技术就是将肾小管分离出来后,再进行灌注实验,保留了完整的血管和肾脏各种管道系统。缺点是肾功能只能维持很短的时间。还有将化学物质加入肾皮质切片、离体的原代肾小管细胞以及肾永生化细胞中,通过检测细胞形态、生长和增殖活性、结构、细胞周期、代谢功能,以评价化学物或其代谢产物的毒性。

五、 肾毒性的生物标志

肾是化学物及其代谢产物排泄的主要器官,血流量大,存在浓缩机制,因此也是化学物毒作用的主要靶器官。在急性肾衰竭患者中,大约 20% 由中毒性肾病引起,而全世界每年新增50 万晚期肾衰竭患者中,至少 3.3% 由肾毒性物质所致。但肾脏有较强的代偿能力,肾脏损伤常缺乏特异表现,灵敏的检测方法有限。因此,不断探索能够反映早期可逆阶段肾损害的生物标志至关重要。

肾毒性的标志主要为血清(浆)和尿液标志,而尿液作为非创伤性生物材料,是肾毒性标志的主要来源。

肾毒性生物标志按其意义可分为以下 3 类:①功能性标志,如血清肌酐、血清尿素氮、β2微球蛋白,尿中高、低相对分子质量蛋白等;②细胞毒性标志,如肾小管抗原、尿酶等;③生化标志,如二十烷类、纤连蛋白、血管松弛素活性、唾液酸等。

肾损伤标志的特异性和敏感性实际上还不够理想,因此肾损伤的生物标志需要进一步发掘。例如,通过蛋白组学或者 RNA 组学的方法发现新的标志,如探索尿液中新发现的生物分子环状 RNA,作为肾损伤标志的潜力;采用多个生物标志联合评价的方法,进一步完善其评价肾毒性的准确性。

(何越峰　唐　萌)

第十一章　神经和行为毒性

第一节　概　述

　　神经系统是人体最复杂、最敏感的系统之一。它统辖着人体各器官系统,是机体适应外界环境和联系内部信息的主要系统,也是机体各种功能的调节中心。由于神经系统的中枢调节作用及其对各类环境有害因素的易感性,神经毒理学(neurotoxicology)在毒理学领域占据重要地位。神经毒理学是指研究外源性化学物对实验动物和人神经系统结构及功能产生损伤效应的一门学科。它主要应用神经解剖、神经病理、神经生理、神经生化、神经药理、分子生物学等理论和技术,探讨外源性化学物在体内的代谢类型、特征、主要临床表现及其生化和分子机制,为中毒防治提供科学依据。通过观察实验动物和人类暴露神经毒物的反应,以丰富神经毒理学和神经科学的理论基础。行为毒理学(behavioral toxicology)是研究外源性化学物对实验动物和人行为产生的有害效应的一门学科,其观察机体接触外源性化学物后形成的应激或损伤表现,特别是神经系统反应的表现。行为毒理学观察的是实验动物或人的亚临床状态,尚未到出现临床表现阶段。目前认为用行为毒理学方法研究外来化学物对机体的损伤效应,可为制定卫生标准提供较为灵敏、早期、严格的检测手段和实验依据。

　　人类在生活中接触神经毒物已有几千年的历史,其中动植物毒素(如箭毒、蛇毒等)是人类最早认识的神经毒物。公元前370年,希波克拉底发现高浓度铅暴露会引起昏迷、惊厥和严重腹绞痛。19世纪以来,随着工业的快速发展,环境化学物带来的神经系统损伤事件逐渐增多。1837年,Couper报道了焊接工人的慢性锰暴露症状。1900~2000年,发生了30多起环境化学物致神经系统损害事件(不包括战争使用的毒剂),造成约15万余人中毒,数万人死亡。1930年,在北美洲的三邻甲苯磷酸酯(triorthocresyl phosphate,TOCP)中毒事件中有约10万人患周围神经病,5 000多人瘫痪。随着科技和工业的发展,可引起神经系统损害的化学物种类越来越多,从传统的重金属,到有机溶剂、杀虫剂以及临床使用的部分药物。这些物质不仅可损伤中枢神经系统,产生头痛、头晕、惊厥、震颤、痴呆、共济失调等症状,还可累及周围神经系统产生四肢感觉和运动障碍。因此神经毒理学研究已经成为摆在毒理学工作者面前的一个十分重要的课题。

第二节 外源性化学物对神经系统的损害作用

一、外源性化学物对神经系统损伤的类型

神经系统中神经元胞体、轴突、髓鞘细胞等部位和神经递质都是神经毒物敏感的毒作用靶点,有的神经毒物作用于单一靶点,有的可同时作用于多个靶点。根据主要损害部位,外源性化学物对神经系统的损伤一般分为神经元病(neuronopathy)、轴索病(axonopathy)、髓鞘病(myelinopathy)和神经递质相关损伤。

1. 神经元病 神经元病是指原发病变部位是神经元细胞体的一类广泛性神经损伤。由于神经元以葡萄糖为主要能量来源,具有较高的有氧代谢率、快速去极化和复极化功能的可兴奋生物膜,以及需要支持神经细胞体的长轴突和树突,因而神经元对外源性化学物引起的缺氧、缺血特别敏感。严重或持续损伤可使神经元凋亡或坏死,导致神经元永久性丧失。对神经元损伤的化学物主要有铝、砷、铋、铅、锰、一氧化碳、四氯化碳、氯霉素、6-氨基烟酰胺、氰化物、阿霉素、乙醇、无机汞、甲醇等。

已知有许多化学物可引起脑缺氧从而引起神经元病。如巴比妥类可导致脑缺氧,尤其是大脑皮质、海马、小脑等处。长期接触一氧化碳,由于造成白质弥漫性硬化(白质病),可导致大脑永久性损伤。氰化物与叠氮化合物则能抑制细胞色素氧化酶,引起细胞性缺氧。

有的毒物可直接影响神经细胞体。如甲基汞首先引起核糖体的灶性脱落,然后引起尼氏体分解和消失,随后细胞核和细胞质发生改变,最后整个神经细胞包括轴突均受到破坏。有机锡类化学物进入神经系统后,蓄积在细胞的高尔基复合体结构中,导致细胞发生肿胀和坏死。1-甲基4-苯基-1,2,3,6四氢吡啶主要损伤多巴胺神经元,当黑质神经元损伤达到80%时,病人出现帕金森病(Parkinson's disease, PD)样表现。

2. 轴索病变 由神经元长突起和髓鞘组成的神经纤维常聚集成束,形成轴索,是神经冲动传递的结构基础。轴索作为毒作用原发部位而产生的功能障碍称为中毒性轴索病。这类疾病的神经元胞体本身能够保持完好无损,仅表现为轴索或包裹神经元突起的髓鞘结构和功能障碍。中毒性轴索病通常表现为轴索变性、降解,继发脱髓鞘的病理改变,类似于神经切断后远端残留轴索的病理变化过程,因此常被称为沃勒样轴索变性(Wallerian-like axonal degeneration)。中毒性轴索损伤一般从长轴索的末端开始,并逐渐向胞体发展,呈现"返死"(dying-back)特点,故也被称为中枢-周围远端型轴索病(central peripheral distal axonopathy)。

中毒性轴索病的早期病理改变有2种:一种为轴索肿胀,轴索内出现大量直径为10 nm的神经微丝聚集,有时呈漩涡状排列,可见于二硫化碳、六碳类化合物、氯丙烯及丙烯酰胺等引起的中毒性轴索病。另一种电镜下表现为轴索内滑面内质网肿胀增多,如管囊状物聚集;同时神经微丝及神经微管减少,这类病变可见于有机磷中毒迟发性神经病及异烟肼中毒等。

从临床表现和再生能力来看,中枢神经系统与周围神经系统的轴索变性有着异同点。因系远端轴索病,临床上皆表现为感觉运动型多发性神经病,四肢出现对称性手套、袜套样感觉障碍,伴四肢远端肌力减退、跟腱反射减退或消失,严重者出现肌萎缩。肌电图可见神经源性损害,神经传导速度正常或轻度减慢。周围神经系统轴索变性一般可以再生,而中枢神经系统

轴索变性则不能再生。这可能与周围神经系统的神经胶质细胞和巨噬细胞可以提供轴索再生的支持环境有关。中枢神经系统轴索受损后髓鞘释放的抑制因子及受损星形胶质细胞形成的瘢痕都可以干扰中枢神经系统受损轴索的再生。

引起轴索病变的化学物主要有丙烯酰胺、对溴苯基乙基尿、环氧乙烷、二氧化碳、氯喹、十氯酮、秋水仙素、氨苯砜、氯碘羟喹、二氯苯氧乙酸、二甲氨基丙腈、格鲁米特、金、己烷等。

3. 髓鞘病　髓鞘是包裹神经元突起的绝缘物质,如果缺乏髓鞘可使神经传导速度减慢,使邻近突起的冲动传递异常。神经毒物可引起髓鞘水肿,使髓鞘层分离,也可选择性脱髓鞘。通常脱髓鞘引起的功能变化取决于脱髓鞘的范围,如果髓鞘破坏广泛,可产生全身性神经功能障碍;髓鞘破坏如果仅局限于周围神经系统,则仅产生周围神经病症状和体征。

神经毒物作用于髓鞘细胞可以引起脱髓鞘作用。如铅,可通过干扰 Ca^{2+} 的转运而对施万细胞(Schwann cell)产生影响。周围神经系统内发生节段性脱髓鞘后,多个施万细胞进行髓鞘再生,因而使节间长度(相邻郎飞结间的距离)远短于正常距离,这是脱髓鞘损伤后的永久性标志。但中枢神经系统只在脱髓鞘的局部具有髓鞘再生能力。目前,报告的能导致髓鞘损伤的化学物主要包括胺碘酮、六氯酚、三乙基锡、铅、碲、白喉毒素等。

4. 神经递质相关损伤　在某些情况下,神经毒物并未引起细胞结构的改变,却出现神经病学表现和神经行为改变,这些毒物的神经毒性往往是通过影响神经递质而引起的。神经系统的神经递质有多种,有的传递兴奋效应,有的起抑制作用。经典的神经递质包括 5-羟色胺、多巴胺、乙酰胆碱、去甲肾上腺素、肾上腺素、谷氨酸、γ-氨基丁酸,另外还有甘氨酸和天门冬氨酸以及各种嘌呤。神经肽也可经血流作用于远处的神经细胞,而起到神经递质的作用。目前研究表明,神经毒物可能影响了神经递质的合成、释放、降解以及与受体的结合,造成相应的神经毒性表现。影响神经递质的化学物主要有阿托品、可卡因、氨基甲酸酯类杀虫剂、烟碱、安非他明、去氧麻黄碱、软骨藻酸等。

二、 神经毒物作用的特点

1. 神经毒物对不同年龄阶段的作用靶点不一　如婴幼儿血-脑屏障没有发育完全,铅暴露易发生中毒性脑病;成人血-脑屏障发育完全,铅暴露时易损伤周围神经。

2. 神经毒物对神经元可产生永久性损害　大部分神经元处于有丝分裂后期,受损后一般不能再生,损伤部位由星形胶质细胞增殖填补,因此神经元功能无法恢复。当轴突损伤时,神经元胞体存活,轴突可以缓慢再生。

3. 神经系统对毒物所致的毒性效应有一定耐受性　有些神经细胞最初是过量存在的,因此对损伤具有一定的缓冲作用,少量损失不会影响神经行为功能,此特性有助于制定毒物接触的阈剂量。

4. 神经毒物所致的毒性反应呈渐进性发展　神经系统一旦损伤会持续存在,且呈渐进性发展,最初轻微的损伤可能导致严重的病理结局。例如,机体长期接触锰,对机体的早期影响常表现在生化代谢改变方面,引起多巴胺及其代谢产物异常,而晚期则引起黑质纹状体系统永久性退行性改变,导致类似帕金森病样综合征。

5. 暴露剂量不同导致机体不同的反应　某些化学物特别是各种药物在不同剂量下,神经系统可产生不同的反应,如三环抗抑郁药在低剂量下有良好的治疗作用,高剂量则产生威胁生命的抗胆碱能效应。

6. 化学物质的联合暴露产生交互作用　食物、日用化品、空气、水和药物来源的神经毒物联合暴露可加重神经毒性作用。如甲基汞和多氯联苯能影响相同的神经递质水平及其代谢,因此在联合暴露过程中可能具有协同作用。

三、常见的神经毒物

可引起机体神经系统结构或功能损害的外源性化学、物理或生物因素都称为神经毒物。具有神经毒性的外源性化学物来源广泛、种类繁多,尤其是污染环境后会持续存在于生产和生活环境中。根据理化性质、用途分类,常见的神经毒物如下。

(一) 按理化性质分类

1. 金属类

(1) 重金属及其化合物:铅、汞、砷、镉及其化合物。

(2) 必需元素及其化合物:铜、铁、锌、钴、铬、硒、镁、锰、钾及其化合物。

(3) 其他金属及其化合物:镍、锡、铝、锂、铊、锑、磷、钡、铍、铋、金等及其化合物。

2. 溶剂及有机物类

(1) 脂肪族烃类:烷烃、炔烃、烯烃、汽油、煤油、正己烷等。

(2) 脂肪族环烃类:松节油、环丙烷、环丁烷、环乙烷、环乙烯、萘烷等。

(3) 芳香族烃类:苯、苯乙烯、甲苯、二甲苯、联苯、萘、苯胺、二硝基苯、三硝基甲苯等。

(4) 卤代烃类:四氯化碳、三氯甲烷、氯丁二烯、三氯苯、氯乙烯、氯丁二烯、氯丙烯、三氯乙烯、四氯乙烯、二氯二氟甲烷、三氯氟甲烷、氯苯、对-二氯苯、氯甲烷、1,2-二氯乙烷、多氯联苯、三碘甲烷、1-溴丙烷、1,1,1-三氯乙烷、1,1,2-三氯乙烷等。

(5) 醇类、酚类和醚类:乙醇、甲醇、1-丙醇、异丙醇、丁醇、乙二醇、丙二醇、二乙二醇、环己醇、二丙酮乙醇、2,5-己烷二醇、氯乙醇、三氯丙醇、甲酚、六氯酚、乙醚、异丙醚、二氯乙醚等。

(6) 醛类、酮类和酯类:甲醛、丙酮、丁酮、庚酮、环乙酮、甲基丁酮、石油蒸馏物、烷基苯乙烯聚合物、乙酯、醋酸丁酯、醋酸戊酯、甲基乙酯、三甲苯磷酸酯、甲酸甲酯、乙酸甲苯酯等。

(7) 其他:丙烯酰胺、二硫化碳、二甲基甲酰胺、二甲基乙酰胺、兴奋性氨基酸、1-甲基4-苯基-1,2,3,6四氢吡啶、异烟肼等。

3. 气体类 一氧化碳、氰化氢、硫化氢、汽车尾气、氨、氮氧化物、硫氧化物等。

(二) 按用途分类

1. 农药

(1) 杀虫剂类:如有机磷、拟除虫菊酯、有机氯、磷化锌、氯丹。

(2) 除草剂类:如百草枯、莠去津。

(3) 杀鼠剂类:如氟乙酸钠等。

2. 毒品及药物 鸦片、海洛因、冰毒、大麻、可卡因、巴比妥、地西泮、阿霉素、长春碱类、链霉素、奎宁、苯环己哌啶和紫杉醇等。

3. 天然毒素

(1) 动物毒素:如蛇毒、蝎毒、河豚毒素、麻痹性贝类毒素。

(2) 植物毒素:如蓖麻子蛋白、毒蕈神经毒素、曼陀罗毒素、士的宁、乌头碱等。

第三节　神经毒作用机制

一、缺氧性损伤与神经毒性

1. 神经组织代谢特点　正常人体大脑仅占体重的 2.5%，供血量却占全身的 15%，耗氧量占全身的 20%。神经系统的生理、生化过程对能量的依赖性特别强。神经元在接受刺激和快速传导神经冲动的过程中要消耗大量 ATP，包括膜的极化和复极化需反复重建和维持细胞膜两侧的离子梯度。神经递质的释放和重吸收、神经元结构极化、神经元胞体和长突起之间的顺向和逆向轴浆运输也是依赖 ATP 的过程。神经细胞虽然含有完整的糖酵解酶系，已糖激酶活性约为其他组织的 20 倍，但是即使最大程度地发挥糖酵解的作用也不能满足供能的需要，而必须依赖糖的有氧氧化。因此，大脑的功能活动区域如一些神经核团、海马、大脑皮质神经元及小脑的浦肯野细胞对缺血、缺氧、低血糖非常敏感，易发生缺氧性损伤。

2. 缺氧性损伤发生的机制　神经组织缺氧或不能充分利用氧会导致代谢、功能和形态结构发生异常。缺氧是多种疾病状态下共同的病理过程，神经组织缺氧的原因如下。

（1）供给障碍性缺氧：如吸入高浓度二氧化碳、氮气、甲烷等气体，使呼吸道氧分压降低；神经肌肉阻断剂如箭毒碱等导致呼吸肌麻痹，导致血氧分压降低，进而导致神经组织缺氧性损伤。

（2）运输障碍性缺氧：如心血管毒物（如洋地黄毒苷、儿茶酚胺等）中毒能引起心血管功能衰竭，阻断大脑血液供应，因组织血流量减少导致神经组织供氧不足。再如，一氧化碳、亚硝酸盐、苯的氨基和硝基化合物等亲血红蛋白毒物中毒，使红细胞失去携氧能力，出现组织细胞缺氧。

（3）利用障碍性缺氧：某些毒物能导致神经细胞线粒体损伤和抑制氧化磷化过程，使细胞利用氧过程发生障碍。如氰化物、硫化氢、叠氮化物、二硝基苯酚和丙二腈等化学物能够影响细胞内呼吸链；铅、汞等重金属均可直接损伤细胞的氧化磷酸化。

二、神经递质与神经毒性

许多外源性化学物产生神经毒性是直接破坏神经系统结构所致，然而有些毒物并未引起细胞结构的改变，却引起了神经系统功能障碍，出现神经病理表现和神经行为改变。这些毒物的神经毒性往往是通过影响神经递质引起的。神经生物学研究现已明确神经信号的传递是通过严密调控突触间神经递质的合成、释放、降解和摄取来完成的，这一过程需要众多突触前和突触后的生物化学和电化学活动的参与，最终将神经递质的化学信息再转换成电信号或调控其他神经化学信号。

1. 干扰神经递质的合成　包括影响神经递质合成酶的活性或递质前体物质的合成。如 α-甲基对位酪氨酸竞争性抑制酪氨酸羟化酶，阻断酪氨酸合成多巴胺，从而抑制儿茶酚胺的合成。

2. 影响囊泡中神经递质的储存或释放　利血平通过干扰生物胺的摄取，导致去甲肾上腺素、多巴胺和 5-羟色胺的耗竭。环境污染物多氯联苯则可能通过干扰囊泡单胺转运子功能而影响多巴胺的摄取和贮存。黑寡妇蜘蛛毒素（latrotoxin）作为最强的脊椎动物神经递质释放激动剂之一,可作用于神经肌肉接头处,触发突触小泡内乙酰胆碱非特异的暴发性释放,引起肌肉持续性收缩,导致痉挛,并随之破坏神经末梢。脱氧麻黄碱、苯丙胺、麻黄碱、苯丙胺衍生物、甲基汞等可增加儿茶酚胺类递质的释放。肉毒毒素阻断神经肌肉接头处乙酰胆碱的释放,引起迟缓性瘫痪。破伤风毒素则阻断脊髓抑制性神经元产生的氨基酸类神经递质的释放,导致肌肉强直,进一步发展为致死性僵硬和痉挛性抽搐。

3. 干扰神经递质的灭活及清除 包括影响重摄取过程或递质分解酶活性。如有机磷、氨基甲酸酯类杀虫剂及索曼、沙林等神经毒气可选择性抑制乙酰胆碱酯酶的活性,从而抑制乙酰胆碱的灭活,突触间隙大量堆积的乙酰胆碱过度刺激突触后膜上的相应受体,呈现乙酰胆碱能神经亢进症状;马铃薯和未成熟番茄中的龙葵素主要是通过抑制胆碱酯酶的活性,使大量未灭活的乙酰胆碱堆积使神经兴奋性增强,导致中毒发生。

4. 干扰或阻断神经递质与受体的作用 从植物中提取的筒箭毒碱能够阻断乙酰胆碱与骨骼肌细胞膜上的受体结合,造成突触后膜不能兴奋,导致骨骼肌松弛。

5. 毒物本身能竞争性地与神经递质受体结合 阿托品和乙酰胆碱受体结合从而抑制其功能的激活;α-银环蛇毒素可与突触后膜的烟碱型乙酰胆碱受体发生特异性结合,从而切断神经肌肉接点的突触传递。

三、离子通道异常介导的神经毒性

离子通道由细胞产生的特殊蛋白质构成,允许适当大小的分子和带电荷的离子顺梯度通过。离子通道的活性就是细胞通过离子通道的开放和关闭调节相应物质进出细胞速度的能力,对实现细胞各种功能具有重要意义。许多神经毒物通过干扰 Na^+、Ca^{2+} 通道而干扰神经传递。

1. Na^+ 通道异常介导的神经毒性 Na^+ 通道属于电压活化性通道,河豚毒素(tetrodotoxin, TTX)可选择性地抑制可兴奋膜的电压,阻碍 Na^+ 通道的开放,从而阻止神经冲动的发生和传导,使神经肌肉丧失兴奋性。目前研究发现在对河豚毒素没有免疫力的生物体内,Na^+ 通道的 α-亚基上存在河豚毒素的受体,河豚毒素与 α-亚基门孔附近的氨基酸残基结合,可阻止 Na^+ 进入细胞内,引起河豚毒素中毒。

拟除虫菊酯类农药根据其 α 位取代基,可分为 I 型无 α 氰基取代基和 II 型有 α 氰基取代基,虽然两类拟除虫菊酯在动物急性中毒的表现上存在明显的差异,但是二者都以同样的方式干扰 Na^+ 通道的门控机制。它们主要引起神经元电压门控 Na^+ 通道关闭延迟,神经元反复持续去极化造成神经系统的过度兴奋,而这种持续的兴奋状态会导致神经系统功能的损伤。拟除虫菊酯类作用于 Na^+ 通道的另一个特征是经拟除虫菊酯类修饰的 Na^+ 通道虽然可以维持正常 Na^+ 的选择性和电导率,但是使神经细胞更容易兴奋,表现为运动失调、惊厥抽搐、震颤、易激惹和手舞足蹈综合征等。

2. Ca^{2+} 通道异常介导的神经毒性 Ca^{2+} 通道是镶嵌于膜脂质中的糖蛋白或外侧糖基化蛋白复合体,广泛存在于细胞膜表面,在神经和肌肉活动中(包括神经递质和激素释放、动作电位的生成和兴奋收缩偶联等)发挥着重要作用,是许多治疗药物、神经毒素和神经毒物潜在的作用靶部位。电压依赖性 Ca^{2+} 通道可分为 T 型、L 型、N 型和 P 型。

杀虫剂胺菊酯能阻断神经母细胞瘤细胞和窦房结细胞的 T 型 Ca^{2+} 通道。辛醇对 Ca^{2+} 通道的作用则具有一定的选择性,对下橄榄核神经元能阻断 T 型 Ca^{2+} 通道,对神经母细胞瘤细胞则阻断 T 型和 L 型两类 Ca^{2+} 通道。研究发现溴氰菊酯通过激活大鼠脑中 N 型 Ca^{2+} 通道,

促进 Ca^{2+} 内流，导致大量神经递质释放，使大鼠表现出"CS综合征"。其他非特异阻断T型 Ca^{2+} 通道的物质包括乙醇和多价阳离子如 La^{3+}、Pb^{2+}、Cd^{2+}、Ni^{2+} 和 Co^{2+}。一些临床药物可以阻断L型 Ca^{2+} 通道，如苯烷基胺类（如异搏定）、双氢吡啶类（如尼非地平、尼莫地平和尼群地平）、苯二氮䓬类镇静药物、苯巴比妥类药物以及氯丙嗪等。

四、 神经递质受体介导的神经毒性

神经递质从突触前膜释放后要与特异性受体结合，产生突触后效应，才能完成神经元进行细胞间信息传递的基本功能。神经递质受体是一些跨越细胞膜的蛋白复合体。

谷氨酸是脑内主要的兴奋性氨基酸类神经递质，与突触后谷氨酸受体结合后导致去极化，产生兴奋性效应。谷氨酸受体分为两大类：一类为配体门控型受体或称离子型受体，包括 N-甲基-D-天冬氨酸（N-methyl-D-aspartate，NMDA）受体、α-氨基-3-羟基-5-甲基-4-异噁唑丙酸（α-amino-3-hydroxy-5-methylisoxazole4-propionate，AMPA）受体和红藻氨酸盐（kainite，KA）受体。另一类为代谢型谷氨酸受体，是G蛋白耦联型受体。谷氨酸受体适度激活可产生兴奋神经元，改善认知功能；但谷氨酸受体过度激活可产生兴奋性神经毒作用，导致细胞损伤和死亡。谷氨酸介导的神经兴奋性毒性主要由NMDA受体介导。NMDA受体是 Ca^{2+} 通道复合体能与谷氨酸、NMDA和其他化学物结合的部位，该结合位点能调节通道活性。内源性谷氨酸的过度释放、突触谷氨酸重吸收障碍、外源性NMDA或谷氨酸的应用均可导致NMDA受体过度刺激，大量的 Ca^{2+} 通过 Ca^{2+} 通道进入神经元内，导致钙稳态失衡，从而引起细胞的继发性改变。

五、 信号转导因子介导的神经毒性

神经毒物除了可以影响受体外，还可以累及细胞内信号转导系统的多种信号转导因子，如 Ca^{2+}、三磷酸肌醇（inositol triphosphate，IP3）等。

Ca^{2+} 作为胞内第二信使，能激活多种酶，通过不同的信号转导途径产生多种复杂的生理反应。Ca^{2+} 升高在外源性化学物神经毒性中发挥重要作用，去除胞外 Ca^{2+} 可阻止神经毒性发生。能够引起胞内 Ca^{2+} 水平升高的神经毒物包括兴奋性氨基酸、甲基汞、三乙基铅、三甲基锡、氰化物、有机磷和拟除虫菊酯类杀虫剂等。持续的 Ca^{2+} 升高会导致蛋白酶、磷脂酶和内切酶活化，引起蛋白、磷脂和DNA损伤，而且还会启动耗能代偿机制。当ATP耗尽时，导致线粒体通透性转运孔（permeability transition pores，PTP）开放，细胞色素C释放至胞质，与凋亡酶激活因子-1（apoptotic protease activating factor-1，Apaf-1）结合，激活caspases，最终引起细胞骨架蛋白水解、核降解及细胞凋亡。

脑内存在着丰富的M胆碱受体，这些受体与学习、记忆密切相关。M受体有5种亚型，脑内主要为 M_1 受体，分布于大脑皮质、海马、纹状体等处。M_1 受体兴奋后通过与G蛋白偶联，激活磷脂酶C，将磷酸肌醇4,5-二磷酸酯（PIP2）水解成1,4,5-三磷酸肌醇（IP3）和1,2-二酯酰甘油（DAG）。IP3结合于细胞内质网和钙小体（calcio-some）膜上的特异性结合部位可引起胞质 Ca^{2+} 动员，激活多种蛋白激酶，产生相应的生物学效应。锂离子能够干扰肌醇磷酸酯循环，从而发挥抗躁狂的作用。

六、 神经胶质细胞损伤及异常活化

神经系统的基本细胞除神经元外，还有另一类重要细胞，即神经胶质细胞，它们在中枢神经系统内分布广泛，一般认为数量是神经元的 10～50 倍。在常规神经组织切片染色中，胶质细胞的体积通常比神经细胞小，直径为 8～10 μm。胶质细胞一般被分为中枢神经系统胶质细胞与周围神经系统胶质细胞两大类。中枢神经系统的胶质细胞又分为大胶质细胞和小胶质细胞，其中大胶质细胞又包括星形胶质细胞和少突胶质细胞。分布在周围神经系统的胶质细胞主要有施万细胞和卫星细胞。胶质细胞在神经系统发育、突触传递、神经组织的损伤与修复、神经免疫调节以及多种神经系统疾病的病理机制等方面具有强大作用。

1. 成髓鞘细胞损伤　施万细胞和少突胶质细胞分别作为周围神经系统和中枢神经系统的成髓鞘细胞，其胞质突起分层包绕轴索，形成环状富含脂质的同心圆层的髓鞘。这两类细胞能够不断合成胆固醇和脑苷脂，形成鞘磷脂，影响这些合成途径的毒物可影响髓鞘的形成。此外鞘磷脂有疏水性，是脂溶性神经毒物的储存库。

2. 星形胶质细胞损伤及异常活化　星形胶质细胞具有高亲和性谷氨酸递质摄取系统，并通过谷氨酸重摄取或经谷氨酰胺合成酶催化作用将谷氨酸代谢为谷氨酰胺，以调节控制细胞外谷氨酸水平。星形胶质细胞也是脑组织中过量谷氨酸的重要储备库。在一些神经毒素或病理情况下，导致星形胶质细胞肿胀，引起谷氨酸向突触及周围释放增多，导致神经兴奋性毒性。

星形胶质细胞中的代谢系统可将一些外源性化学物转化为有毒代谢物，如透过血-脑屏障的 1-甲基-4-苯基-1,2,3,6-四氢吡啶（1-methyl-4-phenyl-1,2,3,6-tetrahydropyridine，MPTP）可被星形胶质细胞吸收，并经过单胺氧化酶同工酶 B 代谢形成 1-甲基-4-吡啶离子（MPP^+），MPP^+ 并不损伤星形胶质细胞本身，但由星形胶质细胞释放的 MPP^+ 可经多巴胺吸收系统进入黑质的多巴胺神经元，产生线粒体毒性，导致神经元损伤或死亡。

星形胶质细胞也参与了神经组织的免疫反应。外源性化学物的神经毒性导致星形胶质细胞异常活化，形态学上表现为增生和细胞肥大，并产生特异的蛋白质如胶质纤维酸性蛋白（glial fibrillary acidic protein，GFAP），该蛋白的异常升高也常作为毒物介导神经系统损伤的标志。星形胶质细胞活化后，分泌大量的炎性介质，能进一步扩大神经毒物对神经系统的损伤。

3. 小胶质细胞异常活化　小胶质细胞遍布大脑，占胶质细胞总数的 5%～10%。小胶质细胞是大脑实质中唯一广泛存在的免疫细胞，被认为是大脑的免疫屏障。当受到感染或损伤或外源性化学物作用时，小胶质细胞即被激活，激活的小胶质细胞会出现 2 种极性化的表型，即促炎性小胶质细胞（M1 型）和抗炎性小胶质细胞（M2 型）。2 种极性化状态平衡的倾斜决定了小胶质细胞功能的最终效果。M2 状态下的小胶质细胞能够释放抗炎因子（如 IL-4、IL-13），促进组织修复和神经元的再生。当小胶质细胞被过度激活后就会转向 M1 状态，释放大量的神经炎症因子，如 IL-1β、IL-6、TNF-α 等，这些炎症因子会对神经细胞产生毒性作用，严重的会使神经元凋亡。

七、细胞骨架损伤

微管、微丝与神经丝共同构成神经元的细胞骨架。细胞骨架在维持细胞结构形态、承受外力、物质运输、能量和信息传递以及细胞的分裂和分化等生理功能方面发挥重要作用。其结构成分是神经毒物常见的作用靶点。

1. 微管蛋白损伤与神经毒性　微管由 α-微管蛋白和 β-微管蛋白聚合形成。正常情况下微管和微管蛋白二聚体之间存在动态平衡，影响微管蛋白结构、干扰聚合和解聚平衡均可导致外周神经轴索运输系统的损伤。抗肿瘤药物紫杉醇、长春碱和秋水仙素能与微管蛋白结合，秋水仙素和长春碱可促进微管解聚,阻碍微管蛋白聚合成微管,而紫杉醇可诱导和促进微管蛋白二聚体装配成微管,并阻止其解聚,使两者之间失去动态平衡,因此可杀伤或抑制肿瘤细胞。

2. 神经丝损伤与神经毒性 神经丝是细胞骨架的结构成分,也是环境某些神经毒物的作用靶点。暴露于正己烷、二硫化碳、丙烯酰胺等可导致神经元和轴突内神经丝的局部聚集,聚集部位可发生于细胞体和轴突的近端、中间或远端区域。目前研究发现这类化合物可引起神经丝蛋白发生共价交联,这些改变会影响细胞骨架的稳定性。此外,神经丝交联改变的增多会使神经丝蛋白的正常转运遇到阻碍,导致聚集。

八、α-突触核蛋白和β-淀粉样蛋白异常

α-突触核蛋白、β-淀粉样蛋白等在神经系统退行性病变中的作用是目前神经科学领域的研究热点,同时也是神经毒理学关注的焦点。

1. α-突触核蛋白 α-突触核蛋白是一种在中枢神经系统突触前及核周广泛表达的可溶性蛋白质。在正常生理条件下,α-突触核蛋白以无规则卷曲形式存在,无细胞毒性。当α-突触核蛋白过度表达或聚集则会对细胞或细胞的防御机制产生毒性作用,聚集的α-突触核蛋白能特异地损伤多巴胺能神经元,其神经毒性机制与抑制细胞内泛素蛋白酶体和自噬活性、损伤线粒体、导致氧化应激和内质网应激等相关。现已证实某些环境毒素如鱼藤酮、百草枯等杀虫剂,以及铁、锌、铝等金属离子和一些重金属离子均会影响α-突触核蛋白的表达和聚集。

2. β-淀粉样蛋白(amyloid β-protein,Aβ) 由β-淀粉样前体蛋白(β-amyloid precursor protein,APP)经β-和γ-分泌酶的水解作用而产生,含有 39~43 个氨基酸,是阿尔茨海默病患者脑内特征性沉积物老年斑(senile plaques,SP)的核心成分。研究发现某些环境神经毒物如铝、甲基汞以及空气污染会引起大脑内 APP 代谢异常,导致神经元细胞外产生 Aβ 沉积。Aβ 可以诱导细胞凋亡、引起氧化应激、诱发细胞内钙稳态失衡、激活胶质细胞,诱发中枢神经系统炎性级联反应。

第四节 神经和行为毒理学研究方法

按现有的科学水平,神经行为方法是检测中枢神经系统亚临床改变的一个较为合适的指标。在行为毒理学研究中,若发现某毒物在一定剂量下对行为不产生影响,也未使机体神经对该毒物产生易感性,可认为该毒物无神经毒性。行为是这些功能的综合性反映和体现,行为异常提示可能有神经毒性。对神经生物学而言,神经毒物所致行为功能改变均有其相应的神经生物学基础,神经行为毒性的生物学基础研究为神经行为学方法的进一步发展和神经毒性评价系统的建立提供了有力的科学依据。本节将从神经行为学和神经生物学 2 个方面介绍目前常用的研究方法。

一、神经行为研究方法

1. 动物行为学实验 动物行为学是神经科学常用的研究方法和手段之一。尽管不同动物种属和动物模型所反映的脑功能异常与人类有很大差异,不能模拟人类疾病的全貌,但是各领域的研究者正在试图构建不同疾病的动物模型,利用它们找到动物与人类正常或异常行为的共同点,进而解释人类高级脑功能和疾病发生发展的机制。另外,动物行为学实验也可为某

些疾病的治疗效果提供依据,加深对疾病的病理生理学机制的理解。

（1）学习记忆的行为学研究方法:学习记忆在日常生活中发挥着重要作用,基因与环境的改变都可以影响学习记忆行为。学习是获得外界环境信息或有关知识的过程,而记忆则是对这种信息或知识进行加工、储存和再现。除下面介绍的3种方法外,其他学习和记忆测试方法如Barnes迷宫、被动回避实验也有研究者使用。

1）Morris水迷宫检测（Morris water maze）:Morris水迷宫检测广泛地应用于研究空间学习记忆机制,是最常用的检测大鼠和小鼠神经行为学项目之一。

Morris水迷宫检测的是动物在多次训练中学会寻找固定位置的隐蔽平台,形成稳定的空间位置认知,这种空间认知是加工空间信息（外部线索）形成的。平台的位置与大鼠自身所处的位置和状态无关,是一种以异我为参照点的参考认知,所形成的记忆是一种空间参考记忆。目前常用的Morris水迷宫设备包括一个盛有水的圆形迷宫、隐藏在水面下的平台以及一套图像自动采集和处理系统（摄像机、录像机、显示器和分析软件等）。大鼠通常用$1.5\sim2.0$ m直径的水池,小鼠则通常用$1.0\sim1.5$ m直径的水池。

2）八臂迷宫检测（radial arm maze）:八臂迷宫也称为放射臂迷宫,也是一种常用的检测动物学习记忆能力的方法。其基本工作原理是大鼠利用房间内远侧线索提供的信息,可以有效地确定放置食物的放射臂。放射臂迷宫可用于大鼠空间参照记忆和工作记忆研究,并且其重复测量的稳定性较好。但有些药物（苯丙胺）可以影响下丘脑功能或造成食欲减退,影响迷宫中所采用的食欲动机,因此动物就不能很好地完成迷宫实验。

3）穿梭箱实验（shuttle box test）:动物穿梭箱实验是定量测定动物行为学改变的重要手段,属于经典的联合型学习条件反射。穿梭箱常由实验箱和自动记录装置组成。实验箱大小为50 cm$\times16$ cm$\times18$ cm。箱底部格栅为可以通电的不锈钢棒,箱体部被挡板分为左右两侧,即安全区和电击区。挡板中间留有可供动物左右穿梭的门。实验箱顶部有光源或（和）蜂鸣音控制器。自动记录装置可以连续自动记录动物的行为学反应,并输送到电脑上。动物通过学习能回避有害刺激,穿梭箱可以同时测定动物的主动和被动学习记忆。穿梭箱实验广泛用于学习记忆功能、认知神经科学、神经生理学、神经药理学、神经退行性疾病等实验研究。

（2）运动功能的行为学研究方法:运动功能的行为学评估内容主要包括动物的自主行为、肌力及协调运动能力。自主行为研究多用于评估药物和环境对动物行为的改变及对神经系统的影响,肌力及协调运动能力主要用于评估动物的运动功能。

1）自主活动度检测:一般采用旷场试验。实验时将动物从饲养笼中转移到标准透明观察室,待动物适应新环境10分钟后开始记录其自发活动及变化。一般拍摄30秒或1分钟,以动物水平和垂直运动的次数来衡量其活动的强弱。该实验优点:可在同一时间段、相同环境下比较不同组动物的活动状态,客观定量地反映活动量及自主活动功能。

2）协调运动能力检测:采用足迹分析法反映实验鼠的共济活动,用握力实验评价啮齿类动物肌力或神经肌肉接头功能。采用网屏实验、滚轴实验、衣架实验、U型杠实验、洞板实验以及倾斜板等评价动物的平衡和运动协调性。

（3）感觉的行为学研究方法:外周感受器受到一定强度的刺激后,可将该信号传导到中枢神经系统,并通过运动中枢引起身体的保护性反射。可通过动物对伤害性刺激反应时间的长短来判断毒物对中枢神经系统兴奋和抑制的程度。

1）热板实验:将动物放到预先加热的平板上,动物感受到一定温度后,常出现舔足、站立、跳等行为。通过记录从刺激开始到动物出现反应的时间,可以评价刺激强度与反应大小的关系。

　　2）甩尾实验：用热刺激动物的尾巴，当其尾部受到伤害性刺激时会产生明显的躲避反应，它不受动物运动协调性的影响，因此比热板实验更具优越性。

　　3）Von Frey 丝实验：常用来检测神经病理性疼痛等引起的痛觉。一套 Von Frey 丝通常由 20 个粗细不同的尼龙丝组成，可以给予 0.008～300 g 的刺激。一般术后用尼龙丝轻触动物后足足底，直到其轻度弯曲，同样的尼龙丝可能在正常侧不能引起反应，但是在神经损伤侧可以引起缩足反射，可以检测机械性痛觉。

　　2. 神经行为核心测试组合　　人的神经行为毒理学是毒理学和应用心理学的交叉学科，应用心理学、行为科学和毒理学的理论与方法，编组反映不同类型神经行为功能状态的"测试组合"可用于神经性毒物对神经行为功能的影响。

　　20 世纪 60 年代中期，芬兰临床心理学家 Haninnen 首先应用毒理心理学测试组合，研究铅、苯、二硫化碳、汽油等对接触工人认知、运动、感觉、情感、人格等神经行为功能及心理状态的影响，并在此基础上发展为用于现场研究的毒理-心理测试组合。为进一步优化手工测试组合，并提高研究结果的可比性，WHO 会同美国 NIOSH 及其他国际组织的专家于 1986 年推出信度、效度及灵敏度均较满意，文化背景影响小的"神经行为核心测试组合"（WHO-recommended neurobehavioral core test battery，WHO-NCTB）。该组合含有 6 项行为功能测试和 1 项情感状态问卷（POMS），已在各国广泛应用，并取得了较好效果。为了进一步提高测试的标准化、程序化以及数据存储和处理智能化，美国神经毒理学家发展了计算机化神经行为评价系统（computer administered neurobehavioral evaluation system，NES），之后又先后推出了测试系统的第二代（NES_2）和第三代（NES_3）。国内学者研究了适合中国职业人群测试的电子计算机化神经行为评价系统的中文版本软件（NES-C）。该系统共含有 22 项测试，分别反映智力、记忆、视感知及心理运动 4 类神经行为功能。目前推出了测试项目完整、操作简便、性能优良的 NES-C_3。NES-C_3 测试功能包括视感知、记忆和学习、心理运动、智力、情感状态以及半结构投射实验，并应用多媒体声像处理的导语以及多元刺激和应答的测试方式。

二、神经生物学研究方法

　　1. 神经电生理学方法　　神经元作为神经系统的基本结构与功能单位，其电活动是神经系统进行神经信息传导与加工的基础。电生理记录方法是将各种记录电极放置于不同生物组织，以引导与测量神经元电位及通道电流变化，这些在不同层次记录与分析各种电活动的电生理学方法构成了研究与认识神经系统活动规律的重要手段之一。神经电生理学指标广泛应用于实验和临床研究，主要用于评价感觉和运动神经的传导速度、神经肌肉功能、中枢感觉投射和脑电改变等。神经传导速度和幅度主要用于评价外周神经功能，如对评价神经纤维和髓鞘损伤十分敏感。但幅度测定易受电极位置的影响，所以个体和实验间差异较大。神经传导速度在实际工作中应用较多。感觉功能评价包括记录听、视和躯体受刺激后的诱发反应。用不同的皮层电极检测中枢感觉投射过程中不同阶段的系列波谱，可为中枢神经和外周神经功能损害提供较为定量和特异的评价指标。

　　2. 神经病理学研究方法　　确认神经毒性最经典的方法是观察神经病理学的形态或组织学改变。首先肉眼观察，辅以绝对和相对的脑重量测定。其次，在光学显微镜下观察基本的病变，确定病变脑区后可做电镜检查。为了了解其神经毒性的细胞特异性和对某些特殊生化过程是否产生有害影响，可进行神经组化、免疫组化确认。

3. 神经化学研究方法　化学毒剂可导致神经化学、神经生理学、神经结构、持续性行为学改变,这些生理性和化学性改变被认为是神经毒性效应。目前趋向于用亚临床表现或早期神经化学效应物改变来评价化学毒物对健康的损害,神经化学研究方法的应用推动了神经化学效应物改变的研究。

(1) 微透析技术:是一种微创并连续在线监测活体动物大脑细胞外液中神经递质及其他活性物质动态的方法。在毒理学中可以用来研究化学毒物对神经系统活动中生化物质变化规律的影响,研究测定和分析脑内细胞外环境中神经递质的含量和释放模式,同时还可以研究化学毒物的药代动力学变化。

(2) 高效液相色谱(HPLC):作为物质分离的重要工具,在各个方面都取得了很大的发展,出现了许多新型色谱。以高效液相色谱-质谱联用技术(high performance liquid chromatography-mass spectrometry, HPLC - MS)为例,它结合了 HPLC 对样品高分离能力和质谱(MS)能提供相对分子质量与结构信息的优点,在药物、食品、环境分析等领域发挥功能并提供可靠的数据。

(3) 基质辅助激光解析电离技术:用于单核苷酸多态性研究具有很高的敏感性和可重复性。串联质谱以其高灵敏性、低假阳性率以及低成本的特点,在新生儿筛查项目中起到越来越大的作用。

4. 神经生物化学和分子生物学研究方法　分子生物学研究手段是生命科学中最为重要的研究手段之一,它已经渗透到生命科学研究的各个领域,当然也包括神经科学研究。目前已知的分子生物学研究手段均可以应用到神经科学研究中,针对神经学科这一特殊领域,依然有些特殊的分子生物学研究方法。

光遗传学是遗传学与光学相结合的一种细胞生物学研究方法,即将单基因编码的 ChR - 2 (channel rhodopsin-2)基因引入神经元后,该神经元的活性可以通过特定波长的光来调节。经过 10 多年的发展,光遗传学已经广泛应用于神经科学的各个方面,光遗传学已经成为在分子、细胞、环路和行为学水平研究神经元功能特性的标准方法。转基因小鼠模型和基因敲除、基因编辑等技术适用于研究神经毒物对特定基因影响的机制研究。

5. 神经影像学方法　由于中枢神经系统的不可介入性,给临床诊断与治疗带来了一定的困难。近年来,随着神经影像学在锰、铅神经毒性研究中的应用,使人们对磁共振成像(magnetic resonance imaging, MRI)和磁共振波谱(magnetic resonance spectroscopy, MRS)的认识不断加深,尤其是氢质子(^{1}H)核自然丰度最高,且氢质子磁共振波谱(^{1}H - MRS)灵敏度好,是目前活体组织器官代谢、生化改变及化合物定量分析中唯一的无创性方法,故其在神经变性疾病的研究中应用得较广泛。MRI 提供的是组织形态信息,而 MRS 则可提供组织的代谢信息。同时使用 MRI 和单光子发射计算机断层成像术(single-photon emission computed tomography, SPECT)和正电子发射断层成像术(positron emission tomography, PET)检查,对于神经退行性疾病的鉴别诊断非常重要。

中枢神经系统特定区域 MRI 信号的强弱可以用"质子自旋-晶格弛豫时间"(T_1)来表示,脑区 T_1 值可因水、脂肪和顺磁性离子(如锰、铜、铁等)含量不同而有所差别。锰第三轨道上有 5 个不成对电子,属于顺磁性物质,能明显缩短 T_1,导致锰在脑内的主要蓄积部位——双侧苍白球的 T_1 加权信号对称性增强。因此 MRI 能评价脑内锰蓄积状况,观察到锰致脑器质性病理改变,并可采用苍白球指数(PI,等于矢状面 T_1 加权像苍白球信号强度值与额叶白质信号强度值的比例乘以 100)来半定量分析评价脑锰蓄积水平。脑 MRI 信号强度对锰暴露十分敏感,有助于了解锰在脑的蓄积与消除。MRI T_1 加权信号增强可反映出锰暴露大致水平,但不一定是锰中毒,这可能是锰中毒发病机制的临界性提示,可为合理地评价锰暴露后在体内的蓄积及代谢状况提供更准确可靠的检测方法。

MRS 是一种利用磁共振现象和化学位移作用对一系列特定原子核及其化合物进行分析的方法。由于不同原子核所处的化学环境不一样,产生共振频率的微小差别,导致磁共振谱峰的差别,从而识别不同代谢产物及其浓度。MRS 可以无创性获得活体内生化、能量代谢信息,并可定量分析化合物的浓度。在许多疾病中,代谢改变先于病理形态改变,而 MRS 对这种代谢改变的敏感性很高,故能检测早期病变。N-乙酰天冬氨酸(N-acetyl-aspartate, NAA)是一种代谢产物,在神经元细胞丢失时会减少,MRS 可通过检测 NAA 含量变化来发现锰的早期神经毒作用。

^{18}氟-多巴正电子发射型计算机断层显像(^{18}F-dopa positron emission computed tomography, ^{18}F-dopa PET)是一种非侵袭性、用于评估体内突触前多巴胺终端活动的神经影像学方法,用于测定特发性帕金森病(Parkinson disease, PD)患者多巴胺终端完整性的一个标记。研究表明,接触锰焊工的多巴胺终端功能障碍与原发性帕金森病不同,锰接触焊工的尾状核^{18}F-dopa PET 吸收减少并不一定解释为原发性帕金森多巴胺终端变性。锰暴露可能会改变^{18}F-dopa 新陈代谢的酶。因此,同时使用 MRI、SPECT 和 PET 对于进一步诊断锰中毒性帕金森综合征是很有必要的,尤其是与帕金森病的鉴别诊断。

（杨　瑾）

第十二章 特殊研究对象的毒理学

第一节 内分泌干扰物毒理学

内分泌干扰物(endocrine disrupting chemicals)是指具有干扰内分泌系统功能,对机体或子代产生不良健康影响的外源性物质或混合物。内分泌系统是指由人体内分泌腺(包括下丘脑、垂体、甲状腺、甲状旁腺、肾上腺、性腺、胰岛等)及具有内分泌功能的脏器、组织及细胞所组成的体液调节系统。内分泌系统可分泌激素,激素与特定受体相互作用从而引起一系列功能调节,包括生长、发育、繁殖、代谢和体重调节等。环境中存在的能干扰机体内分泌系统并导致异常效应的物质通过不同途径摄入或积累,干扰体内激素的合成、分泌、转运、结合、代谢等环节,进而对生物体的生殖、发育、行为等产生多方面的影响。

20世纪20年代,美国学者报道了内分泌干扰作用的早期迹象,发现使用霉变饲料饲养的猪出现了不育现象,之后被证明霉变饲料中含有真菌雌激素。到40年代时,澳大利亚的牧羊人也发现在某些地区放牧后,羊出现生育能力降低的现象,这是由于植物中的植物雌激素产生干扰作用。1936年,Dodds等发现了羟基联苯化合物具有雌激素活性。1962年,美国生物学家Rachel Carlson的著作《寂静的春天》出版,指出农药DDT具有内分泌干扰效应,引发了美国乃至全世界对于环境保护问题的关注,成为公众广泛关注内分泌干扰物的里程碑。进入90年代以后,这种关注变得越发普遍和深入。1999年,欧洲共同体委员会出台文件《内分泌干扰物的公众战略》,目的是调查内分泌干扰物引起内分泌紊乱的前因后果以及如何处理和预防。2001年,中国环境保护总局印发《国家环境科技发展"十五"计划纲要》,提出研究环境内分泌干扰物安全性控制方法,建立监测及实验方法,使内分泌干扰物的研究不断深入。2006年,中国科学技术部《社会发展科技工作要点(2006—2010年)》将提高内分泌干扰物的环境分析和监测能力以及构建污染物环境监测技术系统作为重点任务。同年,欧盟颁布《化妆品注册、评估、许可和限制法规》,该法规单独规定了内分泌干扰物的使用要求和安全管理办法,成为全球范围内极具影响力和技术贸易壁垒的措施。2012年,联合国环境规划署(UNEP)和世界卫生组织(WHO)出版了《内分泌干扰物科学现况(2012)》,对内分泌干扰物暴露和效应的全球状况进行了梳理和回顾。截至2021年7月,19种内分泌干扰物被欧盟化学品管理局列入高度关注物质清单。

一、内分泌干扰物的特点、来源及分类

（一）内分泌干扰物的特点

1. **复杂性** 一方面表现在内分泌干扰物的联合作用,单个内分泌干扰物暴露与多种联合暴露的毒性效应可能并不一致。研究显示三氯卡班与其他外源性雌激素联合暴露时,可以显著过表达芳香酶 B。相反,当三氯卡班与双酚 A 联合暴露时,前者抑制双酚 A 介导的芳香酶 B 过表达。另一方面表现在内分泌干扰物不同时期暴露会表现出不同的生物学效应。例如,对母体无毒性作用的二噁英低水平暴露可能会造成胚胎丢失、子代肝毒性损害以及内分泌系统损害。内分泌干扰物作用的复杂性对其毒性效应的评估带来困难与挑战。

2. **低剂量** 内分泌干扰物作用灵敏,其低剂量就可影响激素的合成、转运、结合等过程,破坏内环境的稳定,影响生长发育。虽然内分泌干扰物对激素受体的亲和力比天然激素低很多,但由于在激素的剂量-效应曲线中低剂量的微小变化比相对高剂量变化的影响大得多。此外,受体丰度的差异及内分泌干扰物对不同受体亚型作用的特异性都可能使得内分泌干扰物在很低的剂量水平发挥效应。

3. **非线性** 激素激活受体是非线性模式,内分泌干扰物也可以产生非单调的剂量-效应关系。研究发现除了高剂量所致毒性外,在低剂量时也能够诱发生物学效应,产生非单调的剂量-效应关系。研究显示,胚胎期小鼠暴露于低剂量和高剂量己烯雌酚导致前列腺重量显著降低,而在中剂量暴露时出生后雄鼠的前列腺重量增加,剂量-效应曲线呈颠倒的 U 型。

4. **遗传性** 内分泌干扰物可以通过干扰激素依赖性表观遗传变化或通过诱导表观遗传变化干扰激素作用,也可以产生可遗传的"跨代"效应的结果来改变表观遗传过程。

（二）内分泌干扰物的来源及分类

内分泌干扰物的来源多样,有些是自然产生的,但是绝大多数是人工合成的,通过工业排放、农业排污以及垃圾焚烧等途径进入环境。人类可通过受污染食物、水以及灰尘等方式接触。内分泌干扰物的主要来源如下。

1. **自然环境中存在的天然动植物激素** 包括植物本身产生的激素和植物生长调节剂,或生物体死亡以后,体内的内分泌干扰物再次进入土壤和水体。

2. **人用或兽用含有内分泌干扰物的药物** 如避孕药或其他激素疗法、血脂调节剂、β-受体阻滞剂、抗抑郁药和抗生素。

3. **家庭、学校和工作场所的产品,以及日常消费产品中可能含有的已知或潜在的内分泌干扰物** 如吸尘器、玩具、电子产品、家具、建材、涂料、纸、服装、草坪及园艺用品、阻燃剂(如多溴联苯醚)、微生物和化学稳定剂(如酞酸盐)、增塑剂(如邻苯二甲酸酯类)、香精(如佳乐麝香)、防腐剂(如苯甲酸酯)、溶剂(如环甲基硅氧烷)、重金属(如铅、砷、汞)、农药(如杀虫剂 DDT 和六氯苯)。

4. **垃圾焚烧和电子垃圾处理产物** 如 PVC 塑料制品、废电线、废磁卡、城市垃圾等废弃物的焚烧,可产生二噁英、聚氯联苯等物质。

5. **其他** 如在口腔或体内使用的化学复合树脂材料中可能含有双酚 A、汽车尾气中的四氯二苯并二噁英(TCDD)等。

人类生存环境中的内分泌干扰物无处不在,并且难以避免。内分泌干扰物的暴露来源、化学性质和环境因素的变化范围较大,国际化学品安全规划处(IPCS)根据内分泌干扰物的理化性质和来源及应用领域的不同,将内分泌干扰物分为十一大类(表12-1),包括商业用途的化学品及不再生产或即将淘汰的化学品。

表 12-1　内分泌干扰物的分类

分类	代表性内分泌干扰物
持久和生物蓄积的化学品	
(1) 持久性有机污染物	PCBs、HCB、PFOS、PBDEs、DDT
(2) 其他持久性和生物蓄积性化学品	HBCDD、SCCP、PFCAs、PCB甲基砜
持久性差和生物蓄积性弱的化学品	
(3) 增塑剂和其他添加剂(材料和货物中)	邻苯二甲酸酯(DEHP)、磷酸三苯酯、丁基羟基茴香醚
(4) 多环芳香族化合物,包括多环芳烃	苯并(a)芘、苯并(a)蒽、芘、蒽
(5) 卤代酚类化学品	2,4-二氯苯酚、五氯苯酚、三氯生
(6) 非卤代酚类化学品	双酚A、双酚F、双酚S、辛基酚、间苯二酚
农药、药品和个人护理产品成分	
(7) 目前使用的农药	阿特拉津、西维因、马拉硫磷、毒死蜱
(8) 药品、生长促进剂和个人护理产品的成分	内分泌活性物质(如己烯雌酚、左烯诺孕酮)、氟他胺、环甲基硅氧烷
其他化学品	
(9) 金属和有机金属化学品	铅、镉、砷、汞、甲基汞、三丁基锡
(10) 天然激素	雌二醇、睾酮
(11) 植物雌激素	异黄酮、香豆素、异戊烯黄酮

二、 内分泌干扰物的体内代谢

(一) 吸收

1. 经消化道吸收　室内材料、食品包装和其他消费品的添加剂中可能含有双酚A,可以从包装、材料和货品泄漏到食品或灰尘中,从而通过消化道进入人体。哺乳动物的幼仔可以通过乳汁吸收内分泌干扰物。此外,儿童的手口活动可能会导致摄入受污染的灰尘或土壤,且儿童单位体重进食和饮水量比成年人多,这些可能会增加他们对内分泌干扰物的暴露风险。经消化道途径的内分泌干扰物的吸收过程受到胃肠道的 pH 值、肠道菌群、消化速度、食物停留时间等许多因素的影响。例如,肠道微生物菌群影响某些 PCBs 甲磺酰氯化过程。

2. 经呼吸道吸收　汽车尾气、工矿企业排放的污染物、灰尘等都是造成雾霾的"元凶", $PM_{2.5}$ 表面附着大量具有内分泌和代谢干扰效应的物质,如酞酸酯类。$PM_{2.5}$ 进入呼吸道深部并沉积在终末细支气管和肺泡中,其表面附着的内分泌干扰物组分可进入血液循环。

3. 经皮肤吸收　疏水性内分泌干扰物,如 DDT、PCBs、化妆品和个人护理产品中使用的含有酚类的内分泌干扰物可以通过皮肤进入体内。

（二）分布与排泄

1. 分布　内分泌干扰物进入血液或体液后，能够以不同形式与血浆中不同成分结合，导致最终进入组织，在不同组织和器官中产生不同的累积效应。大多数持久性有机污染物具有亲脂性，易分布存储在脂肪组织、肝脏、卵巢、神经组织等，一些器官的脂肪组织可能是内分泌干扰物引起生物效应或存储的重要靶标。如肝脏中 PCBs 和 DDT 浓度约为脂肪中含量的75%，大脑中 PCBs 和 DDT 浓度仅为脂肪中的1%。有些内分泌干扰物是亲蛋白性的，如全氟化物、甲基汞等，可转移到富含蛋白质的组织中，如肝脏。除此之外，部分脂溶性内分泌干扰物可通过胎盘屏障进入胎儿体内。

2. 排泄　内分泌干扰物可以通过多种途径从体内排出，排出率主要依赖于其化学性质。非持久性内分泌干扰物主要通过肝脏被快速代谢，并通过尿液或粪便排泄。持久性强的内分泌干扰物趋向于蓄积在体内不同部位（如脂肪），其释放排泄更慢。对于母亲和婴儿，特有的途径是通过母乳排泄，持久脂溶性内分泌干扰物在母乳中的排泄导致母乳喂养婴儿的暴露。此外，各种分泌液（如汗液、乳汁、唾液、泪液及胃肠道的分泌物）对内分泌干扰物也有一定的排出，挥发性物质还可经呼吸道排出，重金属类的内分泌干扰物还可通过指甲和毛发排出。

（三）生物转化

一般情况下，内分泌干扰物进入机体后将通过一系列氧化、还原或共轭反应进行代谢转化。代谢作用能够使内分泌干扰物失去活性，但也有代谢物较其原型化合物表现出更强的内分泌干扰能力，如 PCBs、PBDEs 的代谢产物。此外，代谢作用也可使其从一个非激素活性化合物转变为激素活性代谢物，如对甲氧滴滴涕、DDT 等生物转化后被代谢为雌激素活性或类甲状腺激素活性产物。在某些情况下，通过代谢甚至能够产生更为持久性的化合物，蓄积在组织中，如氟调聚醇在体内能够被代谢成半衰期达数年的全氟羧酸。因此，内分泌干扰物的毒性不仅与其本身的理化性质有关，也与其在体内的生物转化有关。

三、内分泌干扰物的毒作用及机制

（一）毒作用

1. 对内分泌系统的影响　实验研究和野生动物种群暴露数据表明，下丘脑-垂体-肾上腺（HPA）轴和肾上腺都是内分泌干扰物的靶标。暴露于 DDT 和 PCBs 的波罗的海海豹经常出现肾上腺皮质增生和库欣病特征。DDT 的代谢产物 $MeSO_2$ - DDE 的毒性较高，且具有组织特异性，单次给药就会导致小鼠的肾上腺皮质变性和坏死。越来越多的证据表明，内分泌干扰物 PCBs、PBDEs、BPA、邻苯二甲酸盐和全氟化学物等与甲状腺功能异常相关。如内分泌干扰物污染严重地区人群的甲状腺肿大、甲状腺功能减退、甲状腺癌等疾病显著增加。研究表明，内分泌干扰物如多氯联苯可以干扰甲状腺激素的作用，含氰植物可通过抑制甲状腺过氧化物酶活性而影响甲状腺激素活性，导致甲状腺肿大和甲状腺功能低下。

产前暴露内分泌干扰物可能增加新生儿出生体重异常的风险。研究显示，母亲血液或脐带血中每增加 1 ng/ml 全氟辛酸将降低新生儿 10.5 g 左右体重。此外，内分泌干扰物对早产的发生可能起到一定作用。例如，邻苯二甲酸二乙基己酯与早产之间存在联系。然而，有一些内分泌干扰物，如 PFAS 和酚类物质与早产的相关性研究结论尚不一致，如有机磷农药、拟除虫菊酯等内分泌干扰物尚没有足够的证据得出结论。

职业性内分泌干扰物暴露所致糖尿病的研究已成为第一项人群研究证据。职业工人全氟烷基磺酸暴露增加了2型糖尿病的发病风险,而在普通人群血液样本中测量的全氟烷基磺酸总浓度也与糖尿病有关。邻苯二甲酸盐暴露将增加成人体重升高风险,孕期接触不同的邻苯二甲酸盐对产后体重增加带来了风险,生命早期暴露于内分泌干扰物可能是成年肥胖的危险因素。动物实验研究显示,发育期接触有机氯和有机磷类杀虫剂、双酚A、全氟辛酸等化学物质可以导致生命后期胆固醇代谢改变和体重增加。

2. 对生殖系统的影响

(1) 对女性生殖的影响:多囊卵巢综合征是常见的女性内分泌疾病之一,目前较多的证据支持多氟烷基可引起多囊卵巢综合征发生风险增加。此外,双酚A暴露和多囊卵巢综合征发生风险之间呈正相关关系。不过,关于其他内分泌干扰物与多囊卵巢综合征之间的关系还有待进一步研究。

子宫肌瘤是一种常见的良性肿瘤,内分泌干扰物在其发生过程中可能起到重要作用。流行病学研究显示,患有子宫肌瘤的女性尿液中的双酚A水平更高。实验数据也发现,双酚A不仅能促进子宫平滑肌瘤细胞的生长,还能增强其迁移和侵袭力,而且新生小鼠接触双酚A可导致成年期发生平滑肌瘤。此外,胎儿期暴露于内分泌干扰物可能增加患子宫内膜异位症的风险,如孕期己烯雌酚暴露将增加子代女性患子宫内膜异位症的风险。

(2) 对男性生殖的影响:内分泌干扰物暴露与精液质量显著相关。实验数据结果表明,反复口服尼泊金丁基或尼泊金丙基可以改变幼年啮齿类动物的精子发生、睾酮分泌和附睾重量。流行病学调查研究显示,尿中较高水平的尼泊金丁基与精子DNA损伤有关。尿道下裂和隐睾症有相似的风险因子。孕期己烯雌酚暴露,子代患有尿道下裂和隐睾症的风险增加。另外,宫内暴露己烯雌酚的妇女所生下的男孩尿道下裂的患病率增加。子宫内暴露于邻苯二甲酸二丁酯的大鼠会增加尿道下裂和隐睾症发生风险。二噁英、邻苯二甲酸盐、双酚A产前暴露会导致雄性子代肛殖距缩短。

越来越多研究表明,睾丸发育不全综合征是遗传和环境因素共同起作用的结果,特别是内分泌干扰物导致胎儿期雄激素不足或雄激素/雌激素平衡紊乱的因素。例如,邻苯二甲酸盐是典型的内分泌干扰物,具有雌激素和抗雄激素活性。胎儿期邻苯二甲酸二丁酯暴露可引起大鼠睾丸发育不全综合征,出现隐睾、尿道下裂、不孕症和睾丸异常等症状。

3. 对肿瘤形成的影响　女性周期性分泌雌激素是乳腺癌的重要危险因素,雌激素分泌与患乳腺癌的风险呈正相关。胎儿期和青春期,乳房组织特别容易受到致癌因素的影响。母亲在怀孕期间,服用己烯雌酚后,子代女性乳腺癌发病风险增高。实验研究还发现,发育时期接触外源性雌激素会影响乳房组织的发育,并可能导致乳腺癌。

流行病学研究表明,长期接触农业化学品与前列腺癌风险增加之间存在联系,特别是杀虫剂毒死蜱等暴露将增加其发病风险。体外细胞实验显示双酚A、多氯联苯、二噁英和镉都能干扰前列腺细胞及其分子功能。

4. 对神经发育的影响　已有大量研究关注儿童暴露于环境内分泌干扰物是否与儿童认知障碍有关。目前有充分数据表明多氯联苯暴露和认知功能异常有关,如胚胎发育期多氯联苯暴露与IQ值降低有关。此外,在高暴露人群中,还可能造成执行能力、语言能力、处理速度、视觉认知记忆力受损等影响。

自20世纪70年代以来,自闭症患病率呈显著增加趋势。急剧升高的患病率是否主要由环境因素导致依然尚无定论。但毋庸置疑的是,内分泌干扰物的产前暴露将增加自闭症的发生风险。据农药登记机构估计,居住在拟除虫菊酯使用率较高地区加利福尼亚州附近的儿童患自闭症的风险增加。然而,其他内分泌干扰物是否会引起儿童自闭症谱系障碍还没有得出明确的结论。

5. 对免疫系统的影响　免疫系统是内分泌干扰物的重要靶标之一。围生期暴露于内分泌干扰物可对免疫系统产生长期影响,增加儿童和成人患病风险。目前研究发现,内分泌干扰物主要是通过干扰免疫系统调节产生抑制或增强某些免疫功能,进而导致免疫性疾病。

6. 对骨骼系统的影响　骨骼是很多内分泌干扰物的靶器官之一。胚胎期己烯雌酚暴露会减小雌性后代的骨骼长度。此外,研究调查发现,因误食六氯苯而中毒的个体除皮肤、神经受损外还出现骨骼缺陷等症状。啮齿类动物体内实验及骨组织的体外实验也表明,内分泌干扰物会损害骨骼组织的结构和功能。

(二) 毒作用机制

内分泌干扰物在体内发挥特定作用机制取决于细胞和组织的特异性以及昼夜节律、季节变化、生命阶段和性别等因素,目前较为公认的机制如下。

1. 与激素受体相互作用　内分泌干扰物通过与激素受体结合,导致激活/抑制激素受体并产生不利的生物效应。例如,多氯联苯的特定羟基化同系物可以激活人甲状腺激素受体-β介导的转录。相反,DDE 通过抑制雄激素与雄激素受体的结合,导致抑制雄激素依赖性雄激素受体反式激活作用,产生生殖毒性。

2. 改变激素受体的表达　内分泌干扰物可调节激素受体的表达、内化和降解。例如,邻苯二甲酸盐可减少成年鼠睾丸中盐皮质激素受体的表达,从而抑制睾酮的合成。此外,双酚 A 能改变脑核中雌激素、催产素和抗利尿激素受体的表达,并降低蛋白酶体介导的 ERβ 降解。细胞表面受体的内化也会受到内分泌干扰物的干扰,如 DDT 可以阻止促甲状腺激素受体的内化。

3. 影响激素介导的信号转导　一些内分泌干扰物可以改变细胞表面膜受体和细胞内激素受体介导的信号转导。例如,杀菌剂甲苯氟醚通过降低胰岛素受体底物-1 而削弱胰岛素的作用。此外,内分泌干扰物也会影响核受体启动的信号转导,包括与激活因子和抑制因子的相互作用,这些因子在决定核激素受体激活下游反应的分子机制中起关键作用。

4. 干扰表观遗传修饰　内分泌干扰物可以干扰激素诱导的表观遗传变化或诱导表观遗传变化干扰激素的反应。例如,发育过程中甲氧氯暴露增加了大鼠卵巢 DNA 甲基转移酶 3B 的 DNA 高甲基化,进而影响卵巢功能。

5. 干扰激素的合成　内分泌干扰物可以干扰激素的合成过程,如高氯酸盐可以阻止碘进入甲状腺细胞,从而抑制甲状腺激素的合成。一些新烟碱类农药可阻断 JAK/STAT3 通路,以增强芳香化酶的表达,促进雌激素合成。

6. 改变激素的生物转运

(1) 改变激素的跨膜转运:亲脂性类固醇激素可以被动地穿过细胞膜,而胺、肽、蛋白质和甲状腺激素必须选择性地通过细胞膜运输。这些选择性和被动的传输过程可以被内分泌干扰物中断。例如,低剂量双酚 A 能够阻止钙离子进入胰岛 B 细胞,从而影响囊泡分泌胰岛素。

(2) 改变激素的分布和循环水平:内分泌干扰物可以通过干扰激素在组织中的分布或激素循环来改变激素的生物利用度。例如,杀虫剂马拉硫磷会降低动物血清、睾丸和卵巢的睾酮含量,双酚 A 会导致雄性体内循环中的睾酮含量呈浓度依赖性下降。

7. 影响激素的代谢和清除　内分泌干扰物可以改变激素失活的速率,从而影响它们在体内的浓度及活性。例如,多种内分泌干扰物可以激活葡萄糖醛酸酶,从而加快清除血液中的甲状腺激素。

8. 直接作用于激素合成细胞或（和）激素效应细胞　内分泌干扰物可以通过破坏或促进分化、增殖、迁移或细胞死亡，改变激素合成或激素应答组织中细胞的总数或位置。例如，小脑发育过程中的细胞增殖和迁移对甲状腺激素敏感，多氯联苯可以干扰甲状腺激素信号而造成其异常发育。

四、内分泌干扰物毒理学的研究方法

内分泌干扰物分布广、易富集、种类繁多，干扰人类和动物的内分泌系统，对健康造成不利影响。为此，国际机构和各国政府都非常关注内分泌干扰物的不良效应，加强监管，完善内分泌干扰物甄别方法及体系。欧美国家最早开展内分泌干扰物相关研究工作，1998年，美国环境保护局启动内分泌干扰物筛选项目。随后，提出的环境内分泌干扰物筛选方法体系，包括第一层级的筛选（T1S）和第二层级的实验（T2T）。2002年，经济合作与发展组织制定了《内分泌干扰物检测与评价概念框架》，于2012年和2018年对其进行完善，形成了目前5个层级的概念框架，分别是：①现有数据和非实验信息；②体外实验可提供关于选定的内分泌机制/途径的数据；③体内实验可提供关于选定的内分泌机制/途径的数据；④体内实验可提供内分泌相关终点不良作用的数据；⑤针对更为广泛的生物体生命周期内的内分泌相关终点，体内实验可以提供更为全面的不良作用数据。2018年，由欧洲化学品管理局和欧盟食品安全局在经济合作与发展组织评价方法指南的基础上，共同起草了《内分泌干扰物鉴定标准》指导性文件，通过设定一系列科学标准用于对内分泌干扰物的识别和评估，是目前较为全面和具有指导意义的内分泌干扰物评价策略指南。总之，随着内分泌干扰物评价体系及评估指南的不断完善，内分泌干扰物毒理学方法也在不断更新，目前内分泌干扰物毒理学的研究方法主要包括以下四个方面。

（一）内分泌干扰物的检测分析

内分泌干扰物种类繁多，准确、灵敏、便捷、迅速的内分泌干扰物检测分析成为进一步研究的前提。近年来，各种高效、快速的化学和仪器分析检测技术使得内分泌干扰物的检测工作逐渐简化，常用的内分泌干扰物检测技术如下。

1. 化学分析法　主要有气相色谱法（GC）、液相色谱法（LC）和电感耦合等离子体发射光谱-质谱法（ICP-MS）。其中气相色谱-质谱联用（GC-MS）法具有高灵敏度、较快的分析速度和较低的运行成本，是目前内分泌干扰物分析中最常用的方法。例如，芳香烃、多氯联苯、烷基苯酚、邻苯二甲酸酯类都可以使用GC-MS联用法来测定。在中国HJ 478-2009标准中规定荧光或紫外光检测的高效液相色谱法可测定萘、苊、蒽等16种多环芳烃。但高效液相色谱法的缺点是溶剂消耗量大，检测器种类较气相色谱少，灵敏度不如气相色谱高。ICP-MS对金属类内分泌干扰物的检测具有灵敏度高、检出限更低等特点。而用石墨炉原子吸收法及原子荧光法分析多种重金属如铅、镉、砷、汞时则具有极低的检出限。目前在重金属元素分析及测定中，ICP-MS逐渐成为首选方法。此外，高效毛细管电泳是色谱和电泳相结合的分离分析技术，即通过带电性不同的粒子在电场中迁移时各组分（各粒子）之间迁移速度的差异实现分离内分泌干扰物。如高效毛细管电泳可使己烯雌酚在60秒内实现分离检测。不过目前毛细管电泳尚缺乏灵敏性很高的检测仪器，还有待进一步深入研究。

2. 免疫检测技术　将免疫反应和现代检测手段相结合而建立的超微量检测技术，主要有酶联免疫吸附实验（ELISA）法、放射免疫测定法（RIA）、电化学免疫测定等。此外，免疫分析与毛细管电泳结合形成毛细管电泳免疫分析,以及与传感器结合形成免疫传感器等,用于检测体液、水体、土壤和食物等样品内分泌干扰物。

（二）内分泌干扰物的体外筛检

筛检某种外源性物质是否具有内分泌干扰效应是识别、评价和控制内分泌干扰物的前提,也是内分泌干扰物研究中最亟待解决的问题。需要考虑的是,在进行筛检实验或其他实验前,应收集整理关于受试化学品的现有所有信息,内容应包括其理化特性、毒理学和生态毒理学信息,诸如吸收、分布、代谢、排泄信息,以及基于交叉参考法、定量的构效关系（QSAR）等模型预测信息。在搜集所有可获得的信息后,分组整合证据链,根据证据的初步分析结果选择筛检方法。初步的筛检实验主要以体外实验为主,体外实验的结果可为内分泌干扰物的识别、探究可能的作用机制及预测不良结果路径提供数据证据。此外,内分泌干扰物具有非单调性和低剂量作用的特性。体外实验可以减少体内实验假阴性结果,最大程度降低内分泌干扰物的漏检风险。

经济合作与发展组织提出的方法较为权威,主要有：①雌激素或雄激素受体竞争性结合实验,常用方案是使用大鼠子宫细胞胞液作为雌激素受体来源,大鼠前列腺细胞胞液作为雄激素受体来源,通过体外测定受试物与受体的亲和力,初步判定是否具有激素干扰活性。②体外类固醇生成,该实验用于筛选影响雌激素 17β-雌二醇和雄激素睾酮合成的受试物,其主要原理是通过细胞测试系统,检测受试物是否对类固醇合成途径产生抑制或诱导作用。③其他实验方案：根据受试物实验结果和筛选目的还可进行雌激素受体转录激活实验、酵母雌激素筛选、雄激素受体转录激活实验、芳香化酶实验、甲状腺破坏实验、视黄酮受体转录激活实验、高通量筛选和其他相关激素受体实验等方法。

（三）内分泌干扰物的体内生物学检测

内分泌干扰物的体内生物学检测可以提供内分泌干扰可能对机体产生的毒作用以及可能的通路和机制。主要分为哺乳动物毒理学和非哺乳动物毒理学实验。

1. 哺乳动物实验

（1）子宫增重实验：本实验是用于筛选具有类雌激素活性或抗雌激素活性物质的短期体内筛检实验,旨在为雌激素有关的内分泌机制提供数据支持。主要方法是：一是采用发育未成熟的雌性动物（幼龄动物非卵巢切除法）,其下丘脑-垂体-性腺轴功能发育尚不完全；二是采用成年动物去势法（卵巢切除的成年雌性动物）,通过去势消除了正常动物存在的下丘脑-垂体-性腺轴内分泌反馈机制的影响从而增加试验测试系统的灵敏性。如果受试物具有雌激素或抗雌激素样作用,则动物子宫重量会增加或降低。

（2）Hershberger 实验：该实验是用于筛选具有类雄激素活性或抗雄激素活性的短期体内筛选试验,旨在为雄激素有关的内分泌机制提供数据支持。本实验采用去势使雄性动物内源性雄激素处于最低水平,消除正常动物存在的下丘脑-垂体-性腺轴内分泌反馈机制的影响。如果受试物具有雄激素或抗雄激素作用,则腹侧前列腺、肛提肌、阴茎头等雄激素依赖器官的重量会增加或降低。

2. 非哺乳动物实验　主要包括两栖动物变态发育实验、鱼类生殖筛检实验、21 天鱼筛检实验、雄激素化雌性刺鱼筛检实验等。

（四）内分泌干扰物危害表征的方法

主要用于提供危害识别或危害表征的证据,识别"安全"浓度或剂量,对某种化合物可能或实际的内分泌干扰作用开展更全面的评估。

1. 哺乳动物实验

（1）围青春期雌性/雄性大鼠青春期发育和甲状腺功能实验：通过对完整的围青春期雌性/雄性大鼠青春期发育效应和甲状腺功能测定，筛检抗甲状腺激素、雌激素/雄激素或抗雌激素/抗雄激素的化学物，同时根据给药次数，以获得更详细的剂量-反应曲线，则可提供危害表征的证据。

（2）其他实验：在多次给药实验的基础上，特别观察受试物对内分泌系统的影响。如重复给药 28 天研究、重复给药 90 天研究、产前发育毒性研究、慢性毒性和致癌性联合研究、生殖/发育毒性筛检实验、28 天生殖筛检实验、神经发育毒性研究、21/28 天重复给药皮肤毒性研究、90 天重复给药皮肤毒性研究、28 天（亚急性）吸入毒性研究、90 天（亚慢性）吸入毒性研究。

（3）一代或多代生命周期实验：包括扩展一代生殖毒性实验、二代实验。

2. 非哺乳动物实验

（1）发育生殖实验：鱼类性发育实验、两栖动物幼体生长发育实验、禽类生殖实验、鱼生命早期毒性实验、摇蚊毒性实验、水蚤生殖实验（诱雄）、蚯蚓生殖实验、线蚓生殖实验、沉积物-水体带丝蚓毒性实验、跳虫土壤生殖实验等。

（2）一代或多代生命周期实验：鱼类生命周期毒性实验、青鳉鱼多代实验、禽类二代生殖毒性实验、沉积物-水中摇蚊生命周期毒性实验。

（贾启越　范广勤）

第二节　电磁辐射毒理学

电磁辐射是指电能量和磁能量以震荡粒子波形式从源发射到空间或在空间传播的现象。该能量是由电荷移动产生的，在空间中任何交流电均可产生交变电场，交变电场可产生交变磁场，交变磁场也会产生交变电场。这种交变的电场与交变的磁场相互垂直、以源为中心，将能量以波的形式、按一定的速度向周围空间传播。电磁辐射无处不在，自电磁感应现象被发现以来，电磁技术被广泛应用于通信、制造、医药、农业、军事等各领域。科技突飞猛进的发展在给我们的生活带来各种便捷的同时，也带来了电磁辐射污染。世界卫生组织已将其列为继水污染、大气污染、噪声污染之后的第四大污染。电磁辐射污染具有广泛性、隐匿性以及造成健康损害的长期性、潜伏性。电磁辐射，尤其是低频电磁辐射对人体健康的影响在科学上存在不确定因素，有待足够的实验支持和大量的流行病学调查研究。

一、电磁辐射的分类和剂量学

（一）电磁辐射的分类

1. 按其来源分类

（1）天然辐射：来自自然环境，包括地球的热辐射、太阳热辐射、宇宙射线、雷电、火山喷发、地震以及太阳黑子活动引起的磁暴等。

（2）人工辐射：来自满足人类需求的各种设备和装置，主要包括：①无线电发射装置，如手机发射基站、广播电视发射台、卫星地面工作站、雷达发射系统；②工业强电系统，如高压输变电线路、变电站、电力火车、地铁列车等;③电磁能应用产业及设备,如高频感应加热和高频介质加热设备等工业用电磁辐射设备、X线仪、γ刀和核磁共振等医疗设备、科研设备等;④家用电器设备,如显示器、电视机、微波炉、手机等。

2. **按频段和波长分类** 极低频辐射是指频率在0~300 Hz的电磁辐射,以50 Hz或60 Hz的工频电磁场为主。射频辐射是指频率100 kHz~300 GHz、波长1 mm~3 km的电磁辐射,也称为无线电波,包括高频电磁场(100 kHz~300 MHz的频段范围)和微波(频率300 MHz以上,波长1 mm~1 m),是电磁辐射中量子能量较小、波长较长的频段(图12-1)。

红外线辐射是介于微波和可见光之间、波长为0.76 μm~1 mm的辐射,又称为热射线。紫外线辐射是指波长为100~400 nm的辐射(图12-1)。

X线是指波长为0.01~100 nm,介于紫外线和γ线之间,是由于原子中的电子在能量相差悬殊的2个能级之间的跃迁而产生的电磁辐射。γ线是指波长小于0.01 nm的电磁辐射,是原子核能级跃迁蜕变时释放出来的射线。

太赫兹辐射是频率范围在(0.1~10)×10^{12} Hz、位于红外和微波之间波长为30~3 000 μm的电磁辐射,量子能量为0.4~41 MeV(图12-1)。

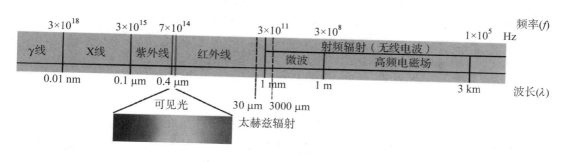

图12-1 电磁波谱

3. **按波形特点分类** 连续波辐射是指连续震荡产生的超短波。脉冲波辐射是指通过脉冲调至产生的超短波,其脉宽极窄(毫微米),并具有极高幅度的长周期电磁脉冲串。两者因其物理特性不同,产生的生物学效应也不同。

4. **按是否引起生物体电离分类**

(1)电离辐射:是指电磁波量子能量达到12 eV以上,引起生物体电离作用的电磁辐射,如X线、γ线、宇宙射线等。值得注意的是,α、β、中子、质子等属于电离辐射中的粒子辐射,不是电磁辐射。

(2)非电离辐射:是指电磁波量子能量较低、不足以引起生物体电离的电磁辐射,如紫外线、可见光、红外线、射频及来源于可见光的激光等。紫外线的量子能量介于非电离辐射与电离辐射之间。

(二) 电磁辐射剂量学

电磁辐射与物质相互作用时,能量在物质中转移、吸收、传递、沉积等,引起生物体的物理性质、化学性质和生物学效应变化。电磁辐射剂量学主要研究电磁辐射对生物体的能量作用大小和分布规律,是研究电磁辐射生物效应的重要基础。

1. **比吸收率(specific absorption rate,SAR)** SAR的定义为每1 kg生物体组织所吸收

的电磁功率（W/kg），它是电磁剂量学的基本量，用来度量电磁辐射在生物体单位组织中所感应的电场，为各国卫生标准所广泛应用。SAR 与许多因素有关，如电磁波的波长、频率，生物体的固有频率，生物组织中的含水量、磁导率、电容率、电导率的大小等，即

$$SAR = P/p = \sigma E^2 / p$$

式中，P 为功率密度（单位时间、单位体积内吸收的电磁辐射能量）；p 为生物体密度；σ 为生物体的电导率；E 为生物体内电场强度的振幅。

由于人体结构复杂，各部分器官组织的电磁参数磁导率（μ）、电容率（ε）、电导率（σ）不同，因此，很难计算出人体接受电磁辐射的量值，只能计算一个大致的范围。当辐射频率与生物体或某些器官（眼、大脑等）的固有频率谐振时，吸收最强，称为谐振吸收。

2. 电磁辐射穿透深度　不同的介质对于电磁辐射的特性是不同的，其中区分不同介质特性的一个重要参数就是电磁辐射的穿透深度（δ）。穿透深度表示电磁波强度随着系数 $e^{-1} = 0.368$ 衰减的距离。

生物组织的结构非常复杂，可以认为是多种复杂介质的集合，即使在一个细胞内部也可认为是由多种电磁特性的介质组成的。因此，在生物电磁学中，对这样的复杂结构进行了一定程度的等效，按照一定比例加权后取均值，近似为各向同性的有损耗介质，即

$$\delta = \frac{1}{\omega \sqrt{\mu_0} \left[(\varepsilon_0 \varepsilon_\gamma)^2 + \left(\frac{\sigma}{\omega} \right)^2 \right]^{1/4} \sin\Phi}$$

$$\Phi = \frac{1}{2} \arctan \left[\frac{\sigma}{\varepsilon_0 \varepsilon_\gamma \omega} \right]$$

式中，δ 为电磁辐射的穿透深度；ω 为角频率（rad/s）；ε_0 为介电常数（F/m）；ε_γ 为相对介电系数；μ_0 为磁导率（H/m）；σ 为电导率（S/m）。

3. 吸收剂量（D）和吸收剂量率（$\cdot D$）　吸收剂量是放射防护的基本物理量，适用于电磁辐射中的电离辐射。吸收剂量（D）是 $d\varepsilon$ 电离辐射给予质量为 dm 物质的平均能量，即 $D = d\varepsilon/dm$。吸收剂量（D）的国际制单位为 $J \cdot kg^{-1}$，专名为戈瑞（Gy）。吸收剂量率（$\cdot D$）是指 dD 在时间间隔（dt）内吸收剂量的增量，即 $\cdot D = dD/dt$。单位为 $J \cdot kg^{-1} \cdot s^{-1}$，专名为戈瑞每秒（$Gy \cdot s^{-1}$）。

4. 剂量当量（H）和剂量当量率（$\cdot H$）　剂量当量是物质或组织器官内某一点处的 D 和 Q 的乘积，即 $H = DQ$。式中，D 为吸收剂量，Q 为物质或组织器官的品质因子，为一常数。适用于电磁辐射中的电离辐射，剂量当量的国际制单位是 $J \cdot kg^{-1}$，专名为希沃特（Sv）。剂量当量率（$\cdot H$）是 dH 在时间间隔（dt）内剂量当量的增量，即 $\cdot H = dH/dt$。单位为 $J \cdot kg^{-1} \cdot s^{-1}$，专名为希沃特每秒（$Sv \cdot s^{-1}$）。

二、电磁辐射的生物学效应

（一）体内过程

1. 吸收和传递　电磁场与生物体的相互作用是从物理到生物的一个复杂过程。电磁辐射作用于生物体时，其能量可通过生物体表面反射、穿透生物体和被生物体吸收 3 种途径释放。在低频情况下，电磁辐射在人体内近乎无衰减地传递；在高频范围内，电磁辐射在人体组织中的穿透能力很弱，主要在人体的表皮组织转化为热能释放。电磁辐射中低能量电磁波具

有生物组织穿透深度随着频率的增加而减少的特性,故电磁辐射波长越长,越易被深部组织吸收。如毫米波的波长短、频率高,易被水和含水多的生物组织吸收,穿透深度小,能量仅沉积在生物体体表,约70%的能量在0.4 mm深度的组织中被吸收。随着频率的增加,穿透深度降低,如30 GHz毫米波对皮肤的穿透深度为0.78 mm,100 GHz毫米波对皮肤的穿透深度为0.318 mm。而电磁辐射中高能量电磁波(X线和γ线)更具粒子性,较少被组织细胞吸收,吸收程度主要是受到物质密度、厚度以及组成等因素影响。但其能量极强,会引起组织电离。

2. 转化和分布　生物体都是由带电的分子和原子组成的,在生命活动中遵循生物电磁场的规律,呈现出一定的电阻抗特性。电磁辐射的能量在组织细胞表面不断被吸收后,被细胞内外体液的电解质(质子、电子等)在电场中移动时,不断转化为热能,且随着深入介质表面的距离,以指数形式衰减。可用电阻率表示电磁辐射能量消耗的多少。人体组织和器官的电阻率差异较大,同一组织器官在不同的功能状态下,电阻率也不同。血清的电阻率较低,肌肉次之,肝、脑等组织的电阻率较高,脂肪和骨骼的电阻抗最高。活体组织与离体组织的阻抗不同,其值取决于它本身的电性质和血液含量。随着心脏的舒张和收缩,组织中的血液量有规律地变化,各组织的阻抗也随之有规律地变化。

生物组织中存在大量束缚电荷或电偶极矩,在电场中会产生介质极化效应,引起外场能量消耗,分子将场地能量转变成热量的形式散发出去。频率越高,电磁场热效应越明显;组织的含水量越高,电磁场热效应越高。组织的含水量因年龄和组织器官的不同而不同,眼等含水量较高的组织热效应明显,儿童更容易受到电磁辐射的影响等。

生物体组织不仅具有电阻性质,还具有电容和电感性质,可以将电磁辐射能量以电场形式和磁场形式储存电能。如细胞膜不仅起存储能量的静态电容的作用,还具有极化电容的性质。细胞膜的电容在充放电的过程中消耗能量,离体神经细胞在改变细胞外液离子成分时发现有正性电抗成分。生物结构呈现出电阻、电容、电感的复合电路特性,对于不同频率的电流,流过细胞的分布量各不相同。

(二)生物学效应

1. 对神经系统的效应　电磁辐射对神经系统的效应一般表现为非热效应。当机体长期暴露于高频电磁场和微波等射频电磁辐射时,会引起中枢神经系统和副交感神经特别是自主神经功能紊乱,表现为多汗、口干和心悸等。且脑电图有所变化,表现抑郁、反应迟钝、神经衰弱症候群以及条件反射受抑制等症状。微波职业受照人员会出现神经行为指标的异常。

脑和脊髓为辐射低度敏感组织,大剂量(>50 Gy)X线和γ线能导致中枢神经系统的放射性病理损伤,如全脑和全脊髓神经细胞坏死,导致神经传导束和神经胶质的损伤,患者出现意识障碍、抽搐和休克等急性放射病临床表现。

2. 对生殖系统的效应　睾丸和附睾是电磁辐射损伤效应的敏感部位之一。长期暴露于微波辐射的雷达作业人员生育能力降低,存在精子活力降低和活精子百分率下降等精液质量低下的表现;此外,性功能异常率随着微波辐射暴露时间的延长而增加,性欲减退的发生率随着工龄年限延长而升高,且有明显的时间-反应关系。在动物实验中发现,10 mW/cm²的微波照射大鼠后,精子活力降低、活精子百分率下降和畸形率升高。在研究电磁辐射对小鼠生殖健康影响时也发现长期电磁辐射暴露能损伤睾丸和附睾的结构与功能,造成不育。卵巢对微波和电磁脉冲等电磁辐射也较为敏感。暴露于微波辐射的大鼠和小鼠会降低雌性生殖功能,仔鼠数目减少,卵泡和黄体少于未照射组,并出现次级卵泡形态异常和颗粒细胞排列紊乱,血液中的促卵泡激素和雌二醇水平升高等病理变化。

X线和γ线暴露不仅损伤生殖细胞,而且会导致生殖器的基质细胞结构和功能损害,降低精子质量,引起不育。

3. 对血液系统的效应 淋巴细胞对辐射非常敏感。职业性长期低剂量暴露微波辐射的工作者,外周血淋巴细胞的染色体畸变率升高和畸变细胞增多。在对暴露高频电磁场和微波等人群调查时发现,外周血中的白细胞和血小板降低,血红蛋白量下降,嗜酸性粒细胞百分比升高等血液系统指标异常,但脱离辐射接触后,血象变化可恢复到正常水平。长期电磁辐射暴露可能存在致癌效应如儿童患白血病。当小鼠暴露于剂量小于0.1Gy的X线和γ线,即可引起外周血白细胞、红细胞和血小板显著降低,同时骨髓内的造血干细胞数量减少和功能受到抑制。

4. 对心血管系统的效应 长期电磁辐射暴露可以改变血流动力学,降低血管通透性和心肌张力。极低频电磁场辐射可能会引起血清中同型半胱氨酸、丙氨酸转氨酶升高,增加心血管疾病发生的危险性。电磁辐射可引起迷走神经过敏和心肌营养障碍,心电图出现电压降低、P波加宽、房室传导阻滞。长期暴露于极低频电磁辐射的作业人员常出现心动过缓、心搏出量减少、窦性心律失常、心悸,冠心病发病率呈增加趋势。另外,如果装有心脏起搏器的病人处于高电磁辐射的环境中,则会影响心脏起搏器的正常使用。

5. 对视觉系统的效应 眼组织含水量高,血流量少,故易吸收电磁辐射能量和眼球局部温度升高,导致眼晶状体蛋白质凝固变性,产生白内障。长期暴露于低强度微波或红外线,可加速晶状体的衰老和混浊,伴有慢性充血性睑缘炎、角膜损伤、色视觉缩小、暗适应时间延长、视觉疲劳等视觉障碍病理现象。红外线引起白内障主要是位于 $0.8 \sim 1.2\,\mu m$ 和 $1.4 \sim 1.6\,\mu m$ 的波段辐射。当波段为 $250 \sim 320\,nm$ 的紫外线照射眼部时,紫外线能被角膜和结膜大量吸收,出现急性角膜结膜炎即"电光性眼炎",常见于电焊工作人员。早期轻症电光性眼炎常表现为眼异物感,重度可出现眼部剧痛、畏光和视觉模糊等。由于冰雪反射的紫外线照射,易导致急性角膜结膜损伤,出现典型的雪盲症临床表现。激光器发射的 $500\,nm$ 以下波长的激光对视觉可造成严重损伤,尤其是对视网膜的伤害,如视网膜移位和穿孔、中心盲点及形成瘢痕。如 $460\,nm$ 的蓝光激光可导致视网膜的视锥细胞永久性损伤,形成"蓝光损害"并伴有目眩等临床表现。

6. 对皮肤组织的效应 皮肤为机体表面积最大的器官,易暴露于电磁辐射。98.6%的红外线可被皮肤吸收,在受强度大的红外线照射时,其通过热效应使皮肤局部温度升高,扩张血管并出现红斑反应,反复照射可出现局部皮肤色素沉着。来自太阳光的紫外线能增加机体维生素 D_3 的量,有利于机体健康,但过量紫外线辐射会损伤皮肤。皮肤角质层吸收波长为 $200\,nm$ 以下的紫外线,$220 \sim 320\,nm$ 的紫外线可被皮肤深部组织吸收,$290\,nm$ 的紫外线对皮肤损伤作用最强。紫外线照射可引起皮炎,出现红斑、水泡、水肿和色素沉着。若长期暴露于紫外线且未有合适防护,会出现由于结缔组织损伤和弹性差导致的皮肤皱缩及老化。

X线和γ线照射能导致表皮和真皮的损伤,包括皮肤发红、溃疡、脱发、辐射灼伤,且剂量和剂量率越高,损伤越严重。由于X线和γ线对毛囊根部的毛囊干细胞可造成损伤,常出现脱发、毛发变色和变白等。但目前无有效办法改善X线和γ线照射导致的毛囊干细胞损伤。

7. 对肿瘤形成的效应 长时间的电磁辐射作用可引起细胞形态和功能的改变,影响生物大分子(包括DNA、RNA和蛋白质)的合成、细胞的增殖和分化。大多数学者研究发现电磁辐射的能量还不能够导致DNA链直接断裂,不会引起遗传效应,但不能肯定排除电磁辐射无增加癌发生的危险性。通过对多种动物电磁辐射实验,发现单纯的电磁辐射不会诱发动物肿瘤,但与一些致癌剂联合作用可提高肿瘤发生率,极低频电磁辐射可能是一种促癌因素。电磁辐射暴露与化学性致癌因素协同可诱发肿瘤。

电磁辐射的能量取决于频率的高低,频率越高,能量越大。频率极高的 X 线和 γ 线可产生很大的能量,破坏机体组织分子。长时间超剂量的 X 线和 γ 线照射,会使细胞器官组织受到损伤,破坏人体 DNA 分子结构,可导致癌症,或者造成下一代遗传上的缺陷。

（三）影响因素

电磁辐射是一个复杂的作用过程,影响其生物学效应大小的因素很多,主要包括电磁辐射源本身的性质、生物体的不同和暴露接触电磁辐射源的距离、时间等因素。

1. 电磁辐射源的性质　电磁场的场强、频率以及波形特征不同,产生的生物学效应有所不同。场强越大,对生物体的影响和危害越严重;电磁场的频率越高,对生物体所呈现的危害作用越突出。尤其是当电磁波的频率与生物体的频率发生谐振时,影响最大。X 线和 γ 线的穿透力很强,具有强大的辐射损伤作用。一般情况下,剂量越大,剂量率越大,生物学效应越强。

2. 机体因素　不同生物体或同一生物体在不同阶段对电磁辐射的承受能力不同。如儿童和妇女对电磁辐射的敏感性比其他人群更高;体质不同,表现出的电磁辐射敏感性也不同,体质弱的人敏感性更高,受电磁辐射后的症状要比体质强的人更为明显;有慢性病的人表现出较强的电磁辐射敏感性。生物体不同部位的固有频率不同以及吸收电磁波频率的特异性不同,受电磁辐射的影响也不同。

3. 电磁辐射暴露因素　电磁辐射生物学效应与电磁辐射的作用时间和与辐射源的距离有关。电磁辐射具有累积效应,时间越长,辐射越大。辐射程度随着距辐射源的距离呈现出递减的趋势,距离越远,辐射越小。电磁辐射的生物学效应还与环境温度、湿度有关。在温度高、湿度大的环境中,生物体不易散热,加大了电磁辐射生物学效应作用。

三、电磁辐射的生物学效应机制

生物体是由水分子、葡萄糖、脂肪、蛋白质等组成的,他们包含着无数个不同的分子、电子、质子等微粒。当在外界电磁场中时,这些不同微粒会在电磁场作用下受到不同程度的影响,发生电子链重新排列、分子自旋轴向偏转、分子或电子间的摩擦加速等现象。电磁辐射是以电磁波的形式发出的辐射,当电磁辐射穿过生物体时,其能量会被机体吸收,如果这种能量过大,则会对健康产生危害。决定电磁辐射生物学效应的主要物理参数是频率和强度,电磁辐射的频谱很宽($0\sim10^{25}$ Hz),不同频率和强度的电磁辐射所产生生物学效应的机制不同。

（一）热效应机制

热效应是指电磁辐射对生物组织或系统加热而产生的效应。机体过热可使蛋白变性,酶失活,从而影响机体各项生命活动。热效应产生的机制如下。

（1）电磁波与生物分子相互作用,在使分子极化和磁化过程中,极性分子或电子反复快速趋向转动,而相互碰撞摩擦产热。

（2）生物体内的自由电子、离子沿外加电磁场对其作用的方向运动,引起定向传导电流而生热。

（3）介质损耗生热。生物体组织在电场作用下,非极性分子发生极化成为偶极子,极性分子重新排列,由于偶极性的趋化作用而发生频率极高的振荡运动而生热;同时,在趋向过程中,偶极子与周围分子(粒子)碰撞摩擦而生热。

热效应的产生一般需要较高强度的电磁辐射。室内的家电可产生电磁辐射,其强度一般不足以产生人体有害的热效应,但靠近高能天线或者无屏蔽功率放大器区域,电磁辐射可对机体产生有害热效应。电磁辐射热效应对机体损伤程度取决于电磁波的频率和强度等因素。当其频率与人体共振频率接近时,人体吸收最多的电磁波能量,产生最大的热效应。但个体的共振频率与人的身体部位和体形等有密切关系。如人体的头部共振频率约为 300 MHz,体形较小的人头部共振频率约为 700 MHz。与地面接触的成人,共振频率约为 35 MHz;与地面隔离的成人,共振频率约为 70 MHz。

(二) 非热效应机制

非热效应是指生物体吸收电磁辐射能量后,机体温度没有明显提高,但组织或系统平衡有序的微弱电磁场受到干扰而产生的效应。非热效应产生的机制如下。

(1) 电磁辐射可引起基团或离子轨道半径和角速度随磁场强度增加而产生回旋共振,从而诱导出各种生理活性改变。当回旋共振频率与细胞内 Ca^{2+} 依赖过程的电磁场频率一致时,会诱发细胞表面受体或跨膜通道内的离子做圆周或螺旋运动,如钙调蛋白被弱束缚的 Ca^{2+} 结合态改变,进而影响许多受钙调蛋白调节的酶,诱导各种生理生化改变。

(2) 电磁辐射作用在细胞膜上,使膜电位漂移,改变细胞膜通道蛋白对离子的选择性而产生生物学效应。

(3) 当电磁辐射的频率十分接近生物体的振荡频率时,就会出现"频率窗"效应(即在某一频段内,只有某些离散的、功率密度区间狭窄的电磁波才能产生的生物学效应),人体内各种生物活性会受到不同程度的影响。

(4) 电磁辐射会引起人体非线性谐振效应,并由电磁场辐射暴露强度和频率决定。

(5) 自由基具有磁矩,能与电磁场相互作用,影响顺磁性自由基复合速率,进而影响自由基的寿命,使得自由基的瞬时浓度受到严重干扰,从而诱发一系列的生物学效应。

非热效应不需要很高的外界电磁辐射强度,在极低频电磁场和低强度射频辐射场均能产生。机体的心电、脑电和肌电频率在 $0 \sim 100\,Hz$ 极低频率下工作,常用的工频电磁场为 $50 \sim 60\,Hz$。当工频电磁场及机体内的电磁场相互耦合和共振,便可产生非热效应。研究发现当电磁场强度从 $0.1\,mT$ 升高到 $0.5\,mT$ 时,能抑制细胞增殖;但在电磁场强度从 $0.6\,mT$ 升高到 $1.0\,mT$ 时,细胞增殖显著增强,表现为非线性特点。电磁场是否会导致 DNA 和 RNA 等分子结构改变尚无定论,一般认为低强度射频电磁场不会导致基因突变。

DNA 损伤是 X 线和 γ 线电离辐射生物损伤效应的主要机制。X 线和 γ 线不仅损伤 DNA 的结构,对 DNA 复制、转录和翻译均有影响,造成靶器官损伤、致畸效应、致癌效应和遗传效应。X 线和 γ 线辐射能损伤生物膜转运功能、生物膜结合酶活性、生物膜受体功能和生物膜能量转换功能,以及产生表观遗传学方面的变化。

(三) 累积效应机制

累积效应是指生物体受到热效应和非热效应以后,未得到及时修复而再次受到电磁波辐射,其辐射损伤发生累积从而产生生物学效应。长期接触电磁波辐射的人群,即使功率很小,频率很低,由于存在辐射积聚效应,也可能诱发病变。

(四) X 线、γ 线与物质的相互作用

X 线来自核外电子的相互作用,γ 线来自核衰变。放射性核素在发生 γ 线之前,一般先有

电子俘获、α粒子、负电子或正电子的发射。当X线、γ线的光子穿过物质时主要发生光电效应、康普顿效应和电子对生成等3种作用。

1. 光电效应　能量为 $0.1\sim10\,\text{MeV}$ 的X线、γ线主要通过光电效应与物质相互作用，即当来自X线或γ线的光子碰撞原子时，将全部能量传递给轨道电子，使其具有动能，成为自由电子即光电子，光子本身将消失。

2. 康普顿效应　当光子与结合能较低的原子外壳层电子碰撞时，将部分能量传递给电子，成为反冲电子，光子携带其余能量形成散射，此过程称为康普顿效应。康普顿效应是X线、γ线工作场所散射线的主要来源。

3. 电子对生成　能量大于 $1.022\,\text{MeV}$ 的X线、γ线光子，经过原子核近旁时受到原子核的库仑场作用，光子消失，变为一个正电子和一个负电子组成的电子对，此过程称为电子对生成效应。

从电磁学角度来看，生物体是由大量细胞构成的具有复杂电磁特性的容积导体，研究生物体在电磁辐射环境下，其电磁性质的改变以及与电磁波之间的相互作用是明确电磁辐射生物学效应产生的基础。此外，可进一步从基因、分子和细胞水平，明确电磁辐射对基因表达调控、受体分子、跨膜信号转导、细胞膜改变、细胞增殖和凋亡等方面的生物学效应机制。

（周繁坤　范广勤）

第三节　纳米毒理学

一、概述

随着纳米技术的飞速发展，各种纳米材料大量涌现，公众接触纳米材料的机会大大增加，纳米材料给人类带来巨大利益的同时也给人类健康带来了潜在风险。纳米毒理学（nanotoxicology）是研究纳米材料引起机体生物学负效应及其相关作用机制的毒理学分支学科。通过研究至少在一维尺度上处于纳米级的材料与生物体系，包括组织、器官、细胞、亚细胞结构，以及生物大分子的相互作用及引起的毒作用，阐明纳米材料毒作用规律和影响因素，为进行纳米材料毒性评价、预测、标准制定以及更好地设计并使用纳米材料提供依据。纳米毒理学涉及的研究对象——纳米材料具有特殊的理化性质，这使得纳米毒理学成了一门医学、生物学、物理、化学和材料学相互交叉的前沿学科。

2003年，*Science* 发表文章关注纳米生物效应后，各国政府即先后启动了对纳米生物学效应的研究，支持力度不断增加。2003年10月，美国政府增拨专款启动了该领域的研究工作。2004年7月，英国皇家学会和皇家工程院发布报告，建议英国政府成立"纳米物质生物环境效应"研究中心。2004年12月，欧共体在布鲁塞尔公布了《欧洲纳米战略》，把研究纳米生物环境健康效应问题的重要性列在欧洲纳米发展战略的第3位。同时，欧洲宣布启动"纳米安全性综合研究计划"，全面开展纳米生物学效应与安全性的研究。2005年，美国把纳米计划的总预算的1%投入纳米健康与环境研究，并将纳米生物学效应与纳米毒理学作为新的研究领域。2005年1月，*Nanotoxicology* 在英国出版，推动了纳米毒理学研究思路的进一步拓展，仅2年时间形成了一个新的前沿研究领域。中国是世界上较早开展纳米生物学效应与安全研究的国家之一。早在 2001 年 1 月,中国科学院高能物理研究所提出"开展纳米生物学效应、毒性与安全性研究"的建议,完成了"关于纳米尺度物质生物毒性的研究报告"。2004 年,正式成立了中国第一个"纳米生物学效应实验室"。2004 年 11 月,以"纳米尺度物质的生物学效应与安全性"为主题的第 243 次香山科学会议召开。与会专家经深入讨论后达成共识:在发展纳米技术的同时开展其安全性研究,结合中国实际情况,选择与大众生活密切相关的、与职业安全相关的纳米材料及生物医药纳米材料作为研究对象。2007 年,世界第一部纳米毒理学领域专著 *Nanotoxicology* 由中国科学家编著,被国外多所大学选为教材,产生了重要的国际影响。在随后的 15 年间,纳米材料的健康风险不断受到重视,各国不断加大投入,促进了纳米毒理学专业团队的建立,为进一步深入研究奠定了基础。各国也相继出台了关于纳米材料毒性研究的科学计划和纲要,并出台了与纳米颗粒暴露相关的国际标准。例如,2011 年,中国国家纳米科学中心在碳纳米管金属杂质的高灵敏、高准确定量分析和相关毒理学基础研究上,完成了中国第一项《ISO 和 IEC 纳米技术国际标准》,填补了国际空白。2015 年,中国科学家出版了国内第一部针对纳米生产现场的指南《生产与工作场所纳米颗粒暴露监测指南》。2018 年 7 月,OECD 发表题为"调查制造纳米材料的不同类型风险评估:确定可用于风险管理措施的工具和推动纳米特定数据需求的不确定性"的报告。2018 年 8 月,德国环境署(UBA)发布了在塑料包装中使用纳米材料的情况说明书。这在很大程度上推动了纳米毒理学的发展和研究,为纳米科技发展奠定了科学基础。

纳米材料层出不穷,现阶段纳米毒理学研究在获得发展进步的同时,也面临着巨大挑战,纳米毒理学既有传统毒理学的一般特征,又有其特殊性。主要包括:①研究对象不同于传统毒理学的外源性化学物质,通常是指在至少在一维尺度上处于纳米级别的各种类型的纳米材料;②传统毒理学研究毒性剂量-反应(效应)关系是研究的核心内容之一,纳米毒理学除了关注剂量-效应关系外,纳米材料理化性质,如尺寸、电荷、化学组成、表面修饰等等影响也是研究的重要内容之一;③与传统毒理学不同,纳米毒理学主要研究纳米材料与生物系统界面之间的相互作用,即在"纳米-生物"界面中包含有纳米材料表面与生物成分表面(如蛋白质、膜、磷脂、内吞小泡、细胞器、DNA 和生物流体等)之间的物理化学相互作用的动态过程,这些过程包含纳米材料与生物系统中各种生物分子之间的动力学和热力学水平的交换反应。

这里的"纳米-生物"界面由 3 个交互部分组成:①纳米颗粒的表面特性(决定于纳米颗粒的物理化学组成);②固-液界面变化,纳米颗粒与周围介质发生相互作用而形成,并随之而变化;③固-液界面与生物体系中生物膜等的接触界面。由于纳米颗粒与蛋白质、生物膜、细胞、DNA 和细胞器作用的界面反应,导致纳米颗粒的蛋白质包裹、膜包裹等,然后进入细胞并发生进一步的生物催化反应,从而产生生物相容性或生物有害性的结果。通过纳米毒理学的描述性研究、机制研究和管理性研究,目标是避免纳米材料对人类健康和环境的负面影响,为纳米材料安全使用提供保障。

二、 纳米材料特性及其影响因素

纳米材料是指至少在一维尺度上长度小于 100 nm 的材料。纳米材料具有特殊的性质,包括量子尺寸效应、表面效应以及宏观量子隧道效应等。这些特性赋予纳米材料不同于常规尺度材料的物理性质(如光、热、电、磁、力学性质)及化学性质(如吸附、分散聚集状态、表面活性与催化、光催化性质)。因此,纳米毒理学重点关注由纳米材料的特殊性质引起的,与生物体的组织、器官、细胞及生物分子之间的作用。

（一）纳米材料毒作用的影响因素

1. 尺寸　尺寸是纳米颗粒自身特性的重要原因,直径小的颗粒有较大的比表面积,相应也会造成更大的毒性。纳米粒子的同等质量、同一物质的比表面积随尺寸减小而增加。当颗粒物的尺寸小于 100 nm 时,其表面分子数目(以颗粒表面分子的百分含量表示)与颗粒尺寸呈负相关。小尺寸颗粒的表面分子数目会急剧增加。例如,直径为 30 nm 的颗粒表面分子约占 10%,直径小于 10 nm 的颗粒表面分子约占 20%,而直径小于 3 nm 时的颗粒表面分子增加到 50%。材料的反应活性很大程度上和颗粒表面的分子或原子数目直接相关,因此尺寸是决定纳米颗粒化学性质和生物学效应的关键因素。

2. 形状和长径　形状和长径比也是决定纳米材料毒性的关键因素。纳米材料可以制备成各种形状,包括球状、管状、纤维状、环形以及平板状。纳米材料的形状首先影响其与细胞膜的相互作用,进而影响细胞的摄入和内吞。哺乳动物细胞对纳米材料的摄入主要通过内吞的主动转运方式,即通过细胞质膜内陷形成囊泡,将外界物质包裹,随后从膜上脱落,将物质输入细胞。纳米材料的形状可影响内吞过程中细胞膜的弯曲,球形纳米颗粒比杆状和纤维状纳米材料更易被细胞内吞。对于具有一定长径比的纳米材料,长径比对其生物学效应和毒性也有显著的影响。例如腹腔注射较长的多壁碳纳米管(MWCNT)能引起腹腔炎症,而较短的MWCNT 由于被巨噬细胞快速摄取和清除,没有引起腹腔炎症。相比于长的 MWCNT,短的MWCNT 具有较高的细胞内吞且有外排过程,并在分子水平上影响神经生长因子信号通路,进而促进神经细胞的分化。乳腺癌细胞 MCF - 7 对不同形状和长径比的金纳米材料的摄取具有形状依赖性,即随着长径比增加,细胞摄入的纳米颗粒减少。如 74 nm×14 nm 金纳米棒的细胞摄取速率小于直径为 74 nm 或 14 nm 的球形纳米颗粒。

3. 表面电荷　表面电荷影响纳米材料对离子和生物分子的吸附,进而影响细胞和生物体对纳米材料的反应。同时,表面电荷是纳米颗粒胶体行为的主要决定因素,通过影响纳米颗粒的聚集和团聚行为而影响纳米材料的生物学效应。通常认为,阳离子表面比阴离子表面的纳米材料具有更大的毒性,并且进入血液循环之后更易引起溶血和血小板沉积,而中性表面的纳米材料表现出较好的生物相容性。一般认为,这是由于纳米材料的阳离子表面更易与细胞膜的负电荷磷脂头部结合。纳米材料的表面电荷也影响其对体内蛋白质等生物大分子的吸附,进而影响其在体内的组织分布和清除。

4. 蛋白冠的形成　通过不同途径接触的纳米材料入血之后会吸附血浆蛋白质,如白蛋白、IgG、纤维蛋白原等,形成"蛋白冠"。蛋白冠的形成将会改变纳米颗粒的尺寸和表面组成,进而影响纳米颗粒的吸收、转运以及毒性。研究表明,纳米材料和血浆蛋白的结合与其被细胞摄取的速率呈正相关。血浆中的一大类蛋白质称为"调理素"(opsonin),如免疫球蛋白 IgG 和补体成分。调理素的吸附(即调理作用)能够增加纳米材料被巨噬细胞的摄取。通过血浆蛋白的调理作用,纳米材料迅速被血液以及组织中的单核-巨噬细胞摄取,分布于网状内皮系统,这导致纳米材料被快速从血液中清除,并在肝、脾中富集。一般来说,进入生理环境的任何纳米材料都会吸附蛋白质,但是其吸附的蛋白质种类以及形成"蛋白冠"的结构和组成依赖于纳米材料的合成特性,主要是化学组成、形貌和表面曲率。相比于亲水性和中性纳米颗粒,疏水性和带电荷的颗粒表面吸附更多的蛋白质,且更易引起吸附的蛋白质变性。

5. 化学组成　化学组成对其细胞生物学效应有更本质的影响。例如,不同金属或金属氧化物纳米材料诱导细胞产生活性氧的能力不同,进而产生的细胞毒性不同。例如,发现纳米钴能够诱导人肺癌 A549 细胞产生活性氧并引起 DNA 损伤,而纳米二氧化钛没有产生上述效应。斑马鱼胚胎模型研究了11种尺寸相同纳米颗粒的毒性,包括氧化铝、二氧化钛、氧化锆、氧化钆、氧化镝、氧化钕、氧化钐、氧化铒、氧化钇、二氧化硅以及铝掺杂的氧化铈纳米颗粒。斑马鱼胚胎暴露于含纳米颗粒的水中5天之后,50 ppm的氧化钐和氧化铒纳米颗粒引起显著的致死率,且250 ppm的氧化钇、氧化钐、氧化镝纳米颗粒能够引起斑马鱼胚胎畸形,而其他纳米材料没有引起显著的毒作用。相同化学组成的纳米材料,因晶体结构不同,也会影响其生物学效应。例如,TiO_2纳米颗粒的细胞毒性与其晶体结构相关,锐钛矿型比金红石型TiO_2纳米颗粒的细胞毒性大100倍;同时,晶型也影响其致细胞死亡的方式,如锐钛矿型纳米颗粒主要引起细胞坏死,而金红石型通过产生活性氧诱导细胞凋亡。

6. 表面修饰 通过表面修饰可以调节纳米材料的生物学效应。表面修饰的作用是稳定纳米颗粒的胶体溶液,减少或防止其团聚和聚沉,以利于对其生物学效应的研究和应用。同时,还可以减少纳米材料组成离子的释放,减少不良生物学效应,通过合理表面修饰可以减少其与生理介质中生物大分子的相互作用,减少蛋白的形成。观察3种不同表面修饰的金纳米棒(AuNR)对免疫系统的作用,发现表面修饰对其免疫效应有显著影响。其中,聚二烯丙基二甲基氯化铵(PDDAC)和聚乙烯亚胺(PEI)修饰的AuNR可显著诱导艾滋病毒膜蛋白编码基因的体液和细胞免疫应答,并能够在体外刺激树突状细胞成熟。而十六烷基三甲基溴化铵(CTAB)修饰的AuNR则引起显著的细胞毒性,且不能引起有效的免疫应答。不同的表面修饰也会影响细胞对纳米材料的摄取,上述3种AuNR被人乳腺癌细胞MCF-7细胞内吞,发现表面修饰对AuNR的细胞内吞起主要作用,只有PDDAC-AuNR表现出最有效的细胞内吞和最小的细胞毒性。

7. 金属杂质 在纳米材料的制备过程中可能用到金属催化剂,如采用化学气相沉积方法制备的碳纳米管,可能会含有过渡金属催化剂如Fe、Y、Ni、Mo、Co等金属杂质。已有研究证据表明,金属杂质的存在是碳纳米管毒性的重要原因,在细胞培养体系和生理介质中的金属会释放出来,增加碳纳米管的毒性。

8. 团聚与分散性 团聚和分散性影响纳米材料在生物微环境中的尺寸和形状,因此也是影响纳米材料毒性的重要因素。纳米材料由于较大的比表面积和较高的表面能,容易发生聚集和团聚,形成较大的颗粒,且造成纳米材料粒径的不均一性。因此在评价纳米材料毒性时,必须考虑纳米材料的团聚。

9. 降解性能 纳米材料的降解是研究纳米材料毒性时需要考虑的一个重要因素。当纳米材料在体内不能降解,长期蓄积于特定的组织和器官时,可能会产生毒作用。对于可生物降解的纳米材料,要考虑材料降解之后的成分对机体的毒作用。作为磁共振成像的对照试剂,超顺磁性氧化铁(SPIO)纳米颗粒在生物医学上具有广泛的应用。SPIO具有生物降解性能,在细胞内可以通过铁代谢途径被利用,经静脉注射之后,血清中铁含量瞬时性升高。因此,在实际应用中应避免高剂量或短时间内重复注射,以避免铁代谢的超负荷。

(二) 纳米材料的环境暴露风险

随着纳米技术的迅速发展和纳米材料的大量应用,纳米材料将不可避免地进入环境中,其进入环境的途径主要有以下3种:①纳米材料在工业生产、运输和处理过程中产生的纳米颗粒进入环境;②生活日用品中,如化妆品和纺织品等掺杂着纳米尺度的物质,在洗脱过程中能够进入环境;③工业生产中所需的一些纳米材料的产品,可能随产品的使用、分解进入大气、水和土壤。

纳米材料进入生态环境后,一方面纳米材料本身具有环境毒性,与此同时,当它进入环境介质后,在多种环境因素的作用下会发生物理、化学和生物转化,从而使其物理化学性质发生显著改变,这些变化最终会影响纳米材料的毒性;另一方面纳米材料对环境中有毒有害污染物有较强的吸附性能,因此会影响污染物迁移转化等环境行为,增强其毒性。沉积在环境中的纳米材料,可以通过不同方式进入生物体,进而通过生物体的交互作用在生物圈传递。

(三) 纳米材料的损伤特性

1. 损伤的隐匿性　损伤的隐匿性是纳米材料损伤的显著特点。纳米材料致病的隐匿性可能与以下 3 个方面有关:①当纳米材料进入机体并少量尺寸存在时,其引起的疾病是散在或局部的,较难引起全身性的症状;②纳米材料因为有较大的比表面积,因此具有强吸附性,能够将致病物质吸附于表面,使其周围致病物质的浓度高于其他地方,容易引起局部病变,但这种局部病变又常常被误认为是吸附的致病物质所致,而忽略了纳米材料的作用;③纳米材料所致疾病与异物性反应相似,机体对纳米材料的反应常以增生为主,并不能将其破坏清除,因此很难引起全身的免疫反应和全身症状,不易被察觉。

2. 效应的持久性　纳米粒子产生的损伤往往比一般相对应的较大尺度的粒子和可溶性的化合物更具有持久性。大尺寸的颗粒物进入机体后被组织细胞识别后,可通过胞吞和胞吐作用排出体外,或被机体代谢或排出,其损伤作用将不复存在。然而,纳米材料尤其是难降解、不溶或难溶的纳米材料,当在体内无法排出时,会对机体的损伤具有明显的持久性。

3. 侵袭的穿透性　纳米材料具有较强穿透机体屏障系统的能力。一般的基本粒子和化学物质主要通过呼吸道、消化道、皮肤进入机体,发挥其毒作用。纳米材料由于其尺寸较小、比表面积较大、表面化学活性较强等特性,几乎可以穿透机体所有的屏障,包括血-脑屏障、胎盘屏障、血-眼屏障、气-血屏障、血-睾屏障等,进入机体产生毒作用。纳米材料的穿透性与纳米材料本身的物理特性关系密切,颗粒的直径越小,颗粒之间的凝聚力越弱,形状越规则越容易通过机体的屏障;纳米材料表面还具有较强的生物活性,能够增强纳米材料的毒作用,促进对屏障系统的穿透力。

(四) 纳米材料在体内的吸收、迁移和代谢

1. 纳米材料的体内吸收　纳米材料在体内的吸收是其产生生物学效应的重要阶段。纳米材料进入机体后能够引起局部的急性损伤,少量的材料粒子则能够在机体内不断蓄积,产生隐匿性损伤,这种损伤程度及导致的系统毒性是由纳米材料在机体的吸收数量决定的。呼吸道、胃肠道和皮肤是纳米材料侵入机体的 3 个主要途径。

(1) 纳米粒子在肺部的吸收和沉积:呼吸道是纳米粒子进入体内的重要途径。纳米材料的尺寸、水溶性和表面性质等直接影响吸收位点和强度。研究表明,纳米材料的尺寸越小,在肺部的沉积数量越多,且沉积部位越深。另外,纳米材料的表面活性越大,则呼吸道黏膜组织、肺泡的通过率越高。纳米材料在体内的沉积过程通常包括截留、压紧、沉淀和扩散 4 种方式。在纳米材料迁移过程中,形状较长的纳米粒子易被呼吸道截留。

(2) 纳米材料在皮肤的渗透和吸收:皮肤也是纳米材料进入机体的重要途径,皮肤上分散的汗腺和毛囊是纳米粒子侵入机体进入血液循环的主要突破口。研究表明,纳米粒子的皮肤渗透性具有尺寸依赖性和化学依赖性,小尺寸颗粒比大尺寸颗粒更易进入皮肤,表面活性越强的纳米粒子越易进入深层皮肤。

(3) 纳米材料在胃肠道的沉积和吸收:纳米粒子可以直接通过胃肠道的吸收进入机体。此外,某些纳米材料经吸入暴露后,可经肺黏膜系统排出,进入胃肠道,通过胃肠道再次吸收而

进入机体。环境中蓄积的纳米材料可以通过植物与生物体的吸收进入生物圈,经食物链的方式最终进入人体。纳米粒子能够通过含有特殊的肠上皮噬菌细胞(M细胞)的集合肠淋巴组织(Peyer's patches, PP),从肠道内腔迁移进入血液中。纳米材料的摄入不仅可以通过PP的M细胞与肠道淋巴细胞的独立囊泡,而且也可通过正常肠上皮细胞摄入。

2. 纳米材料的迁移和分布　　纳米材料经呼吸道、皮肤、胃肠道等途径吸收后,进入血液系统并迅速分布到全身。肝脏、肾脏、心脏是纳米材料作用机体的主要靶器官。但是,纳米材料在机体中的迁移不仅仅可以通过血液系统,还可以通过淋巴系统和神经纤维的迁移分布到相应的组织和器官。在传统毒理学研究中,外源性化学物在体内的迁移和分布主要受控于血流、化学物与组织的亲和力和扩散能力。纳米材料在体内的迁移和分布除了与以上因素相关外,还取决于纳米材料暴露途径和自身的纳米特性。自身的纳米特性包括粒子的表面性质、粒子的尺寸、进入细胞的渗透能力等。尤其是粒子的表面性质越活跃、粒子的尺寸越小,进入细胞的渗透力越大,越有利于纳米粒子在机体内的迁移和分布。

3. 纳米材料的代谢和排泄　　纳米材料被生物机体吸收后,经过一系列的代谢,大部分粒子排出体外。一般情况下,毒物主要通过尿液、粪便、呼吸等几种途径排出。肾脏是机体排泄外源性化学物最为重要的器官,通过把化合物转化成水溶性强的物质,以尿液的形式排出体外。另外,粪便也是机体排出外源性化学物质的另一主要途径;通过呼吸道吸入的纳米材料则可以通过肺部气体交换的形式排出体外。

(五) 纳米材料的毒作用

机体内各个组织、器官的生物微环境(如pH值、离子类型、离子强度等)、组织成分、结构和功能不同,因此外源性纳米材料与其相互作用、产生的危害效应也不同。研究表明,纳米材料通过不同的迁移方式进入机体,可能对循环系统、免疫系统、神经系统、泌尿系统及消化系统产生毒作用。其中,心血管系统、呼吸系统、肝脏、肾脏可能是各种类型纳米材料的主要靶器官,出现相应的毒性反应。

1. 纳米材料对呼吸系统的毒作用　　呼吸系统是生物机体与外界环境接触的一个主要界面,是纳米材料侵入机体的重要入口。尽管纳米材料进入气管、支气管后,通过种种体内清除机制,如纤毛柱状上皮的定向运动及巨噬细胞的吞噬作用等,将部分纳米材料清除,但大部分纳米材料可以凭借其独有的纳米特性逃避这些体内的清除机制并沉积于肺部。研究表明,空气中的纳米材料与肺组织接触后能够引起肺部暴露区域炎性细胞的大量浸润,同时还会导致纳米材料周围血管血栓的形成、组胺的释放,进而对肺组织产生损伤作用。Lam等学者将单壁碳纳米粒子滴入小鼠的气管内,发现单壁碳纳米粒子能够诱发小鼠肺组织肉芽肿及肺间质炎症,同时病变还可以向肺泡间隔延伸,导致呼吸道机械性阻塞、肺功能下降等。大量的研究表明,纳米材料的呼吸系统毒性与纳米粒子的形态、粒径大小、表面化学特性等密切相关。

2. 纳米材料对心血管系统的毒作用　　心血管系统是纳米材料毒作用的主要靶点之一,潜在危害巨大。流行病学调查数据显示,空气中的纳米粒子能够引起心血管病的发生,尤其是心血管疾病的死亡与大气中超细微粒(<100 nm)含量的增长密切相关。大量证据表明,血液中纳米材料的存在能够导致血栓栓塞性疾病的危险度增加。其机制可能是由于纳米材料能够刺激血液中血小板聚集,释放凝血因子,从而引起血栓疾病发生。Peters等研究了美国波士顿地区心肌梗死患者发病率与空气中纳米粒子浓度之间的关系,发现纳米材料浓度升高增加了发生心肌梗死的危险性。

3. 纳米材料对神经系统的毒作用　　中枢神经系统的神经元再生能力有限,因此纳米材料对神经元的损伤具有不可逆性。纳米材料由于其尺寸小和表面活性高,可相对容易地跨越血-脑屏障进入大脑;同时有研究发现纳米颗粒还可沿嗅神经转运,使得由脑和脊髓组成的中枢神经系统有可能成为纳米粒子的蓄积靶器官。纳米材料产生中枢神经损伤的主要途径有以下 3 个方面:①激发炎症反应,纳米粒子以直接和间接的方式引起中枢神经系统炎症因子增加,导致中枢神经系统炎症反应,促使神经功能损伤。②产生自由基,转运到中枢神经系统内的纳米粒子,可通过激活小胶质细胞,导致自由基、炎症因子等神经毒性分子大量表达,导致神经损伤。③直接毒性,纳米粒子在感觉神经内转运的同时,会损伤神经元的正常功能,直接导致脑边缘系统毒作用。

4. 纳米材料对皮肤的毒性　皮肤是机体防御外源性物质侵机体的第一道防线,因此也是最易受到外源性物质损伤的部位。皮肤巨大的表面积使得它与纳米材料的接触、暴露机会增多,纳米材料在渗透皮肤进入机体的过程中也对皮肤也造成损伤。空气暴露、皮肤的直接接触是纳米材料损伤皮肤的主要途径。近年来,随着纳米材料应用范围的逐渐扩大,纳米材料生产的日益增多,造成了纳米粒子在工厂及其周围空气中的含量增加。纳米粒子在空气中主要以气溶胶的形式存在。由于其粒径较小,很容易通过皮肤的角质层进入真皮组织,对皮肤产生急性和慢性的毒作用。另外,随着化妆日用品行业中纳米材料的应用,造成了化妆品中纳米材料的含量增多,加大了纳米材料的皮肤暴露机会。

5. 纳米材料对肝的毒作用　肝脏是参与纳米材料代谢的主要器官。有研究表明,纳米材料也通过诱导生物体内活性氧簇的产生而造成肝脏氧化损伤,以及过度积聚导致炎症反应,进而引起肝脏损伤,如可发生脂肪肝和肝纤维化。

6. 纳米材料对其他器官的毒性　纳米材料会引起脾和肾的损伤。纳米粒子对肾的损伤机制可能是由于其能够引起炎症反应,造成肾小管上皮细胞的坏死。脾也是纳米粒子的靶器官之一,脾是血液循环较为集中的器官,游离在血液中的纳米粒子沉积在脾后能够诱发脾萎缩、脾间质组织纤维化。与此同时,免疫系统、生殖系统均是纳米粒子损伤的目标,大量蓄积的纳米材料能够引起免疫系统的失调以及生殖功能的紊乱等。

三、纳米材料的分析方法和策略

随着纳米材料定量分析的发展,未来的研究更需要基于纳米-生物体作用过程的特点,发展超高灵敏、超高分辨、原位、非标记、高通量、动态快速检测的新分析方法和分析策略,实现纳米材料的精准定量和准确定位,并动态地获取纳米材料的关键化学结构信息,这些含量、组成及化学结构等时空关联信息将为纳米生物医学的研究提供全方位、真实、可靠的生物学与化学证据。纳米材料和生物体相互作用的规律研究,尤其是代谢与排泄,是保障纳米材料生物医学应用及其在工业等领域安全应用的重要基础科学问题。

纳米材料与生物体的相互作用包括吸收、分布、代谢与排泄 4 个主要过程,针对不同过程的特点,需要使用针对性的定量分析方法。①吸收:纳米材料暴露后,首先跨越生物屏障吸收入血液,这是一个极为快速的过程,因此,快速、实时成像分析如超声成像、分子光谱成像、X 线成像等非常适合纳米材料的定量表征。②分布:纳米材料进入生物体内,将在生物体内转运、蓄积与组织分布。定量分析研究,既需要考虑分布的动态过程,也需要考虑组织深度的精确定位、极低含量的灵敏检测。因此,既可通过光学、磁共振成像、核成像等方法定量纳米材料的动态转运过程,也可通过原子光谱(电感等离子耦合质谱等)、同位素标记与示踪、中子活化、同步辐射等高灵敏检测其组织分布。③代谢:不同组织和脏器中的纳米材料通过一系列的物理、化学与生物学过程将逐步被代谢,原位、化学结构分析的定量方法如 X 线吸收精细结构谱(XAFS)、高效液相色谱-质谱联用等技术非常适合研究相关过程;通过液体池透射电子显微镜、XAFS 与 X 线超高分辨成像联用等手段,能够在单细胞、单颗粒水平原位地研究代谢的化学过程与机制。④排泄:经过代谢的纳米材料被机体清除,高分辨、高灵敏的同位素分析、元素成像与定量分析非常适合定量捕捉被排泄的纳米材料及代谢产物。

(黄　敏)

第十三章

管理毒理学

化学物的毒理学安全性评价和健康危险度评定是管理毒理学的主要内容之一。20世纪50年代初发展起来的化学物安全性评价(safety evaluation)主要基于毒理学动物实验结果,并结合人群流行病学调查资料来阐明特定化学物的毒性及其潜在危害,预测人类接触或使用该化学物时的安全程度,为制定相应的卫生标准提供科学依据。化学物的毒理学安全性评价是通过规定的毒性测试程序和方法,对新化学品或新产品如新药、新食品添加剂、农药等在其进入市场前进行的安全性论证,从而决定其能否被允许投放市场,或阐明安全使用的条件,提出可被社会接受的机体暴露剂量限值,目的是最大限度地减少危害,保护人民的身体健康。健康危险度评定主要是通过危害识别、剂量-反应关系分析、暴露评定和危险特征分析等步骤,评价化学物在一定的暴露条件下产生不良效应的概率。健康危险度评定主要是评价现有化学物所存在的对特定人群产生不良健康效应的概率,为决策者决定是否需要降低或减少该危险度提供科学依据。

化学物的毒理学安全性评价和健康危险度评定是描述性毒理学和机制性毒理学原理和方法在实际中的应用,是化学物管理的主要依据。在健康危险度评定的基础上,危险度管理和危险度信息交流也是管理毒理学的重要内容。危险度管理主要基于所需管理化学物的使用目的,分析评定所得到的对使用人群和相应环境是否具有足够低水平的危险度数据,由政府管理部门制定相应法律法规,提出解决问题的措施,并通过实施和执行这些法律、法规和措施来实现,如决定其能否进入市场,或提供化学物的环境排放标准及工作场所的职业接触限值,或对化学物的废弃场所及污染地污染源等提出管理措施等。由于危险度管理涉及多个方面,如技术、经济、行政、社会文化、群众心理、舆论、政策法令等,并且在实施时需要制订消减危险的计划,所以政府、管理机构、消费者、公众需要进行危险信息交流,相互沟通信息,积极投入才能富有成效。

第一节　化学物的毒理学安全性评价

化学物的毒理学安全性评价主要用于对新化学品或新产品,如新药、新食品添加剂、农药等,在其进入市场前进行安全性论证,从而决定其能否被允许投放市场,或阐明其安全使用的条件,为化学品健康安全管理提供数据,也为机制研究提供合理线索。目的是最大限度地减少危害,保护人民的身体健康。

经济合作与发展组织（OECD）颁布的《化学物测试准则》是国际上公认的对人类健康和环境潜在影响的化学评估的标准方法，可用于工业化学品、农药、个人护理产品等多种性质化学物的安全性评价。针对药品，人用药品注册技术要求国际协调理事会（the International Council for Harmonization of Technical Requirements for Pharmaceuticals for Human Use, ICH）也推出了系列安全性评价程序。各国政府会根据国情发布本国的安全性评价程序与要求。在中国，针对农药、环境化学品、工业品、药物、化妆品、食品添加成分等，主管机构颁布了相应的程序。不同行政机构的标准内容基本相近，并正在逐步协调和接轨。安全性评价程序的国际化有利于不同国家之间的数据互认，减少贸易成本。

安全性评价程序是由来自监管机构、学术界、工业界、环境和动物福利等方面的专家共同协商制定的，根据政治、经济的发展状况做出调整，如过去称为替代实验的方法逐步纳入评价程序。总体来讲，随着社会经济的发展、对事物认识的逐渐深入，安全性评价程序会变得越来越科学和规范，会进一步考虑成本效益。

要确保毒理学安全性评价的结果准确性，必须对研究的全过程进行质量控制和监督，必须全面贯彻执行《良好实验室规范》（good laboratory practice, GLP）。GLP 原则已被广泛认可，它涉及实验的一般标准，如对实验环境清洁程度、动物饲养处理要求、实验结果的完整和保存等，是实现与国际接轨和国内外实验室之间数据通用的基础。

开展毒理学实验前，要明确测试对象的性质，以决定选择何种规范（指南）实施安全性评价。同时尽可能收集有关资料，以帮助我们做好最优化的实验设计。主要资料包括：①理化特性，如化学结构式、纯度、杂质含量、沸点、蒸汽压、溶解性以及类似物的毒性等。资料主要来自文献（包括文字资料及电子信息网络检索资料）、化学产品资料以及必要的实验室资料。②使用方式与用量，通过文献资料及现场考察，了解暴露方式，如是否在制造、加工、运输、使用、废弃物处理、残留等过程中存在人体接触，并估计进入人体的可能途径、剂量与作业及生活环境的污染范围和程度。③环境浓度与转归，评估环境浓度及随后降解、蓄积和残留情况，提出生态毒理学研究方向。研究通常模拟人的接触途径、接触时间等条件，以及效应出现的时间变化规律，选择合适的动物模型、给药方式和期限，在适当的观察期内，观察化学物对动物的一般毒性和特殊毒性，如致突变作用、致癌作用、致畸作用等，发现在什么剂量下引起何种不良效应。这样的工作属于描述性毒理学范畴。需要指出的是，我们要在遵守规范的基础上，不放弃任何偏离正常的现象，避免漏掉可疑的阳性发现。鼓励在规定的实验内容基础上，开展多层级的指标观察，将描述性研究与机制性研究有效结合起来，以更好地认识化学物毒作用的本质。在国内，主要化学品的毒理学安全性评价资料要求如下。

1. 食品添加成分　食品安全国家标准提出，安全性毒理学评价实验内容包括：急性经口毒性实验；遗传毒性实验，根据原核细胞与真核细胞、体内实验与体外实验相结合的原则，选择细菌回复突变实验、哺乳动物红细胞微核实验、哺乳动物骨髓细胞染色体畸变实验、小鼠精原细胞或精母细胞染色体畸变实验、体外哺乳类细胞 HGPRT 基因突变实验、体外哺乳类细胞 TK 基因突变实验、体外哺乳类细胞染色体畸变实验、啮齿类动物显性致死实验、体外哺乳类细胞 DNA 损伤修复（非程序 DNA 合成）实验、果蝇伴性隐性致死实验；致畸试验；生殖毒性和发育毒性实验；毒物动力学实验；慢性毒性实验；致癌实验；慢性毒性和致癌合并实验。可根据受试物的基础数据，提供相应的实验数据。

2. 药品　国家《化学药品新注册分类申报资料要求（试行）》明确，按需提供安全药理学的实验资料及文献资料、单次给药毒性实验资料及文献资料；重复给药毒性实验资料及文献资料;遗传毒性实验资料及文献资料;生殖毒性实验资料及文献资料;致癌实验资料及文献资料;依赖性实验资料及文献资料;过敏性(局部、全身和光敏毒性)、溶血性和局部(血管、皮肤、黏膜、肌肉等)刺激性等特殊安全性实验资料及文献资料;其他安全性实验资料及文献资料;非临床药代动力学实验资料及文献资料;复方制剂中多种成分药效、毒性、药代动力学相互影响的实验资料及文献资料。

3. 工业化学物　新化学物应常规申报,根据申报数量分为不同等级要求。①一级,包括急性毒性(经口、经皮、吸入、皮肤刺激、眼刺激、皮肤致敏)、28天反复染毒毒性、致突变性(细菌回复突变实验和哺乳动物细胞染色体畸变实验)。②二级,增加致突变性数据(啮齿类动物骨髓细胞染色体畸变实验或微核实验),根据28天反复染毒实验结果决定是否需要90天反复染毒实验、生殖/发育毒性筛选数据、吸收动力学相关信息。③三级,增加90天反复染毒实验、致畸实验和两代生殖毒性数据、完整的毒代动力学相关信息。④四级,增加慢性毒性实验资料、致癌性实验资料。

4. 农药　申请农药登记,必须提供相应的毒理学资料。①急性毒性实验,包括急性经口毒性实验、急性经皮毒性实验、急性吸入毒性实验、眼睛刺激性实验、皮肤刺激性实验、皮肤致敏性实验。②亚慢(急)性毒性实验,要求90天大鼠喂养实验。根据产品特点还应当进行28天经皮或28天吸入毒性实验。③致突变性实验,包括鼠伤寒沙门菌/回复突变实验、体外哺乳动物细胞基因突变实验、体外哺乳动物细胞染色体畸变实验、体内哺乳动物骨髓细胞微核实验。当以上前3项实验中任何一项出现阳性结果,第4项为阴性,则应当增加另一项体内实验[首选体内哺乳动物细胞程序外DNA合成(UDS)实验]。当前3项实验均为阴性结果,而第4项为阳性时,则应当增加体内哺乳动物生殖细胞染色体畸变实验或显性致死实验。④必要时应当提供6个月~2年的慢性和致癌性实验。⑤迟发性神经毒性实验,针对有机磷类农药或化学结构与迟发性神经毒性阳性物质结构相似农药的要求。

5. 兽药　兽药毒理学评价试验分为5个阶段:第一阶段急性实验,包括经口LD$_{50}$测定、注射途径LD$_{50}$测定、经皮LD$_{50}$测定、皮肤刺激实验、肌肉刺激实验、眼结膜刺激实验、黏膜刺激实验、溶血性实验;第二阶段亚慢性毒性实验,包括30~90天的亚慢性毒性实验;第三阶段致突变实验,包括细菌回复突变实验(必须)、小鼠骨髓细胞微核实验(必须)、小鼠精子畸形实验或睾丸精原细胞染色体畸变实验(必须两选一)、小鼠骨髓细胞染色体畸变实验(选项)、显性致死实验(选项);第四阶段生殖毒性实验,包括致畸实验、繁殖毒性实验(选项);第五阶段慢性毒理学实验,包括慢性毒性实验和致癌实验(致突变实验阳性,必须)。

6. 化妆品　化妆品的新原料一般需进行下列毒理学实验:①急性经口和急性经皮毒性实验;②皮肤和急性眼刺激/腐蚀性实验;③皮肤变态反应实验;④皮肤光毒性和敏感实验(原料具有紫外线吸收特性需做该项实验);⑤致突变实验(至少应包括一项基因和染色体畸变实验);⑥亚慢性经口和经皮毒性实验;⑦致畸实验;⑧慢性毒性/致癌性结合实验;⑨毒物代谢及动力学实验;⑩根据原料的特性和用途,还可考虑其他必要的实验。

在理解毒理学安全性评价结果时,要认识到由于存在种属及实验设计等方面的差异。毒理学测试结果的解释及其推导及人群时必须注意以下问题:①易感性差异。无论是一般毒性或遗传毒性效应,种属间易感性差异都是显而易见的。为安全起见,在无确切资料的情况下,常把人视为最易感的种属。目前尚无推断安全系数的客观和定量指标,要以最易感动物实验所得LOAEL或NOAEL为出发点来提出人的安全暴露限值。②低剂量推导。一般说来,在一定剂量范围内,毒物对哺乳类动物的毒作用机制及效应接近于对人的作用。因此,在这"恰当的"剂量下将动物实验结果定性地外推及人较为一致。反之,如将高剂量实验结果定量地外推及人,用于预示对人的低剂量效应,则可能由于大剂量毒物改变了代谢途径,使其预示性出现偏差。③实验动物样本大小。动物实验结果中的假阴性,随实验动物数量的减少而增高。此外,还可由于暴露条件、实验期限以及给药方式不同,造成其他一些不确定因素。

第二节　健康危险度评定

危险度评定(risk assessment)也可称为风险评定,国内风险与危险度一词都在使用,根据不同亚专业和语境选用。使用危险度一词,是因为最终表述为发生概率的大小,有度量的概念。对化学物的危险度评定主要包括对健康的危险度评定以及对生态环境的危险度评定。

经典的健康危险度评定的内容分为 4 部分,即危害识别(hazard identification)、剂量-反应评价(dose-response assessment)、人群暴露评估(human exposure assessment)和危害特征分析(risk characterization)。针对不少化学物缺乏足够的毒理学数据,危险度评定中的毒理学关注阈值(threshold of toxicological concern,TTC)和交叉参照(read-across)也逐步得到应用。

一、危害识别

危害识别通过结构-活性关系分析、毒理学实验和人群流行病学研究的资料收集,定性评价化学物对暴露人群发生有害作用的可能性,其目的在于确定某种化学物暴露后所产生的健康结局。

1. 结构-活性关系　在危害识别中,化学物的结构和理化特性(如可溶性、酸碱度、亲电子性、挥发性和化学反应性)都是非常重要的信息。如职业致癌剂中的芳香族胺类化学物,其 N-亚硝基以及氨基偶氮等结构与致癌活性有着密切的关联,因此具有这些结构的化学物需要增加其是否为潜在的致癌物的评价内容。同样,对于一些含有丙戊酸、类维生素 A 酸或乙二醇醚结构的化学物需要评价是否具有生殖发育毒性。

结构-活性关系还被用于对混合物的危险度评定,最典型的例子是美国 EPA 根据化学物对芳香族受体的诱导特性,利用毒性当量来评价二噁英、氯化溴化同系物以及多氯联苯等毒性。混合物有多个毒性终点时,运用单一的生物学反应评价其毒性活性存在一定困难,必须增加多种指标进行综合评价。

此外,结构-活性关系在化学物的开发过程中具有重要的作用,药物、农药等的设计首先是基于结构-活性关系。因此,了解结构-活性关系在评价化学物的毒性作用中有着不可忽视的作用。

2. 毒理学实验　毒理学实验数据是危害识别环节中最主要的组成部分。体外和短期实验可提供化学物的毒作用及其机制的基本信息,实验周期短,花费少。动物实验包括急性、亚慢性、慢性毒性实验,致畸、致癌、致突变实验等,其中长期慢性实验对于致癌物的评价非常重要。由于可以人为地控制实验条件和各种混杂因素,动物实验结果可以较确切地反映各种特定暴露条件下化学物产生的特定健康效应,因果关系明确。对于致癌化学物危险性评估的基本前提是导致动物产生肿瘤的化学物也能导致人类的肿瘤,虽然这种关联并非一定存在,在缺乏足够的人的数据时,采纳的前提是根据谨慎性预防原则。

3. 流行病学资料　流行病学研究可以提供暴露与疾病之间的相关性。由于不需要实验结果的外推,流行病学资料可以为危害识别和数据特征提供非常有用的信息,是人类危险度评定中最可信的证据。流行病学调查中经常使用的研究类型为横断面调查、病例-对照研究和队列研究。在对化学物危害识别中,论证强度最优的是队列研究,其次为病例-对照研究,再次为横断面研究。对人类许多化学致癌物的认识主要源于对职业流行病学资料的研究。由于职业流行病学调查对象是职业人群,与一般流行病学研究相比具有以下特点:①研究人群相对稳定,可以通过就业记录收集职业史资料。②职业暴露比较明确,强度(浓度)较高,有利于发现、确定暴露反应关系。③职业人群健康监护,包括就业前体检、在岗期间定期体检、离岗时体检等,可提供连贯的健康状况资料。但是,流行病学资料是有局限性的,如对在临床症状出现前的潜伏状态下所得数据的评价常常是粗糙的和回顾性的;在长期的暴露过程中,常常会有多重暴露;一些生活方式因素如抽烟和饮食常常会影响结果;人类遗传多态性可能会造成对化学物的敏感性不同。因此在危害识别中要结合各方面资料做出综合判断。

化学物的危害识别除了通过资料分析判断毒物危害的性质外,还可根据其他医学(生物学)的研究结果,汇集现有资料,综合评价其质量,权衡后做出取舍或有所侧重,特别要注意对人体的作用与影响。在许多情况下,这项评判并不是仅做出是与非或黑与白的结论,还必须分类分级。

二、 剂量-反应评价

剂量-反应评价用于定量危险度评定,即确定化学物剂量与有害效应发生频率(群体效应率)之间的关系。剂量指化学物进入体内或到达靶组织的量(暴露水平);而效应指标一般选择在重要的暴露途径下,在最低暴露水平发生的、对最敏感生物产生的关键不良效应。剂量-反应评价是测定不同暴露水平的有害因素与暴露群体有害效应发生率之间的定量关系,作为制定健康危险度评定的定量评价数据。

一般从人群的暴露预测有害因素的效应数据是非常有限的,因此,动物实验成为大多数健康危险度评定的基础,然后外推至人类的健康危险度评定。但是值得注意的是,人类常常暴露在比动物实验所观察到的效应范围更低的环境效应水平下。因此从高剂量到低剂量的延伸及从动物到人类的延伸是健康危险度评定的一个主要组成部分。

(一) 有阈值效应的剂量-反应评价

非致癌化学物作用于机体产生的一般毒作用,如引起生理、生化过程的异常改变、病理组织学的变化,只有达到某一剂量水平时才能发生,因此引起这些毒作用的化学物剂量有一个阈值。这些毒作用属于有阈值效应。许多化学物作用于生殖细胞、胚胎或胎儿,导致细胞死亡、生物合成减少、分化程度改变、形态发育障碍,胚胎死亡、生长迟缓、畸形和功能不全,也显示出有阈值剂量的存在。剂量-反应评价的一个重要任务是测知阈剂量或阈下剂量。测定指标主要是确定未观察到有害效应的剂量水平(NOAEL),或观察到有害效应的最低剂量水平(LOAEL)。NOAEL 作为传统上健康危险度评定统计的基础,用于估算安全参考剂量,其含义是人群终生暴露于该水平,预期发生非致癌或非致突变有害效应的危险度可低至忽略不计的程度,即

$$安全参考剂量 = NOAEL/UF \times MF。$$

式中,UF 为不确定系数(uncertainty factor);MF 为修正因子(modifying factor)。不确

定系数是把实验动物的 NOAEL 或 LOAEL 缩小一定倍数来校正误差。这些不确定系数的内涵主要有以下几个方面:实验动物和人的差异,一般人对于多数化学物的毒性反应要比动物敏感,实验动物和人在毒代动力学和毒效动力学两方面有很大的差异;人群中个体敏感性的变异;从亚慢性毒性实验资料推到慢性毒性实验,会产生结果的不确定性;在一些实验数据中不能发现 NOAEL,通常在使用 LOAEL 外推参考剂量时,从 LOAEL 到 NOAEL 有不确定性;还要考虑到有限的实验动物数和有限的实验结果不能充分阐述各种可能的不良效应。这些不确定性的每个可取不确定系数最大为 10。但是,在实际运用中必须综合各个数据资料,综合判断总的不确定系数。同时需要根据专业知识,考虑研究的科学性以及上面各项未能包括的不确定因素,如存在作用机制方面的不确定因素、待测物质所致实验动物的损害作用是否与人类相似等。当这些不确定性在上述外推中未得到解决时,需要乘以修饰系数 MF(一般大于 0 小于 10),当研究中的不确定因素可由 UF 予以充分估计时,MF 取值为 1。

在以上这些安全参考剂量的制定中,可看到关键效应的 NOAEL 通常被用作安全参考剂量的起始点值。但是,NOAEL 也有明显不足,它是实验过程中一个点的数据,未考虑剂量-反应关系曲线的斜率,并高度依赖于实验剂量的选择和样本数量的大小。不同的剂量设计的实验可能会有不同的 NOAEL,也不能确定高于参考剂量所发生的风险。因此,越来越多的组织机构通过数学模拟方法来估计参考剂量的起点值。其中,基准剂量(benchmark dose, BMD)法目前被广泛应用。BMD 法是由美国学者 Crump 于 1984 年最先提出的,他认为传统制定 RfD 的方法虽然被使用了许多年,但对于其中 NOAEL 的界定并没有总的指导方针或规则,特别是当对照组发生自然损害时,NOAEL 的制定更加不确定,于是他提出了一种新的制定 RfD 方法——BMD 法。BMD 被定义为使化学物有害效应的反应率升高到某一特定水平所需要的剂量,这一特定水平通常为比人类背景发生率高出 1%~10%。以 BMD 的 95% 可信区间下限(lower confidence limit of the benchmark dose, BMDL)代替 NOAEL 或 LOAEL。BMD 提出至今已在发育毒性、神经毒性和内分泌损害的研究上得到了广泛的应用。美国环境保护局(Environmental Protection Agency, EPA)建议将 BMD 法应用到生殖毒性研究中,并发行了使用指导方针手册,开发了 BMD 计算机软件和 BMD 应用指南,统一了 BMD 的使用方法,使之便于推广和应用。BMD 法在制定非致癌物的可接受的人类暴露水平时比传统方法更合理,可弥补 NOAEL 的不足。

目前还有一些新的分析模型方法正在不断开发完善中,如分类回归法、概率参考剂量法等。由于危险度评定中有许多不确定因素及资料空缺,许多时候就不得不以假设来弥补,假设与真实之间的出入就可能造成危险度评定结果有很大的波动幅度。

(二) 无阈值效应的剂量-反应评价

对于致癌性和致突变性,一般认为在零以上的任何剂量均可发生。评价致癌物最早也是最安全和保守的方法是完全禁止该物质的生产和向环境中释放,该方法可用于部分人造化学致癌物的危险性管理,但是对于许多天然环境中存在的致癌物就不适用。由于毒理学实验研究不能直接测定 NOAEL 以下剂量范围内的剂量-反应关系,因此在评价化学物的致癌毒性和致突变毒性时,需要从低剂量反应向低于生物学观察范围和低于阈值反应范围外推。目前主要是通过数学外推模型来估算,因此发展拟合度高的数学模型将有利于得出较好的外推结果。

1. 概率分布模型(probability distribution models) 此模型主要的假设基础是每一个体均对被试化学物有一定的耐受能力,但是个体间耐受能力是有差异的,导致反应水平根据特定的分布概率函数而不同。拟合这些反应可用累计剂量-反应函数。

2. 机制模型（mechanistic models）　此模型依据可能的生物学反应机制来设计数学的剂量-反应关系，假设反应（毒性效应）来自一个特定单位的毒物剂量，将形成随机发生一个或几个生物学事件，在一定的剂量上形成充分的事件发生，最后造成主要的靶分子改变，因此在低剂量-反应曲线中，毒物剂量和生物学事件的发生为线性比。

3. 基于生理学毒代动力学模型（PBTK）　该模型不仅考虑暴露剂量，还使用实验动物与人的器官血流量、组织容积等生理学参数、化学物在不同组织脏器中的分配系数、生物转化和代谢资料，通过计算靶组织中的剂量及代谢活化产物的数量，找出剂量-反应关系。但在模型中增加使用的参数，在一定程度上限制了它的推广使用。

4. 其他　基于生物基础的剂量-反应模型（biologically based dose-response models，BBDR），该模型结合了毒性反应中特殊的生物学过程参数，如受体结合水平、酶的代谢活性、细胞周期变化等，使一般的机制模型更明确地反映特定的生物学过程，以便更好地确定靶剂量与毒作用之间的定量关系。还有时间-肿瘤反应模型（time-to-tumor response model）等。但是目前尚无一个经过验证的外推模型。

致癌效应化学物的剂量-反应评定可用相对保守的模型，选取未观察到致癌效应的剂量除以一定的不确定性系数，求得人群暴露危险性的参考剂量。因为该方法简单、明了，而且用该方法提出的安全性或危险性的概念易于被大众理解及接受。

三、暴露评估

暴露评估是针对所评价化学物，通过分析其来源、类型、机体的暴露量及暴露时间，从而计算和确定进入机体或到达靶组织的量和浓度。暴露评估是健康危险度评定中极其重要的一环，也常常是非常不确定的一环，因为暴露评估最需要的是确定到达靶组织（分子）的毒性形态化学物的量，而不仅仅是总体暴露量和暴露类型。

1. 暴露途径　要明确化学物的暴露途径，首先要确定化学物的来源、类型、在职业和生活环境中的数量，在空气、水、土壤、食品和人体中的分布转运和转化情况。在开展暴露评估时，既要注意职业场所明显的高水平暴露，又要注意通过大气、水与食物（甚至药物）中污染物的不明显的低水平暴露，即需要评价职业暴露和生活环境2个方面的暴露。要确定这些暴露进入机体的主要途径，如在职业环境中可能吸入为主，而在生活环境中可能是食入为主。要分析这些化学物在不同环境介质中的分布，重要环境介质的作用。要分析不同暴露途径的影响。

2. 暴露量　暴露量的计算：暴露的持续时间（duration）、浓度（concentration）和频率（frequency）等参数可以作为暴露指数使用。暴露量可以统计为：介质中化学物的浓度×摄取率×暴露频率×暴露持续时间/（身体体重×平均时间）。通过分布变量统计，可以估算95%的上、下限值。通常，暴露浓度随时间、空间而变化。测量的这些变量数据分布如果接近于对数正态分布时，常用几何均数（GM）和几何标准差（GSD）描述数据的集中水平和离散程度。

3. 暴露评估的复杂性　在确定暴露量时，除了考虑环境介质和暴露途径的影响外，还需要考虑暴露人群的年龄、性别、营养状况、吸烟等有关因素，以及遗传背景差异等易感性因素。在暴露评估中要描述在评估过程中所有的不确定因素，以及评估结果的波动范围及可信性（reliability）等。暴露的持续时间、浓度和频率等指标的应用取决于研究对象的作用性质。有些毒作用如发育毒性，单一暴露即可产生不良效应。在有些情况下，暴露并非是在整个生命周期中都存在的，如职业暴露，必须了解短期的高水平暴露的毒作用。在这些情况下，急性效应以短时间内浓度作为暴露指数，以每天暴露量更合适。长期效应则用累计暴露量表示较为合适。累计暴露量是常用指标之一，它兼顾了不同时限的暴露水平和暴露时限的长短。某些效应，统计近期如1个月或半年的累计暴露量更有意义。暴露的持续时间是根据暴露时间长短来划分的，不考虑实际暴露水平的变化。在量化过程中必须考虑环境中有害物浓度的波动，从而获得代表性数据。

4. **暴露评估方法** 在暴露评估的实际操作时，常用以下某种方式或联合使用：①通过调查表，了解有无暴露、暴露持续时间、暴露频率以及暴露方式；②通过环境监测，对作业和生活环境有计划地、系统地检测，分析环境中有害因素的性质、强度、在时间空间的分布及消长规律，并通过个体环境监测分析人的暴露状况；③通过生物监测，定期、系统和连续地检测人体生物材料中毒物和（或）代谢产物的含量或效应水平。个体和群体的环境监测，由于涉及摄入、体内分布、生物转化、贮存、降解及排泄诸多过程，且各物种、品系、个体及器官组织的生物利用度又有不同，从外暴露水平推算靶剂量就存在许多不确定因素，造成数据的不确定性；而生物监测可以较好地反映人体的暴露水平。

四、危害特征分析

危害特征分析是提供所评价化学物对健康产生有害作用的可能性估计，是分析和综合由危害识别、剂量-反应关系评价和暴露评估而来的数据、信息及结论，是给予政府和管理层的关键信息，从而可以应用于公共卫生决策。

危害特征描述的主要内容包括：①有害效应的实际及估算发生率；②证据的充分性和有效性；③评价的确定性；④人群的易感性；⑤所评价化学物的作用模式。为了说明以上问题，在描述危害特征时，需要解释评价方法的应用，如定性还是定量方法、用哪些指标来描述等；解释在总结和分析所收集到的毒理学和流行病学资料时所考虑的不确定性，如分析整个评价过程中的剂量高低及外推、年龄、性别、健康因素和遗传背景等因素，并分析不确定性因素的性质和大小；最后说明得出健康危险度评定结果，比如求出某一人群可能遭受的超额危险度的估测值或暴露某化学物可造成的超额癌症发病或死亡为百万分之多少等。危害特征所描述化学物的健康危险度、结论的关键性支持信息和分析方法的性质、各个阶段中的假设和不确定性，以及危险性评价的质量和可信度及资料的局限性，目的在于向决策者和管理人员提供危险性管理时的科学依据。

五、镉的健康危险度评定案例

（一）镉的危害识别

金属镉是一种在工业中广泛应用的重金属元素，目前全世界镉的年产量约为17 000 t，主要用于电镀、油漆、颜料、电池、照相材料和陶瓷等行业。镉可以通过呼吸道、消化道等途径进入体内并引起人体多器官和系统的损害，如肾脏、骨骼和生殖系统。动物实验也显示镉能引起肾功能损害、睾丸肿瘤等。在中国，镉的污染较重，而且区域较广，每年通过工业废弃物排放到环境中镉的总量680余吨，已报道的镉污染区有20余处。20世纪30年代初发生在日本神通川流域的"痛痛病"事件表明，工业污染造成的环境污染会对居民的健康带来极大危害。近年来的研究证明，无论是从毒性还是蓄积作用来看，镉是在汞、铅之后污染人类环境、威胁人类健康的第三种金属元素，因而镉的生物学效应再一次受到重视。1993年，国际癌症研究机构（IARC）将镉列为人类致癌物，世界卫生组织（WHO）则将其列为优先研究的食品污染物。1997～2001年，美国毒物与疾病管理署（ATSDR）一直将镉列为第七位危害人体健康的有毒物质。

（二）镉引起的肾功能损伤的剂量-效应评价

镉的慢性毒作用可涉及肾脏、骨和前列腺等多个靶器官，肾脏是镉慢性毒作用的主要靶器官。血镉、尿镉等可作为镉的暴露生物标志。血镉可以正确衡量体内镉含量。但由于血液采集有创伤性，在现场调查中不适合大量人群的调查。尿镉反映了体内镉的蓄积水平，故本次案例中选取尿镉评价剂量-反应关系。镉对肾功能损害的生物标志有两类：一类是反映肾小管功能改变的指标，如尿 β_2 微球蛋白（UBMG）、尿 N-乙酰-D-氨基葡萄糖苷酶（NAG）和视黄醇结合蛋白；另一类是反映肾小球功能改变的指标，如尿白蛋白（UALB）。这两类指标均用肌酐（Cr）校正。

研究表明，在高污染区总体、男性和女性居民中，肾功能损伤指标均高于对照组居民的指标值。同为肾小管损伤的指标，尿 NAG 出现变化比 UBMG 早。取对照组的 90％ 上限为 UBMG、尿 NAG 和 UALB 的正常值上限。分析显示不同暴露指标与肾功能异常指标之间都存在正相关，在统计学上有显著性意义。尿 NAG 同工酶的阳性率基本随尿镉增加而升高，尤以 NAG-B 及总酶明显，当尿镉为 $2\,\mu g/g\,Cr$ 时，尿 NAG-B 的阳性率超过 10％。

BMDL 的计算。按照效应指标以对照区人群的 90％ 上限为正常值上限，求得不同暴露剂量时各效应指标的异常发生率；尿镉作为暴露标志与各效应指标异常发生率均有剂量-反应关系。取肾功能损害的额外发病风险率为 5％，即基准反应（benchmark response）为 5％，分别计算镉暴露（尿镉）引起的肾功能损害的基准剂量，推算出 BMDL。图 13-1 显示了尿镉与各个肾功能损伤指标之间的剂量-反应关系。由图 13-1 可见，肾功能损伤出现的早期指标是尿NAG。尿 NAG 反映了肾近曲小管的损伤情况，说明在低浓度镉污染的情况下，主要的损害部位是肾近曲小管。

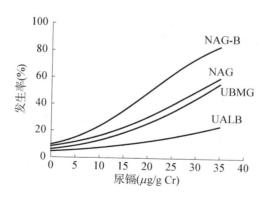

图 13-1　尿镉与尿 NAG、NAG-B、UBMG 和 UALB 异常的剂量-效应关系

表 13-1 显示了用 $\ln(P/1-P)=b_0+b_1d$ 模式计算得到的用于不同观察终点的 BMD 和 BMDL。镉所引起的各肾功能损伤指标的 LBMD 值是不同的，依次为尿 NAG-B、尿 NAG、UBMG 和 UALB。UALB 的 LBMD 高于其他指标，提示肾小球损害晚于肾小管损害；NAG-B 的 LBMD 值最低，证明 NAG-B 是监测肾小管损害的相对敏感的指标。从剂量-反应曲线和 BMD 的统计可知，额外增加 5％尿 NAG 异常风险的尿镉 BMDL 为 $2.08\,\mu g/g\,Cr$，表明尿镉浓度≥$2.08\,\mu g/g\,Cr$ 时，人群有 95％ 的可能产生尿 NAG-B 异常的风险增加 5％。

表 13-1　不同肾功能损伤指标的尿镉 LBMD 值

标志物	n	b_0	b_1	基准剂量	LBMD-05	P
UNAG	790	−2.330	0.113	4.48	2.08	0.504
UBMG	790	−2.802	0.086	7.91	3.74	0.590
UALB	790	−3.180	0.058	14.94	9.78	0.316

注：方程：$\ln[P/(1-P)]=b_0+b_1 d$；
P 值由 Pearson 拟合卡方试验测得，$P>0.05$ 表明方程拟合好。

（三）镉的人群暴露评价

镉的暴露包括从生产和生活环境中经口和呼吸道等途径摄入。

1. 资料收集方法　污染源地选取了华东地区某镉冶炼厂。该厂于 1961 年建成投产，当时工业废水未经任何处理直接排放到了工厂前面的河流，年排放约为 10 万吨。1987 年的调查资料表明，河水镉平均含量达 0.25 mg/L，土壤镉含量达 0.66 mg/L。

环境研究人群来自 3 个不同的乡村，重污染区的村庄距离冶炼厂约 0.5 km，中度污染区的村庄约在 12 km 外，而对照区则距离冶炼厂超过 40 km。1961～1995 年，中度和重度污染区的居民引用受污染的河水灌溉农田，并且以自家生产的大米为主食。食品中的镉摄入是环境暴露和主要途径，被镉污染的稻米是重要的镉来源。调查人群为一直居住生活在当地并食用当地产大米的居民，镉重污染地区和中污染地区的所有居民食用自产大米均在 35 年或 35 年以上。参与调查的人数分为对照组 253 人，中度污染区 243 人，重度污染区 294 人。各地区的人群特征如年龄、性别分布和出生日期等方面的资料从当地的人口统计部门得到。同时收集 1960 年后营养调查的历史资料，目前的营养状况则通过每个地区随机抽取的 10 户家庭进行的调查来进行评价。3 个地区生活条件、社会和经济条件以及生活方式等基本相似。所有研究对象在调查时居住在家里而没有失访。要求参与者回答一份详细的调查表，并提供血样和尿样。每份调查表的填写又经过严格训练的调查员监督完成，调查表内容包括职业和环境镉暴露的信息及吸烟情况，同时测量对象的身高和体重并得出体质指数（BMI）。

职业研究暴露人群源自居住于污染区的冶炼厂工人，2 个对照组分别选自镉污染区居民和非镉污染区居民。44 名职业镉暴露人群（A 组）来自冶炼厂烧结车间、镉电解车间，同时生活在镉污染区，且工龄在 1 年以上，平均工龄为 8.5 年（1～15 年）。另选当地健康的居民 88 人为对照组（B 组），他们从未在该冶炼厂工作过，但生活在 A 组人群相同的污染区内。对照组（C 组）组人群，为既未在该冶炼厂工作过，也不生活在镉污染区的居民（1998 年测定的米镉浓度为 0.05 mg/kg）。3 组人群的生活习惯、社会和经济条件、生活方式基本相似，所有调查对象年龄均在 36 岁以上，3 组人群年龄分别为 48.8 岁、48.6 岁、50.3 岁，统计分析表明 3 组之间不存在年龄、性别和吸烟习惯上的差别。

2. 暴露评估

（1）土壤镉含量测定：根据中国土壤铅镉测定标准推荐的方法，分析发现高污染区表层土中具有很高的镉浓度，大于对照区近 20 倍。

（2）米镉含量测定：为采集各地区大米样品 10 个，重度污染区增加采集来自新农户家中的大米样品 7 个，每个样品由 5 户居民的食用米混合组成（1kg/样品）。分析表明，米镉浓度高达 3.7 mg/kg(超过国家标准 0.2 mg/kg 18 倍)。

（3）职业环境空气中镉含量测定：发现该冶炼厂硫酸车间有含镉粉尘逸出，镉电解车间有镉蒸汽和镉烟逸出。当地历史监测数据显示车间空气中镉浓度变化区间为 0.026～3.623 mg/m³(平均浓度为 0.655 mg/m³)。采用浓缩法一次性采集各车间空气中的镉粉尘，采样布点于工人操作岗位(呼吸带高度)。分析发现车间空气镉浓度 0.61～3.54 mg/m³。

（4）香烟中镉含量测定：由于本研究地区没有香烟出产，居民所抽的香烟为商品烟，因此测定了 8 种不同的商品烟，发现浓度为 1.5 mg/kg 每支烟，约为 0.002 mg(6 种中国产香烟的不同浓度分别为 1.5、1.32、1.38、1.62、1.41、2.02 μg/g)。以一个人每天吸烟 10 支估计，吸烟 25 年，每天 20 支，则因吸烟而累积的总镉摄入量大约为 4.05 mg，明显低于来自食物的镉摄入。

（5）总镉摄入量估计：镉摄入量＝生产场所镉摄入量＋生活环境镉摄入量＝生产场所镉摄入量＋食物(米)镉摄入量＋吸烟镉摄入量。

工作场所镉摄入量＝工作场所空气中隔浓度(mg/m³)×每小时有效通气量(m³/h)×每年工作时间[40(小时/周)×50(周/年)]×工龄(年)×吸收系数(0.03)。

米镉摄入量＝大米平均镉含量(mg/kg)×每天消耗大米量(kg/d)×年龄系数×暴露年数×365×吸收系数(0.05)。

吸烟镉摄入量＝卷烟平均镉含量(mg/支)×每天吸烟量(支/天)×吸烟年数×365×吸收系数(0.03)。

（6）工作场所镉浓度：按各车间不同工段采集粉尘样品中镉浓度的均值计算。每小时有效通气量＝(潮气量－解剖无效腔)×呼吸频率。年龄系数(0～9 岁：0.413；10～19 岁：0.885；20～59 岁：1.000；60 岁及以上：0.823)。

来自香烟的镉摄入量对总镉摄入量的影响很小，因此在计算总镉摄入量时并未将香烟的影响考虑在内。以 1997 年的监测结果为例，3 组环境研究人群的平均总镉摄入量分别为：对照组，22.4(11.3～36.6)mg；中度污染区，105.8(85.7～117.1)mg 和重度污染区，545.1(256.8～582.5)mg。

表 13-2 显示了不同人群不同性别总镉摄入量、血镉和尿镉水平的几何均数值(GM)。总镉摄入量和尿镉之间、血镉和尿镉之间的相关关系分别为 0.62(P＜0.001)、0.64(P＜0.001)和 0.55(P＜0.001)。

表 13-2 职业研究不同地区和性别间总镉摄入量、血镉和尿镉水平(几何均数，GM)

测定项目	总人群		女性		男性	
	n	GM	n	GM	n	GM
总镉摄入量(mg)						
A 组	44	683.9* (548.7～976.0)	11	731.1* (685.7～854.4)	33	668.3* (601.3～976.0)
B 组	88	540.8* (456.8～582.1)	22	543.3* (530.2～577.1)	66	539.5* (456.8～582.0)
C 组	88	19.7(12.7～33.9)	22	17.8(14.1～22.6)	66	20.4(12.7～33.9)

测定项目	总人群		女性		男性	
	n	GM	n	GM	n	GM
血镉(μg/L)						
A组	44	9.66*△(2.13~44.75)	11	13.27*(3.63~35.38)	33	8.69*△(2.13~44.75)
B组	88	7.82*(0.75~32.88)	22	8.51*(2.75~32.88)	66	7.59*(0.75~32.38)
C组	88	1.53(0.00~8.00)	22	1.63(0.00~3.63)	66	1.50(0.13~8.00)
尿镉水平(μg/g Cr)						
A组	44	11.86*(1.69~55.72)	11	18.97*(5.52~55.72)	33	10.30*(1.69~42.19)
B组	88	9.51*(2.06~42.99)	22	10.84*(5.03~42.99)	66	9.12*(2.06~28.9)
C组	88	1.81(0.00~5.72)	22	1.55(0.09~4.76)	66	1.91(0.29~5.72)

注：*和C组比较：$P<0.05$；
△和B组比较：$P<0.05$。

（四）镉的危害特征

尿镉是反映体内镉负荷及肾脏中镉蓄积程度的一个良好指标,尿镉≥2 μg/g Cr,高 NAG 尿和高白蛋白尿发生率相应升高,其中高 NAG 尿发生率超过 10%,而当尿镉≥10 μg/g Cr 时,高白蛋白尿的发生率也超过 10%。高污染区尿镉高是由米镉含量高引起的,高污染区食用镉污染的米,若每天进食 0.5 kg 大米,则每天进入体内的镉高达 1 850 μg。通过镉摄入量直接估计镉的摄入水平虽然比较直接,但由于人们的生活习惯存在很大差异,此方法有很多不确定因素。对照组在排除了职业镉暴露和米镉未超标的情况下,尿镉的几何均数为 1.81,低于尿 NAD 的基准剂量(LBMD)2.08,表明国家对于米镉的标准制定是可行的。在污染区,职业和生活环境的镉暴露会引起体内镉积蓄升高,大于尿 NAD 的基准剂量(LBMD)2.08,可能会引起肾功能损害。

由此可见,危险度评定必须通过危害识别、剂量-反应关系评价以及人群暴露评估,阐明受试化学物的危害效应(如镉的肾功能损害)、剂量-反应关系和阈值剂量(如 BMD 值),对接触人群特点和暴露途径(如含镉大米的摄入)以及各种不确定因素进行分析,从而为危险度管理提供可靠的依据。

六、毒理学关注阈值和交叉参照

传统的风险评估过程需要一套详细的毒性数据。相反,对于缺乏详尽毒性数据的化合物,不能使用传统的风险评估方法。目前,由于人类更加关注自身健康,同时所处的环境中有上百万种化合物,这就需要开展大量的毒性实验和危险度评定;另外,由于社会上存在着巨大的压力,要求减少对体内动物实验依赖,增加对体外实验和基因信息需求。这些针对特定化学物(如新型、特定的接触人群、人群暴露量低等)建立的危险度评定方法,有利于消费者、生产者和管理者,不但可以避免不必要的广泛毒性研究,而且能将有限时间、动物、费用和专业人才等资源投入对人体健康有较大潜在危害的化合物毒性研究和安全性评价。

（一）毒理学关注阈值

毒理学关注阈值（threshold of toxicological concern，TTC）方法是毒理学界于1950年代后期发展起来的一种新的风险评估工具，主要用于低浓度化学物的安全性评价，其接触评估较为完善，如明确每天摄入水平低于每天$1.5~\mu g$。当人体暴露剂量低于化学品的毒理学关注阈值时，该化学品对人体健康造成不良影响的可能性极低。

根据该原则建立的TTC方法，可通过化学品结构以及类似结构化学品的已知毒性来确定毒性未知的化学品暴露的安全水平。对于非基因毒性化学物，它是基于NOAELs的频率分布的5%下限；对于基因毒性化学物，它是基于实际安全剂量（如10^{-6}预测致癌风险）的概率方法。实施TTC有3个基本步骤，第一，确认该化学物是否合适用TTC方法。第二，选择相关数据库，并根据Gramer决策树分级方法将该化学物归类于低毒性、中等毒性和显著毒性3类。第三，比较其人群安全暴露剂量与实际暴露水平，如后者低于前者则认为暴露危险度是可以接受的。

现有的数据提示，TTC不适用于以下几类化学物：引起局部（接触部位）效应、皮肤刺激或致敏作用和肺部作用（通过吸入途径）的化学物；蛋白质/致敏性；重金属；具有生物蓄积的化学物；强致癌物，如黄曲霉毒素样化学物、氧偶氮类化学物、N-亚硝基化学物、联苯胺、肼；无机物；类固醇类化学物；纳米材料；放射性物质；具有未知化学结构的混合物。

国际生命科学学会（ILSI）建议了TTC决策树使用规则。目前，TTC原则相继被世界粮农组织和卫生组织（FAO/WHO）、食品添加剂委员会（JECFA）、欧洲食品安全局（EFSA）、欧洲药品评估机构（EMEA）、WHO化学品安全评估国际计划（IPCS）和欧盟毒理、生态毒理与环境科学委员会（Bridges）认可和采纳，食品添加剂委员会和欧盟已经用TTC方法确定新药制剂中具有遗传毒性杂质的可接受水平。日本使用TTC来帮助建立农产品中残留物质限值，澳大利亚利用TTC来设定复循环饮用水化学物安全水平。欧洲委员会消费品科学委员会（SCCP）、保健和环境科学委员会（SCHER）、新兴及新确定健康风险科学委员会（SCENIHR）目前正在评估TTC方法在他们各自主管领域的适用性。

（二）交叉参照

交叉参照（read-across），顾名思义，从源化学物的信息预测另一个（类）具有相似特性的化学物的同一终点信息。作为一种替代测试数据的方法，以减少不必要的毒理学安全性评价实验。交叉参照的应用包括类似物法（analogue approach）和分类法（category approach），前者以类似物为主，后者以特性趋势归类，数据库中物质越多，其分组假说的准确度越高。交叉参照使用的前提是源化学物与目标化学物之间需要满足一定的相似性，如结构相似，含有共同的功能基团；物质属性相似，包括理化性质、体内代谢等；生物活性相似，如有害结局路径。

交叉参照的实施关键是确定目标化学物的类似物或者属于分类法的哪一类别，目前已经有数据库可供使用，如OECD的QSARToolbox、联合研究中心推出的Toxmatch。对于没有现成的类别或者现有类别不适合的，则要从建立新的类别开始，收集每一类别化学物的数据，建立数据矩阵并进行测试，以判断是否适用。

虽然工业界和政府主管部门都有共识——交叉参照方法是一种有效的替代测试数据的方法，可以用于预测化学物毒性，以减少毒理学实际数据的提供。理论上，只要有合适的相似物，任何终点都可以采用交叉参照方法获得参数。但对于实验成本不高的指标测试，仍需要直接获得。目前，交叉参照面临的科学问题是相似程度无法完全量化，毒作用模式（MOA）相似性无法完全认识,多数毒理学终点的作用机制并不清晰。鉴于交叉参照的数据可接受标准模糊,由此带来的问题是,不同机构,甚至不同评审专家,对交叉参照获得数据是否采纳会有本质的不同。

七、 健康危险度评定的发展方向

随着社会的发展和科学技术的进步,大量的化学物进入或存在于人们的生活和环境中,要全面地实施毒理学安全性评价和健康危险度评定,在人力、财力、物力和时间上是不可能的。同时,由于动物福利问题越来越受到重视,减少、优化和替代动物实验成为当前的迫切要求。此外,由动物实验向人群的推演、高剂量向低剂量的推算等的不确定性,以及不同个体的易感性差异等诸多原因,需要我们思考改进毒性测试技术和健康危险度评定方法。

从 20 世纪 90 年代初人类基因组计划的启动到人类基因组序列图谱的完成,这奠定了揭开人体奥秘的基础。进而,单核苷酸多态性(不同个体 DNA 序列上单个核苷酸碱基差异,SNP)的发现、表观遗传学研究的进展、国际人类基因组单体型图计划(HapMap 计划)及比较基因组学等的推进,为更多地了解机体对环境的易感性和对疾病的抵抗力打开了重要途径。因此,在运用人群资料做健康危险度评定时,运用基因组资料,探讨遗传因素在暴露-效应中的作用,确立遗传易感生物标志并将人群及个体易感生物标志纳入健康危险度评定和危险管理成为可能和必要。

随着组学的发展,让我们能在一个实验或一个研究中检测和分析整个遗传信息、基因群的表达变化,分析化学物诱导的毒性反应-疾病发展过程中的毒性通路和特殊基因群的作用。通过高通量分子生物监测技术,可以探讨更低的,甚至是接近人类的实际暴露水平和效应的关系、短期和长期暴露的关系,以及多种效应之间的关系。将"组学"技术运用于危险度评定,可以监测从 DNA 水平至蛋白质及代谢水平的变化,从整体网络系统观察机体对外来化学物的反应,通过计算机工具从中抽提信息,并与其他信息库及发表的文献进行比对,从而识别化学物诱导的主要毒性通路,同时通过传统的毒性终点来保证"组学"反映紧密匹配于毒性相关的病理生理改变(如组织病理及临床生化指标的改变)。采用基于毒性通路的方法去评估化学物暴露的效应,解决基于动物高剂量测试研究外推到普通人群低剂量暴露的问题,极大减少对实验动物的依赖,使健康风险评估可提供与人更加相关的科学基础,并且获得良好结果所需要的时间和代价也大大减少。

第三节 危险度管理与信息交流

化学物的毒理学安全性评价和健康危险度评定的最终目的是危险度管理。危险度管理是根据安全性评价和危险度评定的结果,制定各种化学物的卫生标准、相关的法规条例和管理措施,并将标准、条例、措施付诸实施,从而达到保护人民群众身心健康的目的。

一、 危险度管理

1. **危险度管理的对象** 危险度管理涉及诸多领域,食品领域包括对各种食品添加剂和农药残留等的管理;药物领域,如对药品、药品残留(污染)物的管理;职业卫生领域,对作业人群暴露于作业场所的化学物的管理;化妆品领域,对化妆品成分的管理;环境保护和生态领域,如对空气、水和土壤污染的管理;农业领域,对农药和兽药的管理。目前,我国政府对化学物采用分类分级管理的办法,即对不同类别、不同毒性级别的化学物采用不同的管理尺度,决定其能否使用及使用的范围、数量和条件。因此,确定化学物的毒性大小与性质及其可能的健康风险是必须解决的问题,也是实施管理的科学基础。毒理学安全性评价及危险度评定是行政管理部门获得化学物毒性资料的主要来源,起着关键的作用。

2. **法律法规的制定和危险管理方针** 毒理学家对化学物的毒理学研究和政府管理机构对化学物的管理,在目的和操作过程中是有区别的。科学研究注重于调查和解释自然现象,寻求真实,而政府部门作为一个管理机构,主要是通过管理来影响人们的行为,处理人们的争议。由于毒理科学的发展、新技术的使用和研究的深入,人们对于化学物的毒性、毒作用、暴露机会及其作用机制的认识逐步深化、不断完善。原来被认为是安全的化学物,随着时间的推移,人们可能发现其具有某种潜在毒性。由于研究手段和观察角度的不同,会得到不同的实验结果或对相似的实验结果做出不同的解释,或者对一些新的发现、新的进展会有不同的看法,以至于产生争论。在科学研究中,这些深入的研究和争论有利于发现真实的自然。而管理部门由于时间的限制,往往不能等到所有的信息都掌握了再做出决定,必须根据当时所掌握的资料做出最优化的决定,采取各种管理措施。因此,管理者只接受毒理学的基本原理、普遍规律及公认的观点,制定出具有权威性和强制性的法规条例和标准范围。这些法规条例和标准范围具有相对的稳定性,从而阶段性地有效地对化学物进行危险管理,规范人们的行为,使之在已制定的允许范围内活动。在缺乏完善数据的情况下决定管理政策,首先要运用已有的最好证据,由局部研究改进证据,运用多学科调查,对特殊人群特殊关注,从而形成良好的管理决策。

在制定化学物的管理标准时,会针对不同目的、采用不同的标准来决定化学物是否安全或有害。如食品添加剂改善条约,要求新物质的使用者在人类可能暴露此化学物前就提出可以忽略有害效应的证据。而职业安全健康条约,要求在暴露被限制以前提出化学物有害性的证据。不同领域,必须制定不同的危险度评定政策,确定价值判断的准则和用于决策的政策取向并形成文件,以确保其一致性和透明性。

3. **化学物管理的可行性** 化学物的管理主要依据毒理学安全性评价和危险度评定的结果。毒理学安全性评价和危险度评定都会涉及统计学的概念和方法的应用。毒理学安全性评价是提出化学物在特定的条件下不引起有害的健康效应的阈值,而危险度评定则是分析在一定的条件下化学物引起有害健康效应的概率。前者着眼于保证健康的安全性,后者认为安全是相对的。在人们的社会实践中,除非不允许使用,要想完全杜绝人们与应用中的化学物暴露是不可能的。因此,化学物管理的指导思想是控制化学物的使用,使暴露不造成人群的实际危害,或把危害降低到最低限度。保护所有的居民,使之具有知晓危险的权利,使化学物管理在实际管理中是切实可行的。

4. **危险度管理的费用与效益比较** 危险度管理不同于纯科学的研究,必须根据一定的经济条件,依据危险度评定结果,综合各方面的得失,权衡利弊,决定取舍,从而做出切实可行的决策。如果某化学物毒性大、易于污染、难以控制,又有替代品可使用,费用大于效益,则可禁止此化学物的使用。有些化学物的作用无可取代,必须使用,使用效益大于费用,就必须建立相应的管理措施,制定卫生标准,对生产和生活环境进行监测监护,使危害低于可接受的危险水平。

在危险度管理决策中,保护人类健康是首要考虑的问题。由于在实际管理中,费用与效益比较常常是最后的决定因素。因此,在考虑费用与效益而进行决策时,这些决策必须是合理并透明的,有关的决策标准应根据新的科学发现和技术更新,进行周期性的修订。

5. 危险度管理的公共接受度 危险度评定中提出的可接受的危险度是指某人群暴露某化学物时,产生某种有害效应的概率与没有暴露人群的健康危害发生概率非常接近,暴露化学物引起健康危害的可能性为人们所能接受而达到忽视的程度。尽管危险管理者提出了可接受的危险度水平来明确化学物的危险程度,但是这不等同于公共的接受度。人们经过自己的选择甚至可能自愿接受一些相对高的危险性,如吸烟;但是在某些情况下,人们将会拒绝接受很低的危险性,例如在食物中低浓度农药的残留物的危险性。因此,制定化学物的卫生标准往往是根据科学资料、社会和公众利益以及政策等各个方面而做出的判断,并不断地加以修正。目前,中国危险度管理相关的法规标准有许多,可向相关的管理机构询问。许多国家包括中国都有化学品注册登记制度,中国还有相关监督机构进行预防性和经常性的监督,从而监测和评价管理措施的效果。

在危险度管理过程中,毒理学研究和危险度管理相互促进。一方面,毒理学的各种研究资料为合理地制定法律法规和管理控制措施提供了必不可少的科学依据;另一方面,这些法规和管理控制措施又对毒理学提出了更高的要求,如对毒理学实验的设计和实施做了明确严格的规定和要求,包括实施 GLP、临床研究质量规范(good clinical practice, GCP)等。因此,危险度管理促进毒理学等有关学科发展的同时,毒理学专家在危险度管理中起着必不可少的作用。危险度的管理需要行政管理人员和毒理学专家的共同参与和密切合作。毒理学专家提供的毒理学原理和实验数据将作为政府机构制定防治法规、做出决策的支撑和基础,如根据毒理学安全性评价或危险度评定结果,确定哪些化学物可投入市场,批准或禁止某种化学品的生产和使用等方面。另外,行政管理部门通过制定标准、规范、程序、准则对毒理学研究的设计和执行施加重要的影响,而政府部门的这些实验标准、规范、程序、准则会受到多数毒理学专家意见的影响。许多毒理学专家就是为政府工作,包括对化学品进行毒理学评价、参与各种法律法规卫生标准的制定、提供危险品管理的技术支持和技术咨询,以及参与化学事故的应急救援等。

二、 危险信息交流

危险信息交流是所有涉及化学物的个体、组织、机构、和部门间交换关于危险度评定和危险度管理信息意见的相互交流和影响的过程。有效的危险信息交流能促进危险度管理。危险信息交流所涉及的对象有:政策决定者和管理者、企业家和利益相关者、消费者、毒理学专家、医务人员、实验人员和劳动者、律师、法官等。由于危险度管理涉及不同的人群,各个群体具有不同的立场,因此危险信息交流必须贯穿于危险度评定和管理的每个过程,目的是在危险信息交流者之间建立互信,使所有涉及者、参与者认识和理解危险度评定和管理的具体问题取得一致的见解,从而增强危险度管理决定和决策的一致性及透明度;通过交流,加强公众的宣传教育,培养公众对危险度管理决定的信任,从而使危险度管理措施得到各方的支持,能更有效地执行。

危险信息交流是个体、群体以及机构之间交换信息和看法的相互过程,除化学物本身的危险信息以及国家或相关机构在危险度管理方面发布的法规和措施外,也包括公众对危险的关注、意见和相应机构的反应等。有效的危险信息交流强调双向的作用过程,而不是单向的危险信息发布,要听取有关人员和公众的反馈,了解他们真正关心的问题,并能使其参与危险度管理政策的制定,才能在危险信息交流的双方建立起真正的信任,产生积极的效果。

危险信息交流的基本原则:①视交流对象为伙伴,倾听各方面的意见,了解他们的动机、观点和所关注的问题；②认真仔细策划，请相关专家参与，使交流的信息准确、易于理解；③正确认识危险性，承认目前存在的问题，诚实、公开并及时传递必要的信息，确保危险度评定和管理信息的透明性。

危险信息的交流内容是交流成功的关键。危险信息交流主要包括3个方面：①危险的性质，内容主要包括危害的性质、特点、程度、严重性和紧迫性，暴露危害的可能性和危害人群及其特点，与危害相关的可能和实际受益，以及受益的人群和重要性。②危险度评定的方法、结论和不确定性，内容主要有评价危险所采用的对象、方法和其灵敏度特异度，不确定性的假设和重要性，评价所得的结论对危险度管理决定和措施的影响。③管理措施，内容主要有危险度管理的决定、控制和管理危险的措施，采取这些行动的理由、有效性、利益、费用和实施后依然存在的危险。

对交流活动进行评估是危险信息交流的不可缺的内容。通过评估危险信息资料和交流工作的有效性，监测危险度管理措施的准确执行和事件的解决程度，不断修正、调整和完善交流活动，能使危险度管理和危险交流更上一层楼。

由于危险信息交流处于复杂的社会背景中，因此它必然会面临一些障碍或困难。由于社会公众的文化知识和科学水平背景各异，他们对危险概率的理解难以预知，将科学的信息用易于理解的方式向公众准确地表达出来有一定的难度，如解释危险概率大小、解释进行危险概率的估量等。由于化学物直接暴露人群和一般公众对危险度的认知状态不同，尤其是受化学物直接暴露人群的危险度是由他人控制而不是由暴露人群自身控制的情况下，减少暴露人群对危险的担心会面临障碍或困难。危险信息交流也会受到危险信息来源的可信程度的影响。与危险利益相关机构和人员可能会干预危险信息的发布公正，陈旧的新闻观念会影响危险信息发布的正确性。在和媒体进行危险信息交流中，由于未知、陌生和罕见的事件和危险性更能引起公众的注意，要避免不确切的危险信息内容传送。由于各种复杂因素会影响公众对危险信息的认知及心理状态，从而影响信息交流的实际社会效果。因此，如何有效地进行危险信息交流是今后须加强研究的领域。

（吴　庆　周志俊）

第十四章 毒理学实验室质量管理

科研实验室出具的数据是科学成果的依据,其质量直接影响科学成果的可靠性和科学性。毒理学作为研究化学因素、物理因素和生物因素对人体和其他生物有害作用及其机制,为保护人体健康和生态安全提供科学依据的学科,各类因素的安全性评价或危险性评估是毒理学社会需求和作用的重要体现之一,其实验室出具的数据、论文、毒性鉴定或评价报告均可能作为各类因素安全性或危险性评估的依据。作为主要从事毒性鉴定、安全性或危险性评估的专门实验室,它已成为承担民事责任的法律层次上的技术服务机构,既是产品安全性的技术保障,也是国际贸易中的技术门槛或技术壁垒之一。因此,各类毒理学实验室都应实施质量管理,以保证其研究成果的可靠性和科学性。而作为专门的评价实验室则必须实施全面的质量管理,只有达到国内或国际技术标准要求并通过有关认可,其出具的鉴定(评价)报告才具有权威性,才能满足社会的需求。

第一节 毒理学实验室质量管理体系

一、概述

质量管理体系是在质量方面指挥和控制组织的管理体系。毒理学实验室的质量管理从实施的管理体系或通过认可的制度体系角度,主要可分为 2 种情况:一种是按国际标准化组织(International Organization for Standardization,ISO)提出的管理体系,通过合格评定制度进行实验室认可;另一种是由不同政府行政管理部门制定的良好实验室规范(good laboratory practice,GLP)管理体系,通过不同政府行政管理部门或其委托的专门机构对 GLP 实验室的符合性进行评价、认可。目前国内外承担各类化学品安全性评价或毒性测试、鉴定的实验室大多数都采用 GLP 质量管理体系。近年来,随着中国大力推进科研诚信制度建设,科研数据的真实性和有效性越来越受到重视,为保证科研实验室研究成果的质量和科技创新能力,中国合格评定国家认可委员会(China National Accreditation Service for Conformity Assessment,CNAS)提出了对于以科研为主的实验室,可参照科研实验室良好规范(good research laboratory practices,GRLP)实施质量管理,并建立了科研实验室认可制度。

实验室认可制度起源于 1947 年澳大利亚的检测实验室认可(NATA)和 1966 年英国校准实验室(BCS)的认可制度,同年 OECD 建立了化学实验室评审制度(GLP)。随着全球经济一体化的发展和贸易中不断加剧的技术标准与检验纠纷,1985 年 ISO 理事会决定成立了合格评定委员会(CASCO),制定专门用于合格评定的国际标准和指南,将各国合格评定的工作标准化、程序化进而推动合格评定的国际化,促进各国质量认证活动结果的相互承认,从而推动全球经济持续健康的发展。20 世纪 90 年代以后,合格评定已经成为全球各国企业产品和服务进入市场的资信评定制度。

良好实验室这一概念,是新西兰政府在 1972 年颁布的《实验室注册法规》中首先提出的,1973 年丹麦政府颁布的《国家实验室法规》与 GLP 法规相似,其目的是保证实验的安全性和质量控制。不过这 2 个国家的 GLP 立法并没有引起其他国家的重视,直至 1976 年美国 FDA 颁布了 GLP 法规。该法规规定不符合 GLP 标准的实验室,FDA 一概不接受其提交的安全性研究报批资料,其数据也不得与其他实验室或公司交换,迫使非临床研究机构达到 GLP 法规的要求。由此带动了其他国家对药物非临床安全性研究的管理,英国、日本、法国等国家纷纷于 20 世纪 80 年代早期发布了本国的 GLP 法规。1979 年 OECD 成立 GLP 专家组,1982 年 OECD 颁布实施化学品 GLP。1983 年美国 EPA 颁布实施《农药 GLP 规范》,1984 年日本农林水产省(MAFF)颁布 GLP 公告,1987 年欧盟颁布 GLP 法规和准则。1988～2004 年,欧盟又对 GLP 法规进行了 7 次增补和修订,OECD 进行了 12 次增补和修订。尽管各国间有些差异,但基本内容一致,从而使 GLP 逐渐成为国际上安全性研究均遵守的管理规范,国际组织间的国际合作也在很大程度上推动了 GLP 的发展。此外,从 1991 年开始,由日、美、欧三方发起的人用药品技术要求国际协调理事会(The International Council for Harmonisation of Technical Requirements for Pharmaceuticals for Human Use,ICH),对 GLP 的适用范围和药品非临床安全性研究的技术要求进行了协调,为药品注册数据的互认奠定了基础。

二、ISO/IEC 17025: 2017 质量管理体系

ISO 提出的《检测和校准实验室能力认可准则》(ISO/IEC 17025)是针对实验室的质量管理体系要求,也是专业化的实验室管理体系。1978 年,ISO 发布了第一个用于进行实验室能力认可的国际标准 ISO 指南 25《实验室技术能力评审指南》。之后,ISO 和 IEC 于 1982 年和 1990 年共同批准和联合发布了第二版和第三版 ISO/IEC 指南 25。1999 年,ISO 和 IEC 在结合第三版 ISO/IEC 指南 25 和 ISO 9000 系列标准(1994 版)的基础上,联合发布了第一版 ISO/IEC 17025《检测和校准实验室能力的通用要求》。由于 1994 版的 ISO 9000 系列标准已经被 2000 版替代,ISO/IEC 17025 在 2000 版 ISO 9000 系列标准的基础上进行了修订。ISO 和 IEC 于 2005 年联合发布了 ISO/IEC 17025:2005(第二版)。ISO/IEC 17025:2005 包含管理要求和技术要求两大部分,共 25 个标准要素。其中管理要求包括:组织、管理体系、文件控制、要求和标书及合同的评审、检测和校准的分包、服务和供应品的采购、服务客户、投诉、不符合检测和(或)校准工作的控制、改进、纠正措施、预防措施、记录的控制、内部审核、管理评审。技术要求包括:总则、人员、设施和环境条件、检测和校准方法及方法的确认、设备、测量溯源性、抽样、检测和校准物品的处置、检测和校准结果质量的保证、结果报告。

1. 实验室认可目标

(1) 实验室良好的服务行为:有明确的法律地位和民事行为能力,具有公正和诚实的行为规范,克服不良行为,能够做到独立检验和独立判断。

(2) 运作有效的质量管理体系:有一个围绕检验活动的组织机构,明确的质量分工和职责(界定责任,做好自己应当做的事),发自内心、能够打动客户的质量方针、服务质量目标和质量

承诺(这是实验室工作的灵魂),用文件去指挥和控制员工的活动,一套有效的内外风险控制措施,能够发现存在的问题并及时纠正。

(3) 真实、准确、有效、可靠的技术检测能力:符合能力要求的资源和活动(人员、机器/仪器、材料、方法和环境)并对资源和活动进行控制与管理,评价是否满足客户的要求,实施有效的检测质量保证措施及维护认可的能力。

(4) 质量合格(没有使用风险)的报告/证书:足够的信息,准确、清晰、明确、客观的检测数据和结论,实验室责任免除的声明。

2. 实验室认可的原则和依据

(1) 实验室认可的基本原则:大多数国家在实验室认可工作中所接受的基本原则是:①实验室认可是在政府支持下建立的能进行独立判断的体系;②实验室认可是一种非营利的活动,不受任何商业性动机支配;③各国政府应承诺,在国家一级只建立一个实验室认可体系,不搞多个体系竞争。目前,除美国政府外(美国存在国立与私立的实验室认可体系),欧洲、亚洲、大洋洲的各国和地区实验室认可体系都是遵循上述 3 条原则运作,中国的实验室国家认可体系也是这样。实验室认可活动中所遵循的原则是自愿性、无歧视性、专家评审和国家认可。

(2) 实验室认可的依据:即 CNAS – CL01:2018《检测和校准实验室能力认可准则》(2019 – 2 – 20 第一次修订),其内容等同采用 ISO/IEC 17025:2017。

3. 实验室认可机构

(1) 国际实验室认可合作组织(International Laboratory Accreditation Cooperation,ILAC):前身是 1978 年产生的国际实验室认可论坛,是一个非政府间国际组织,总部设在澳大利亚。其宗旨是通过提高对获认可实验室出具的检测和校准结果的接受程度,以便在促进国际贸易方面建立国际合作。1996 年 ILAC 成为一个正式的国际组织,其目标是在能够履行这项宗旨的认可机构间建立一个相互承认协议网络。ILAC 目前有 100 多名成员,分为正式成员、协作成员、区域合作组织和相关组织等。ILAC 目标为:①研究实验室认可的程序和规范;②推动实验室认可的发展,促进国际贸易;③帮助发展中国家建立实验室认可体系;④促进世界范围的实验室互认,避免不必要的重复评审。ILAC 通过建立相互同行评审制度,形成国际多边互认机制,并通过多边协议促进对认可实验室结果的利用,从而减少技术壁垒。中国是国际实验室认可合作组织的正式成员,并已分别签署了 ILAC 实验室互认和检查机构认可互认协议。中国已有一些药物安全性评价机构通过了 ILAC 的认可。

(2) 亚太实验室认可合作组织(APLAC):是 1992 年在加拿大成立的区域性合作组织,由环太平洋国家的实验室认可机构和主管部门组成,包括中国实验室国家认可委员会在内的 16 个国家或地区的实验室认可机构签署了谅解备忘录。目前 APLAC 的秘书处设在澳大利亚国家实验室认可协会(NATA)。中国已分别签署了 APLAC 实验室互认和检查机构认可互认协议。

(3) 中国的实验室认可机构:为中国合格评定国家认可委员会(CNAS),CNAS 是隶属国家市场监督管理总局,由国家认证认可监督管理委员会(CNCA)批准设立并授权的国家认可机构,统一负责对认证机构、实验室和检查机构等相关机构的认可工作。

三、 GLP 质量管理体系

GLP 是有关机构运行以及非临床人体健康与环境安全性研究的计划、实施、监督、记录、存档和报告的运行条件中的一套质量体系,是国际公认的另一个实验室质量管理体系。虽然很多国家分别制定有自己的 GLP,但影响较大、使用范围较广的有 WHO、OECD 和美国 FDA 发(颁)布的 GLP 体系。在国际层面上,目前得到世界广泛承认和实施的是 OECD 提出的 GLP 原则,已成为事实上的国际标准。中国国家认监委制定的 GLP 国家标准等同采用了 OECD 的 GLP 系列文件。以下通过 ISO/IEC 17025 和 OECD GLP 两个文件主要内容的对比,了解 2 个管理体系的异同和关系。

OECD GLP 适用于所有非临床健康和环境安全研究。ISO/IEC 17025 适用于所有从事检测或校准的组织,以及将检测或校准作为检查和产品认证工作一部分的实验室。

GLP 通过建立质量保证计划,由质量保证部门执行质量保证计划,并对实验的全过程进行审查和检查。ISO/IEC 17025 通过建立质量手册,指定质量主管,并由质量主管按照日程表的要求和管理层的需要策划组织内部审核。ISO/IEC 17025 从仪器设备、参考标准和标准物质 3 个方面规定了测量溯源要求。对所有对检测、校准和抽样结果的准确性或有效性有显著影响的设备,在投入使用前应进行校准。对于校准实验室,设备校准计划的制定和实施应确保实验室所进行的校准和测量可溯源到国际单位制(SI)。对检测实验室,还应确保所用设备能够提供所需测量的不确定度。标准物质应溯源到 SI 测量单位或有证标准物质,并按照规定的程序和日程对其进行定期核查,以保持其校准状态的可信度。而 GLP 也要求对研究使用的仪器进行定期检查、清洁、保养和校准。由实验室供应商提供实验用品、仪器、试剂、标准物质的合格评定证书和校准证书,以及有关标准物质特性、成分、纯度、稳定性的数据。

GLP 通过编写和使用标准操作程序(standard operating procedures,SOP)来保证操作的重现性和保证结果数据的可信性。编写和建立一套合乎 GLP 要求且合乎本研究机构实际情况的 SOP 是 GLP 软件建设的主要内容。SOP 的生效与改动必须经过质量保证部门的签字确认和实验机构负责人的批准。ISO/IEC 17025 没有标准操作程序方面的规定,而是通过实施有效的过程控制来确保实验结果的准确性和可靠性。另外,采取必要的结果确证手段和方法灵敏度考证,防止出现错误的检测结果。

从成员职责看,OECD GLP 详细规定了实验机构管理者、项目负责人、项目代表、研究人员和质量保证部门的职责,特别是对实验机构管理者,OECD GLP 规定了包括人员、硬件、操作规范方面的 17 项职责。而 ISO/IEC 17025 对成员职责只做了大致规定。

GLP 规定每项研究之前应准备好详尽的研究计划。研究计划应得到项目负责人的批准,还应得到质量保证人员的 GLP 符合性确认。研究计划的修改应由项目负责人批准并存档,对于发生的偏离研究计划的情况应充分记录并妥善保存。而 ISO/IEC 17025 不需制定研究计划,主要采用以国际、区域或国家标准发布的方法。

GLP 需要进行分析方法的开发,分析方法不需要实验室间验证;ISO/IEC 17025 对实验室间比对以及能力验证等提出了具体的要求。

GLP 对委托方或客户的任务和职责有详细的规定。委托方评估并选择实验机构后,对实验机构的研究过程进行监督,以确保实验机构能够按照 GLP 原则的要求来进行研究。ISO/IEC 17025 中没有对委托方或客户相关职责的规定,只是要求实验室应有政策和程序处理来自客户或其他方面的投诉。

GLP 对记录和材料的存储与保管、档案管理员、文件、实验条目及实验时间、所有非主要支持设备、计算机软件有详细的要求。而 ISO/IEC 17025 则没有特定的要求。

由上可见,ISO/IEC 17025 和 OECD GLP 作为 2 种实验室质量管理体系,由于历史演变成为具有不同目的的文件。因此，应用其中一套要求以达到另一套的目的是不切实际的，在多数情况下是不合适的。OECD GLP 原则被管理部门作为一种管控手段，以确保法规要求的非临床健康和环境安全研究的质量和完整性。非临床健康和环境安全的研究测试大部分复杂多变，OECD GLP 原则是为适应这些研究的复杂多变而专门制定的一套质量体系。

ISO/IEC 17025 是国际标准，应用于按照既定或专门开发的方法进行检测的实验室。该标准关注的重点是实验室自身的持续运行和管理，以及实验室持续产生科学、有效、可靠的研究结果。理论上，ISO/IEC 17025 可以应用于任何学科的检测实验室，包括那些进行非临床测试的检测实验室。

GLP 符合性监管是法规检查，目的是确认为了化学品的非临床健康和环境研究是否符合法规要求（即按照国家 GLP 法规开展研究），研究数据提交给监管机构/数据接收机构以支持注册/批准。检查的重点是研究，对研究的审核是检查的重要组成部分。GLP 符合性检查的主要"客户"是接收研究数据的数据接收机构。

由于 OECD 国家间对 OECD GLP 的应用协调一致，OECD 成员国政府可以接受来自其他国家的数据，并能确保这些数据有效且质量可接受，这是数据相互承认协议（MAD）的基础。该协议是 OECD GLP 原则的组成部分，要求遵守 MAD 的政府其监管部门接受其他 MAD 成员国的 GLP 研究数据，这些研究经过相关国家 GLP 符合性监管机构的检查。该协议也适用于遵守 MAD 的非 OECD 国家，而实验室认可是对有能力的实验室的正式第三方承认，实验室必须经过正式认可后才能在其认可范围内签发报告，这反过来使客户能够识别和选择能够满足其需求的可靠检测服务。各国认可机构之间有相互承认的多边协议，如国际实验室认可合作组织相互承认协议（ILAC MRA）。作为 ILAC MRA 签署方的认可机构，按照 ISO/IEC 17011 的要求进行同行评审以证明他们的能力，接受彼此认可的实验室的结果。因此，ILAC MRA 签署方认可的实验室的结果能够得到国际承认。

实验室认可是一个技术能力的可靠指标，许多行业通常都会要求其供应商的检测服务通过实验室认可。各国政府越来越多地使用实验室认可来达成监管和贸易目标。但是，它不适用于非临床健康和环境安全研究，因为 ISO/IEC 17025 不包含 OEDC GLP 原则的所有要求。尽管如此，GLP 符合性监管依然可参考采用实验室认可的结果。当然，接受经认可实验室结果的决定权在最终用户。

四、实施实验室管理体系重要性

1. **保护人体健康和生态安全的需要**　毒理实验工作事关人体健康和生态安全，事关研制化学品的命运，责任重大。美国 GLP 实施前毒理实验室曾产生的种种问题，如不建立和实施质量管理体系，在各个实验室都是难免的，都会不同程度地存在，只有建立在法规和制度上的信任才是可靠的。因此，世界上很多国家均已立法要求实施实验室质量管理体系。

2. **化学品管理的需要**　毒理学安全性评价和生态毒理学评价实验是评价化学品危害性的基础，是国际上许多发达国家化学品登记管理的重要评审依据。联合国全球化学品统一分类和标签制度（Globally Harmonized System of Classification and Labelling of Chemicals, GHS）是根据 1992 年里约热内卢联合国环境与发展会议《21 世纪议程》建立的。中国 2002 年成为 GHS 分委会正式成员。GHS 的宗旨是为了世界各国统一认识化学品的危害性，共同利用各国对化学品危险性的科学研究成果，采取有效预防和控制措施，减少化学品危害，保护人类健康和环境。主要工作是在综合世界各国化学品分类和标签体系的基础上，规范化学品的分类、安全技术说明书和安全标签，形成对化学品分类和同类化学品分级及标签的全球统一制度。GHS涉及化学品生产、储存、使用，目的是保护消费者、一般公众、工人、运输和应急人员。其分类依据包括流行病学调查、测试数据、估算数据、人类经验等。但鉴于很少化学品有流行病学调查资料，多数化学品分类是以测试数据为基础，而数据要求按GLP规范和标准的测试方法（紫皮书A9.2.6）获得。

3. 化学品国际贸易的需要　实验室认可对产品认证提供技术保障，因此数据质量问题是一个产品很重要的考量尺度。如果世界各国的相关管理机构能够采用其他国家的安全性实验数据，就政府和工业企业而言，能够避免重复实验，节省实验成本；而且，共有的GLP准则可以促进信息交流，防止贸易非关税壁垒。

技术性贸易壁垒（technical barriers of trade，TBT）是国家与国家之间进行商品交换时，商品进口国在实施贸易进口的管制中，通过颁布法律、法规、条例、建立技术法规、标准、认证制度、检验制度等方式，对进口产品制定过分严格的技术标准、卫生检疫标准、包装和标签标准、"绿色保护"等要求，从而提高进口产品的技术要求，增加进口难度，最终达到限制进口国进口产品到本国的一种非关税壁垒的措施（图14-1）。世界贸易组织（WTO）/TBT协议并不是否认各成员国技术壁垒存在的合理性和必要性，但反对其妨碍正常的国际贸易和不得有歧视性。由于技术壁垒往往是以保护环境、保护健康、保护安全、保护植物和消费者权益为名义再现，一旦本国经济萧条或进口商品影响本国生产者利益时，在直接贸易限制被取消后，技术壁垒成为"客观、中立、合法"的因素。

欧盟委员会提出的关于化学品注册、评估授权与限制法规（Regulation Concerning the Registration, Evaluation, Authorization and Restriction of Chemicals，REACH），将欧盟市场上约3万种化工产品和其下游的纺织、轻工、制药等500多万种制成品全部纳入注册、评估、许可3个管理监控系统，要求所有化工产品必须提供化学品的健康危害和环境危害数据，所有检测数据应来自通过GLP认可的实验室。

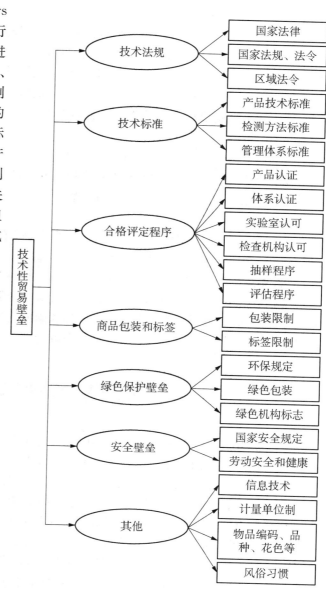

图14-1　技术性贸易壁垒构成示意图

为了促进登记资料要求的协调一致、减少昂贵重复实验、避免非关税贸易壁垒、降低登记成本，从 1981 年开始 OECD 在其成员国之间实行"安全性资料相互认可"（mutual acceptance of safety data，MAD）制度。由于 MAD 具有互惠互利的优越性，非 OECD 成员国家要求参加资料互认的兴趣日益增大。非 OECD 国家加入 MAD 需按以下要求和程序：第一，本国必须建立 GLP 执行和监控体系；第二，由相关政府部门向 OECD 递交申请；第三，提交 OECD 理事会讨论进入正式加入程序；第四，由 OECD 选派成员国专家联合到申请国进行符合性检查；第五，在 GLP 工作组会议上审议通过并获得 OECD 理事会批准。由于实行资料互认的前提是实验数据必须产生于符合 OECD 准则要求的 GLP 实验室，目前 OECD 的 GLP 准则已作为国际标准在世界范围内得到广泛承认和实施，广泛适用于药品、工业化学品及杀虫剂等。

4. 提高实验室自身的管理水平和技术能力的需要　建立质量体系是申请实验室认可和接受外部评审的前提条件，认可是权威机构对某一组织或个人有能力完成特定任务做出正式承认的程序。实验室认可是由经过授权的认可机构对实验室管理能力和技术能力按照约定的标准进行评价，并将评价结果向社会公告，以正式承认其能力的活动。质量体系是外部对实验室的能力和水平做出评价的依据。因此，建立质量管理体系是实验室提出认可申请的基本条件。

建立质量体系是实验室迅速提高内部管理水平的有效办法。在市场经济中，检测实验室是为政府机构、社团组织和贸易双方提供检测服务的技术组织。检测实验室为了保证向客户提供的检测服务具备科学性、公正性和准确性，必须建立完善的组织结构并施行高效的质量管理体系。

建立质量体系是实验室扩大知名度、增强竞争力的最佳途径，实验室认可是目前国际上通行的制度。实验室获得认可后，表明实验室具备了按有关国际准则开展校准/检测的技术能力；增强实验室在市场的竞争能力，赢得政府部门和社会各界的信任；获得了与签署互认协议方国家和地区实验室认可机构的承认；有机会参与国际间实验室认可双边及多边合作，从而得到更广泛的承认。目前，实验室认可在国际和国内逐步得到重视，一个没有获得权威组织认可的检测实验室所出具的报告，已经很难获得政府部门和质量诉讼双方的信任。

第二节　良好实验室规范

GLP 是用于规范与人类健康和环境有关的非临床安全性研究的一整套组织管理体系，包括实验计划、实验实施过程、实验的监督、记录、档案和报告的管理。GLP 是一种由政府行政管理部门制定和发布的法规性文件，是阐述保证所做的总结报告全部资料质量及完整性的最低要求的方法和步骤。其目的是组织和管理科学技术人员的研究行为，对实验资料的质量进行严格控制，促进科学家提高实验数据的质量和有效性，从而帮助科学家避免假阴性或假阳性结果，使得到的实验结果具有可靠性（reliable）、可重复性（repeatable）、可审核性（auditable）和可被承认（recognized worldwide）。实施 GLP 可避免技术上的不统一性，使不同实验室及国家实验室结果具有可比性。与实验室认可一样，实施 GLP 是一个国家综合实力与发展水平的体现，是科技水平、管理水平与社会综合体系水平的集中体现。

一、 GLP 的基本精神

1. 提高生物实验数据的质量,避免偶然发生的变动 众所周知,生物实验不同于理化实验,易受多种因素的影响,大致可分为以下 3 个方面。

(1) 绝对变动因素:即非人为控制的机体本身及环境因素,如季节性、性周期、24 小时节律、伴随营养和发育带来的变动等。这种变动具有一定的规律性及变动范围。

(2) 相对变动因素:是指由实验处置(如给药、手术、实验感染、禁食等)产生的机体反应,如药物所致食欲减退等,禁食产生的血糖下降、肝糖原减少等各种反应。这种变动多数是可以预知的,并且是可以控制的。

(3) 偶发变动因素:因生物本身的质量或环境因素所致的自然感染及实验操作误差、忘记给食水、供试品的配制和实验记录差错等引起的实验数据的变动称为偶发变动因素。这种变动没有规律性和重现性,也很难追踪其变动原因,是影响生物学实验质量的主要因素。因此,最大可能地排除偶发变动因素,得到有质量保证的生物学实验数据是 GLP 基本精神之一。

2. 只有保证了原始数据的准确可靠才能保证生物学实验报告的质量 一般而言,评估某一商品的质量是凭它的外观、造型、功能及耐用性。而生物学实验报告则不同,其实体是原始数据,只有在保证原始数据的准确可靠基础上,才能保证生物学实验报告的质量。这是 GLP 的基本精神之二。

3. 提高国际间安全性实验数据的相互利用率 经过几十年的发展,GLP 已成为国际间化学品安全性实验研究共同遵循的法规。凡在国际公认的 GLP 实验室里实施的安全性实验,其数据具有通用性,这样既节省了人力、物力及新产品开发时间,同时也降低了新产品的价格。这是 GLP 的基本精神之三。

二、 GLP 涉及的范围

GLP 涉及的范围是指纳入 GLP 实验室评价的产品或受试物和安全性实验的项目。之所以要设定范围,一方面,一个 GLP 研究项目的成本和费用通常可能比与非 GLP 研究项目高出 20%~40%。因此,主要用于对拟申报上市的各种新产品的毒性研究或拟提交行政审批毒性资料的研究;另一方面,由于 GLP 研究是要严格按照管理规范和指导原则实施的,它不但提出标准和要求,还要提供非常具体的操作程序,因此可能会束缚或限制科技人员的创造性,并不适合所有的毒理学研究或实验。

1. GLP 规范的管辖范围

(1) OECD:医药品、动物用医药品、植物保护剂、杀菌剂、饲料添加剂、新合成的和已经有的化学物质、食品添加剂、化妆品。

(2) 美国 FDA:食品添加剂、色素添加剂、饲料添加剂、人用药物和兽药、生物制品、人用医疗器械、电子产品。

(3) 美国 EPA:农药、杀真菌剂和灭鼠药对生态的影响,在现场和实验室研究化学品对健康、环境的影响和化学品的命运,残存化学品在现场和实验室的有效性研究。

(4) 日本:根据被检物质已建立了 8 个 GLP:①医药品 GLP(厚劳省 1982 年);②化审法 GLP(1984 年);③安卫法 GLP(厚劳省 1988 年),规定了根据化学原料生产吨数,要求对环境和人体的可能有害性进行报告;④农药 GLP(农水省 1984 年);⑤动物用医药品 GLP(农水省 1997 年),其内容同医药品 GLP(厚劳省 1982 年);⑥饲料添加剂 GLP(农水省 1988 年);

⑦环境省GLP(1995年)，主要针对水生生物的安全性评价；⑧医疗器械GLP(厚劳省2002年)。

2. GLP实验室的实验范围　由于不同国家和机构对不同受试物的要求有所不同，其实验范围也有差异，通常要求在GLP实验室完成的、各管理机构针对不同受试物制定的技术指南中推荐的实验项目均应纳入GLP的实验范围。

3. GLP常用术语和定义

(1) 项目负责人或称专题负责人(study director, SD)：是指负责某项非临床健康和环境安全研究全面实施的人员。SD是某项研究的唯一控制者，其主要任务是负责全面地、科学地执行研究工作。GLP原则中规定的义务和职责都来源于这一主要任务。因为只有将正确开展研究的责任委派给一个专门人员负责，才能避免研究人员因接收到相互冲突的指示而导致研究计划的不良执行，即在任何特定的时间对于一项研究只可能有一名项目负责人。SD的一些职责可以被委派，例如在分包合同研究中，但是SD最终作为研究的单一中心控制者的职责不能被委派。从科学的角度来讲，SD通常是负责设计和批准研究计划、监督数据的收集、分析和报告的技术专家，即SD负责根据研究得出最后的总结论。从管理的角度来讲，SD应向管理者申请资源(如人员、设备与设施)并进行协调，以确保预期的研究进程能够正常开展。各国GLP中对SD职责的规定略有差异。SD是由GLP机构或实验室的负责人聘任、任命或指定的人员。

(2) 质量保证部门(quality assurance unit, QAU)：是指安全评价研究机构内履行有关研究工作质量保证职能的部门。

(3) 实验系统(test system)：是指用于毒性实验的动物、植物、微生物以及器官、组织、细胞、基因等。

(4) 标准操作程序(SOP)：是记述GLP实验室内常规实验有关的各种工作程序、技术方法及管理等一套内部法规性文件。目的是使GLP实验室内各项工作有章可循、工作有序、互相衔接、密切配合，确保实验结果的真实性、完整性和可重复性，出现异常情况时便于查寻原因。

(5) 研究计划(study plan)：是指某项研究的发生、执行、管理、报告和监控(monitor)的整个计划，包括设计方案(protocol)、程序、安排(schedule)、人员、经费、材料以及研究质量监控计划等。

(6) 研究起始日期(study initiation date)：是指SD签署实验设计方案的日期。

(7) 研究终止日期(study termination date)：是指SD签署正式实验报告的日期。

(8) 实验开始日期(experimental start date)：是指采集第一次研究数据日期。

(9) 实验结束日期(experimental termination date)：是指采集最后一次研究数据的日期。

(10) 受试物(test substance or mixture)：是指实(试)验研究中给予或加进实验系统的物质或混合物。受试物可以是：①为申请产品研究或上市进行的实验研究中的对象材料，或准备上述申请的研究对象材料；②研究对象材料的组分、杂质、降解物、代谢物，或者是某些与受试物有关，并且有助于研究其毒性特征、代谢或受试物其他特征的物质。

(11) 对照物(control substance)：研究过程中使用的除了受试物、饲料和水以外的任何化合物、混合物及其他材料。在研究过程中对照物是为了确立与已知的受试物化学和生物参数比较的基础。

(12) 参照物(reference substance)：研究过程中给予或用于分析实验系统除受试物、饲料和水以外的任何化合物或混合物、分析标准及材料。应用参照物的目的同对照物。

（13）载体/溶媒（carrier/vehicle）：载体是包括（但不限于）饲料、水土壤、营养基等在内的任何物质，常指与受试物混合给予实验系统的各种物质。溶媒是指研究过程中用来促进受试物混（合）匀、弥（分）散或溶解的各种试剂。

（14）原始资料（raw data）：研究过程中所有的实验记录、备忘录（内部通讯）、整理记录、笔记，或者原样复印件和原稿副本。只有与原件一致、标注日期并且核实签字的原样复印件或原样副本才可以替代原始资料。"原始资料"也包括照片、缩微胶片、计算机打印件、录（音）像资料、口笔录、观察以及自动化仪器记录的打印资料等。可以是单位或者是个人，通常是单位，包括 3 种情况：①研究的发起和资助单位，负责提供经费或其他资源；②向政府管理单位（EPA，FDA）提交正式实验研究报告的单位或个人；③发起并且实施该项研究的实验（室）所或其他机构。

三、 GLP 是为保证数据质量所采取的措施

如上所述，GLP 是一种质量系统，关注的是非临床健康和环境安全研究的过程和条件，包括计划、执行、监测、记录、档案和报告。通过建立一套以质量（quality）、可信性（reliability）和完整性（integrity）为基础的管理机制，达到结论是可检验的、数据是可追踪的目的。

1. 构成要素　对构成实验室的要素，即人（工作人员）、设备（设施、设备、仪器）、材料（实验模型、受试物、试剂、饲料、饮水）、方法（实验方案、SOP）提出明确要求和制定相应的管理制度。

首先是训练有素的人员（trained personal）。从业务素质上讲，训练有素的人员应包括"三历"，即学历（education）、资历（qualification）和经历（experience）。GLP 要求学历具有广泛认可的证书（diplomas），资历具有广博的知识（extensive），经历是专业的（professional）。三者要兼顾、互补，并非学历一定要最高，低学历可以用专业经历补充。每一个进入 GLP 实验室工作的人员应不断接受内部和外部的专门训练，以补充其经历和职业生涯中的不足。要求所有人员必须理解 GLP 的重要性，以及在 GLP 研究中自己的职业地位。培训以 SOP 为基础，尤其在新的课题与研究前更应接受一些培训，以及了解专业进展的相关内容。任何培训应是正式标准的，经权威部门批准而颁发证书。

第二是结构合理的实验室。总的原则是合适的大小、结构和位置，以满足研究的需要，减小对研究真实性的干扰。因此，合适的大小必须考虑的是：①能容纳的工作人员；②工作人员能无危险地进行工作；③降低实验材料间的相互混杂和交叉污染。合适的结构要求：①建筑材料易于清洁，不至于造成受试物的积聚和交叉污染；②具备通风系统，以保护工作人员和防止交叉污染；③按功能合理地分隔，应有专门的动物场所。

第三是满足实验的基本设备。一是与所进行的研究相适应的设备，二是与设备本身的用途相适应，而不是"替代品"。设备应经常维护，使设备保持在原规格范围，降低损坏和数据丢失的可能性。应有定期的计划内维修，尤其是大型设备；也应有偶发故障时的应急措施，还应有必要的备件。某些设备如有早期警示装置，则将更有利于使用者。一件达到规格的仪器设备，可保证产生符合要求的数据，故按时校验极为重要。任何设备的维护与校验应有详尽的记录。

2. 文书化保证　实验方案、实验实施以及实验总结报告的全过程必须以文书的形式记录，实验操作必须以实验方案及 SOP 为依据，使任意一个实验操作细节都有据可查。在法律体系完备的国家，GLP 是与法律机制相结合的。如在 ICH 协议各国内部，GLP 实施过程所产

生的各种原始记录必须证据化。换言之,在新药非临床研究过程中所产生的各项原始记录和数据必须具有法律证据的客观性、关联性和合法性,其作为法律证据的资质证明必须经过公证、鉴定和认可,构成一个闭合的证据链,用以证明研究资料的可靠性和真实性。当一项研究的研究过程所形成的法律文件被证明不真实时,当事人和负有责任者将会被指控为伪证罪,使用这些文件者也面临欺诈罪的指控。

3. QAU 的保证　实施 QAU 是 GLP 为保证实验数据质量采取的主要措施,GLP 规定最低质量保证的要求是保证研究的完整性和实验结果的可信性。由实验单位的质量保证部门(QAU)和上级有关部门以“第三者”的身份客观的对实验设施、GLP 运转状态、实验操作及原始数据进行审查。

四、GLP 的主要内容

(一) 组织机构形式

国际上目前主要有以下 3 种模式。

(1) GLP 实验室依托于某一机构如学校或研究所,功能单位以该实验室为主,依托机构的其他一个或几个科室(或部分)可作为某一个或几个功能单位的组成,QAU 人员由依托机构任命并对依托机构负责。

(2) GLP 实验室依托于某一机构如学校或研究所,由该实验室的各功能单位单独组成,其他科室不参与,QAU 人员由依托机构任命并对依托机构负责。

(3) 相对独立的 GLP 实验中心,所有功能单位均属中心,QAU 人员由中心主任任命并对中心主任负责。

(二) 研究项目的组织和管理

1. 机构负责人及其职责　任命、指定和更换专题负责人;确保质量保证单位履行职能;提供人力、物力、财力等方面的保证;确认各种错误或过失得以纠正;对研究人员和质保单位之间的争议做出裁决。

2. SD 及其职责　设计签署实验方案及其他正式文件并且注明日期。保证所有实验资料,包括意料之外的实验反应,都被准确地记录并核实。当实验过程中某些可能影响研究质量和结果一致性的未预料到的情况发生时,应及时采取措施(行动)补救,并且立即如实记录。确保 GLP 的各项规定都遵守执行,保证所有的原始资料、文件、实验设计、标本及正式实验报告按档案材料保存和管理。签署正式研究报告,按照国家法规规定签署遵守声明(compliance statement)。

3. 质量保证单位及其职责　保存实验机构的主计划表(master schedule)、实验方案(protocols)和 SOP(各 1 份);研究进行期间对研究项目多次监察,以确保研究的一致性;记录和签署每次监察的问题和发现,立即口头知会 SD 或提交书面报告,陈述所发现的问题以及采取的相应措施;审定无未经批准或记录的偏离实验方案和 SOP 的情况发生或出现;审校正式实验报告,确保报告中对研究方法 SOP 的描述准确无误,实验结果确实是原始资料整理分析的结果;撰写和签署正式报告的质量保证声明。

(三) 实验设施和仪器设备的规定与要求

1. 实验设施

(1) 实验机构具备足够的实验动物房间或者其他实验系统区域,做到不同种属的动物或实验系统分别饲育、不同的项目分离饲育、可检疫动物、建立常规或特别的动物饲育系统。

（2）实验机构应有足够的动物房间或其他实验系统区域，以分别隔离那些用已知有生物危害的实验系统、受试物、对照物或参照物，包括易挥发物质、气溶胶、放射活性材料以及感染性（传染性）微生物。

（3）隔离的房间或区域应有诊断、处理和控制实验系统/动物疾病的装置，应有效地隔离有疾病、疑有疾病、或疾病携带的试验系统/动物的房间或区域。

（4）实验设施应有和排放污染的水、土壤或其他材料的能力。如存养动物，则应有收集和处理所有动物废物和排泄物的设施，或者具有安全消毒的装置。

（5）实验设施应按实验设计方案要求，具备调控环境条件（如温度、湿度、光线等）的能力。

（6）对用海洋水生物的机构，应具备充足的清洁海水或人工海水（以脱碘水或蒸馏水配制），其成分组成应该与实验设计案一致。对淡水生物，则应按实验设计方案备足硬度、pH值、温度适宜，并且不影响实验结果的清洁水。

（7）如用植物作为实验系统，实验设施应按实验设计方案的要求，具有合适的土壤。

2. 仪器设备　根据研究工作的需要配备相应的仪器设备，放置地点合理，并有专人负责保管，定期进行检查、清洁保养、测试和校正，确保仪器设备的性能稳定可靠。实验室内应备有相应仪器设备保养、校正及使用方法的 SOP。对仪器设备的使用、检查、测试、校正及故障修理，应详细记录日期、有关情况及操作人员的姓名等。

（四）SOP 的制定和执行

1. 种类和制定过程　SOP 是 GLP 实验室的软件，是 GLP 管理人员和实验人员所遵循的文本。编写和建立一套合乎 GLP 要求、合乎本研究机构实际情况的 SOP 是 GLP 建设的主要内容，在进行 GLP 实验室建设时，往往先从制定 SOP 开始。目的是使 GLP 系统内各项工作有章可循、互相衔接、紧密配合，确保实验结果的真实性、完整性和可重复性，出现异常现象时便于查询原因。其特点是为各个 GLP 实验室所独有，适应自己实验室条件；SOP 需要在实践中不断加以完善和修订；SOP 的编写、修订和管理过程本身也应有相应的 SOP 来加以规范；可操作性强，简单明确，能使具备专业知识、经过培训的人员理解和掌握。凡是实验设计方案中没有详细说明的常规方法和操作程序，都应该制定 SOP。

需要制定的 SOP 主要包括：SOP 的编辑和管理；质量保证程序；供试品和对照品的接收、标识、保存、处理、配制、领用及取样分析；动物房和实验室的准备及环境因素的调控；实验设施和仪器设备的维护、保养、校正、使用和管理；计算机系统的操作和管理；实验动物的运输、检疫、编号及饲养管理；实验动物的观察记录及实验操作；各种实验样品的采集、各种指标的检查和测定等操作技术；濒死或已死亡动物的检查处理；动物的尸检、组织病理学检查；实验标本的采集、编号和检验；各种实验数据的管理和处理；工作人员的健康检查制度；动物尸体及其他废弃物的处理；SOP 的其他工作。

2. SOP 的格式和内容　每一种 SOP 都必须有各自的编号（码），并且署明部门、版本和副本数目；SOP 的名称（题目）和生效日期；制订者、确认者和批准者的签字及签署日期；该 SOP 的目的、涵盖范围以及文中所用术语的定义；材料、操作程序和过程；转换和计算方法；报告要求，并将文中"材料"部分和报告的格式（常用表格式）作为 SOP 的附件；分发和保存的规定与要求；负责 SOP 的有效性并监督其遵守执行的人员；SOP 的复审和修订计划；意外事件的补救对策；保密要求；参考文献和附件，包括各种表格。

（五）实验设计方案及主要内容

实验设计方案(protocol)的主要内容包括：项目名称和研究目的；受试物、对照物和参照物的名称、化学文摘号(CAS)或者其他代码；实验委托者(保证者)和实(试)验实施机构的名称和详细地址；实验起始和终止完成日期；实验动物/实验系统的选择及其理由；尽可能地写明实验系统的种属(系)、年龄、性别，以及实验系统的来源；实验系统的鉴别方法和鉴别程序；描述具体实验设计，包括控制偏倚方法；说明实验期间所用饮料、溶剂以及用以助溶或混悬的其他材料。对于饮料中可能出现的污染物，要详细说明这些污染物的特性，可能影响实验结果的含量(浓度)，以及实验过程中允许的含量(浓度)；染毒途径及其选择理由；染毒剂量/浓度单位；受试物、对照物和参照物的给予方式和次数；实验、分析和测定(量)的方法和次数；需要保存的记录和资料；委托方、质量保证部门负责人和专题负责人的准备签署日期；对研究中所用的统计处理方法加以说明。

（六）研究工作的实施

每项研究均应有专题名称或代号，并在有关文件资料及实验记录中统一使用该名称或代号。实验中所采集的各种标本应标明专题名称或代号、动物编号和收集日期。SD 应制定实验方案，经质量保证部门审查，机构负责人批准后方可执行(OECD 规定由 SD 批准)，批准日期作为实验的起始日期。接受委托的研究，实验方案应经委托单位认可。研究过程中需要修改实验方案时，应经质量保证部门审查，机构负责人批准。变更的内容、理由及日期，应记入档案，并与原实验方案一起保存。SD 全面负责研究专题的运行管理。所有数据的记录应做到及时、直接、准确、清楚和不易消除，并应注明记录日期，记录者签名。

（七）研究资料的收集

1. **原始数据** 是在研究过程中的原始记录，它是证明在一定时间进行了某项研究的唯一途径。因此，不仅要包括数据(结果)的产生，还要提供在正确的时间，正确地进行了实验的程序。原始数据也是检查者再现该项研究的必须要素。原始数据应符合下述要求：identified(被确定或审核的数据或结果)、directly(第一次写下的记录)、promptly(操作完即刻记录)、accurately(精确)、legibly(明了，能读懂)、indelibly(擦不掉)、signed(实验者签名)和 dated(签名日期)。如须修改，应注明修改理由，由谁在什么时间修改。对自动记录的各种资料，应逐个记录日期、时间和仪器操作人；不准在原记录上"涂改"(obscure)；如需改动要注明改动理由、改动人并署名改动日期。

2. **原始记录必须是装订成册的实验记录本** 原则上不得有空白页，所有空页(处)要斜划注明"空白"，或者在最后一页加以特别说明。如某部分原始资料与多项课题有关，可以复印(制)副本。但每份副本均须注明"原样副本"(一般盖章)，由复印(制)人签名和署日期并且说明原件在何处存放。我国食品药品监督管理局还专门颁发了药品研究实验记录暂行规定，提出了详细具体的要求。

（八）正式实验报告的基本内容和要求

正式实验报告(final report)原则上应有以下项目和内容。

(1) 实验实施机构的名称和地址：实(试)验的起始日期、完成日期或者终(停)止日期。

(2) 设计方案中确定的研究目的和程序以及研究过程中对设计方案的任何修改和变更。

(3) 用于分析实验数据资料的统计方法(必须与设计方案的相应部分一致)。

(4) 受试物、对照物和参照物的名称，化学文摘号或其他编码，这些物质的强度、纯度、组成及其他理化特性,以及它们在实验条件下的稳定性和溶解度。

（5）描述说明实(试)验方法、实验系统和染毒剂量。对于实验系统的描述应包括动物数目、性别、体重范围、种属(系)、年龄和来源,以及标记和鉴别动物的方法等;染毒剂量应同时说明剂量、给药次数、间隔时间、染毒途径和持续时间等。

（6）描述和说明所有可能影响数据资料的质量和一致性的环境条件因素。

（7）SD、机构负责人和所有参加项目专业人员的姓名。

（8）数据资料的转换、计算及统计处理,资料的分析与总结,以及由资料分析而得出的结论。

（9）SD、委托方和质量保证部门负责人、机构负责人签字和签署日期。

（10）标本、原始资料、正式报告、存放地点,SD 和质量保证部门的声明(statement)。

（九）研究资料的保管、存贮和检索

研究工作结束后,专题负责人应将实验方案、标本、原始资料等按照 SOP 的要求整理交给资料档案室,并按 SOP 的要求编号归档。

档案管理并不是材料的收集与贮藏,也是信息资源、组织手段、文件分布和编辑的实体,应包括研究资料、系统资料和质量保证文件。资料档案室应有专人负责,按 SOP 的要求进行管理,如明确有权进出档案材料保管区域的人员,限制其他人员进出该区域;建立登记制度,借阅档案材料必须登记;建立便于检索的索引系统,分类管理各类档案材料,严格执行保存期限的规定;保管区域的环境条件要适宜于档案材料的长期保存,应有防火设备和防虫蛀措施,以及紧急情况下的转移疏散方案等。

五、GLP 实验室的认可

GLP 实验室的认可一般有以下程序:①申请认可;②提交认可资料;③通知检查时间;④进行现场调查;⑤评价调查结果;⑥向申请者通知调查结果;⑦评价、颁发 GLP 合格证书。不同机构对 GLP 实验室认可的要求和程序略有差异。

第三节　中国实施 GLP 质量管理体系的现状

一、中国与化学品 GLP 相关的政府管理部门的职能分工

国家市场监督管理总局,负责食品/药品/医疗器械/化妆品等登记管理,由食品药品审核查验中心承担药物 GLP 监督实施的具体工作;农业农村部,负责农药、兽药和饲料的登记管理,由农业农村部农药检定所和中国兽医药品监察所承担 GLP 监督实施的具体工作;国家生态环境部,负责新化学物质和有毒化学物的管理,由固体废物与化学品管理技术中心承担GLP 监督实施的具体工作;国家认证认可监督管理委员会(CNCA),作为实施国家认证认可工作的部门,承担工业化学品实验室的认可工作,依据国家相关法律法规和国际规范开展GLP 符合性评价工作。CNCA 授权中国合格评定国家,认可委员会(CNAS)作为技术评价机构,开展 GLP 符合性评价的技术评价工作。另外,2008 年,原国家质量监督检验检疫总局(现称国家市场监督管理总局)和国家标准化管理委员会颁布了 6 个食品安全检测实验室质量控制规范的国家标准,这些标准由国家认证认可标准化技术委员会提出并归口管理。2011 年,

原国家质量监督检验检疫总局发布了中国出入境检验检疫行业标准《化学品毒理学安全性评价良好实验室规范》,该标准由国家认证认可监督管理委员会提出并归口管理。

二、 中国实施 GLP 质量管理体系的现状

(一) 药品

药品 GLP 是中国开展最早、目前发展最好的部分。体现在从事药物安全性评价的 GLP 机构和人员较其他化学品的多,无论是硬件还是软件都较好,执行 GLP 规范的符合性也高。

国家科委于 1993 年底首次颁布《药品非临床研究质量管理规定(试行)》。2003 年当时的国家食品药品监督管理局正式颁布《药物非临床研究质量管理规范》以及《药物非临床研究质量管理规范检查办法(试行)》,并正式开始对实施 GLP 的实验室进行 GLP 检查,此举使中国 GLP 建设迈出了实质性的一步。于 2006 年发出关于推进实施《药物非临床研究质量管理规范》的通知,新药(包括原料及其制剂)非临床安全性评价研究必须在经过 GLP 认证、符合 GLP 要求的实验室进行,由此强化了 GLP 实验室在安全性评价中不可替代的作用。随后颁布的《药物非临床研究质量管理规范认证管理办法》和《GLP 认证检查评定标准》,推动了各单位的 GLP 能力建设,使 GLP 检查过程更加公开、公平、公正。

GLP 在药物研究和管理中称为"药物非临床研究质量管理规范"。GLP 认证是指国家药品监督管理局对药物非临床安全性评价研究机构的组织管理体系、人员、实验设施、仪器设备、试验项目的运行与管理等进行检查,并对其是否符合 GLP 规范作出评定。国家药品监督管理局主管全国 GLP 认证管理工作,省级药品监督管理部门负责本行政区域内药物非临床安全性评价研究机构的日常监督管理工作。

(二) 工业化学品

中国国家认证认可监督管理委员会(简称"认监委",现设在国家市场监督管理总局)作为实施国家认证认可工作的部门,负责化学品 GLP 实验室的认可工作。

早在 2003 年欧盟发布新化学品正式法规提案时,当时的国家质检总局和国家认监委就意识到实施 GLP 原则对中国出口产品的重要性,随即开展对 OECD 数据互认以及 GLP 原则体系文件的研究,跟踪 OECD 的 GLP 工作组动态,于 2008 年开始筹建化学品 GLP 实验室的认可工作。当年,国家认监委组织 15 项 GLP 国家标准制定工作,该系列标准等同采用了 OECD 的 GLP 系列文件,符合 OECD 数据互认协议(MAD)要求。15 项良好实验室规范国家标准的发布,有效地规范了中国专业机构的业务活动,建立和完善了中国的化学品安全评价实验室体系,满足欧盟 REACH 法规等国外法律法规关于化学品安全性的要求,为中国加入 OECD 的数据互认体系奠定了坚实的基础。随后公布的《关于公布良好实验室规范(GLP)及评价程序的有关文件的公告》,迅速推动了中国相关实验的建设和认可。国家认监委当年就组织开展了 GLP 实验室评价试点工作,中国合格评定国家认可委员会(CNAS)将 GLP 评价体系纳入 CNAS 的体系并制定了操作层面的文件,建立了完整的化学品 GLP 评价体系。

国家认监委颁布的《良好实验室规范原则》(GB/T 22278—2008)的标准等同采用 OECD GLP 原则和符合性监督系列文件,《OECD GLP 原则》[ENV/MC/CHEM(98)17]。规定了 GLP 的相关术语和定义,以及主要技术规范,包括实验机构的组织和人员、质量保证计划、机构、仪器、材料及试剂、实验系统、实验样品和参照物、标准操作程序、研究的实施、研究结果的报告、记录和材料的存储与保管。2013 年,国家认监委又对《良好实验室规范(GLP)原则》(试

行)、《良好实验室规范(GLP)符合性评价程序》(试行)、《良好实验室规范(GLP)符合性评价申请书》(试行)和良好实验室规范(GLP)评价的领域》(试行)等相关文件进行了修订和完善,新制定了国家认监委《良好实验室规范标识使用及管理规定》。

该规范所规定的 GLP 原则涵盖了非临床健康和环境安全研究,包括在实验室、温室与田间进行的工作。除了国家立法的明确豁免,本规范所规定的 GLP 原则适用于法规所要求的所有非临床健康和环境安全研究,包括医药、农药、食品添加剂与饲料添加剂、化妆品、兽药和类似产品的注册或申请许可证,以及工业化学品管理。

取得认监委 GLP 符合性检查合格的机构,可在其报告、文件、办公用品、宣传品、网页上使用 GLP 标识(图 14-2)声明其 GLP 符合性状态,表明该机构通过认监委良好实验室规范符合性检查。

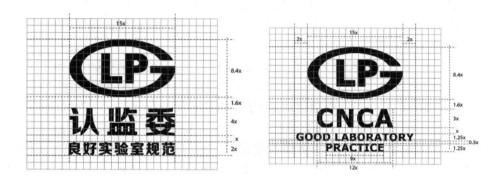

图 14-2　GLP 机构的中文、英文标识

(三) 其他化学品

1. 农药、兽药　中国农药 GLP 工作开展较晚,但近几年在 GPL 体系建立,尤其是 GLP 国际互认方面开展了一些卓有成效的工作。

2003 年,原农业部颁布行业标准《农药毒理学安全性评价良好实验室规范》(NY/T 718—2003)。2005 年 2 月,OECD/GLP 工作组同意接纳中国作为其正式观察员,为中国争取农药登记 GLP 实验资料的国际互认打下了良好基础。2006 年 11 月,农业部颁布公告第 739 号《农药良好实验室考核管理办法》。

农药 GLP 准则要求,对农药 GLP 实验室申请单位就组织机构、人员、实验设施、仪器设备、运行与管理等进行符合性考查、评价和认可。农业农村部负责制定农药 GLP 考核技术规范和准则,负责农药 GLP 实验室考核和监督管理,以及国际间农药 GLP 互认工作。具体工作由农业农村部农药检定所负责,如农药 GLP 实验室申请单位的资料审查与现场考核。农业农村部认可的农药 GLP 实验室,按照农药 GLP 准则完成的有关实验数据资料,可用于申请农药登记。

2. 新化学物质　2003 年 10 月原国家环境保护总局颁布《新化学物质环境管理办法》,并于 2010 年进行了修订;2020 年 2 月 17 日由生态环境部修订为《新化学物质环境管理登记办法》,于 2021 年 1 月 1 日起施行。规定指出,为新化学物质环境管理登记提供测试数据的测试机构,应当依法取得检测机构资质认定,严格按照化学物质测试相关标准开展测试工作;健康毒理学、生态毒理学测试机构还应当符合良好实验室管理规范;测试机构应当对其出具的测试结果的真实性和可靠性负责,并依法承担责任。

2009 年,原环境保护总局参照国际通行的合格实验室准则(GLP)技术原则,结合中国化学品生态毒理学测试水平和实际情况,组织专家对申请为新化学物质登记提供生态毒理学数据的测试机构进行了现场检查和盲样测试考核,公布了通过检查的新化学物质登记测试机构名单,批准其所提供的生态毒理学数据可作为新化学物质登记评估的依据。

2012 年,原环境保护部发布了《化学品测试合格实验室管理办法》,适用于在中华人民共和国境内为化学品环境管理登记及相关化学品环境管理提供测试数据的合格实验室的测试和管理活动。化学品测试合格实验室(简称"合格实验室")是指符合环境保护部颁布的化学品测试合格实验室规范(GLP)导则要求,且通过环境保护部检查、为化学品环境管理提供测试数据的测试机构。环境保护部负责组织制定合格实验室管理相关技术规范和准则,以及合格实验室检查专家库的组建、管理及培训,制定检查方案,对合格实验室的监督检查结果进行公告(具体工作委托生态环境部化学品登记中心)。生态环境部负责组织合格实验室的检查和监督管理,开展化学品测试数据的国际互认工作。

3. 食品　2008 年原国家质量监督检验检疫总局和国家标准化管理委员会颁布了《实验室质量控制规范:动物检疫》(GB/T 27401—2008)、《实验室质量控制规范:植物检疫》(GB/T 27402—2008)、《实验室质量控制规范:食品分子生物学检测》(GB/T 27403—2008)、《实验室质量控制规范:食品理化检测》(GB/T 27404—2008)、《实验室质量控制规范:食品微生物检测》(GB/T 27405—2008)、《实验室质量控制规范:食品毒理学检测》(GB 27406—2008 - T)6个食品安全检测实验室质量控制规范的国家标准。该标准由国家认证认可标准化技术委员会(SAC/TC261)提出并归口管理,由中国合格评定国家认可中心负责起草。

该规范与其他 GLP 规范的不同之处,既参考了 ISO/IEC 17025《检测和校准实验室能力的通用要求》、ISO 15189《医学实验室——质量和能力的专用要求》、GB 15193.2《食品毒理学实验室操作规范》,也参考了 OECD GLP 规范,提出了针对食品毒理学检测实验室质量控制的要求。

4. 进出口化学品　2011 年原国家质量监督检验检疫总局发布了中国出入境检验检疫行业标准《化学品毒理学安全性评价良好实验室规范》(SN/T 2881—2011),于 2011 年 11 月开始实施。该标准由国家认证认可监督管理委员会提出并归口管理。该标准适用于为进出口化学品而进行的毒理学安全性评价实验。化学品毒理学安全性评价良好实验室必须遵守该标准。

三、 发展与展望

中国 GLP 的发展历程,自 20 世纪 90 年代初期到现在,已有 30 年的时间。但真正引起广泛重视的,是在欧盟颁布 REACH 法规之后。从现状来看,GLP 法规体系几乎覆盖化学品安全性评价领域。在 GLP 实验室建设和认可上,药物的 GLP 实验室发展已达到相当规模,在硬件上已达到国际水平,部分实验室在硬件和软件上已接近国际水平。其他化学品的 GLP 实验室除少数以外,多数无论在硬件和软件建设、规模、开展的评价项目、认可的数量等方面与国际水平还有相当距离,特别是 GLP 认可的国际互认任重而道远。随着中国社会经济的发展,对化学品毒性鉴定或评价需求将不断增加。展望未来,相信 GLP 实验室建设无论在数量上还是水平上将有更快更大的发展。

为了使 GLP 实验室建设有更快更大的发展,在毒理学实验室质量控制或管理上也有不少理论或实际问题有待研究解决。在认可的管理方面,原来主要由各行政管理机构负责管理的GLP 体系和国家认监委组织负责管理的合格实验室认可体系,但现在国家认监委也将 GLP 实验室认可纳入其认可体系;而且认监委以国家标准的形式颁布了等同 OECD 的良好实验室规范,该规范适用于法规所要求的所有非临床健康和环境安全研究,包括医药、农药、食品添加剂与饲料添加剂、化妆品、兽药和类似产品的注册或申请许可证,以及工业化学品管理。这无疑有利于与 OECD 等国际 GLP 水平接轨,有利于化学品及相关产品的国际贸易,也有利于加入 OECD 的 MAD 体系。但是,认监委是以国家标准的形式颁布的,而其他行政管理机构是以法规颁布的,两者在适用范围上有重叠,与政府管理部门的职能分工也不一致。如何理顺管理体制和运行机制,以利于更好的管理、更有利于实验室的发展是值得重视和研究的问题。

在质量管理体系方面,食品毒理学检测实验室质量控制规范既参考了 ISO/IEC 17025,也参考了 OECD GLP 规范,在将两种质量管理体系融合在一个标准上做了尝试。尽管目前尚无按此标准建设、运行良好的认可实验室,有些 GLP 实验室又申请并得到了国家实验室认可或ILAC 认可,这从实践上说明将两种质量管理体系融合在一起有一定的合理性。因此,有必要研究将两种质量管理体系融合在一起有无必要性、科学性和可行性。

由于中外文化和传统等方面的差异,使得在对待 GLP 的理念上和管理上存在差异,甚至偏差,在一定程度影响了 GLP 实验室的建设和管理水平。如国外实验室是我自己要做 GLP,而国内是政府要我做 GLP,因而非常重视管理机构的检查和被检查的内容,一些实验室为应对 GLP 检查提前半年以上就开始准备了。国外实验室重效果,而我们重形式。如 OECD 和日本 GLP 的 SD 通常负责设计和批准研究计划,监督数据的收集、分析和签署报告。而我们规定机构负责人审查批准实验方案和总结报告,质量保证负责人审核实验方案和总结报告。实际上,OECD 在修改 GLP 时指出,经验显示,只有将正确开展研究的责任委派给一个专门人员负责,才能避免研究人员因接收到相互冲突的指示而导致研究计划的不良执行。在任何特定的时间对于一项研究只可能有一名项目负责人。因此,有必要针对中外文化和传统等方面的差异,探索与研究如何使监管机构管理者和实验室各级人员正确地树立 GLP 意识,形成符合中国文化和传统的管理制度或措施,以提高管理水平。

第四节　科研实验室良好规范

科研实验室或研究实验室(research laboratory)是指以科学技术研究活动为目的设立和运行的实验室,是实施科技创新的重要组成部分和基础技术保障,出具的数据是科学成果的依据,其质量直接影响科学成果的可靠性和科学性。但科研实验室存在科研数据难以重复、可靠性难以评估的问题。如何对科研实验室进行规范管理,实现科研数据的可靠和可重复,是科学界面临的重大课题。国际上,尚无对科研实验室进行认可的先例。为此,中国合格评定国家认可委员会(CNAS)构建了以科研数据质量过程控制为导向的科研实验室管理体系。该体系从科研实验室的特点出发,识别了科研数据质量保证的关键控制点。一方面,关注科研实验室的研究过程,建立科学的评价技术指标体系;另一方面,识别风险源,守住实验室安全底线,从过程控制、数据质量,以及与行业规范的接轨等方面发挥保障和支撑作用。目前,《科研实验室良好规范》(GRLP)已以国家标准形式发布(GB/T 27425—2020),于 2021 年 6 月 1 日起实施。GRLP 是有关科研实验室运行、运行条件以及研究活动的计划、实施、检查、记录、存档和报告的一套规范体系。

一、人员职责

1. 实验室管理者的职责　实验室管理者至少应做到：①保证实验室的运行和研究活动符合国家相关的法规要求；②组织建立科研诚信和科研伦理文化；③保证实验室的安全工作条件、警示标识和应急装备符合国家相关标准的要求，适合于所从事的研究活动；④组织建立并维护实验室管理制度，并组织对所有相关人员进行培训和考核，禁止考核不合格或未经批准的人员进入实验室；⑤制止不符合管理要求、不安全的行为或活动；⑥组织建立并维护应急预案，保证应急器材的性能正常，并定期组织所有相关人员进行应急演练；⑦保证与实验室人员和其他所有相关人员之间有明确的沟通渠道。

2. 研究负责人的职责（PI）　PI应对研究方案的制定、执行和研究报告负责，职责至少应包括：①保证研究团队熟悉并遵守实验室的管理规定；当实验室的管理规定不适用所从事的研究活动时，应与实验室负责人及时沟通并补充、修改、完善相关的制度。②保证研究活动符合国家法规、国际公约、科学伦理、保密规定的要求；需要时应积极配合相关部门组织的审查，并保证提供真实客观的材料。③保证遵守科研诚信和科研伦理文化。④负责评估研究活动可能面临的风险，并告知研究团队等所有相关的人员；需要时为其提供防护资源和防护指导；不得从事风险不可控的研究活动。⑤明确职业健康安全和环境安全政策，并实施和检查执行情况；保证职业健康安全和环境安全绩效符合管理部门的要求。⑥建立事件、事故报告制度和报告程序。⑦适用时，以签署姓名和日期的方式或通过授权来批准发布研究方案及其任何修改。⑧保证研究团队理解研究方案的要求和各自的职责，并可及时得到相关的文件（包括修改的文件）和指导。⑨如果适用，应制定适宜的 SOP（包括安全作业指导书等）以规范相应的活动。⑩保证所有研究场所的活动都在监管之下，定期检查；需要时可指定分场所或活动的负责人并明确其职责和权限。⑪建立、维持和实施原始数据管理程序，并定期检查执行情况，保证原始数据的质量（包括各种设备输出数据），保证客观、真实、可追溯。⑫建立和维持 QAS，并保证其按计划实施。⑬应定期或不定期进入研究场所，与研究团队沟通，建立研究日志；及时处理偏离，需要时修改研究方案和程序等。

3. 研究人员的职责　研究人员的职责至少包括：①遵守科研诚信和伦理原则；②参与研究执行的所有人员应掌握与其研究相关的 QAS 要求；③应了解和掌握安全工作方式和防护措施，遵守实验室管理要求和研究计划的规定；④需要时应按要求报告健康或体检状况；⑤对偏离或需要修改的计划、程序等应适时与 PI 沟通，并客观记录；⑥应及时准确地记录、采集原始数据，并对数据的质量负责；⑦应主动观察、识别、报告研究活动中的新问题、异常现象等，客观记录，应建立研究工作日志；⑧应及时报告安全隐患、事件或事故。

二、研究方案和计划

(1) 每项研究应形成文件化的研究方案，适用时包括（但不限于）研究目的、设计、技术路线、材料、方法、程序、团队、计划等。

(2) 对研究方案的科研内容进行评估，还应评估研究活动所涉及的安全、伦理、合法性等方面的内容，并保证符合国家相关法律法规的要求。

(3) 对研究方案的修改、偏离均应记录。

(4) 适用时研究方案应经过相关安全、伦理、动物福利、保密等委员会的审查。

三、 质量保证方案

（1）应针对研究活动的特点，依据 GRLP 原则，制定文件化的 QAS。

（2）QAS 应以保证研究数据的客观、真实、可追溯和正确为宗旨。

（3）应建立研究数据收集、数据转换、数据分析、数据报告、数据安全、数据归档、数据存储等过程的质量控制措施并实施监控。

（4）可行时，应设置可量化、可核查、可评价的质量指标。

（5）应建立项目管理机制，PI 或其指定人员应定期检查研究过程和研究数据的质量，并评估质量保证方案的适宜性，需要时应及时采取补救措施。

（6）质量保证技术应基于过程控制的手段，具体手段包括（不限于）：①与常数比对；②与参考标准或参照物比对；③与公认方法比对；④室内复现性评价；⑤比对或能力验证；⑥协同实验；⑦回收实验；⑧与数学模型或经验模型比对；⑨不同实验方案比对；⑩与公认数据库的信息比对；⑪不确定性评估；⑫非标准方法确认。

（7）应识别、控制和记录所有影响结果的重要因素。

（8）应建立内部评价机制，建议设立学术委员会。

（9）适用时应建立外部评价机制。

（10）适用时应制定分包/合作研究的质量保证方案。

四、 研究设施和环境

（1）研究设施包括环境控制系统、实验活动的场所、研究物料储存处、研究仪器室、辅助工作间、实验系统设施（如动物房等）、准备间、隔离间、档案室等，功能区及工作流程安排应满足所从事的研究活动。

（2）研究设施或场所的安全性包括对周围环境和社区的安全性应符合国家法规和标准的要求。

（3）研究设施或场所应具有适当的面积、结构以满足研究需求，并将影响研究有效性的干扰因素降到最低。

（4）如果涉及多项研究、不相容物或活动，设施或场所的设计应为其提供适当的隔离，以保证每项研究可按规定的条件执行，不相容物或活动互不干扰。

（5）需要时研究设施或场所的环境参数应可以控制、可以监视和记录，并满足研究项目对其变化范围和控制精度的要求。

（6）研究物料储存间或区域应能保持物料的特性、浓度、纯度和稳定性等，并保证符合存储危险物品的安全要求和安保要求。

（7）需要时应分别单独设置研究对象或实验样品的留样和样本保藏室，存放条件应符合研究工作要求、安全要求和安保要求。

（8）需要时档案室应保证安全地存取研究文件、原始数据等重要信息，并保证存放条件可以防止其过早损坏。

（9）需要时应提供适当的废物收集、存储和处理设施，包括考虑废物的无害化和运输机制。

五、研究设备、材料和方法

1. 设备

（1）用于研究的设备（包括计算系统）应合理并妥善安置，性能满足需要。

（2）适用时，所有设备均应定期校准（可以进行内部校准）、检定或核查，周期的设定应以保证设备的性能满足要求为原则。内部校准应由经过培训的人员按规定的程序进行。只要可行，应溯源到现有的最高计量学水平。

（3）应在使用前对设备核查，保证其标称的性能符合研究活动的要求。

（4）对不具备条件进行校准、检定或检验的设备，应建立可行的机制，证明其标称的性能符合研究活动的要求。

（5）应定期检查、清洁、保养设备，建立设备档案，包括安装、改动、故障、维护、校准（检定或检验）、核查、证明等记录，以了解设备的性能状态。

（6）适用时，对存在危险的设备，应有标识标明具体的危险部位和警示事项。

（7）对退役或不再使用的设备应安全处置，避免辐射、化学、生物等危险因素危害环境和社会。

2. 材料

（1）应适当标记用于研究的材料，以保证正确识别。

（2）对使用特性有规定的材料（如检测试剂等）应有标签或其他标识，注明身份信息、规定的参数（如浓度、纯度、理化特性等）、储存说明、有效期、有关来源、安全信息等。

（3）实验室应有所用材料的安全数据单（MSDS）或基本的安全信息，并随时可供使用，应定期更新安全数据单。

（4）应正确存放所有材料，保证其不相互影响。

（5）应有序、合理、安全地存放材料，不影响工作，不对人员构成不可接受的风险，不妨碍应急疏散。

（6）应建立材料库存管理系统或登记制度，对危险材料的管理应符合国家相关规定。

（7）应建立材料、合格供应商的评价政策和程序。

（8）应建立机制，保证每个研究过程所用的材料符合要求。

（9）所有实验材料的获得、使用、转移、处置等应符合国家的管理规定和标准要求。

3. 方法

（1）适用时，应按文件化的程序从事研究活动；对程序的修改或偏离均应记录，及时将需要修改的内容形成文件。

（2）如可行，应明确测量模型或输出-输入模型，并制定文件化的程序。

（3）应尽量识别影响研究活动输出结果的所有因素，根据需求对其进行说明、控制或评定。应意识到人员、设备、材料、方法、环境等均可能影响研究结果。

（4）所有过程的输出结果均应适当溯源或可追溯，适用且可行时，应溯源到现有的最高计量学水平。

（5）如果使用标准化的测量程序或引用的研究程序，应对其应用要求和规定的性能进行评价。

（6）科研实验室的测量活动应参考 GB/T 27025、ISO 15189 等标准的要求。

（7）适用时，应及时对研究活动的过程进行标准化管理。

六、 研究记录和档案

（1）应明确原始记录的内容和管理要求，建立研究记录和档案保存（包括期限）、取用、查阅、保密、销毁的政策和程序，符合国家相应的规定和满足相关方（如委托方）的要求。

（2）宜建立具有出入控制、满足存放要求的档案室。

（3）任何人不得篡改原始记录，对于记录错误的更改，应保证原记录可辨识，更改人应签署身份识别和日期。

（4）采用纸质记录方式时，应使用专用的原始记录本，纸张的发放页数应编号；领用者应登记，不得损毁原始记录。

（5）采用影像、录音等方式记录时，应使用专用的设备并保存录制格式等信息，原始记录介质应妥善保存。如果需要以导出、复制的方式保存电子等形式记录时，应有明确的文件规定和权限安排。

（6）应规定原始记录归档的周期和研究者保存原始记录的方式、时间、地点、使用权限等。根据研究项目的性质，确定研究者是否可以长期保存记录或记录的副本。

（7）适用时应按规定的期限保存以下研究资料：①每项研究的研究方案、原始数据、关键研究材料、质量保证相关的数据、最终报告等；②依照质量保证计划而执行的所有检查的记录；③仪器维护和校准的记录和报告；④数字化信息的确认文件；⑤环境监测记录。

（8）研究资料不限于在本实验室或机构保存，应根据合同、相关方的规定、国家政策等确定保存地点。对重要资料应考虑采取异地备份措施。

（9）应保证存储介质或载体可满足研究资料或数据保存期限的要求。

（10）对任何研究资料和数据的最终处置均应记录，并长久保存处置记录。

（11）对涉及国家利益、保密或有特定要求的资料，应按国家的规定分级管理。

（12）应全面测试电子记录系统，确保其功能按预期要求运作，可保证记录准确、数据安全、任何访问和修改可被记录。

（13）当涉及网络传送数据时，应有可靠的措施保证数据安全、防止未授权的访问和修改，以及被植入恶意软件。

（14）应考虑研究数据国际或国内的共享需求，尽可能使用通用的代码、传输协议和文件格式，方便相关方的访问和查阅。

（15）对无保密要求的研究数据，适当时应尽量公开以充分发挥研究数据的作用。

（16）应依据国家知识产权的有关规定，有效管理和利用研究数据。

七、 研究报告

（1）研究报告应以原始记录/数据或其他来源的资料为依据撰写。

（2）应说明获得原始数据的实验条件和所依据资料的来源。

（3）应说明对原始数据或所依据资料的取舍规则，说明是否有原始数据未被采用。

（4）应利用适宜的统计学方法分析原始数据或所依据资料的特性和实验假设。

（5）适用时量值应使用科学计数法和国际单位制表示。

（张天宝）

第二篇　实验部分

实习一　实验动物生物材料的采集及解剖

一、目的和意义

在毒理学研究中,正确采集实验动物的血液、尿液或其他体液等生物材料进行常规检查或生化分析,是毒理学最基本和最重要的实验操作技术。对实验动物进行大体解剖检查,简便易行并能提供重要资料,是毒理学实验的常规观察项目。测定动物死后器官湿重和含水量是常用的指标之一,可以从大体标本大概地估计内脏器官病变的程度,特别适用于某些可致内脏水肿、实质细胞肿胀、间质纤维组织增生或脏器萎缩等外来化学物的研究。组织匀浆的制备以及在匀浆技术的基础上发展起来的亚细胞结构分离技术,也是毒理学实验的重要技术之一。

学习和掌握毒理学试验中常用动物的血、尿等生物材料的采集方法;实验动物的处死方法、大体解剖检查、脏器系数和含水量的测定以及组织匀浆的制备。

二、实习内容

(1) 小鼠、大鼠、豚鼠常用的采血方法。

(2) 大鼠代谢笼的使用和粪尿收集。

(3) 小鼠、大鼠与豚鼠常用的处死方法。

(4) 实验动物的大体解剖检查、脏器系数及含水量的测定。

(5) 肝组织匀浆的制备。

三、试剂和材料

1. 实验动物　成年小鼠、大鼠、豚鼠。

2. 器材

(1) 解剖器材:解剖剪刀、组织剪、眼科剪、手术刀、弯头小镊、血管钳、解剖板。

(2) 玻璃器材:离心管、玻璃毛细管、注射器、血色素吸管、烧杯、量筒、匀浆器、吸管、滴管。

(3) 仪器:大鼠代谢笼、离心机、搅拌器、天平。

3. 试剂　1%肝素生理盐水溶液、0.155mol/L KCl 溶液、生理盐水。

4. 其他　酒精棉球、消毒纱布、滤纸、干棉球、消毒凡士林。

四、操作步骤

1. 血液的采集

（1）大鼠与小鼠的采血方法

1）鼠尾采血：当所需血量很少时采用本法。固定动物并露出鼠尾，将尾部浸入 45～50℃ 温水中数分钟，使尾静脉充血，擦干，再用酒精棉球擦拭消毒。剪掉尾尖（0.2～0.3cm），拭去第一滴血。然后用血色素吸管定量吸取尾血，或将尾血直接滴入容器内。采血完毕用干棉球压迫止血。亦可不剪尾，用 7～8 号注射针头连上注射器直接刺破尾静脉采血。

2）眼眶静脉丛采血：当需用中等量的血液，而又避免动物死亡时采用本法。左手拇指及食指紧紧握住大鼠或小鼠颈部，压迫颈部两侧使眶后静脉丛充血，但用力要恰当，防止动物窒息死亡。右手持玻璃毛细管从右眼或左眼内眦部以 45°角刺入，刺入深度小鼠为 2～3mm，大鼠为 4～5mm。若遇阻力稍后退调整角度后再刺入，如穿刺适当，血液能自然地流入毛细管内。得到所需的血量后，即除去加于颈部的压力，拔出毛细管，用干棉球压迫止血。

3）断头采血：当需用较大量的血液，而又不需继续保存动物生命时采用本法。左手握住动物，右手持剪刀，快速剪掉头颈部，倒立动物让血液滴入容器。需注意防止断毛落入容器中。

（2）豚鼠心脏穿刺采血：将豚鼠仰卧位固定好，胸部常规消毒。在手触摸心跳最明显处穿刺，针头刺入心脏后即见血液涌入注射器。采血完毕迅速将针头拔出，这样心肌上的穿刺孔较易闭合，针眼处用酒精棉球压迫止血。

（3）采集血液的注意事项

1）实验动物一次采血量过多或采血过于频繁，都可影响动物健康，造成贫血甚至死亡，其最大安全采血量见表 1。

表 1　常用实验动物的安全采血量

动物品种	最大安全采血量（ml）	最小采血致死量（ml）
小鼠	0.1	0.3
大鼠	1	2
豚鼠	5	10
家兔	10	40
犬	50～100	200～500
猴	15	60

2）采血方法的选择，主要取决于实验的目的和所需血量的多少，所需血量较少时可刺破组织取毛细血管的血，当需血量较多时可作静脉采血，若需反复多次静脉采血时，应自远心端开始。

3）若需抗凝全血，在注射器或试管内需预先加入抗凝剂。

2. 尿液的收集

（1）大鼠和小鼠的留尿法：在小动物的毒理实验中，常常收集 24 h 或某特定时间内的尿液。为此常用代谢笼配上粪尿分离漏斗收集尿液，此装置除支架外均用玻璃或有机玻璃制成，便于清洗。该装置主要包括圆形有机玻璃笼罩，带孔的圆玻璃底盘，供饮水和食料的装置，锥形集尿漏斗和粪尿分离器等。动物置于代谢笼内,粪尿分离漏斗的侧口接一只 $150\sim200\,ml$ 的集尿容器收集尿液。

一般 $5\sim6h$ 内,平均每只小鼠可收集到 $0.4\sim0.5ml$ 的尿液。如留尿前给予灌胃,每克体重灌液 $0.02ml$,则可增至 $0.7\sim0.8ml$。未经水负荷的正常大鼠,排尿量约为 $0.5ml/(100g\cdot$ 体重·小时)。

猫和兔连续集尿装置的组成部分与大鼠的基本相同。但代谢笼常用铁丝和搪瓷制成。收集尿的容器要大一些。

（2）收集尿液的注意点

1）尿液收集器必须保证粪尿分开,防止粪便污染尿液。标本容器务须洁净,其容量视动物而定。

2）标本收集后,须在新鲜时进行检验,若需放置时间较久,则须贮放在冰箱或加入适当的防腐剂。

3）分析尿中金属离子时,代谢笼等应避免用金属材料制成,集尿容器最好用聚乙烯材料的。

4）为了满足实验所需尿量,在收集尿液前,可灌喂适量的水。

3. 实验动物的处死方法（大鼠和小鼠）

1）脊椎脱臼法：右手抓住鼠尾用力向后拉,同时左手拇指与食指用力向下按住鼠头。将脊髓与脑髓拉断,鼠便立刻死亡,这是小鼠最常用的处死方法。

2）断头法：用剪刀在鼠颈部将鼠头剪掉,迅速将鼠身倒置放血,由于剪断脑脊髓和大量失血,会很快死亡。但易引起肺淤血,因此,重点观察肺部病变的实验,不宜采用此法。

3）击打法：右手抓住鼠尾,提起,用力摔击其头部,鼠痉挛后立即死亡。或用小木锤用力击打鼠头部也可致死。

4）急性失血法：可采用鼠眼眶动脉和静脉急性大量失血方法使鼠立即死亡。左手拇指和食指尽量将鼠头部皮肤捏紧,使鼠眼球突出。右手持弯头小镊,在鼠右侧眼球根部将眼球摘去,并将鼠倒置,头向下,此时血液很快从眼眶内流出。

5）化学致死法：吸入 CO,大、小鼠在 CO 浓度为 $0.2\%\sim0.5\%$ 环境中即可致死。

另外,皮下注射士的宁（小鼠 $0.76\sim2.0mg/kg$,大鼠 $3.0\sim3.5mg/kg$）,吸入乙醚、氯仿均可致死。

4. 实验动物的剖检方法　动物尸体取仰卧位,将四肢固定,用水浸湿被毛。从下颌中央开始到耻骨联合正中垂直切口,用骨剪把左右肋骨剪断后,将胸骨向前下方翻开,即可暴露胸、腹腔。按胸腔、腹腔、颅腔的次序观察各脏器位置、形状及彼此相互关系,然后分别取下。先在胸腔入口处切断食道和气管,将心和肺一起取出。再依次摘除腹部脏器脾、肝、肾上腺、肾、胃、肠和盆腔器官,分别进行各脏器的检查。

在解剖和取材时,应尽量减少由于器械或手术粗暴引起的机械损伤。刀、剪要锋利,镊子应尽量镊在不重要的部位,以减少人为损伤。

5. 脏器系数和脏器含水量的测定　脏器系数指内脏器官重量（g）与体重（kg 或 100g）的比值,含水量（g）指器官湿重与干重之差。其方法是动物在麻醉下用急性失血法处死,按上述剖检的顺序依次摘取所需脏器,用生理盐水稍加漂洗后吸干脏器表面水分,立即在感量为百分之一克天平上称重,称得的重量除以体重即得各脏器系数。测定含水量的部分,放在恒重的器皿中,准确称其湿重后,将组织尽量剪碎,在 105℃ 烘箱中烘烤 2h 后,称其重量,再用同法烘烤,直至恒重,然后计算干、湿重差即得各脏器含水量。

6. 实验动物组织匀浆的制备　动物处死后,立即取出所需组织,置于干冰内备用。或置于冰块上,轻轻除去表面的凝血及结缔组织等附属物,再经冰冷生理盐水洗涤几次,用滤纸吸干水分,称取一定重量的组织备用。如有特殊需要或短期保存,应放入液氮中或冰箱冻结。

将已剥离处理好的脏器定量置于匀浆器中,按设计要求加入一定比例的溶液。以肝组织匀浆为例,称取 1 g 重的肝组织,在表面皿内剪碎后,以 1∶9(1 份肝组织加 9 份 0.155mol/L KCl 溶液)在匀浆器中稀释,用电动搅拌器以 3000r/min 的转速研磨 2～3min。再经 3000r/min 的转速,在 4℃中离心 10～15min。取上清液即可测定肝组织匀浆的酶活力(GPT 或 GOT)。

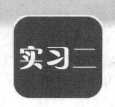

实习二　急性毒性实验常用染毒方法及半数致死浓度的测定

一、目的

急性毒性研究的目的，主要是探求化学物的致死剂量，以初步评估其对人类的可能毒害的危险性。再者是求该化学物的剂量-反应关系，为其他毒性实验染毒剂量的选择提供依据。通过本实习要求掌握静式急性经呼吸道染毒的方法；掌握半数致死浓度（LC_{50}）的测定方法和结果评定；了解经口、经皮以及动式呼吸道染毒的方法。

二、实验动物及器材

（1）实验动物：健康成年大、小鼠。

（2）材料：灌胃器材 1 套，静式吸入装置 1 套，剃毛刀，注射器，苦味酸酒精饱和液，二硫化碳，动物秤。

三、实验方法

1. 实验动物的选择和性别鉴定

（1）外观：健康动物的外观为体形丰满，发育正常，被毛浓密有光泽且紧贴身体。眼睛明亮，行动迅速，反应灵活，食欲良好。

（2）性别鉴定：小鼠的性别主要依据肛门与生殖器之间距离区分，间距大者为雄性，小者为雌性。

2. 实验动物的称重、编号和分组

（1）称重：大、小鼠称重的感应量需在 0.1g 以下。

（2）编号：用 3％～5％苦味酸溶液，涂染实验动物不同部位的方法。

一般从头部开始编号，头部为 1 号，按顺时针方向向右前肢为 2 号，右肋为 3 号，右后肢为 4 号，尾部为 5 号，左后肢为 6 号，左肋为 7 号，左前肢为 8 号，背部为 9 号，不染色为 10 号。此法简单、易认，在每组实验动物不超过 10 只的情况下适用。

（3）实验动物分组应严格按照随机分组的原则进行，使每只动物都有同等机会被分配到各个实验组中去，尽量避免人为因素对实验造成的影响。

3. 小鼠灌胃染毒　采用 16 号灌胃针头，将灌胃针与注射器连接后，吸取一定量受试物溶液。右手抓住鼠尾稍向后拉，左手的拇指和食指、中指抓住颈部到背部的皮肤。将皮肤拉紧使头颈部不能活动（从颈部到胸部笔直地伸展躯体）。将灌胃针头的前端插入大鼠口腔，与体轴保持平行慢慢插入。针头的前端到达咽喉部时感到略有抵抗感,这时,将针头的前端稍偏向腹侧就可滑入食道。要注意大鼠是否出现呼吸困难或口腔呛出血的征兆,送进针头,无抵抗感可以顺利滑入。针头的前端到达胃部后(深度为3~4cm),将注射器内药物缓慢注入。一次注入胃内的容量以每100g体重给药1~2ml计。

4. 经皮肤染毒　正式给药前24h,将动物背部脊柱两侧毛发剪掉或剃掉,注意不要擦伤皮肤,因为损伤能改变皮肤的渗透性,受试物涂抹处不应少于动物体表面积的10%。将受试物均匀地涂敷于动物背部,并用油纸和两层纱布覆盖,再用无刺激性胶布或绷带加以固定,以防脱落和动物舔食受试物,共敷药24h。试验结束后,可用温水或适当的溶剂清除残留的受试物。进行有关毒理学检查。

5. 动、静式经呼吸道染毒方法

(1)动式染毒法:动式染毒是采用机械通风装置,连续不断地将含有一定浓度受试样品的空气均匀不断地送入染毒柜,空气交换量大约为12~15次/h,并排出等量的染毒气体,维持相对稳定的染毒浓度(对通过染毒柜的流动气体应不间断地进行监测,并至少记录2次)。一次吸入性染毒2h。当受试化合物需要特殊要求时,应用其他的气流速率。染毒时,染毒柜内应确保至少有19%的氧含量和均衡分配的染毒气体。一般情况下,为确保染毒柜内空气稳定,实验动物的体积不应超过染毒柜体积的5%。且染毒柜内应维持微弱的负压,以防受试样品泄露污染周围环境。同时,应注意防止受试样品爆炸。

(2)静式染毒法:静式染毒是将实验动物放在一定体积的密闭容器(染毒柜)内,加入一定量的受试样品,并使其挥发,造成试验需要的受试样品浓度的空气,一次吸入性染毒2h。

染毒柜的容积以每只染毒小鼠每小时不少于3L空气计,每只大鼠每小时不少于30L计。

染毒浓度的计算:染毒浓度一般应采用实际测定浓度。在染毒期间一般可测4~5次,求其平均浓度。在无适当测试方法时。可用下式计算染毒浓度

$$C = (a \times d/v) \times 10^6$$

式中:C 为染毒浓度(mg/m³);a 为加入受试样品的量(ml);d 为化学品密度;v 为染毒柜容积(L)。

按表2做记录。

表2　急性毒性症状记录表

受试物名称 实验时间 实验动物种系			结构式 室温			
组别	剂量(mg/m³)	动物编号	性别	体重(g)	症状出现时间	死亡时间

6. 小鼠二硫化碳LD₅₀测定

(1)预试验:可根据受试物的性质或已知资料,采用少量动物(2~3只为一组),拉大组距,逐渐缩小,根据24h内死亡情况,估计LD₅₀的可能范围,确定正式试验的剂量组。如有相应的文献资料时可不进行预试。

(2)实验动物:选择健康成年小鼠(18~22g),10只,雌雄各半。同性别各剂量组个体间体重相差不得超过平均体重的20%。试验前动物要在试验环境中至少适应3~5天时间。

(3)剂量设计:就二硫化碳而言,有关毒理学资料较全。吸入本品引起小鼠侧卧的浓度为

$23.33g/m^3$ 时，46min；$28.38g/m^3$ 时，35min；$39.98g/m^3$ 时，1min。吸入 2h，观察两周的最小致死浓度为 $23.33g/m^3$，绝对致死浓度为 $23.33g/m^3$。可见其毒作用带较窄，特别是吸入毒性更为明显。

通过二硫化碳的已知毒性资料，可以粗略找出其致死剂量范围在 $23\sim38g/m^3$ 之间。在引起动物 0%～100% 死亡率的剂量范围内按等比级数（各剂量组之间各相差一个公比 γ），设计若干个剂量组（一般常用 4～6 组）。最理想的结果是在 LC_{50} 的上下各有 2～3 组。

公比可用下式来求：

$$\gamma = \sqrt[n-1]{b/a}$$

式中，a 为 0% 死亡率的剂量；b 为 100% 死亡率的剂量；n 为动物组数。

（4）观察指标：给药后一般观察 3 天，可参照附表中的内容进行观察并做记录，统计各组累积死亡率，作用长的受试物应延长观察时间。

（5）LD_{50} 的计算：计算 LD_{50} 的方法很多，有概率-对数绘图法、寇氏法、概率单位法、累积插值法、直线回归法、贯序法等。本实验采用寇氏法计算二硫化碳的 LD_{50}，即 95% 可信限。

寇氏法也称平均致死量法，是依据剂量对数与死亡率呈 S 型曲线所包括的面积推导出死亡率为 50% 的剂量。

包括各组剂量（mg/kg），剂量对数（X）、动物数（n）、动物死亡数（r）、动物死亡百分比（P，以小数表示），以及统计公式中要求的其他计算数据项目。

• LD_{50} 的计算公式

根据试验条件及试验结果，可分别选用下列 3 个公式中的 1 个，求出 $logLD_{50}$，再查其自然数，即 LD_{50}（mg/kg）。

1）按本试验设计得出的任何结果，均可用式（1）：

$$logLD_{50} = \sum \frac{1}{2}(X_i + X_{i+1})(P_{i+1} - P_i) \tag{1}$$

式中：X_i 与 X_{i+1} 及 P_{i+1} 与 P_i——分别为相邻两组的剂量对数以及动物死亡百分比。

2）按本试验设计且各组间剂量对数等距时，可用式（2）：

$$logLD_{50} = XK - \frac{d}{2}(P_i + P_{i+1}) \tag{2}$$

式中：XK——最高剂量对数，其他同式（1）。

3）若试验条件同 2）且最高，最低剂量组动物死亡百分比分别为 100（全死）和 0（全不死时），则可用便于计算的式（3）。

$$logLD_{50} = XK - d(\sum P - 0.5) \tag{3}$$

式中：$\sum P$——各组动物死亡百分比之和，其他同式（2）。

• 标准误与 95% 可信限

1）$logLD_{50}$ 的标准误（S）：

$$S_{logLD_{50}} = d\sqrt{\frac{\sum P_i(1 - P_i)}{n}} \tag{4}$$

2) 95％可信限（X）：

$$X = \log^{-1}(\log LD_{50} \pm 1.96 \cdot S_{\log LD_{50}}) \tag{5}$$

此法易于了解,计算简便,可信限不大,结果可靠,特别是在试验前对受试物的急性毒性程度了解不多时,尤为适用。

7. 二硫化碳急性吸入实验毒性评价

根据实验动物急性中毒症状、死亡时间、LD_{50}值以及急性毒作用带,对二硫化碳的急性毒作用及毒效应特征作出初步评价。

四、注意事项

（1）正确捉拿动物,防止被动物咬伤。

（2）二硫化碳可经皮肤吸收,应防止沾染皮肤和溅入眼内。

（3）剩余受试物应按规定回收。

（4）静式染毒时,应防止受试物滴漏到染毒柜底部及周边,以免被动物舔舐,经口进入体内。设计的最高浓度不超过该毒物的蒸气饱和度。染毒结束后,应在通风柜内或通风处开启染毒柜,迅速取动物分笼喂养,继续观察（表3）。

表3　啮齿类动物中毒表现主要观察内容

系 统 器 官	观察及检查项目	中毒后一般表现
中枢神经系统及神经肌肉系统	行为 动作 对各种刺激的反应 大脑及脊髓反射 肌肉紧张力	改变姿态、叫声异常、不安、安静、震颤 运动失调、麻痹、惊厥、强制性动作 易兴奋、被动、缺乏知觉、知觉过敏 减弱、缺乏 强直、弛缓
自主神经系统	瞳孔大小 分泌	扩大或缩小 流泪、出汗
呼吸系统	鼻孔 呼吸性质和速率	流鼻涕 弛缓、困难、潮式呼吸
泌尿系统	阴户、乳腺 阴茎 会阴部	肿胀 脱垂、遗精 污秽、有分泌物
皮毛	颜色、张力、完整性	皮肤充血、发绀,皮毛松弛、污秽
眼睛	眼睑 眼球 透明度	上睑下垂 突出、充血、震颤 混浊
其他	直肠或皮肤温度 一般情况	降低、升高 姿态不正常、消瘦

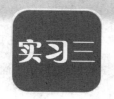

实习三　动物骨髓细胞染色体畸变分析

一、目的

学习动物骨髓细胞染色体标本制作,了解动物体内染毒及染色体畸变类型。

二、原理

染色体畸变的产生与微核的形成原理相同,观察终点不同,染色体畸变只能在细胞分裂的中期相进行观察和分析。为收集足够的中期相细胞,在收获细胞前,用秋水仙碱或乙酰甲基秋水仙碱处理,以阻断微管蛋白的聚合,抑制细胞分裂时纺锤体的形成,使分裂间期和前期的细胞停留在中期相。细胞通过低渗,使染色体均匀散开,然后固定、染色,可在油镜下观察。

三、器材与试剂

(1) 器材:小剪刀、镊子、10ml 离心管、滴管、载玻片、离心机、水浴箱、生物显微镜(×100 物镜)、注射器(5ml)。

(2) 试剂:500mg/L 秋水仙素,0.75mol/L KCl 液;固定液甲醇 3 份冰乙酸 1 份混匀,临用时配;姬姆萨(Giemsa)储备液取 Giemsa 染料 1g,逐渐加入少许甘油在研钵中研细溶解,共加入甘油 60ml 混匀。于 60℃ 水浴中保温 2h,冷却后再加 66ml 甲醇混匀,于室温中静置 1~2 周,过滤置棕色瓶保存备用;pH6.8 磷酸盐缓冲液:取甲液 49.5ml,乙液 50.5ml 混匀即可。甲液 1/15mol/L Na_2HPO_4:称取 Na_2HPO_4 9.48g 溶于 1000ml 蒸馏水中。乙液 1/15mol/L. KH_2PO_4:称取 KH_2PO_4 9.07g 溶于 1000ml 蒸馏水中。若 Na_2HPO_4 或 KH_2PO_4 含有结晶水,应重新计算称取量;环磷酰胺或丝裂霉素 C;PBS Na_2HPO_4 1.15g、NaH_2PO_4 0.2g、KCl 0.2g、NaCl 8.0g 溶于 1000ml 蒸馏水中。

四、实验设计

(1) 动物一般选用成年大、小鼠,每组 6~10 只,最好雌雄各半。

(2) 染毒与取样时间:一般染毒一次或多次,多次更为合理。研究证明即使损伤的细胞不会积累,化学物质也需在靶器官蓄积至一定的浓度才有诱变作用。一般在末次染毒后 24h 处死动物,收获细胞。

(3) 剂量选择最高剂量应达最大耐受剂量或毒物的 30%~80% LD_{50} 剂量。低毒物质应以最大给药量或大于人使用剂量的 50~100 倍。一般设 3~5 个剂量组,剂量跨度在 10^2~10^3

或更大。阴性对照组给予溶剂;阳性对照组给予 30～50 mg/kg 环磷酰胺,经腹腔注射 1 或 2 次。

(4) 给药途径尽量采用受试物进入机体途径,或根据毒物的性质、研究目的而定,一般采用经口、皮、呼吸道或腹腔等。

五、 操作步骤

(1) 收获细胞:处死动物前 2～4h,腹腔注射秋水仙素,小鼠剂量为 4mg/kg,大鼠剂量为 1mg/kg。小鼠用颈椎脱臼法处死动物,大鼠用动静脉放血法处死动物,迅速取出双侧股骨,去肌肉,擦净血污,剪开两端关节面,用注射器吸 PBS 液 5 ml 冲出骨髓于离心管中,用 1500r/min 离心 10min,去上清液。

(2) 低渗:打散沉淀物,加入预温 37℃的 0.075mol/L KCl 约 6ml,混匀,于 37℃低渗 15～20min,再加固定液 1～2ml 混匀,立即于 1000r/min 离心 10min,弃上清液。

(3) 固定:使细胞重新悬浮,加入固定液 4ml 混匀,放置室温 10～20min,然后 1000r/min 离心 10min,去上清液。同样方法再固定一次,去上清液,留约 0.5ml。

(4) 制片:染色使细胞悬浮,将细胞悬液滴于冰冻的载玻片上,干燥,用 10% Giemsa 染色液染色 10～20min,取出清洗自然干。

(5) 阅片:在低倍镜下选择分散良好,细胞未破裂的中期分裂相,观察并记录染色体结构异常和数目异常细胞。

六、 结果分析与评价

以每只动物为观察单位,每只动物观察 100 个中期分裂相,计算其畸变细胞率,阴性和阳性对照组的畸变率应与所用动物的种属及有关资料相符。实验结果的数据可用泊松分布、二项分布、Dunnet、t 检验、χ^2 检验等多种统计方法分析,所得结果是相同的。各实验组畸变细胞率与阴性对照组相比较,差别有显著性意义,并有剂量反应关系,或某一剂量组呈现可重复的并有统计学意义的增加,则此受试物的小鼠骨髓染色体畸变实验阳性。

七、 注意事项

低渗是本实验的关键,控制好低渗时间,做出分散良好的染色体标本,关系到实验结果的准确性。

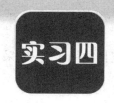

实习四　小鼠骨髓多染性红细胞微核实验

一、目的

（1）了解微核实验在毒理学评价中的作用。

（2）了解微核实验的染色方法。

（3）基本掌握小鼠骨髓多染性红细胞微核实验的实验设计，操作步骤及结果评价。

二、原理

微核实验是用于染色体损伤和干扰细胞有丝分裂的外源化学物的快速检测方法。微核是在细胞的有丝分裂后期染色体有规律地进入子细胞形成细胞核时，仍然留在细胞质中的染色单体或染色体的无着丝粒断片或环。它在末期以后，单独形成一个或几个规则的次核，被包含在子细胞的胞质内而形成，由于比核小得多故称微核。这种情况的出现往往是由于受到染色体断裂剂作用的结果。另外，也可能在受到纺锤体毒物的作用时，主核没有能够形成，代之以一组小核。此时小核往往比一般典型的微核稍大。骨髓中嗜多染红细胞数量充足，微核容易辨认，而且微核自发率低，是微核实验的首选细胞群。

三、试剂与材料

1. 试剂

（1）市售小牛血清：56℃恒温水浴灭活 1h。在无菌条件下分装于小的无菌冻存管中，每管 1ml 即可。冷冻保存。

（2）pH7.4 磷酸盐缓冲液配制：

磷酸二氢钾（KH_2PO_4）	1.814g
磷酸氢二钠（$Na_2HPO_4 \cdot 12H_2O$）	19.077g
加蒸馏水至	1000ml

（3）Giemsa 染液：称取 Giemsa 染料 3.8g，加入少量甲醇于乳钵里仔细研磨，再加入甲醇至 375ml 和甘油，混合均匀，放置 37℃恒温箱中保温 48h。保温期间，振摇数次，促使染料的充分溶解，取出过滤，两周后用。

（4）Giemsa 应用液：取 1 份 Giemsa 原液与 9 份 pH7.4 磷酸盐缓冲液混合而成。

2. 材料　生物显微镜、解剖剪、镊子、止血钳、注射器、灌胃针头、载玻片、盖玻片（24mm× 50mm）、染色缸、塑料吸瓶、纱布、滤纸等。

四、实验步骤

1. **实验动物** 小白鼠是微核实验的常规动物,也可选用大白鼠。通常用 7~12 周龄,体重 25~30g 的小鼠或体重 150~200g 的大鼠。每组用两种性别的动物至少各 5 只。

2. **剂量分组** 一般取受试物的 LD_{50} 的 1/5,1/10,1/20 和 1/100 等 4~5 个剂量组,另设空白对照(即溶剂对照组)和环磷酰胺阳性对照组(环磷酰胺腹腔注射 20~30 mg/kg,或经口灌胃 40mg/kg)。

3. **给药方式** 实验前弄清受试物的理化性质,以确定受试物所用的溶剂。染毒途径根据实验目的而定,通常采用经口灌胃或腹腔注射方式。采用 30h 两次给药方法,即两次给受试物间隔 24h,第 2 次给受试物后 6h 取材制片。

4. **试验方法**

(1) 骨髓的制取:小鼠颈椎脱臼处死后,打开胸腔,暴露胸骨,沿着胸骨柄与肋骨交界处剪断,剥掉附着其上的肌肉,擦净血污,横向剪开胸骨,暴露骨髓腔,然后用止血钳挤出骨髓液。

(2) 涂片:将骨髓液滴在载玻片一端的小牛血清液滴里,仔细混匀。一般来讲,两节胸骨髓液涂一张片子为宜。然后,按血常规涂片法涂片,长度为 2~3cm。在空气中晾干,或微热吹干(注意不能烤干或吹风太近)。在玻片毛片部分用铅笔编号。

(3) 固定:将干燥的涂片放入甲醇液中固定 5~10min,取出在通风处晾干。即使当日不染色,也应固定后保存。

(4) 染色:将固定过的涂片放入 Giemsa 应用液中,染色 10~15min,然后立即用 pH6.8 磷酸盐缓冲液或蒸馏水冲洗,晾干。

5. **镜检与计数** 先用低倍镜,后用高倍镜粗略检查,选择细胞分布均匀,细胞无损,着色适当的区域,再在油浸镜下计数。

本法观察含微核的嗜多染红细胞。嗜多染红细胞呈灰蓝色,成熟红细胞呈淡橘红色。微核大多数呈单个圆形,边缘光滑整齐,嗜色性与核质一致,呈紫红色或蓝紫色,直径通常为红细胞的 1/20~1/5。

每只动物计数 1000 个嗜多染红细胞,并记录含有微核的细胞数,及其定位指标。微核率以千分率表示。为观察骨髓细胞分裂是否受抑制,求出每只动物骨髓细胞中多染性红细胞/成熟红细胞(PCE/NCE)之比。正常情况下 PCE/NCE 为 1.53~1.68。

6. **数据处理** 所得数据可采用卡方检验,u 检验或其他合适的统计方法进行组间差异的显著性检验。

五、结果评定

正常小鼠骨髓嗜多染红细胞微核率一般在 0~0.4‰,动物个体微核率的正常值上限则为 0.3‰。

试验组与对照组相比,实验结果微核率有明显的剂量-反应关系并有统计学意义时,即可确认为阳性结果。若统计学上有显著性差别,但无剂量-反应关系时,则须进行重复实验。结果能重复者可判为该化学物小鼠骨髓多染性红细胞微核实验为阳性结果。

实习五　小鼠精子畸形实验

一、目的

学习和掌握小鼠精子畸形实验的原理和步骤。

二、原理

精子畸形是指精子的形状异常及畸形精子数量的增加。

引起精子畸形的机制尚未最后阐明，正常情况下，精子的成熟与正常形态发生过程受多种基因调控，一旦这些基因中的一个或多个在化学毒物的作用下发生突变，就会导致畸形精子数量的大量增加。因此，当环境化学物使上述基因发生突变时，就会导致精子畸形或畸形率增高。

精子发育过程是从精原干细胞→初级精母细胞→次级精母细胞→精细胞→精子。各种诱变剂作用于精子的不同发育阶段，可在接触该种诱变剂后不同时间出现精子畸形。一般认为，精原细胞后期或初级精母细胞早期的生殖细胞对化学诱变剂较为敏感，故一般在接触诱变剂后第4～5周最易出现精子畸形或畸形率增高。

三、意义

小鼠精子畸形实验为评价外源化学物对生殖细胞遗传损伤提供了一个简易、方便的方法。多种化学致突变物能引起精子形态异常，因此精子畸形实验也是对一组评价遗传损伤试验方法的补充。

生殖系统对化学毒物作用十分敏感，在其他系统还未出现毒性反映之前，生殖系统就可能已出现了损害作用。正常情况下，哺乳动物本身也存在少量精子，但在某些化学毒物的作用下，特别是可引起生殖细胞遗传性损伤的化学毒物作用下，哺乳动物产生的畸形精子会大量增加。因此，可以用检查雄性动物接触化学毒物后精子畸形率的高低，来反应该化学毒物的生殖毒性和对生殖细胞的潜在的致突变性。

虽然精子形态检查的终点并不能来直接衡量遗传学损伤，但是对评价化学物的危险度(risk)是有价值的，理由是：①一个化学物能诱导精子形态变化就是有力的证据，表明它能干扰精子正常生成与成熟；②有些能引起遗传性精子损伤的化学物亦能引起精子头部畸形；③化学物引起小鼠精子头部损伤与它引起生殖细胞突变的能力高度相关。这些情况表明小鼠精子形态试验结果阳性的化学物应该被认为是哺乳类动物生殖细胞的潜在诱变剂。

四、试剂器材

1. 药物及试剂

（1）环磷酰胺：以灭菌生理盐水配成 20mg/ml。

（2）甲醇：化学纯，固定用。

（3）2.5％伊红染色液。

（4）磷酸盐缓冲液或生理盐水。

2. 器材

（1）解剖板 1 块。

（2）眼科剪 1 把。

（3）眼科镊子 1 把。

（4）玻璃平皿 1 个。

（5）玻璃离心管 1 支。

（6）擦镜纸 4 张。

（7）小漏斗 1 只。

（8）带乳头滴管 1 支。

（9）载玻片 2 张。

（10）试管架 1 只。

（11）显微镜。

五、实验方法

1. 剂量与分组　设阴、阳性对照组，至少 3 个剂量组，接触外来化合物后每组至少存活 5 只动物。最高剂量组 5 天总剂量应使动物部分死亡。一般取受试物的最大耐受量或急性 LD_{50} 的 2～4 倍作为最高剂量，此剂量一下再设 2～3 个以 1/2 LD_{50} 或更低的等比级数降低的剂量。在受试物的毒性作用较低而不至于引起动物死亡时，可采用人体接触剂量的 100 倍为最高剂量，然后以此最高剂量的 1/4 或更小作为下一剂量组的接触剂量，依此类推。对于不稳定或稳定性不详的受试物，应每天新鲜配制。阳性对照组腹腔注射环磷酰胺，剂量为 20mg/kg 体重。阴性对照为溶剂对照。

2. 给药方法　选择体重 25～30g 性成熟的雄小鼠，按各种受试物实际侵入途径，选择适当的给药途径，可 1 次或连续 5 次给药。有报告认为，连续 5 次给药更具有重现性。也给药物 1、4、10 周每组处死动物 5 只，进行制片。也可在给药后每一周处死一批动物，连续动态观察，直到精子形态恢复正常。

3. 制片方法

（1）于染毒后 5 周脱颈椎处死小鼠，剪开腹腔，取出一侧附睾，放入盛有 3ml 生理盐水的小平皿内。

（2）用眼科剪把附睾剪碎，吸管吹打 5～6 次，静置 3～5min。

（3）用 4 层擦镜纸，放在玻璃小漏斗上进行过滤，滤液放入离心管内。

（4）加入 2 滴伊红水溶液，用吸管轻轻吹打均匀，吸 1～2 滴于载玻片上，用滴管手推制片。

（5）空气干燥后，用甲醇固定 5min，空气干燥后（水洗）镜检。每只小鼠计数完整的精子 200～500 个，每一剂量组计数 1000～2000 个（至少 1000 个）精子中的畸变精子数。

六、观察指标及评价

精子畸形主要表现在头部，可分为无钩、香蕉形、无定形、胖头、尾折叠、双头及双尾等。判断双头双尾的畸形时，要注意与 2 条精子的部分重叠相鉴别。无头、尾精子、头部重叠或整个精子重叠的均不计数。除记录下畸形精子数外,还要分别记录下各种类型畸形的精子数,进行畸形类型的构成比分析。

评价精子畸变阳性的标准是:出现可重复的剂量-反应关系时,可判断实验结果为阳性。即要判定某一化学毒物为精子畸形诱变剂,至少应该有两个相邻剂量组的精子畸变率与阴性对照比较用非参数秩和检验方法统计处理有显著差异($P<0.01$);或达到阴性对照组的 2 倍或 2 倍以上,并且实验结果能够重复,则也可认为实验结果阳性。如果试验组的染毒剂量已使动物动物发生死亡,而精子畸形仍未见增加,则可判定实验结果为阴性。

精子畸形实验可以作为毒性实验的量性生殖毒性的终点,但它的用途通常仅限于那些具有明显生殖细胞毒性的化学物,因此,当化学物具有很轻微的作用时,其终点观察的意义是有限的。

正常值:正常小鼠的精子畸变率为 1.3%。

七、 实验报告

实验报告包括试验题目、目的、意义、原理、试验操作、结果、评价、讨论分析等。

主要参考文献

［1］周志俊. 基础毒理学[M]. 第 2 版. 上海：复旦大学出版社,2014.

［2］孙志伟. 毒理学基础[M]. 第 7 版. 北京：人民卫生出版社,2017.

［3］郝卫东. 毒理学教程[M]. 北京：北京大学医学出版社,2020.

［4］庄志雄,曹佳,张文昌. 现代毒理学[M]. 北京：人民卫生出版社,2018.

［5］中国毒理学会. 2016～2017 年毒理学学科发展报告（中国科学技术协会）[M]. 北京：中国科学技术出版社,2018.

［6］Curtis DK. Casarett and Doull's Toxicology(The Basic Science of Poisons)[M]. 9th edition. New York：Graw-Hill Education，2019.

图书在版编目(CIP)数据

基础毒理学/周志俊主编. —3 版. —上海:复旦大学出版社,2021.8
ISBN 978-7-309-15864-9

Ⅰ.①基… Ⅱ.①周… Ⅲ.①毒理学-医学院校-教材 Ⅳ.①R99

中国版本图书馆 CIP 数据核字(2021)第 162043 号

基础毒理学(第 3 版)
周志俊 主编
责任编辑/王 珍

复旦大学出版社有限公司出版发行
上海市国权路 579 号 邮编:200433
网址:fupnet@ fudanpress.com http://www.fudanpress.com
门市零售:86-21-65102580 团体订购:86-21-65104505
出版部电话:86-21-65642845
上海四维数字图文有限公司

开本 787×1092 1/16 印张 19.5 字数 499 千
2021 年 8 月第 3 版第 1 次印刷

ISBN 978-7-309-15864-9/R·1901
定价:49.00 元

如有印装质量问题,请向复旦大学出版社有限公司出版部调换。